全国高职高专护理类专业"十三五"规划教材

（供助产专业用）

助 产 学

主　编　杨小玉　柳韦华

副主编　孙自红　潘爱萍　阎晓丽

编　者　（以姓氏笔画为序）

马永辉（天津医学高等专科学校）

孙自红（漯河医学高等专科学校）

杨小玉（天津医学高等专科学校）

李海燕（益阳医学高等专科学校）

范继青（天津市中心妇产科医院）

柳韦华［山东第一医科大学（山东省医学科学院）］

赵如萍（泰州市人民医院）

夏小艳（长沙卫生职业学院）

郭晓敏（云南省楚雄医药高等专科学校）

阎晓丽（运城护理职业学院）

潘爱萍（江苏泰州职业技术学院）

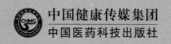

中国健康传媒集团

中国医药科技出版社

内 容 提 要

本教材是"全国高职高专护理类专业'十三五'规划教材"之一，主要包括女性生殖系统基础知识、生理产科、病理产科、常用产科手术和新生儿护理技术共十九章内容。遵循"三基、五性"的原则，注重以服务对象为中心的整体护理理念，按护理程序编写。在内容选取上，与国家护士执业资格考试接轨，参照全国助产士规范化培训标准，强调对接临床岗位需求，在孕期保健、正常分娩和高危妊娠的筛查和监护等章节更新了以往陈旧的知识、技能，体现了科学性、先进性和适用性。本教材为书网融合教材，即纸质教材有机融合电子教材，教学配套资源（PPT、微课、视频、图片等），题库系统，数字化教学服务（在线教学、在线作业、在线考试）。

本教材适用于高职高专助产专业及相关专业在校学生使用，也可作为妇幼卫生专业、护理专业和在职助产士、护士继续教育使用和相关专业人员的学习参考书。

图书在版编目（CIP）数据

助产学/杨小玉，柳韦华主编 . —北京：中国医药科技出版社，2018.8

全国高职高专护理类专业"十三五"规划教材

ISBN 978 – 7 – 5214 – 0132 – 5

Ⅰ.①助… Ⅱ.①杨… ②柳… Ⅲ.①助产学—高等职业教育—教材 Ⅳ.①R717

中国版本图书馆 CIP 数据核字（2018）第 061493 号

美术编辑 陈君杞
版式设计 麦和文化

出版 **中国健康传媒集团** | 中国医药科技出版社
地址 北京市海淀区文慧园北路甲 22 号
邮编 100082
电话 发行：010 – 62227427 邮购：010 – 62236938
网址 www.cmstp.com
规格 889 × 1194mm 1/16
印张 26 ¼
字数 556 千字
版次 2018 年 8 月第 1 版
印次 2022 年 7 月第 3 次印刷
印刷 三河市百盛印装有限公司
经销 全国各地新华书店
书号 ISBN 978 – 7 – 5214 – 0132 – 5
定价 **58.00 元**

获取新书信息、投稿、为图书纠错，请扫码联系我们。

数字化教材编委会

主　编　杨小玉　柳韦华

副主编　孙自红　潘爱萍　阎晓丽

编　者　(以姓氏笔画为序)

马永辉（天津医学高等专科学校）

孙自红（漯河医学高等专科学校）

杨小玉（天津医学高等专科学校）

李海燕（益阳医学高等专科学校）

范继青（天津市中心妇产科医院）

柳韦华［山东第一医科大学（山东省医学科学院）］

赵如萍（泰州市人民医院）

夏小艳（长沙卫生职业学院）

郭晓敏（云南省楚雄医药高等专科学校）

阎晓丽（运城护理职业学院）

潘爱萍（江苏泰州职业技术学院）

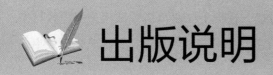

出版说明

为贯彻落实国务院办公厅《关于深化医教协同进一步推进医学教育改革与发展的意见》（〔2017〕63号）等有关文件精神，不断推动职业教育教学改革，推进信息技术与医学教育融合，加强医学人才培养，使职业教育切实对接岗位需求，教材内容与形式及呈现方式更加切合现代职业教育需求，培养具有整体护理观的护理人才，在教育部、国家卫生健康委员会、国家药品监督管理局的支持下，在本套教材建设指导委员会和评审委员会顾问、苏州卫生职业学院吕俊峰教授和主任委员、南方医科大学护理学院史瑞芬教授等专家的指导和顶层设计下，中国健康传媒集团·中国医药科技出版社组织全国100余所以高职高专院校及其附属医疗机构为主体的，近300名专家、教师历时近1年精心编撰了"全国高职高专护理类专业'十三五'规划教材"，该套教材即将付梓出版。

本套教材先期出版包括护理类专业理论课程主干教材共计27门，主要供全国高职高专护理、助产专业教学使用。同时，针对当前老年护理教学实际需要，我社及时组织《老年护理与保健》《老年中医养生》《现代老年护理技术》三本教材的编写工作，预计年内出版，作为本套护理类专业教材的补充品种。

本套教材定位清晰、特色鲜明，主要体现在以下方面。

一、内容精练，专业特色鲜明

本套教材的编写，始终满足高职高专护理类专业的培养目标要求，即：公共基础课、医学基础课、临床护理课、人文社科课紧紧围绕专业培养目标要求，教材内容精练、针对性强，具有鲜明的专业特色和高职教育特色。

二、对接岗位，强化能力培养

本套教材强化以岗位需求为导向的理实教学，注重理论知识与护理岗位需求相结合，对接职业标准和岗位要求。在教材正文适当插入临床案例（如"故事点睛"或"案例导入"），起到边读边想、边读边悟、边读边练，做到理论与临床护理岗位相结合，强化培养学生临床思维能力和护理操作能力。同时注重护士人文关怀素养的养成，构建"双技能"并重的护理专业教材内容体系；注重吸收临床护理新技术、新方法、新材料，体现教材的先进性。

三、对接护考，满足考试需求

本套教材内容和结构设计，与护士执业资格考试紧密对接，在护士执业资格考试相关课程教材中插入护士执业资格考试"考点提示"，为学生学习和参加护士执业资格考试奠定基础，提升学习效率。

四、书网融合，学习便捷轻松

全套教材为书网融合教材，即纸质教材有机融合数字教材，配套教学资源，题库系统，数字化教学服务。通过"一书一码"的强关联，为读者提供全免费增值服务。按教材封底的提示激活教材后，读者可通过 PC、手机阅读电子教材和配套课程资源（PPT、微课、视频、动画、图片、文本等），并可在线进行同步练习，实时反馈答案和解析。同时，读者也可以直接扫描书中二维码，阅读与教材内容关联的课程资源（"扫码学一学"，轻松学习 PPT 课件；"扫码看一看"，即刻浏览微课、视频等教学资源；"扫码练一练"，随时做题检测学习效果），从而丰富学习体验，使学习更便捷。教师可通过 PC 在线创建课程，与学生互动，开展在线课程内容定制、布置和批改作业、在线组织考试、讨论与答疑等教学活动，学生通过 PC、手机均可实现在线作业、在线考试，提升学习效率，使教与学更轻松。此外，平台尚有数据分析、教学诊断等功能，可为教学研究与管理提供技术和数据支撑。

编写出版本套高质量教材，得到了全国知名专家的精心指导和各有关院校领导与编者的大力支持，在此一并表示衷心感谢。出版发行本套教材，希望受到广大师生欢迎，并在教学中积极使用本套教材和提出宝贵意见，以便修订完善。让我们共同打造精品教材，为促进我国高职高专护理类专业教育教学改革和人才培养做出积极贡献。

中国医药科技出版社

2018 年 5 月

全国高职高专护理类专业"十三五"规划教材

建设指导委员会

委　　员 （以姓氏笔画为序）

丁凤云（江苏医药职业学院）

马宁生（金华职业技术学院）

王　玉（山东医学高等专科学校）

王所荣（曲靖医学高等专科学校）

邓　辉（重庆三峡医药高等专科学校）

左凤林（重庆三峡医药高等专科学校）

叶　明（红河卫生职业学院）

叶　玲（益阳医学高等专科学校）

田晓露（红河卫生职业学院）

包再梅（益阳医学高等专科学校）

刘　艳（红河卫生职业学院）

刘　婕（山东医药技师学院）

刘　毅（红河卫生职业学院）

刘亚莉（辽宁医药职业学院）

刘俊香（重庆三峡医药高等专科学校）

刘淑霞（山东医学高等专科学校）

孙志军（山东医学高等专科学校）

杨　铤（江苏护理职业学院）

杨小玉（天津医学高等专科学校）

杨朝晔（江苏医药职业学院）

李镇麟（益阳医学高等专科学校）

何曙芝（江苏医药职业学院）

宋光熠（辽宁医药职业学院）

宋思源（楚雄医药高等专科学校）

张　庆（济南护理职业学院）

张义伟（宁夏医科大学）

张亚光（河南医学高等专科学校）

张向阳（济宁医学院）

张绍异（重庆医药高等专科学校）

张春强（长沙卫生职业学院）

易淑明（益阳医学高等专科学校）

罗仕蓉（遵义医药高等专科学校）

周良燕（雅安职业技术学院）

柳韦华（泰山医学院）

贾　平（益阳医学高等专科学校）

晏廷亮（曲靖医学高等专科学校）

高国丽（辽宁医药职业学院）

郭　宏（沈阳医学院）

郭梦安（益阳医学高等专科学校）

谈永进（安庆医药高等专科学校）

常陆林（广东江门中医药职业学院）

黄　萍（四川护理职业学院）

曹　旭（长沙卫生职业学院）

蒋　莉（重庆医药高等专科学校）

韩　慧（郑州大学）

傅学红（益阳医学高等专科学校）

蔡晓红（遵义医药高等专科学校）

谭　严（重庆三峡医药高等专科学校）

谭　毅（山东医学高等专科学校）

全国高职高专护理类专业"十三五"规划教材

评审委员会

《助产学》是根据"全国高职高专护理类专业'十三五'规划教材"编写原则要求，以专业培养目标为导向，以职业技能培养为根本，满足岗位需要、教学需要和社会需要，组织了全国 8 所高职高专和本科院校以及 2 家临床教学医院 11 位教师，经过认真讨论、仔细研究、反复磋商共同编写完成的。

本教材以科学发展观为指导，遵循"三基、五性、三特定"的原则。在教材体例上注重以服务对象为中心的整体护理理念，按照护理程序进行编写；在增值服务技能训练环节上强化了以软硬技能为抓手的能力教育，设计了双技能护理技能评分标准，体现了助产教育的人文特性；在内容选取方面，与护士执业资格考试相接轨，参照全国助产士规范化培训标准，强调对接临床岗位需求，紧跟临床和学科发展步伐，有孕期保健、正常分娩、高危妊娠的筛查和监护等章节，更新了以往陈旧的知识和技能，增加了乳腺炎、新产程、分娩体位选择、导乐陪伴分娩和现代产房设置和管理等内容，体现了科学性、先进性和适用性。

在每章内容表现形式上，设置故事点睛，激发学生的学习兴趣；建立相关链接，引导学生关注助产领域的前沿和热点；章后均有小结与习题，帮助学生对所学内容进行及时的消化和吸收。本教材为书网融合教材，即纸质教材有机融合电子教材，教学配套资源（PPT、微课、视频、图片等），题库系统，数字化教学服务（在线教学、在线作业、在线考试）。

《助产学》是助产专业的核心课程，适用于高职高专助产及相关专业在校学生使用，也可供妇幼卫生专业、护理专业和在职助产士、护士继续教育使用，以及作为相关专业人员的学习参考书。

感谢本教材编者付出的辛勤劳动，各位编者所在单位给予的大力支持，以及关心和支持本书编写和出版的同仁们！

由于编写时间紧，编者水平有限，在内容和编排方面难免存在缺点和不当之处，恳请广大师生和同行专家在使用中发现问题及时纠正，并提出宝贵意见，以便再版时更正。

编　者
2018 年 3 月

绪　论

一、助产学的定义与范畴

助产学（midwifery）是专门研究助产技术、服务模式对妇女妊娠过程及结局的影响，为孕产妇、胎儿、新生儿及其家庭提供高质量的人性化照护，使其获得良好妊娠与分娩结局的应用科学。助产学与妇产科护理学同源，是护理学科学的组成部分，它以妇产科系统理论为基础，以孕期保健、产前监护、助产及产后护理等基本知识、基本理论和基本技能为重点，是助产专业的主干课程之一，对保障妇女的身心健康和下一代的健康成长有着重要的意义。

二、我国助产学发展概述

自从有了人类社会就有了助产这一古老的职业。人类要生存、繁衍，就需要有专人参与照顾妇女的生育过程，这就产生了早期助产护理的雏形。由于我国汉唐时期有孕产不吉的封建迷信观念，女人生孩子被当成不能见人的事情，所以分娩是在家庭进行，扮演助产士角色的是一些没有受过医学教育的妇女，接产技能是从个人生育和照顾家人的经验中获得，她们的接生和护理活动没有成为独立的专业，助产从业者也没有统一的组织管理，被人们称为"产婆"，因为产婆都是一些没有文化的妇女，因此没有文字流传记载的接生技术。虽然中国古代的"产婆"生活在社会底层，她们的职业位于"三姑六婆"之末，她们的接生方式原始、落后、令人恐怖，但是她们的活动与妇女的生活息息相关，有广泛的社会需求，因此在漫长的社会发展过程中趋向职业化。

1908 年 7 月，金雅梅医生创办北洋女医学堂（天津护士学校前身），为我国培养了第一批助产士，可视为中国人自己开办助产教育的起源。1929 年，杨崇瑞医生在北平创办了北京国立助产学校，成为当时培养助产士的最高学府，并尽力推行助产士注册系统。1930年，杨崇瑞拟定助产学管理法，呼吁助产士一律需登记注册。到 1947 年，我国公、私立助产学校共 86 所。

新中国成立后，1950 年在第一次全国妇幼卫生工作座谈会上，确定将对妇女儿童威胁最大的接生问题列为妇幼保健的首要任务，提出"改造产婆，推行新法接生"的工作方针，取得巨大成就。1951 年《医士、药剂士、助产士、护士、牙医技士暂行条例》、1979 年《卫生技术人员职称晋升条例（试行）》颁布后，助产士即归于护士管理体系。20 世纪 60年代，因受"文革"影响，全国助产学校均停办，助产士队伍的发展受到极大影响。

"文革"结束，改革开放后，原有的助产学校恢复了中专教育招生，并设立了助产高职教育，但是与具有本科、硕士和博士教育层次的医学和护理学相比，助产学教育仍处于一种停滞不前的状态。因为取消了助产士职称晋升系列，助产士完全按护士系列管理，学校为适应助产士从业后按照护士系列管理的要求，助产专业的教学也以护理专业为主，因此，助产专业知识技能的教学时间和内容都远未满足临床需求，影响了助产士专业人才队伍的稳定和发展。

随着 20 世纪 70 年代围产医学的兴起和发展、人们对优生优育的倡导和需求、基础医

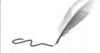

学的发展以及科学技术水平的提高，助产工作进入现代化发展阶段。20世纪中叶，以"母亲为中心"的产科理论体系逐渐被"母子统一管理"理论体系取代。超声测定胎头双顶径；羊膜腔穿刺抽羊水测定胎儿成熟度及筛查先天性代谢性疾病和遗传性疾病；胎儿－胎盘单位功能判断；胎儿宫内情况的电子监护；镜下观察胎儿生长状态，镜下取血做胎儿血氧分析；宫内输血及给药等新技术为开展遗传学研究和检测创造了条件，也提高了妇女孕、产期保健服务质量及助产水平，有效地降低了孕产妇和围生儿死亡率，促进了家庭幸福和社会稳定。20世纪末，"导乐"作为对助产工作的有益补充引入中国后，对促进产妇正常分娩也起到了积极的作用。

近年来，剖宫产率在中国的急剧增高成为当今产科面临的普遍问题。如何使"正常产妇"能够进行正常分娩，促进母婴健康，是助产工作者面临的新课题，同时，这也为促进中国助产专业的进一步发展和崛起提供了契机。目前，在杭州开展的以助产士为主导的产房，已经在重新探索助产士在实践范围中的角色和功能。这种产房的建立在降低医疗干预和增加产妇的生产满意度方面取得了良好效果。同时，它证明了"以助产士主导"的正常分娩服务模式在中国的可行性，也激发了人们对产科服务人员的角色分配、助产政策及助产教育改革的思考。

全国开设助产专业本科教育试点，全国助产士规范化培训工作的开展，产、儿等多学科团队合作，以及产程胎儿监护、无痛分娩技术等大量新技术在临床工作中的运用，为助产专业在新时代的快速发展奠定了基础并增加了活力。当今的助产学由以往的经验医学不断向循证医学发展。

三、助产学研究内容和发展趋势

助产学所研究的主要内容是针对女性病人的产科护理。产科护理学（obstetrics nursing）是研究女性在妊娠、分娩、产褥过程中，母亲与胎儿、新生儿现存和潜在的健康问题行为反应的学科。具体内容包括：产科学基础知识（女性生殖系统解剖、生理），生理产科护理学（妊娠生理、正常分娩和产褥期护理），病理产科护理学（妊娠合并症的护理、妊娠并发症的护理、异常分娩的护理、分娩期并发症的护理和异常产褥的护理等），胎儿护理学（正常和异常生长胎儿的监测与护理等）以及新生儿护理学。

目前，选择高质量的产前、产时及产后服务已是普遍现象，以"家庭为中心"的产科整体护理理念逐渐被人们所理解和接受，助产士工作场所逐渐由医院扩大到家庭、社区。一些新的服务内容，如婚前健康检查和咨询、生殖各期的保健、"孕妇学校"、"导乐"陪伴分娩、无痛分娩等已经在全国各地得以推广。设立舒适的分娩环境，如以"母婴健康"为中心的生育中心、爱婴医院、温馨待产室、母婴同室、乐得儿（labor, deliver and recovery, LDR）产房等类似家庭式的待产及分娩环境，明显降低了产妇与家庭成员的紧张与焦虑，有力地保障了孕妇以最佳心情轻松、愉快地完成分娩，提高了产妇分娩的满意度。

由于医学模式的转变和社会的不断发展与进步，家庭对生育观念的认识在改变，女性对自身健康保健的观念也在发生变化。分娩是一个自然的生理现象的观念已逐渐被人们所接受，正常分娩不再是以产科医生为主导，由助产士为主导来判断和协助完成的生育观念正在逐步形成，社会需要受过专业训练和具备专科技能的助产士参与产时服务及相关管理。助产士的重要作用正在显现，助产士的职责应从生理、心理、社会、精神与发展等更多方面对护理对象进行全面的评估，制定和实施有针对性的照护方案，更好地满足护理对象的需求。

四、助产学的特点及学习方法

1. 照护对象的"复杂性"　助产工作的照护对象主要是分别处在妊娠期、分娩期和产褥期的女性，随着这些特殊时期的发展和变化，以及家庭和社会各种因素的影响，她们的身心状态会发生显著的变化，故在临床诊治过程中有各种正常和异常的表现。如妊娠期出现生理性贫血、高血压、糖尿病，以及因为紧张、焦虑等不良因素可能诱发流产、难产、产时与产后大出血、产后抑郁症等。因此，助产士面对这些特殊的服务对象，无论产前、产时及产后，均应以母婴的健康为中心，既要重视孕产妇的健康安全，还应加强对孕产妇的身心照顾和自身知识、技能和素质的提高。

2. 照护对象的"兼顾性"　在助产工作中，照护对象既包括母亲也包括其胎儿与新生儿，这两者在生理与病理变化上既相互独立也相互影响，作为产科护理工作者，在考虑护理问题与护理措施时，既要保护孕、产妇健康与安全，也要保障胎儿在宫内的正常发育以及新生儿的健康，两者同样重要而且息息相关。

3. 照护对象的"家庭性"　近年来，产科越来越提倡"以家庭为中心"，妊娠、分娩已不仅仅是孕妇、产妇的个人行为，而是孕、产妇及其家庭支持系统共同参与的家庭行为，在护理工作中，同样要考虑到对家庭成员提供相应的护理支持，鼓励家庭成员积极参与妊娠、分娩的全过程，以促进产后新家庭的建立与和谐发展。

4. 工作性质的"特殊性"　临床产科的特点是"危""急""快"。患者多，周转快，产妇、胎儿及新生儿病情变化快，医疗抢救和护理措施能否及时到位，不仅关系到母儿两条生命的安危，甚至关系到孕产妇家庭的幸福、社会的稳定。因此，要求助产士做到监测仔细、思维清晰、反应敏捷、判断准确、技能熟练与配合密切，采取切实有效的措施，保证母儿生命安全。

鉴于以上特点，在学习助产学时要树立"人是整体"的观念。人是由生理、心理、社会、文化及精神等诸多因素构成的统一整体。孕妇的身心健康与她所处的各种环境和社会支持因素有着密切的关系，任何一种健康问题的出现，都要综合考虑上述因素的影响。我们要用整体护理的理念与科学的管理方法，为孕、产妇提供优质的护理服务，最大限度满足孕、产妇的需求。另外，助产学是一门涉及范围广，整体性及实践性很强的学科，学习中应坚持理论联系实际，在做中学，学中做，善于总结经验，不断巩固和提高自己的理论知识和技能水平。

（杨小玉　柳韦华）

第一章 女性生殖系统解剖

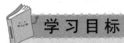

学习目标

1. 掌握 骨盆的骨骼组成及关节构成；女性骨盆的特点、骨盆底组织在产科中的功能及妊娠、分娩对骨盆底功能的影响；内、外生殖器的解剖及功能。

2. 熟悉 内、外生殖器与邻近器官及相关器官的关系。

3. 了解 生殖系统的血管、淋巴及神经。

4. 能辨认女性骨盆、骨盆的三个平面；能叙述内、外生殖器的解剖特点。

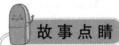

故事点睛

旁白：小花是一位已婚女士，今年 27 岁，G_1P_0，现妊娠 16 周。今天上午和丈夫一同来到产科门诊咨询，小花想了解自己能否自然分娩。医嘱：骨盆外测量。

人物：由 3 位学生分别担任故事人物，进行即兴表演。

请问：

1. 当你为小花做骨盆外测量时，需测量哪些径线？

2. 请你根据骨盆的特点，判断小花的骨盆类型是何种？

第一节 骨 盆

女性骨盆（pelvis）是胎儿自然分娩时必经的骨产道，其大小、形状直接影响分娩过程，骨盆也是躯干和下肢之间的骨性连接，是支持躯干和保护盆腔脏器的重要器官。通常女性骨盆较男性骨盆宽而浅，有利于胎儿娩出。

一、骨盆的组成

（一）骨骼

骨盆由一块骶骨、一块尾骨及左右各一块髋骨共同组成。每块髋骨又由髂骨、坐骨及耻骨融合而成。骶骨由 5 ~ 6 块骶椎融合而成，第一骶椎向前突出的为骶岬；尾骨由 4 ~ 5 块尾椎组成（图 1-1）。

（二）关节

包括耻骨联合、骶髂关节和骶尾关节。①耻骨联合：骨盆前方的两耻骨之间由纤维软骨连接成为耻骨联合。妊娠后受激素影响会变松动，在分娩过程中可出现轻度分离，有利于胎儿的娩出。②骶髂关节：骨盆后方两髂骨与骶骨之间相接形成骶髂关节。③骶尾关节：骶骨末端与尾骨之间相接。骶尾关节活动性较大，分娩时可后移 2cm，使骨盆出口前后径增大。

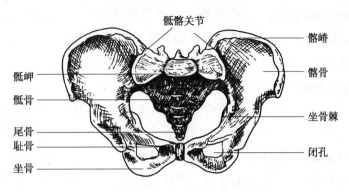

图 1-1 正常女性骨盆

（三）韧带

关节周围均附有韧带，连接骨盆各部之间的韧带中，有两对重要的韧带，一对是骶、尾骨与坐骨棘之间的骶棘韧带，另一对是骶、尾骨与坐骨结节之间的骶结节韧带。妊娠期受激素的影响，韧带稍松弛，各关节的活动略增加，有利于分娩（图 1-2）。

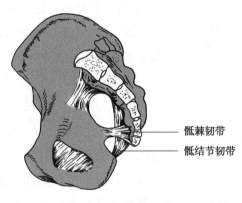

图 1-2 骨盆韧带

二、骨盆的分界

以前方的耻骨联合上缘、两侧的髂耻缘及后方的骶岬上缘所构成的假想平面为界，将骨盆分为上、下两部分。上部为大骨盆又称假骨盆，为腹腔的一部分，假骨盆与分娩产道无直接关系，但测量某些径线可间接了解真骨盆的大小。下部为小骨盆，又称真骨盆，是胎儿娩出的通道，也称骨产道。真骨盆的骨性标记有：骶岬、坐骨棘和耻骨弓。坐骨棘位于真骨盆中部，可经肛诊或阴道检查触及。坐骨棘间径是衡量中骨盆大小的重要径线，坐骨棘还是判断胎先露下降程度的重要标志。耻骨联合下缘与两侧耻骨降支的前部形成耻骨弓，正常角度为 90°，小于 80° 为异常；其弯度和角度反映骨盆出口大小。骨盆分为三个平面，入口、中骨盆和出口平面，并对应相关径线（具体内容详见第六章正常分娩第二节影响分娩的因素）。

三、骨盆的类型

骨盆的形态、大小因人而异，造成差异的因素有遗传、营养、生理发育及疾病等。现国际上仍沿用 1933 年 Callwell-Moloy 的骨盆分类，理论上分为女型、男型、类人猿型和扁平型 4 种（图 1-3）。

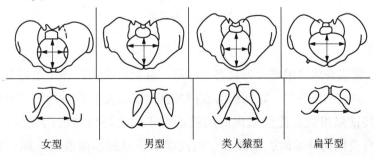

| 女型 | 男型 | 类人猿型 | 扁平型 |

图 1-3 四种骨盆类型

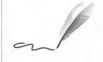

1. 女型（gynecoid type） 最常见，为女性正常骨盆，在我国妇女中占52%～58.9%。骨盆入口呈横椭圆形，入口横径较前后径稍长。骨盆侧壁直，坐骨棘不突出，耻骨弓较宽，坐骨棘间径≥10cm，有利于胎儿娩出，是女性正常骨盆。

2. 扁平型（platypelloid type） 较常见，在我国妇女中占23.2%～29%。骨盆入口呈扁椭圆形，入口横径大于前后径，耻骨弓宽，骶骨失去正常弯曲，变直向后翘或呈深弧形，故骨盆浅。

3. 类人猿型（anthropoid type） 在我国妇女中占14.2%～18%。骨盆入口呈长椭圆形，入口前后径大于横径。骶骨常有6节，骨盆前半部窄，后半部宽，较其他类型深。

4. 男型（android type） 较少见，在我国妇女中占1%～3.7%。骨盆入口略呈三角形，两侧壁内聚，坐骨棘突出，耻骨弓较窄，坐骨切迹窄，呈高弓形，骶骨直而前倾，出口后矢状径较短。骨盆腔呈漏斗状，往往造成难产。

上述4种骨盆的基本类型只是理论上的归类，而临床所见多是混合型。混合型态是以骨盆入口的最大横径将入口分为前后两部分，依后部形态名称至前部形态名称的顺序组合成10种混合型骨盆，如骨盆后部形态为女型，前部为扁平型，则称为女扁型。

第二节 骨盆底

一、骨盆底的结构和功能

骨盆底（pelvic floor）由多层肌肉和筋膜构成，封闭骨盆出口。承托并保持盆腔脏器（如内生殖器、膀胱及直肠等）于正常位置。骨盆底前方为耻骨联合和耻骨弓，后方为尾骨尖，两侧为耻骨降支、坐骨升支和坐骨结节。两侧坐骨结节前缘的连线将骨盆底分为前后两个三角区。前三角区为尿生殖三角，向后下倾斜，有尿道和阴道通过；后三角区为肛门三角，向前下倾斜，有肛管通过。骨盆底由外向内可分为3层（图1-4）。

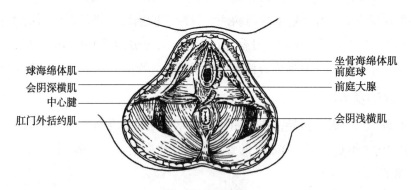

图1-4 骨盆底

（一）外层

外层由浅层筋膜与肌肉组成，为盆底的浅层。解剖层次为在外生殖器及会阴皮肤和皮下组织的下面，由会阴浅筋膜，其深面的肛门外括约肌及左右成对的球海绵体肌、坐骨海绵体肌和会阴浅横肌组成。此层肌肉的肌腱汇合于阴道外口与肛门之间，形成中心腱。在分娩过程行会阴切开术时，常涉及会阴浅横肌及球海绵体肌的末端，缝合时应注意对合。

1. 球海绵体肌 覆盖前庭球和前庭大腺，向前经阴道两侧附于阴蒂海绵体根部，向后与肛门外括约肌交叉混合。球海绵体肌收缩时能紧缩阴道，故又称阴道括约肌。

2. 坐骨海绵体肌 起始于坐骨结节内侧，沿坐骨升支及耻骨降支前行，向上止于阴蒂海绵体。

3. 会阴浅横肌 从两侧坐骨结节内侧面中线向中心腱汇合。

4. 肛门外括约肌 是围绕肛门周围的环形肌束，前端汇合于中心腱。

（二）中层

中层为泌尿生殖膈。由上、下两层坚韧的筋膜及其间的一对会阴深横肌和尿道括约肌构成，覆盖于由两侧坐骨结节、耻骨弓形成的骨盆出口前部三角形平面的尿生殖膈上，又称三角韧带，其中有尿道和阴道穿过。

1. 会阴深横肌 始于坐骨结节的内侧面，止于中心腱处。

2. 尿道括约肌 环绕尿道口周围，控制排尿。

（三）内层

内层为盆膈，是骨盆底最坚韧的一层。由肛提肌及其筋膜构成。从前向后依次有尿道、阴道和直肠穿过。该层封闭整个盆腔的出口。

肛提肌 是位于骨盆底的成对扁阔肌，向下、向内合成漏斗形，肛提肌构成骨盆底的大部分。每侧肛提肌从前内向后外由 3 部分组成。

1. 耻尾肌 为肛提肌的主要部分。肌纤维起自耻骨降支内侧，绕过阴道、直肠，向后止于尾骨，其中有小部分肌纤维止于阴道及直肠周围，经产妇耻尾肌容易受损伤而致膀胱、直肠脱垂。

2. 髂尾肌 为中间部分。从腱弓（闭孔内肌表浅筋膜的增厚部分）后部，向中间及向后走行，与耻尾肌汇合，绕肛门两侧，止于尾骨。

3. 坐尾肌 起自两侧坐骨棘，止于尾骨和骶骨。在骨盆底肌肉中，肛提肌起最重要的支持作用。因其肌纤维在阴道和直肠周围交织，从而起到加强肛门和阴道括约肌的作用。

（四）会阴

会阴（perineum）有广义与狭义之分。广义的会阴是指封闭骨盆出口的所有软组织，前方起自耻骨联合下缘，后方至尾骨尖，两侧为耻骨降支、坐骨升支、坐骨结节和骶结节韧带。我们通常所说的是狭义上的会阴，是指位于阴道口和肛门之间的楔形软组织，厚 3～4cm，又称为会阴体（perineal body）。会阴中心腱由部分肛提肌及其筋膜、会阴浅横肌、会阴深横肌、球海绵体肌及肛门外括约肌的肌腱共同交织而成。

> **考点提示**
> 会阴的概念和保护会阴的目的。

会阴伸展性大，妊娠后期会阴组织变软，有利于分娩。分娩时需要保护，以免发生裂伤。

二、妊娠、分娩对骨盆底功能的影响

妊娠、分娩对骨盆底组织的肌肉和神经均有一定的影响，发生的分别是慢性和急性改变。

妊娠期，随着子宫重量、体积不断增加及子宫在盆腔中的位置逐渐垂直，更大的力量直接作用于盆底组织；随着子宫增大，右旋的子宫压迫右髂静脉引起血液回流障碍，使盆底组织缺血、缺氧；此外，妊娠期随着子宫的不断增大，盆底肌肉过度伸展，超出神经纤维牵张极限可失去神经支配，引起肌源性损伤；同时由于妊娠期女性体内激素水平的改变，盆底结缔组织变松弛，从而对盆腔脏器的支持力减弱。以上因素共同作用于盆底组织，一旦失去平衡可引发功能障碍。近年来，许多学者提出妊娠本身也是盆底损伤的独立危险因素。

肛提肌作为盆底肌肉的重要组成部分，其在防止盆腔器官脱垂、维持正常控尿控便方面起着关键作用。在阴道分娩过程中，子宫收缩致胎头下降对盆底肌产生机械性压迫，胎头着冠及胎头通过肛提肌裂孔时的仰伸导致肌肉和神经高度扩张和极度牵拉，极易发生断裂。第二产程延长、产钳助产、肛门括约肌撕裂、产妇年龄增大都是造成肛提肌隐形损伤的危险因素，并且可能是导致某些女性发生产后盆底功能紊乱的原因。

第三节　外生殖器

女性外生殖器（external genitalia）又称外阴（vulva），是指生殖器官的外露部分，位于两股内侧间，前为耻骨联合，后以会阴为界（图1-5）。包括阴阜、大阴唇、小阴唇、阴蒂和阴道前庭。

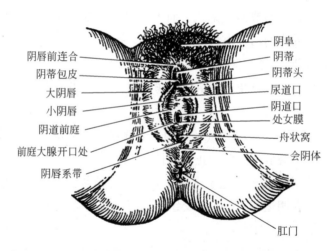

图1-5　女性外生殖器

一、阴阜

阴阜（mons pubis）为耻骨联合前方隆起的皮肤，皮下脂肪组织丰富。青春期该部开始生长阴毛，呈倒三角形分布。阴毛的疏密、色泽、粗细存在种族和个体上的差异。

二、大阴唇

大阴唇（labium majus）为两股内侧一对纵行隆起的皮肤皱襞。大阴唇外侧面为皮肤，有阴毛和色素沉着，内含皮脂腺和汗腺；内侧面湿润似黏膜。皮下为疏松结缔组织和脂肪组织，含有丰富的血管、淋巴管和神经。外阴部局部受伤时，易形成大阴唇血肿。未婚女性两侧大阴唇自然合拢，遮盖尿道外口和阴道口；经产妇产后向两侧分开；绝经后大阴唇呈萎缩状。

考点提示
外阴血肿最易发生的部位。

三、小阴唇

小阴唇（labium minus）位于两侧大阴唇内侧面的一对薄皮肤皱襞。色褐、无毛、表面湿润，富含神经末梢。两侧小阴唇前端融合，分为前后两叶，前叶汇合为阴蒂包皮，后叶汇合成阴蒂系带。大、小阴唇后端汇合，在正中线形成横皱襞，形成阴唇系带，经产妇受分娩影响阴唇系带已不明显。

四、阴蒂

阴蒂（clitoris）位于两侧小阴唇顶端联合处的下方，部分被阴蒂包皮围绕，与男性阴茎同源，由海绵体组织构成，在性兴奋时具有勃起功能。阴蒂可分为3部分：前为阴蒂头，暴露于外阴部，富含神经末梢，对性刺激较为敏感；中为阴蒂体；后为两阴蒂脚，附着于两侧的耻骨支上。

五、阴道前庭

阴道前庭（vaginal vestibule）为两侧小阴唇之间的菱形裂隙，前为阴蒂，后为阴唇系带，两侧为小阴唇。阴道口与阴唇系带之间有一浅窝，称为舟状窝，又称为阴道前庭窝，经产妇因受分娩影响，此窝消失。在此裂隙内有以下结构。

（一）前庭球

前庭球（vestibular bulb）又称球海绵体，位于阴道前庭两侧，由具有勃起性的静脉丛构成。其前端与阴蒂相接，后端与同侧前庭大腺相邻，膨大，表面被球海绵体肌覆盖。

（二）前庭大腺

前庭大腺（major vestibular gland）又称巴多林腺或巴氏腺（Bartholin gland），位于大阴唇后部，如黄豆大小，左右各一。腺管细长1～2cm，向内侧开口于阴道前庭后方小阴唇与处女膜之间的沟内。性兴奋时，可以分泌黏液起润滑作用。正常情况下触不到此腺，若腺管阻塞，可形成前庭大腺囊肿或前庭大腺脓肿。

（三）尿道外口

尿道外口（external orifice of urethra）位于阴蒂头后下方，略呈圆形，边缘折叠而合拢。尿道口后壁上有一对并列腺体，称为尿道旁腺。尿道旁腺开口小，常为细菌潜伏之处。

（四）阴道口及处女膜

阴道口（vaginal orifice）位于前庭后部，尿道外口后方。阴道口周缘覆有一层较薄的黏膜皱襞，称为处女膜，内含结缔组织、血管及神经末梢。处女膜（hymen）多在中央有一孔，孔的大小、形状变异很大，小至不能通过一小指，大至可容两指，甚至可有处女膜缺如；形状常见为环状，少数呈伞状或筛状。处女膜可因性交撕裂，也可因剧烈运动破裂，破裂时会有少量出血，并受分娩影响，产后仅留有处女膜痕。

第四节　内生殖器

女性内生殖器（internal genitalia）位于真骨盆内，包括阴道、子宫、输卵管和卵巢，后二者统称为子宫附件（图1-6）。

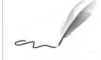

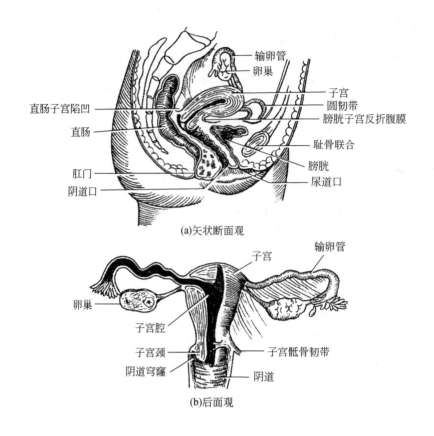

图 1-6　女性内生殖器

一、阴道

阴道（vagina）是性交器官，也是月经血排出及胎儿娩出的通道。

（一）位置和形态

位于真骨盆的下部中央，处于外阴和子宫颈之间，是一上宽下窄的管道，上方包绕宫颈，下端开口于前庭后部。前壁长 7～9cm，与膀胱和尿道相邻；后壁长 10～12cm，与直肠贴近。子宫颈与阴道间的隐窝，称为阴道穹隆（vaginal fornix）。按其位置分为前、后、左、右 4 部分，其中后穹隆最深，与直肠子宫陷凹紧密相邻，为盆腔最低部位，临床上可经此穿刺或引流，是某些疾病诊断和手术实施的途径部位。

（二）组织结构

阴道壁自外向内由纤维组织膜、肌层和黏膜构成。黏膜层由非角化复层鳞状上皮覆盖，内无腺体，色淡红，有很多横行皱襞，伸展性较大，受性激素影响呈周期性变化。肌层由内环和外纵两层平滑肌构成，纤维组织膜与肌层紧密粘贴。阴道壁富含静脉丛，损伤后易出血或形成血肿。

二、子宫

子宫（uterus）是孕育胚胎、胎儿和产生月经的器官。

（一）位置和形态

1. 位置　子宫位于盆腔中央，前为膀胱，后为直肠，下端接阴道，两侧为输卵管和卵巢。子宫颈外口位于坐骨棘水平稍上方，子宫体位于骨盆入口平面之下。当膀胱空虚时，成年女性子宫的正常位置呈轻度前倾前屈位。子宫的正常位置依靠子宫各韧带及骨盆底肌和筋膜的支托，任何原因引起的盆底组织结构破坏或功能障碍均可导致子宫脱垂。

2. 形态　子宫是一个腔小、壁厚的肌性器官，呈前后略扁的倒置梨形，重约50g，长7～8cm，宽4～5cm，厚2～3cm，容量约5ml。子宫上部较宽的称为子宫体，子宫体顶部隆突处称为子宫底，宫底两侧称为子宫角，与输卵管相通。子宫下部较窄处呈圆柱状，称为子宫颈。子宫体与子宫颈的比例与年龄和卵巢功能有关，婴儿期为1:2，成年期为2:1，绝经后为1:1。

子宫腔为上宽下窄的三角形（图1-7）。子宫体与子宫颈之间形成的最狭窄部分，称为子宫峡部，在非孕期长约1cm，其上端为解剖学内口，其下端为组织学内口。妊娠期子宫峡部变软变长，妊娠末期可达7～10cm，形成子宫下段，成为软产道的一部分。子宫颈内腔呈现梭形，称为子宫颈管，成年妇女2.5～3.0cm，其下端称为子宫颈外口，通向阴道。子宫颈以阴道为界，分为上下两部，上部称为子宫颈阴道上部，占子宫颈的2/3，两侧与子宫主韧带相连；下部称为子宫颈阴道部，占子宫颈的1/3，伸入阴道内。未产妇的子宫颈外口呈圆形；经产妇呈横裂形，分为前唇和后唇。

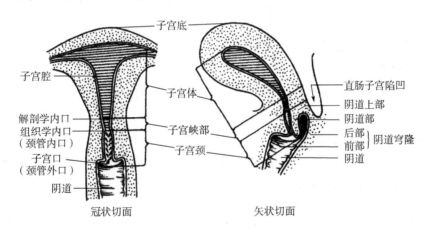

图1-7　宫颈各部

（二）组织结构

1. 子宫体　子宫体壁由3层组织构成，分别为内层的子宫内膜层、中间的肌层和外层的浆膜层。

（1）子宫内膜层　衬于宫腔表面，无内膜下层组织。子宫内膜分3层：致密层、海绵层和基底层。内膜表面上2/3为致密层和海绵层，统称为功能层，受卵巢性激素影响，发生周期性变化并形成月经。基底层为靠近子宫肌层的下1/3内膜，不受卵巢性激素影响，不发生周期性变化。

（2）子宫肌层　较厚，非孕时厚约0.8cm。肌层由大量平滑肌组织、少量的弹力纤维与胶原纤维组成。分为3层：内层肌纤维呈环行排列；中层肌纤维交叉排列，收缩时可压迫血管，有效地抑制子宫出血；外层肌纤维呈纵行排列，是子宫收缩的起始点。

（3）子宫浆膜层　为覆盖子宫底部及其前后面的脏腹膜。在子宫前面，近子宫峡部处的腹膜向前反折覆盖膀胱，形成膀胱子宫陷凹。在子宫后面，腹膜沿子宫壁向下，经子宫颈后方及阴道后穹隆再折向直肠，形成直肠子宫陷凹，也称道格拉斯陷凹。

2. 子宫颈 主要由结缔组织组成，含有少量的平滑肌纤维、血管及弹力纤维。宫颈管黏膜为单层高柱状上皮，黏膜内腺体分泌的黏液为碱性，形成黏液栓堵塞子宫颈管。黏液栓的成分及其性状受性激素影响而发生周期性变化。子宫颈阴道部由复层鳞状上皮覆盖。子宫颈外口柱状上皮与鳞状上皮交接处是宫颈癌的好发部位。

（三）子宫韧带

子宫韧带共有4对（图1-8）。

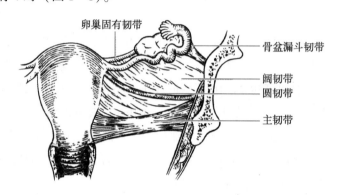

图1-8 子宫各韧带

1. 圆韧带（round ligament） 因呈圆条索状得名，由平滑肌和结缔组织构成，全长10~12cm。起自双侧宫角的前面、输卵管近端的稍下方，在阔韧带前叶的覆盖下向前外侧走行，到达两侧骨盆侧壁后，经腹股沟管止于两侧大阴唇前端。主要维持子宫呈前倾位置。

2. 阔韧带（broad ligament） 位于子宫两侧的双层腹膜皱襞，呈翼状，由覆盖子宫前后壁的腹膜自子宫侧缘向两侧延伸达盆壁，主要限制子宫向两侧倾斜。阔韧带有前后两叶，其上缘游离，内2/3部包绕输卵管（伞部无腹膜遮盖），外1/3部包绕卵巢动、静脉，形成骨盆漏斗韧带，又称卵巢悬韧带。卵巢内侧与宫角之间的阔韧带稍稍增厚，称为卵巢韧带或卵巢固有韧带。卵巢与阔韧带后叶相接处称为卵巢系膜。在子宫体两侧的阔韧带中有丰富的血管、神经、淋巴管及大量疏松结缔组织，称为宫旁组织。子宫动静脉和输尿管均从阔韧带基底部穿过。阔韧带主要维持子宫在盆腔正中的位置。

3. 主韧带（cardinal ligament） 又称为子宫颈横韧带。在阔韧带的下部，横行于子宫颈两侧和骨盆侧壁之间。主韧带为坚韧的平滑肌和结缔组织纤维束，是固定子宫颈位置、防止子宫下垂的主要韧带。

4. 宫骶韧带（utero-sacral ligament） 是起自子宫体和子宫颈交界处的后上侧方，向两侧绕过直肠到达第2、3骶椎前面的筋膜。韧带外有腹膜，短而厚，向后向上牵引子宫颈，间接维持子宫处于前倾位置。

> **考点提示**
> 子宫的韧带及其作用。

三、输卵管

输卵管为一对细长而弯曲的肌性管道，是卵子与精子结合的场所，也是运送受精卵的通道。全长8~14cm。位于阔韧带上缘内，其内侧与子宫角相连，外端游离呈伞状，与卵巢接近。根据输卵管的形态，由内向外分为 4 部分，分别为间质部、峡部、壶腹部、伞部。间质部：潜行于子宫壁内的部分，短而狭窄，长约 1cm。峡部：在间质部的外侧，管腔细、窄、直，长 2~3cm。壶腹部：在峡部外侧，管腔宽大、弯曲、壁薄，长 5~8cm，内含丰富皱襞，受精常发生于此。伞部：在输卵管末端，呈漏斗状，长 1~1.5cm，开口于腹腔，管口处有许多指状突起，具有"拾卵"的作用（图 1-9）。

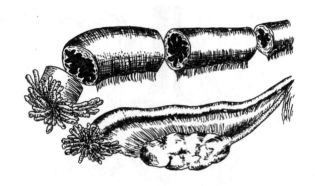

图 1-9　输卵管各部

输卵管由 3 层组织构成。外层为浆膜层，为腹膜的一部分；中层为内环外纵的平滑肌层，该层肌肉的收缩有协助拾卵、运送受精卵及一定程度阻止经血逆流和阻止宫腔内感染向腹腔内扩散的作用；内层为黏膜层，由单层高柱状上皮覆盖。输卵管上皮细胞有 4 种，分别为纤毛细胞、无纤毛细胞、楔状细胞和未分化细胞。纤毛细胞的摆动，有助于运送受精卵；无纤毛细胞具有分泌作用，又称分泌细胞；楔形细胞可能是无纤毛细胞的前身；未分化细胞又称为游走细胞，是上皮的储备细胞。输卵管肌肉的收缩，黏膜上皮细胞的形态、分泌以及纤毛的摆动，均受性激素影响而有周期性变化。

四、卵巢

卵巢（ovary）为一对扁椭圆形的性腺，具有生殖和内分泌的功能，能产生和排出卵细胞、分泌性激素。卵巢外侧以骨盆漏斗韧带与骨盆壁相连，内侧以卵巢固有韧带与子宫连接，位于输卵管的后下方。青春期前，卵巢表面光滑；青春期排卵后，卵巢表面逐渐凹凸不平。成年女性的卵巢约 4cm×3cm×1cm 大小，重 5~6g，灰白色；绝经后卵巢逐渐萎缩、变小变硬。卵巢大小可因个体和月经周期的不同阶段而不同。

卵巢外层无腹膜，表面由单层立方上皮覆盖，称生发上皮，其内有层纤维组织称卵巢白膜，白膜下的卵巢组织分为皮质与髓质。外层为皮质，是卵巢的主体，其中有大小不等的各级卵泡、黄体和它们退化后的残余组织；内层为髓质，由疏松结缔组织及丰富的血管、神经、淋巴管及少量与卵巢悬韧带相连续、对卵巢运动有作用的平滑肌纤维构成。

第五节　生殖系统的血管、淋巴及神经

女性生殖器官的血管与淋巴管相伴行，各器官间静脉及淋巴管以丛、网状相吻合。

一、血管

(一) 动脉

女性内、外生殖器官的血液供应主要来自卵巢动脉、子宫动脉、阴道动脉及阴部内动脉 (图 1-10)。

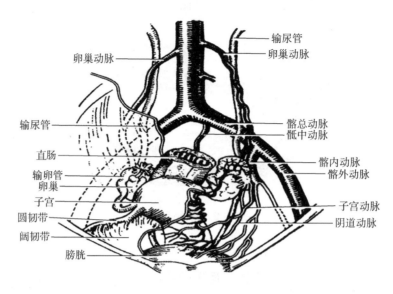

图 1-10 女性盆腔动脉及血供

1. 卵巢动脉 自腹主动脉发出。在腹膜后，沿腰大肌前行向下，行至骨盆缘处，跨过输尿管和髂总动脉下段，经骨盆漏斗韧带向内横行，再向后穿过卵巢系膜、经卵巢门进入卵巢。卵巢动脉在进入卵巢前，尚发出分支供应输卵管，其末梢在子宫角附近与子宫动脉上行的卵巢支相吻合。

2. 子宫动脉 为髂内动脉前干分支，在腹膜后沿骨盆侧壁向下向前，经阔韧带基底部、宫旁组织到达子宫外侧，相当于子宫颈内口水平的 2cm 处，横跨输尿管至子宫侧缘后，分为上下两支。上支较短，沿宫体侧缘迂曲上行，称为子宫体支，至宫角处又分为宫底支（分布子宫底部）、输卵管支（分布于输卵管）及卵巢支（与卵巢动脉末梢吻合）；下支较细，分布于子宫颈及阴道上段，称为子宫颈-阴道支。

3. 阴道动脉 为髂内动脉前干分支，阴道动脉与子宫颈-阴道支和阴部内动脉分支相吻合。阴道上段由子宫动脉宫颈-阴道支供应，阴道中段由阴道动脉供应，下段主要由阴部内动脉和痔中动脉供应。

4. 阴部内动脉 为髂内动脉前干终支，经坐骨大孔的梨状肌下孔穿出骨盆腔，环绕坐骨棘背面，再经坐骨小孔到达坐骨肛门窝，并分出 4 支。分别为痔下动脉，分布于直肠下段及肛门部；会阴动脉，分布于会阴浅部；阴唇动脉，分布于大、小阴唇；阴蒂动脉，分布于阴蒂及前庭球。

(二) 静脉

盆腔静脉与同名动脉相伴行，但数目比动脉多，并在相应器官及其周围形成静脉丛，且相互吻合，因此盆腔静脉感染容易蔓延。卵巢静脉与同名动脉伴行，右侧汇入下腔静脉，左侧汇入左肾静脉，故左侧盆腔静脉曲张较多见。

二、淋巴

女性生殖器官和盆腔均具有丰富的淋巴系统，淋巴结通常沿相应的血管排列，成群分布，其数目及确切位置变异很大。分为外生殖器淋巴与盆腔淋巴两组（图 1－11）。

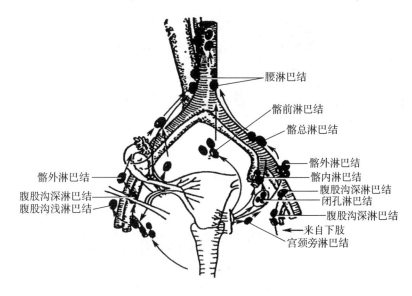

图 1－11　女性生殖器淋巴系统

1. 外生殖器淋巴　分为腹股沟深、浅两部分。

（1）腹股沟浅淋巴结　分上下两组，上组沿腹股沟韧带排列，收纳来自外生殖器、阴道下部、会阴及肛门部的淋巴；下组分布于大隐静脉末端周围，收纳来自会阴及下肢的淋巴。其输出管大部分都汇入腹股沟深淋巴结，少部分汇入髂外淋巴结。

（2）腹股沟深淋巴结　位于股静脉内侧，收纳来自阴蒂、腹股沟浅淋巴结的淋巴，汇入髂外及闭孔淋巴结等。

2. 盆腔淋巴　分为 3 组。髂淋巴组由髂内、髂外、闭孔及髂总淋巴结组成；骶前淋巴组位于骶骨前面；腰淋巴组（也称腹主动脉旁淋巴组）位于腹主动脉旁。

三、神经

女性内、外生殖器官由躯体神经和自主神经共同支配。

1. 外生殖器的神经支配　主要由阴部神经支配。由第Ⅱ、Ⅲ、Ⅳ骶神经分支组成，含感觉和运动神经纤维，走行与阴部内动脉相同。在坐骨结节内侧下方分成会阴神经、阴蒂背神经及肛门神经（又称痔下神经）3 支，分布于会阴、阴唇及肛门周围（图 1－12）。

2. 内生殖器的神经支配　主要由交感神经和副交感神经双重支配。交感神经纤维由腹主动前神经丛分出，进入盆腔后分为卵巢神经丛和骶前神经丛。子宫平滑肌有自主节律活动，因此完全切除其神经后仍能有节律性收缩，还能完成分娩活动。临床上可见低位截瘫产妇仍能自然分娩（图 1－13）。

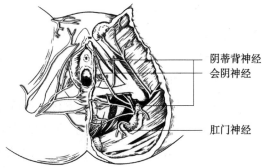

图 1－12　女性外生殖器的神经支配

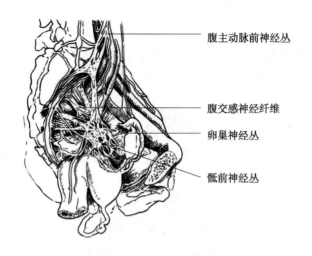

腹主动脉前神经丛

腹交感神经纤维

卵巢神经丛

骶前神经丛

图1-13 女性内生殖器的神经支配

第六节 邻近器官和相关器官

女性生殖器官与尿道、膀胱、输尿管、直肠及阑尾相邻。女性生殖器官与盆腔其他器官不仅在位置上相邻接，而且血管、淋巴及神经系统相互也有密切联系。当某一器官有病变时，如创伤、感染和肿瘤等，都易累及邻近器官。

一、尿道

尿道为一肌性管道，始于膀胱三角尖端，止于阴道前庭部的尿道外口，长4~5cm，直径约0.6cm。尿道内括约肌为不随意肌，尿道外括约肌为随意肌，且与会阴深横肌联合。由于女性尿道短而直，且与阴道接近，易引起泌尿系统上行感染。

二、膀胱

膀胱为一囊状肌性器官。其大小、形状可因其充盈情况及邻近器官的情况而变化。膀胱充盈时可凸向骨盆腔甚至腹腔。膀胱底部与子宫颈及阴道前部相连，组织疏松，当盆底肌肉及其筋膜受损时，膀胱与尿道可随子宫颈及阴道前壁一并脱出。膀胱充盈可影响子宫及阴道而妨碍盆腔检查，手术时易受损伤，故妇科检查及手术前必须排空膀胱。

三、输尿管

输尿管为一对肌性圆索状管道，管壁厚约1mm，由黏膜、肌层和外膜层构成。全长约30cm，粗细不均，最细部分的内径仅3~4mm，最粗7~8mm。起自肾盂，在腹膜后沿腰大肌前面偏中线侧下行（腰段），在骶髂关节处跨过髂外动脉起点的前方进入骨盆腔（盆段），继续在腹膜后沿髂内动脉下行，到达阔韧带基底部向前内方，在子宫颈外侧约2.0cm处，于子宫动脉下方穿过，位于子宫颈阴道上部的外侧1.5~2.0cm处，斜向前内进入膀胱。在施行高位结扎卵巢血管、结扎子宫动脉及打开输尿管隧道时，应避免损伤输尿管。输尿管行程和数目可有变异，还可随子宫发育异常连同该侧肾脏一并缺如。在盆腔手术时应注意保护输尿管血运，避免因缺血形成输尿管瘘。

四、直肠

直肠在盆腔后部，上接乙状结肠，下接肛管，前方为子宫及阴道，后方为骶骨，全长15～20cm。直肠前方与阴道后壁相连，盆底肌肉与筋膜受损伤时，常与阴道后壁一并脱出。肛管长2～3cm，借会阴体与阴道下段分开，分娩时应保护会阴，避免损伤肛管。

五、阑尾

阑尾为连于盲肠内侧壁的盲端细管，形似蚯蚓，其长短、位置、粗细变异很大，常位于右髂窝内，下端有时可达右侧输卵管及卵巢位置，因此，妇女患阑尾炎时有可能累及右侧附件及子宫，并且如果发生在妊娠期，增大的子宫将阑尾推向外上侧，容易延误诊断。

六、乳房

成年女性乳房是两个对称性半球形的性特征器官，位于胸廓前第2～6肋骨水平的浅筋膜浅、深层之间，内侧缘达胸骨旁，外侧缘至腋前线，在乳腺外上方形成乳腺腋尾部伸向腋窝。

乳房主要由腺体、乳管、结缔组织和脂肪构成，每个乳房有15～20个腺小叶，以乳头为中心，呈放射状排列，每一腺小叶有各自汇总的大乳管，向乳晕集中并开口于乳头（图1-14）。乳腺组织比例很小，因此脂肪和结缔组织是乳房轮廓的主要基础，其间含丰富的血管和淋巴管，脂肪组织包绕在乳腺的周围，脂肪的多少决定了乳房的大小，正常容积为250～350ml。乳房外上象限的腺体最多，因而此处患病的概率也最高。乳房的动脉主要是来自胸外侧动脉、胸廓内动脉的肋间穿支和肋间动脉的外侧支。乳房的静脉与淋巴管相伴行。乳房的淋巴管网可分浅、深两组，浅组位于皮内和皮下，深组位于乳腺小叶周围和输乳管内，两组吻合广泛。乳房的淋巴网非常丰富，淋巴流向与炎症的扩散和癌细胞转移的途径密切相关。

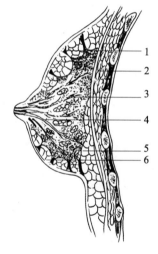

1-14　乳腺和胸壁矢状切面图

1. Cooper 韧带　2. 深筋膜下的胸肌
3. 乳腺组织　4. 输乳管　5. 乳腺
后脂肪组织　6. 皮下脂肪层

乳腺的发育经历了胚胎期、婴幼儿期、青春期、性成熟期、妊娠哺乳期、围绝经期、老年期等一系列过程。在不同的年龄阶段和生理期，在机体内激素特别是性激素的影响下，乳腺表现出不同的生理特点。性成熟期时，在卵巢性激素的作用下，乳腺逐步发育形成成熟的小叶-导管-腺泡系统，月经来潮前乳房稍变大、胀痛、有硬结，月经结束后即可恢复；妊娠期，导管增大，其末端形成一些腺泡，乳房增大，乳晕和乳头着色加深，至妊娠末期，腺泡开始分泌乳汁，具有授乳能力；哺乳期，受泌乳素的影响，小叶内腺体大量增多，管腔明显扩大，腺泡上皮顶端脱落形成乳汁；哺乳期结束后，乳腺又开始退化复原；围绝经期和老年期，乳腺腺体逐渐萎缩，体积变小、松弛，乳头周围腺管易触及。

本章小结

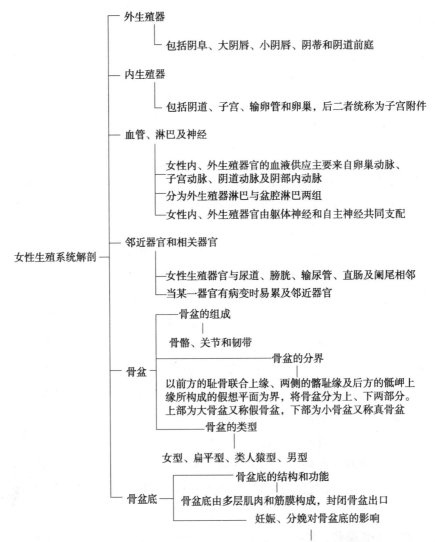

女性生殖系统解剖

- 外生殖器
  - 包括阴阜、大阴唇、小阴唇、阴蒂和阴道前庭
- 内生殖器
  - 包括阴道、子宫、输卵管和卵巢，后二者统称为子宫附件
- 血管、淋巴及神经
  - 女性内、外生殖器官的血液供应主要来自卵巢动脉、子宫动脉、阴道动脉及阴部内动脉
  - 分为外生殖器淋巴与盆腔淋巴两组
  - 女性内、外生殖器官由躯体神经和自主神经共同支配
- 邻近器官和相关器官
  - 女性生殖器官与尿道、膀胱、输尿管、直肠及阑尾相邻
  - 当某一器官有病变时易累及邻近器官
- 骨盆
  - 骨盆的组成
  - 骨骼、关节和韧带
  - 骨盆的分界
  - 以前方的耻骨联合上缘、两侧的髂耻缘及后方的骶岬上缘所构成的假想平面为界，将骨盆分为上、下两部分。上部为大骨盆又称假骨盆，下部为小骨盆又称真骨盆
  - 骨盆的类型
  - 女型、扁平型、类人猿型、男型
- 骨盆底
  - 骨盆底的结构和功能
  - 骨盆底由多层肌肉和筋膜构成，封闭骨盆出口
  - 妊娠、分娩对骨盆底的影响
  - 妊娠、分娩对骨盆底部组织的肌肉和神经均有一定的影响，妊娠期和分娩期发生的分别是慢性改变和急性改变

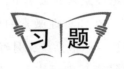

习题

一、选择题

【A1/A2 型题】

1. 外阴局部受伤最易形成血肿的部位是

    A. 阴阜　　　B. 小阴唇　　　C. 大阴唇　　　D. 阴蒂　　　E. 阴道前庭

2. 外生殖器中极为敏感的部位是

    A. 大阴唇　　B. 小阴唇　　　C. 阴蒂　　　　D. 阴道前庭　　E. 会阴

3. 前庭大腺的描述错误的是

    A. 如黄豆大小　　　　　　　　B. 能分泌黏液润滑阴道口

    C. 一般检查不能触及　　　　　D. 属于女性性腺

    E. 腺管开口于小阴唇与处女膜间沟内

4. 内生殖器的描述错误的是

    A. 阴道黏膜表面由复层鳞状上皮覆盖

    B. 子宫内膜受卵巢激素影响发生周期性变化

    C. 阴道黏膜无周期性变化

    D. 子宫腔容量约 5ml

    E. 卵巢为性腺器官

5. 子宫的解剖结构正确的是

    A. 位于骨盆中央，坐骨棘水平以下　　　B. 成年妇女子宫长 9～10cm

    C. 容积约为 10ml　　　　　　　　　　D. 非孕期子宫峡部为 1cm

    E. 宫底与宫颈相接处为峡部

6. 子宫的功能不包括

    A. 产生女性激素　　　　　B. 形成月经

    C. 精子进入输卵管的通道　　D. 孕育胎儿　　　　　　E. 将胎儿娩出

7. 维持子宫前倾位的主要韧带是

    A. 主韧带　　B. 宫骶韧带　　C. 圆韧带　　D. 阔韧带　　E. 骶棘韧带

8. 维持子宫颈正常位置的韧带是

    A. 主韧带　　B. 宫骶韧带　　C. 圆韧带　　D. 阔韧带　　E. 骶棘韧带

9. 关于会阴的描述下述哪项错误

    A. 会阴指阴道口与肛门之间的楔形软组织　　B. 会阴也是盆底的一部分

    C. 中心键是会阴组成部分　　D. 会阴包括皮肤、筋膜、部分提肛肌

    E. 分娩时会阴伸展性很小

10. 生殖器的邻近器官不包括

    A. 膀胱　　B. 尿道　　C. 输尿管　　D. 结肠　　E. 直肠

11. 关于女性内外生殖器血液供应的描述不正确的是

    A. 主要来自髂内动脉　　　　　　　B. 静脉较同名动脉数量多

    C. 多在相应器官及周围形成静脉丛　　D. 卵巢动脉由髂内动脉分支

    E. 子宫动脉在宫颈旁内口水平 2cm 处横跨输尿管

12. 骨盆的组成正确的是

    A. 骶骨、尾骨及 2 块髋骨　　　　　B. 骶骨、尾骨及坐骨

    C. 髂骨、骶骨及坐骨　　　　　　　D. 髂骨、坐骨及耻骨

    E. 髂骨、骶骨及尾骨

13. 女，32 岁，于 3 年前经阴道自然分娩一健康男婴，现进行妇科检查，其宫颈形状应为

    A. 圆形　　B. 袖口状　　C. 横裂状　　D. 不规则　　E. 三角形

14. 女，30 岁，宫颈黏液分泌减少，稠厚，此种变化受哪种激素影响

A. HCG   B. 生乳素   C. 雌激素   D. 孕激素   E. 雄激素

15. 女，35 岁，妇科检查阴道正常，对其解剖特点叙述正确的是

    A. 阴道腔上窄下宽   B. 前穹窿顶端为腹腔最低处

    C. 位于膀胱和尿道之间   D. 开口于阴道前庭前半部

    E. 阴道后穹窿顶端为子宫直肠陷凹

【A3 型题】

（16 ~ 18 题共用题干）

女，29 岁，孕 1 产 0，现妊娠 12 周，担心自己骨盆狭窄，来医院检查。

16. 对该孕妇进行护理评估最恰当的是

    A. 骨盆外测量   B. 骨盆内测量   C. 全身检查

    D. X 线检查   E. B 型超声检查

17. 告诉她正常女性骨盆属于

    A. 类人猿型   B. 漏斗形   C. 扁平型   D. 女型   E. 均小型

18. 若骨盆出口横径狭小，还需测量的径线是

    A. 入口前后径   B. 坐骨棘间径   C. 坐骨结节间径

    D. 前矢状径   E. 后矢状径

二、思考题

1. 请说出子宫韧带的名称、解剖特点及其作用。

2. 简述真假骨盆的分界。

扫码"练一练"

（孙自红）

第二章　女性生殖系统生理

📖 **学习目标**

1. **掌握**　月经、月经初潮及月经周期的定义。卵巢的功能、卵巢和子宫内膜周期性变化的特点；雌、孕激素的生理作用。
2. **熟悉**　卵巢和子宫内膜周期性变化的关系及其他生殖器官的周期性变化特点。
3. **了解**　女性一生各时期的生理特点以及月经周期的调节。
4. 能够运用所学知识描述正常月经的临床表现，并能根据具体情况进行健康指导。
5. 在理解女性一生生殖功能变化过程的基础上，培养尊重和解决不同年龄阶段女性常见生理和心理问题的意识和能力。

第一节　女性一生各时期的生理特点

女性一生根据年龄和生殖内分泌变化，可分为胎儿期、新生儿期、儿童期、青春期、性成熟期、绝经过渡期及绝经后期，共7个阶段。是一个逐渐成熟并衰老的生理过程，受遗传、环境、营养等因素的影响存在个体差异，没有绝对界限。不同时期的生理特点各不相同，以生殖系统的变化最为显著。

一、胎儿期

胎儿期（fetal period）指从卵子受精至胎儿娩出，共266天（以末次月经起算为280天）。受精卵是由来源于父系和母系的23对（46条）染色体组成的新个体，其中性染色体X与Y在发育中起决定胎儿性别的作用，即XX合子发育为女性，XY合子发育为男性。

二、新生儿期

新生儿期（neonatal period）指胎儿出生后4周内。女性胎儿在子宫腔内受母体性激素的影响，其子宫内膜和乳房均有一定程度的发育，外阴较丰满。在生后数日内，由于女性激素水平下降，阴道可有少量血性分泌物排出，称为假月经；乳房可稍肿大，甚至分泌少量乳汁。这些均为正常生理现象，短期内可自然消失。

三、儿童期

儿童期（childhood）指从出生后4周至12岁左右。这一时期的女性，体格发育较快，生殖器官发育缓慢。8岁以前，生殖器官为幼稚型；阴道黏膜壁薄，阴道狭小，无皱襞，酸度低，抵抗力弱；宫体小，宫颈相对较长，二者比值为1:2。8岁以后，下丘脑促性腺激素释放激素（GnRH）抑制状态解除，卵巢有少量卵泡发育，但不成熟、不排卵。子宫、卵巢及输卵管降至骨盆腔，皮下脂肪开始沉积，女性性征开始出现。

四、青春期

青春期（adolescence or puberty）指从月经初潮至生殖器官发育成熟的过渡时期。世界卫生组织（WHO）规定青春期为10~19岁。青春期发动通常开始于8~10岁，发动时间取决于遗传因素，还与地理、气候、环境、体质、营养状况及心理精神因素有关。青春期身高迅速增长，第二性征出现，生殖器官迅速发育，开始出现月经。

1. 第一性征发育 女性青春期第一性征的变化主要是生殖器官的发育成熟：外生殖器从幼稚型变为成人型；阴道的长度和宽度增加，阴道黏膜增厚并出现皱襞；子宫增大，宫体明显增大，宫体与宫颈之比为2:1；输卵管增粗，弯曲度变小，黏膜出现皱襞和纤毛；卵巢增大，皮质内有不同发育阶段的卵泡，使卵巢表面稍呈凹凸不平。

2. 第二性征出现 除生殖器官，其他女性特有的性征为第二性征。包括音调变高，乳房丰满，腋毛及阴毛出现，胸肩及臀部皮下脂肪增多，骨盆宽大等，显现女性特有体态。

3. 月经初潮 指第一次月经来潮，是青春期开始的重要标志。青春期女性已初具生育能力，但整个生殖系统功能仍未完善，月经周期常不规律。

4. 生长加速 青春期少女体格加速生长，月经初潮后增长速度减慢。

此外，随着生理的变化，心理也会发生较大变化。性意识开始出现，情绪智力发生明显改变，容易激动和焦虑，想象力和判断力增强。

五、性成熟期

性成熟期从18岁左右开始，约持续30年，又称生育期。此期是女性生育功能最旺盛的时期。卵巢生殖功能成熟，内分泌功能旺盛，已形成周期性的排卵和规律的月经来潮，随着卵巢周期性变化过程中性激素水平的波动，生殖器官及乳房也呈现周期性变化。

六、绝经过渡期

绝经过渡期（menopausal transition period）是指卵巢功能开始衰退至最后一次月经的时期。此期可始于40岁，历时短者1~2年，历时长者可10~20年。卵巢功能逐渐衰退，卵泡多不能发育成熟及排卵，月经不规律，多为无排卵性月经。最终卵巢功能衰竭，月经永久性停止，称为绝经（menopause）。我国女性平均绝经年龄为49.5岁。1994年WHO采用"围绝经期"一词，指卵巢功能从开始衰退至绝经后1年内的时期。围绝经期由于卵巢功能逐渐减退，雌激素水平降低，容易出现潮热、出汗、失眠、抑郁或烦躁等表现，称为围绝经期综合征。

七、绝经后期

绝经后期指绝经后的生命时期。此时卵巢功能完全衰竭，生殖器官进一步老化萎缩，子宫宫体缩小，宫体与宫颈比值为1:1，易发生代谢紊乱。一般国际上以年龄60岁以后为老年期。

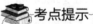
考点提示

儿童期、性成熟期、老年期宫体与宫颈比值的区别。

第二节　月经及月经期的临床表现

一、与月经相关的概念

月经指随卵巢周期性变化而发生的子宫内膜规律性的脱落及出血。女性第一次月经来潮称为月经初潮，年龄一般在 11 ~ 18 岁，大多在 13 ~ 14 岁，受各种内外因素的影响，如气候、遗传、体质、营养和环境等。月经周期指两次月经第 1 日间隔的时间，一般为 21 ~ 35 日，每位女性的月经周期有各自的规律性。每次月经持续的时间称为月经期，正常为 2 ~ 7 日，大多数为 3 ~ 5 日。每次月经的总出血量称月经量，一般为 30 ~ 60ml，超过 80ml 为月经过多。

二、月经血的特征

月经血呈暗红色，除血液外，还有子宫内膜碎片、宫颈黏液及阴道上皮脱落细胞等。月经血中含有前列腺素和来自子宫内膜的大量纤维蛋白溶酶。纤维蛋白溶酶可溶解纤维蛋白，使经血不凝（若出血速度过快，偶尔可形成小血块）。

三、月经期的临床表现

月经期一般无特殊症状，但因为月经期盆腔充血及前列腺素的作用，部分女性可出现下腹及腰骶部不适、乳房胀痛、头痛、失眠、精神抑郁、易激动、恶心、呕吐、便秘和腹泻等一系列表现。一般不影响日常的生活和工作。

四、月经期的健康教育

女性经期盆腔充血，宫颈口松弛，子宫腔内膜剥脱形成创面，月经血冲刷使阴道酸性环境改变，以上都导致机体抵抗力减弱，因此易发生生殖器官的炎症。所以，月经期应注重健康教育，加强经期保健。注意外阴清洁，避免性生活及盆浴，防止病原体上行导致感染；保持心情舒畅；注意保暖，避免受凉；合理饮食，注意营养，避免辛辣刺激食物；充分休息，避免过度劳累，做到劳逸结合。

第三节　卵巢的周期性变化及其功能

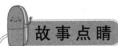
故事点睛

　　旁白：王女士，24 岁，已婚 2 年未孕（未避孕）。月经周期规律，经期 4 ~ 5 天，周期 30 天，痛经（ - ）。为了解卵巢是否正常排卵，在月经周期第 27 天行宫颈黏液检查，黏液量少，浑浊黏稠，拉丝易断，涂片检查可见椭圆体。

　　人物：两名学生分别担任故事人物，现场模拟对话。

　　请问：

　　1. 王女士的卵巢功能是否正常？

　　2. 除宫颈黏液检查还有其他了解卵巢功能的方法吗？

一、卵巢的功能

卵巢为女性性腺，具有两大功能：产生卵子并排卵，同时分泌性激素，即生殖功能和内分泌功能。

二、卵巢的周期性变化

卵巢周期指从青春期开始至绝经前，卵巢形态和功能上发生的周期性变化。表现为卵泡的发育和成熟、排卵、黄体的形成和退化。

（一）卵泡的发育与成熟

新生儿出生时，卵巢内有100万~200万个原始卵泡，儿童期大部分卵泡退化，青春期剩下30万~40万个。青春期以后，卵泡由自主发育至成熟的过程转变为依赖促性腺激素的刺激发育成熟。每个卵巢周期发育一批（3~11个）卵泡，一般只有一个优势卵泡完全成熟并排卵。女性一生中仅有400~500个卵泡发育成熟并排卵，其余则发育到一定程度后退化闭锁。

卵泡发育始于始基卵泡到初级卵泡的转化。始基卵泡的发育于月经周期开始之前。由始基卵泡发育至窦前卵泡，需要9个月以上时间，从窦前卵泡发育至成熟卵泡需要85日，卵泡生长的最后阶段需要15日左右，即月经周期的卵泡期。根据卵泡发育过程中的形态、大小、生长速度及组织学特征，将其分为4个阶段（图2-1）。

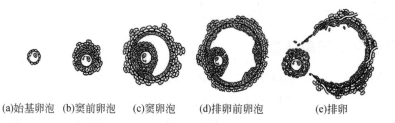

(a)始基卵泡　(b)窦前卵泡　(c)窦卵泡　(d)排卵前卵泡　(e)排卵

图2-1　卵泡的发育与成熟

1. 始基卵泡　由单层梭形前颗粒细胞包绕停留于减数分裂双线期的初级卵母细胞形成。

2. 窦前细胞　梭形前颗粒细胞分化成单层立方形细胞，成为初级卵母细胞。此时，颗粒细胞合成并分泌黏多糖，在卵子周围形成一个透明环形区，称为透明带。随着颗粒细胞增殖（600个细胞以下），卵泡增大，成为次级卵母细胞。在卵泡基底膜附近的梭形细胞形成两层卵泡膜，为卵泡内膜和卵泡外膜。

3. 窦卵泡　在雌激素和促卵泡刺激素（FSH）协同作用下，颗粒细胞间的卵泡液增多，融合形成卵泡腔，卵泡直径增大达500μm，称为窦卵泡。血清FSH水平增高至一定阈值后，卵巢内一组窦卵泡群进入"生长发育轨道"，这种现象称为募集。约月经周期第7日，被募集的卵泡群中，FSH阈值最低的一个卵泡，优先发育成优势卵泡，其余退化闭锁，这种现象称为选择。月经周期第11~13日，优势卵泡增大至直径约18mm。

4. 排卵前卵泡　是卵泡发育的最后阶段。卵泡液骤增，卵泡腔增大，卵泡体积增大至18~23mm，卵泡突向卵巢表面，结构由外向内依次为：卵泡外膜、卵泡内膜、颗粒细胞、卵泡腔、卵丘、放射冠、透明带和卵母细胞（图2-2）。

（二）排卵

排卵指卵细胞与周围的颗粒细胞一起排出卵巢的过程。排卵前，由成熟卵泡分泌的雌激素达峰值，正反馈作用于下丘脑，使其释放大量促性腺激素释放激素（GnRH），引起垂体释放促性腺激素，出现LH/FSH峰。黄体生成素（LH）峰是即将排卵的可靠指标。在

LH 峰作用下，初级卵母细胞成熟为次级卵母细胞。LH 峰使排卵前卵泡黄素化，少量孕酮产生，与 LH/FSH 峰起协同作用，在卵泡壁隆起部形成排卵孔。排卵前卵泡液中 PG（前列腺素）明显增加，有助于排卵。排卵时，随卵细胞排出的还有透明带、放射冠及部分颗粒细胞。排卵多发生在下次月经来潮前 14 日左右。可由两侧卵巢交替排出，也可由一侧卵巢连续排出，一个月经周期一般排出一个卵子。

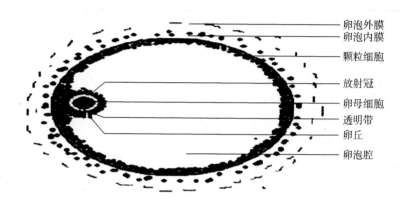

图 2-2　排卵前成熟卵泡的结构

（三）黄体形成及退化

排卵后，卵泡液流出，卵泡壁塌陷，卵泡腔内压降低，卵泡壁的颗粒细胞及卵泡内膜细胞向腔内侵入，周围被卵泡外膜包围，共同形成黄体。黄体外观色黄，直径 1~2cm，在排卵后 7~8 天功能最旺盛。

若卵子受精，黄体增大，发育成妊娠黄体，维持妊娠，在妊娠 3 个月末开始退化，后由胎盘分泌激素维持妊娠。

若卵子未受精，黄体在排卵后 9~10 天开始退化，平均寿命为 14 天。退化时黄体细胞逐渐萎缩变小，周围的结缔组织及成纤维细胞侵入黄体，组织纤维化，外观色白称白体。黄体衰退后，月经来潮，卵巢完成了一个周期变化，新的一批卵泡发育，开始新的周期。

三、卵巢分泌性激素及其功能

卵巢合成并分泌的性激素主要是：雌激素（包括雌二醇、雌酮）、孕激素（包括黄体酮、17-α羟黄体酮）和少量雄激素（包括雄烯二酮、睾酮），均属类固醇激素。排卵前雌激素的主要来源是卵泡膜细胞，排卵后的黄体细胞分泌大量的雌激素及孕激素。雄激素由卵巢间质细胞及门细胞产生。

（一）卵巢分泌性激素的周期性变化

1. 雌激素　卵泡发育初期，雌激素分泌量很少，月经周期第 7 日，其分泌量迅速增加，在排卵前达高峰；排卵后暂时下降，排卵后 1~2 日，随着黄体形成，雌激素的量又逐渐上升，在排卵后 7~8 日又达一高峰。随黄体萎缩，雌激素水平迅速下降，至经前期降至卵泡期水平。

2. 孕激素　卵泡期卵泡不分泌黄体酮，排卵前成熟卵泡的颗粒细胞黄素化，分泌少量黄体酮，排卵后黄体分泌黄体酮，至排卵后 7~8 日，分泌量达高峰，随着黄体萎缩，黄体酮水平逐渐下降，至经前期降至卵泡期水平。

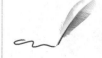

3. 雄激素 主要来自肾上腺，少量来自于卵巢。

（二）卵巢性激素的生理功能

1. 雌激素与孕激素的生理作用

雌、孕激素的生理作用见表2-1。

表2-1 雌、孕激素的生理作用

生理功能	作用部位	雌 激 素	孕 激 素
拮抗作用	宫颈	使宫颈口松弛、变软；宫颈黏液分泌量多，质地稀薄、拉丝度增加；涂片干燥后呈典型羊齿植物叶状结晶	使宫颈口闭合；宫颈黏液分泌减少，质地黏稠、拉丝度降低；涂片干燥后呈类圆形小体
	子宫肌层	促进发育；使肌层变厚，收缩力增强，增加子宫平滑肌对缩宫素的敏感性	降低子宫平滑肌兴奋性及其对缩宫素的敏感性，抑制宫缩
	输卵管	促进输卵管肌层发育及上皮的分泌活动；加强节律性收缩	抑制节律性收缩
	阴道上皮	促进上皮细胞增生角化、糖原增多	促进上皮细胞脱落
	水钠代谢	促进水钠潴留	促进水钠排泄
作用协同	子宫内膜	使子宫内膜增生变厚，呈增殖期改变	使增殖期的子宫内膜转化为分泌期
	乳房	使乳腺腺管增生，乳头、乳晕着色	在雌激素作用的基础上，使乳腺腺泡发育
反馈作用		正负反馈作用于下丘脑和垂体	负反馈作用于下丘脑和垂体
其他		促进第二性征发育；降低血胆固醇水平；促进骨质钙盐沉积	使基础体温升高0.3~0.5℃，可作为判定排卵日期的重要标志
	卵巢	促进卵泡发育	

2. 雄激素的生理作用 从青春期开始，雄激素分泌增加，促使阴蒂、阴唇及阴阜发育，以及阴毛、腋毛的生长；促进蛋白质合成和肌肉的发育，促进红细胞生成；排卵前雄激素水平升高，促进非优势卵泡闭锁，同时可提高性欲。雄激素过多，可引起女性多毛症或男性化。

3. 多肽激素 主要有抑制素、激活素及卵泡抑制素。抑制素选择性抑制垂体FSH的合成和分泌，增强LH活性。激活素可提高垂体对GnRH的反应性，刺激FSH的产生。卵泡抑制素主要抑制FSH的产生。

此外，一些细胞因子、生长因子，如肿瘤坏死因子-α（TNF-α）、白介素-1（IL-1）、胰岛素样生长因子、血管内皮生长因子等，也参与了卵泡生长发育过程的调节。

<h1 align="center">第四节 子宫内膜及其他生殖器官的周期性变化</h1>

随着卵巢的周期性变化，女性生殖器官在卵巢激素的影响下，均发生一系列的周期性变化，其中，以子宫内膜周期性变化最为显著。

一、子宫内膜的周期性变化

从形态学上，将子宫内膜分为功能层和基底层，功能层是胚胎植入的部位，在卵巢激素影响下，发生周期性的增殖、分泌和脱落变化；基底层于月经后再生，修复剥脱的子宫内膜创面，重新形成功能层。以一个正常月经周期28日为例，将子宫内膜的组织学变化分为增殖期、分泌期、月经期3个阶段。

（一）增殖期

指月经周期的第5～14日。对应卵巢周期中的卵泡期，基底层在雌激素的影响下逐渐增厚，内膜表面的上皮、腺体、间质及血管等修复，内膜变厚，为增殖性变化，称为增殖期。内膜厚度从0.5mm增至3～5mm。增殖期可分为早期（月经周期的第5～7日，内膜厚度1～2mm）、中期（月经周期的第8～10日，内膜厚度2～3mm）、晚期（月经周期的第11～14日，内膜厚度3～5mm）3期。

（二）分泌期

指月经周期的第15～28日。对应卵巢周期中的黄体期，增殖期的子宫内膜在雌、孕激素的共同作用下，继续增厚，可达10mm，呈海绵状，腺体增大弯曲，出现分泌现象，血管增加弯曲呈螺旋状，间质疏松水肿，此时的内膜厚且松软，营养丰富，适于受精卵的植入和发育，称为分泌期。分泌期也分为3期：分泌早期（月经周期的第15～19日，内膜腺上皮细胞出现含糖原的空泡）、分泌中期（月经周期的第20～23日，内膜腺上皮细胞内的糖原溢入腺体）、分泌晚期（月经周期的第24～28日，腺体内糖原溢入宫腔，为月经来潮前期，即黄体退化阶段）。

（三）月经期

指月经周期的第1～4日。对应卵巢周期中的黄体萎缩期。黄体萎缩，体内雌、孕激素水平降低，使内膜中的前列腺素合成、活化，刺激子宫肌层收缩引起内膜小动脉持续痉挛，组织缺血缺氧，子宫内膜坏死、脱落，与血液一起经阴道流出，表现为月经来潮。

二、生殖器官其他部位的周期性变化

（一）阴道黏膜的周期性变化

阴道黏膜的周期性变化在阴道上段最明显。卵泡期，在雌激素影响下，阴道上皮底层细胞增生，演变为中层和表层细胞，使阴道上皮增厚，表层细胞角化。角化细胞内含丰富糖原，被阴道内寄生的乳酸杆菌分解成乳酸，保持阴道酸性环境，防止致病菌的繁殖。排卵后在黄体分泌的孕激素影响下，阴道上皮大量脱落，以表层细胞为主。临床根据阴道脱落细胞的变化，可了解体内雌激素水平及有无排卵。

（二）宫颈黏液的周期性变化

宫颈黏液由宫颈黏膜腺细胞分泌，腺细胞的分泌活动受雌、孕激素的影响，发生周期性改变。卵泡期随雌激素水平增加，宫颈黏液分泌量增多，至排卵期黏液质地稀薄透明，拉丝度可达10cm以上，有利于精子通过宫颈，进入宫腔。取黏液做涂片检查，干燥后可见羊齿植物叶状结晶，排卵前最为典型。排卵后在孕激素影响下，宫颈黏液分泌量减少、质地黏稠浑浊，拉丝易断，不利于精子穿透。涂片检查结晶逐渐模糊，至月经周期第22天左右完全消失，出现排列成行的椭圆体。临床通过宫颈黏液检查可了解卵巢功能。

（三）输卵管的周期性变化

在卵巢卵泡期，受雌激素影响，输卵管黏膜上皮纤毛细胞生长，输卵管蠕动增强，有利于孕卵的输送；排卵后受孕激素影响，输卵管黏膜上皮纤毛细胞生长受抑制，同时抑制输卵管的收缩。

> **知识拓展**
>
> **内分泌腺对月经的影响**
>
> **甲状腺：** 青春期前发生甲状腺功能减退，可导致性发育障碍、月经延迟等。青春期后发生，则可能导致月经过少、月经稀发，甚至闭经。甲状腺功能亢进时，可表现为月经过多、过频，甚至出现功能失调性子宫出血。
>
> **肾上腺：** 肾上腺皮质是女性雄激素的主要来源。若雄激素分泌过多，可出现闭经及男性化表现。
>
> **胰腺：** 过多胰岛素导致高雄激素血症，引起月经稀发、闭经和不孕。

第五节　月经周期的调节

女性生殖系统周期性变化的重要标志就是形成规律的月经。月经周期的调节是通过下丘脑、垂体和卵巢，三者之间的相互作用和相互影响，是一个协调完整的神经内分泌轴，即下丘脑－垂体－卵巢（HPO）轴（图2-3）。

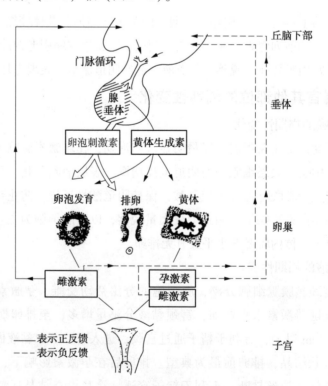

图2-3　下丘脑－垂体－卵巢轴

下丘脑的神经细胞分泌 GnRH，GnRH 为脉冲式释放，间隔为 60~120 分钟。由垂体门静脉系统进入腺垂体，促进垂体合成 FSH 和 LH。下丘脑是 HPO 轴的启动中心，GnRH 的分泌受垂体促性腺激素和卵巢性激素的反馈调节。

一、垂体对卵巢的调节作用

垂体与生殖有关的激素有促性腺激素和催乳素。

受下丘脑神经激素的调控，其促性腺激素细胞分泌 FSH 和 LH。

FSH 的作用 促进卵泡生长发育；促使颗粒细胞合成分泌雌二醇；促使卵巢内的窦状卵泡群开始发育；参与调节非优势卵泡的闭锁及优势卵泡的选择；在排卵前期与雌激素协同，为排卵和黄素化做准备。

LH 的作用 在卵泡期，刺激雌二醇的底物雄烯二酮的合成；促进卵泡成熟及排卵；促使黄体形成。

催乳素的作用是促进乳汁的合成。

二、卵巢激素的反馈作用

（一）雌激素

具有正、负反馈作用。卵泡早期，负反馈作用于下丘脑，抑制 GnRH 的释放，降低垂体对 GnRH 的反应性，抑制垂体促性腺激素的分泌。卵泡晚期，雌激素分泌达峰值（≥200 pg/ml）并维持 48 小时以上，开始正反馈作用于下丘脑，刺激 GnRH 和垂体 LH 大量释放。黄体期，与孕激素协同，对下丘脑产生负反馈作用。

（二）孕激素

排卵前，低水平孕激素增强雌激素的正反馈作用。黄体期，高水平孕激素负反馈抑制促性腺激素的分泌。

三、月经周期的调节

卵泡期，下丘脑分泌的 GnRH，作用于垂体，使垂体分泌 FSH、LH，卵泡开始发育，分泌雌激素，作用于子宫内膜，使内膜发生增殖期变化。随着雌激素水平增加，对下丘脑的负反馈作用增强，抑制 GnRH 的分泌，使垂体 FSH 分泌降低。随着卵泡发育成熟，雌激素水平达高峰，对下丘脑和垂体产生正反馈作用，使垂体分泌大量 LH，形成 LH 峰。在大量 LH 和一定量 FSH 协同作用下，成熟卵泡排卵。

排卵后，循环血中 FSH 和 LH 水平快速下降，黄体形成并逐渐成熟。黄体分泌孕激素和雌激素，使增殖期的子宫内膜转变为分泌期。排卵后第 7~8 日，循环血中的孕激素水平达峰值，雌激素水平亦达第二个高峰。大量孕激素和雌激素负反馈作用于下丘脑和垂体，又使 FSH 和 LH 水平降低，黄体开始萎缩，雌、孕激素分泌减少，子宫内膜失去性激素支持，剥脱出血，形成月经。随着雌、孕激素的减少，对下丘脑和垂体的负反馈抑制作用解除，下丘脑又开始分泌 GnRH，下一个月经周期开始。

月经周期主要由 HPO 轴的神经内分泌系统调控（图 2-4），也与卵巢分泌的多肽激素及其他内分泌腺体分泌的激素有关。HPO 轴的活动还受到诸如外界环境、精神因素、营养状况等影响，可使月经周期发生变化，引起卵巢功能紊乱，导致月经不调。

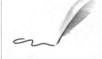

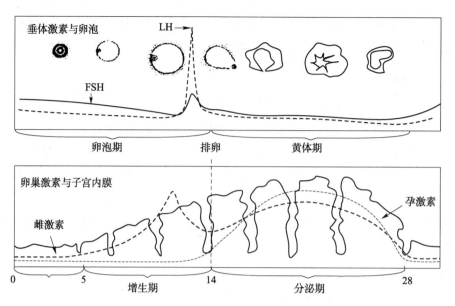

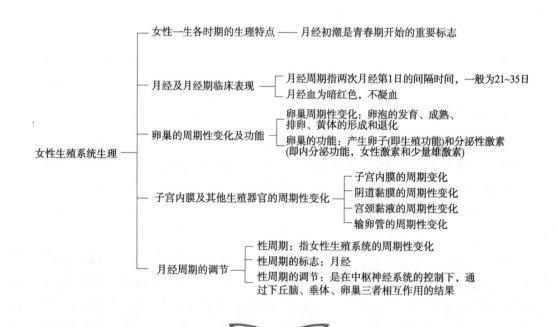

图2-4 月经周期的分期和变化

本章小结

女性生殖系统生理

- 女性一生各时期的生理特点 —— 月经初潮是青春期开始的重要标志

- 月经及月经期临床表现
  - 月经周期指两次月经第1日的间隔时间，一般为21~35日
  - 月经血为暗红色，不凝血

- 卵巢的周期性变化及功能
  - 卵巢周期性变化：卵泡的发育、成熟、排卵、黄体的形成和退化
  - 卵巢的功能：产生卵子(即生殖功能)和分泌性激素(即内分泌功能，女性激素和少量雄激素)

- 子宫内膜及其他生殖器官的周期性变化
  - 子宫内膜的周期变化
  - 阴道黏膜的周期性变化
  - 宫颈黏液的周期性变化
  - 输卵管的周期性变化

- 月经周期的调节
  - 性周期：指女性生殖系统的周期性变化
  - 性周期的标志：月经
  - 性周期的调节：是在中枢神经系统的控制下，通过下丘脑、垂体、卵巢三者相互作用的结果

习题

一、选择题

【A1/A2 型题】

1. 关于经期健康教育，错误的是

   A. 经期不宜重体力劳动　　　B. 防寒保暖　　　C. 每日冲洗阴道

   D. 月经是生理现象　　　E. 禁止性生活

2. 关于雌激素的生理功能，下述正确的是

    A. 使阴道上皮角化现象消失　　　B. 促进水钠排泄及乳腺腺泡增生

    C. 宫颈黏液分泌增多而稀薄　　　D. 抑制输卵管蠕动

    E. 对下丘脑和垂体没有正反馈调节

3. 发生周期性变化，产生月经的部位是

    A. 阴道　　　　B. 阴蒂　　　　C. 子宫　　　　D. 卵巢　　　　E. 输卵管

4. 女性青春期开始的重要标志是

    A. 月经来潮　　　　　　　B. 乳房丰满　　　　　　　C. 音调变高

    D. 阴毛出现　　　　　　　E. 骨盆变宽

5. 正常月经周期中，黄体开始萎缩的时间是

    A. 月经周期第 11～12 天　　　　B. 月经周期第 9～10 天

    C. 月经周期第 7～8 天　　　　　D. 月经周期第 13～14 天

    E. 月经周期第 16～18 天

6. 卵巢功能开始衰退的时期是

    A. 绝经后期　　　B. 绝经过渡期　　　C. 性成熟期　　　D. 青春期　　　E. 儿童期

7. 可使女性基础体温在排卵后升高的激素是

    A. 雌激素　　　B. 促性腺激素　　　C. 孕激素　　　D. 雄激素　　　E. 黄体生成素

8. 卵巢的功能是

    A. 卵子受精的部位　　　　B. 月经血排出的部位　　　　C. 产生卵子

    D. 胎儿生长发育的场所　　E. 分泌促性腺激素释放激素

9. 使子宫内膜增生变厚的激素是

    A. 绒毛膜促性腺激素　　　　B. 雌激素　　　　　　　C. 孕激素

    D. 卵泡刺激素　　　　　　　E. 雄激素

10. 女性青春期的变化是

    A. 卵巢发育成熟　　　　　　B. 生殖器官发育成熟

    C. 形成规律的月经　　　　　D. 体格生长速度开始减慢

    E. 第二性征开始发育

11. 关于卵巢叙述错误的是

    A. 每个卵巢周期中只形成一个成熟卵泡

    B. 黄体期一般固定，平均 14 天

    C. 黄体期既分泌雌激素，也分泌孕激素

    D. 卵巢在青春期之前无周期性变化

    E. 卵巢的周期性变化受雌、孕激素的调控

12. 下列哪项是孕激素的生理作用

    A. 促进输卵管的发育和蠕动　　B. 降低子宫平滑肌对缩宫素的敏感性

    C. 使子宫内膜增生　　　　　　D. 使阴道上皮细胞增生角化

    E. 使宫颈黏液增多，拉丝度增加

13. 下列叙述不正确的是

    A. 月经周期是从出血的第 1 天算起

B. 月经血不凝是因为其中缺乏某种凝血因子

C. 月经是在卵巢激素影响下,子宫内膜发生周期性脱落出血的结果

D. 月经周期是 28 ~ 30 天,前后增减 3 天都算正常

E. 月经血中含有宫颈黏液、内膜碎片及脱落的阴道上皮细胞

14. 患者,女性,32 岁。月经周期为 28 天,末次月经是 2017 年 5 月 18 日,则排卵日期大约在

    A. 6 月 1 日   B. 6 月 3 日   C. 6 月 5 日   D. 6 月 7 日   E. 6 月 9 日

【A3/A4 型题】

(15 ~ 16 题共用题干)

患者,女,24 岁。平素月经规律,月经周期为 28 ~ 30 天,经期每次约 4 天,末次月经第 1 天是 11 月 1 日,今天是 11 月 6 日。

15. 该女性的子宫内膜变化处于

    A. 增生期   B. 月经期   C. 月经前期   D. 分泌期   E. 初潮期

16. 这一时期,卵巢分泌的性激素主要是

    A. 卵泡刺激素   B. 雌激素   C. 黄体生成素   D. 雄激素   E. 孕激素

二、思考题

1. 简述雌、孕激素有哪些生理功能。

2. 简述月经血的特点及月经期的临床表现。

扫码"练一练"

(阎晓丽)

第三章 妊娠生理

学习目标

1. **掌握** 妊娠期的概念；胎儿附属物的构成和功能；妊娠期母体的生理和心理变化。
2. **熟悉** 胚胎和胎儿发育特点。
3. **了解** 受精及受精卵的输送与着床；胎儿附属物的形成及胎儿生理特点。
4. 能根据妊娠期母体的生理和心理变化特点，指导孕期健康教育。
5. 具有良好的专业素养。

妊娠（pregnancy）是胚胎和胎儿在母体内发育成长的过程。成熟卵子受精标志着妊娠的开始，胎儿及其附属物从母体内排出是妊娠的终止。临床上常以末次月经的第一天作为妊娠的开始，妊娠全过程约280天，即10个妊娠月或称40孕周。妊娠是一个非常复杂而又极为协调的生理过程。

扫码"看一看"

第一节 受精及受精卵的发育、输送与着床

一、受精

男女成熟生殖细胞（精子和卵子）的结合过程，称为受精（fertilization）。受精多发生在输卵管壶腹部与峡部交界处。受精后的卵子称受精卵或孕卵，受精卵的形成标志着新生命的诞生。

（一）卵细胞的输送

卵子又称卵细胞，含有22条常染色体和1条X性染色体，是次级卵母细胞。成熟卵泡排卵时，卵子由卵巢排出，经输卵管伞端进入输卵管内，停留在壶腹部和峡部连接处等待受精。当排出的次级卵母细胞未能和精子结合时，则在24小时内退化。

（二）精子的运行及获能

精子经宫颈管进入宫腔，最后到达输卵管。在子宫腔和输卵管腔，精子顶体表面的糖蛋白被生殖道分泌物中的α、β淀粉酶降解，顶体膜结构中胆固醇与磷脂比率和膜电位发生变化、降低了顶体膜稳定性，此时，精子具有受精能力，此过程称为精子获能（capacitation）。

（三）精卵的结合

受精多发生在排卵后12小时内，全过程约需24小时。当精子与卵子相遇，精子头部顶体外膜与精细胞膜顶端破裂，形成小孔释放出顶体酶，能溶解卵子外围的放射冠和透明带，称为顶体反应。此时借助酶的作用，精子穿过放射冠和透明带。

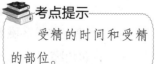

考点提示

受精的时间和受精的部位。

精子进入卵细胞后，卵子的透明带结构立即发生改变，阻止其他精子进入，此过程称为透明带反应（zona reaction），保证人类为单精受精（monospermy）。

精子含 22 条常染色体和 1 条 X 或 Y 性染色体，它进入卵细胞后，通过两性原核的融合，形成一个二倍体的受精卵，恢复 46 条染色体，完成受精过程。性染色体是 XX 的胚胎发育成女性，XY 的胚胎发育成男性。

二、受精卵的发育与输送

受精 24 小时后受精卵即开始有丝分裂，其分裂过程称为卵裂，形成多个子细胞。受透明带限制，子细胞虽增多，但体积并不增大，以适应在狭窄的输卵管腔中移动。受精后约 30 小时受精卵为双细胞阶段，此后平均约 12 小时分裂一次。约在受精后 72 小时，受精卵即发育成一个由 12~16 个细胞组成的实心细胞团，称为桑葚胚，随后早期胚泡形成。在卵裂的同时，受精卵借助输卵管平滑肌的蠕动和上皮纤毛的推动，向宫腔方向移动，约在受精后的第 4 日，早期胚泡进入宫腔，在子宫内继续发育，形成晚期胚泡。

三、着床

晚期胚泡逐渐侵入子宫内膜的过程，称为着床（implantation）或植入（imbed）（图 3-1）。受精卵着床需经过 3 个过程，即定位、黏附和穿透。着床在受精后第 6~7 日开始，11~12 日结束。着床部位多在子宫体的前壁或后壁。完成着床必须具备的条件是：①透明带消失。②囊胚滋养层分化出合体滋养层细胞。③囊胚和子宫内膜同步发育并相互配合。④孕妇体内有足够的黄体酮水平，子宫有一极短的窗口期允许受精卵着床。

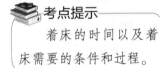

考点提示

着床的时间以及着床需要的条件和过程。

四、蜕膜的形成

晚期胚泡着床后的子宫内膜称为蜕膜。蜕膜具有供给胚泡营养和保护子宫内膜免受滋养层过度侵蚀的功能。依其与孕卵着床部位的关系分为 3 部分：底蜕膜、包蜕膜和真蜕膜（图 3-2）。

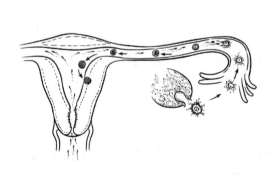

壁蜕膜　　底蜕膜
　　　　　叶状毛绒
包蜕膜　　滑泽毛绒

图 3-1　卵子受精与孕卵植入（受精卵发育和着床）　　图 3-2　孕卵着床部位与蜕膜的关系

（一）底蜕膜

底蜕膜（basal decidua）是指受精卵着床部位的子宫蜕膜，以后发育成胎盘的母体部分，血运丰富，与囊胚滋养层接触。

（二）包蜕膜

包蜕膜（capsular decidua）是指覆盖在胚泡表面的蜕膜，随胚泡发育逐渐凸向宫腔。这部分蜕膜高度伸展，缺乏营养而逐渐退化，在妊娠 14~16 周时，羊膜腔明显增大，使包蜕膜和真蜕膜相贴并逐渐融合，分娩时这两层已无法分开。

（三）真蜕膜

真蜕膜（true decidua）是指底蜕膜及包蜕膜以外覆盖子宫腔其他部分的蜕膜。

第二节 胎儿附属物的形成及其功能

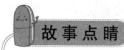
故事点睛

　　旁白： 爱丽丝，今年31岁，初孕妇，现停经42天，诊断为早期妊娠。今天上午由丈夫陪同来我院孕妇学校咨询，他们想学习有关胎儿附属物的知识。

　　人物： 由3位学生分别担任故事人物，进行即兴表演。

　　请问：

　　1. 作为一名孕妇学校的护士，请告诉爱丽丝胎儿附属物有哪些？

　　2. 请告诉爱丽丝及其丈夫胎盘的功能有哪些？

　　胎儿附属物包括胎盘、胎膜、脐带和羊水，它们对维持胎儿宫内的生命及生长发育起重要作用。

一、胎盘

（一）胎盘的结构（图3-3）

　　胎盘（placenta）由胎儿部分的羊膜、叶状绒毛膜和母体部分的底蜕膜构成，是胎儿与母体进行物质交换的重要器官（图3-3）。

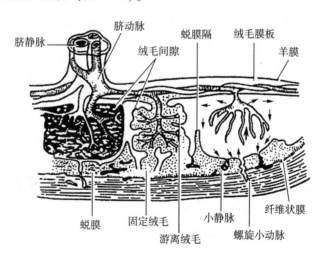

图3-3　胎盘结构与胎儿-胎盘模式图

　　1. 羊膜（amnion） 为胎盘的胎儿部分，在胎盘最内层。羊膜光滑，无血管、神经及淋巴，具有一定弹性。羊膜为附着在绒毛膜板表面的半透明薄膜。

　　2. 叶状绒毛膜（chorion frondosum） 为胎盘的胎儿部分，是胎盘的主要结构。晚期胚泡着床后，滋养层细胞迅速分裂增殖，内层为细胞滋养细胞，是分裂生长细胞；外层为合体滋养细胞，是执行功能细胞，由细胞滋养细胞分化而来。滋养层内面有一层细胞称为胚外中胚层，与滋养层共同组成绒毛膜。胚胎发育至13～21日，是绒毛膜分化发育最旺盛

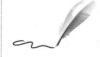

的时期，此时绒毛逐渐形成。约在受精后第3周，绒毛内血管形成，胎儿－胎盘循环建立。与底蜕膜相接触的绒毛营养丰富发育良好，称为叶状绒毛膜。自绒毛膜板伸出的绒毛干逐渐分支，向绒毛间隙伸展形成终末绒毛网。绒毛膜板上绒毛干的主干末端附着于底蜕膜，称为固定绒毛；固定绒毛周围的绒毛游离于充满母血的绒毛间隙中，称为游离绒毛。

3. 底蜕膜 为胎盘的母体部分，来自胎盘附着部位的子宫内膜，占妊娠足月胎盘的很小部分。底蜕膜与其表面覆盖的一层来自固定绒毛的滋养层细胞共同构成蜕膜板，从蜕膜板向绒毛膜伸出蜕膜间隔，深度一般不超过胎盘全层的2/3，将胎盘母体面分成肉眼可见的20个左右的母体叶。胎盘内有母体血液循环和胎儿血液循环，互不相混，两者之间隔着胎盘屏障，靠渗透、扩散及细胞的选择进行物质交换。

胎盘于妊娠6～7周时开始形成，12周末时完全形成。妊娠足月的胎盘呈盘状，多为圆形或椭圆形，重450～650 g，直径16～20 cm，中央厚，边缘薄。胎盘分母体面和胎儿面，母体面呈暗红色、蜕膜间隔形成若干浅沟分成母体叶；胎儿面覆着羊膜呈灰蓝色，光滑，半透明。

（二）胎盘的功能

胎盘介于胎儿与母体之间，是维持胎儿在子宫内生长发育的重要器官。

1. 物质交换功能 包括气体交换、营养物质供应和胎儿代谢产物排出。物质交换及转运方式有：简单扩散、易化扩散、主动运输等方式。

（1）气体交换 母儿间 O_2 和 CO_2 在胎盘中以简单扩散方式交换，相当于胎儿呼吸系统的功能。

（2）营养物质 供给胎儿生长发育所需要的葡萄糖、氨基酸、脂肪酸、维生素及电解质等，以易化扩散、简单扩散或主动运输等方式通过胎盘输送到胎儿血中。同时胎盘含有多种酶，能把结构复杂的物质分解为简单的物质（如蛋白质分解成氨基酸、脂质分解为自由脂肪酸等），也能把结构简单的物质合成后供应胎儿（如将葡萄糖合成糖原，氨基酸合成蛋白质、脂肪酸合成胆固醇等）。

（3）排泄废物 胎儿的代谢产物如尿酸、肌酐、肌酸等，经胎盘进入母血，由母体排出。

2. 防御功能 胎盘屏障主要由合体滋养层、基膜、绒毛内结缔组织、毛细血管基膜及内皮组成。胎盘屏障具有阻止母血某些有害物质进入胎儿体内的作用，但胎盘屏障作用极为有限。各种病毒（如流感病毒、风疹病毒、巨细胞病毒等）容易通过胎盘，侵袭胎儿。细菌、弓形虫、支原体、衣原体等不能通过胎盘屏障，但可在胎盘部位形成病灶，破坏绒毛结构后进入胎体，感染胚胎及胎儿；某些药物可通过胎盘作用于胎儿，导致胎儿畸形或死亡，故妊娠期用药应慎重。母血中免疫物质IgG可通过胎盘，使胎儿在出生后短期内获得被动免疫力。

3. 合成功能 胎盘能合成多种激素、酶和细胞因子。激素有蛋白、多肽和类固醇激素，如人绒毛膜促性腺激素、人胎盘生乳素、雌激素、孕激素等。酶有缩宫素酶、耐热性碱性磷酸酶等。胎盘还能合成前列腺素、多种神经递质和多种细胞因子与生长因子。

（1）人绒毛膜促性腺激素（human chorionic gonadotropin, hCG） 胚泡着床后，合体滋养细胞就开始分泌 hCG，hCG 为水溶性，很容易被吸收入母血，受精后第 6 日滋养细胞开始分泌微量的 hCG，在受精后第 10 日左右可用放射免疫法自母体血清中测出，成为诊断早孕的敏感方法之一。着床后的第 10 周血清 hCG 浓度达到高峰，持续 10 日后迅速下降，在妊娠中晚期，hCG 仅为高峰时的 10%，一般产后 2 周内消失。hCG 的功能有：①维持月经黄体寿命，使月经黄体增大为妊娠黄体，增加类固醇激素的分泌以维持妊娠。②促进雄激素芳香化转化为雌激素，同时刺激黄体酮的形成。③抑制植物血凝素对淋巴细胞的刺激作用，hCG 能吸附于滋养细胞表面，以免胚胎滋养层被母体淋巴细胞攻击。④刺激胎儿睾丸分泌睾酮，促进男胎性分化。⑤与母体甲状腺细胞 TSH 受体结合，刺激甲状腺活性。

（2）人胎盘生乳素（human placental lactogen，hPL）　由合体滋养细胞合成，于妊娠 5~6 周用放射免疫法在母体血浆中可测出 hPL，随妊娠进展和胎盘逐渐增大，其分泌量持续增加，于妊娠 34~36 周达高峰直至分娩，为产后泌乳作准备。其分泌量于产后迅速下降，产后 7 小时即测不出。hPL 的功能：促进乳腺腺泡发育，刺激乳腺上皮细胞合成乳清蛋白、乳酪蛋白和乳珠蛋白，为产后泌乳作准备；有促进胰岛素生成作用，使母血胰岛素值增高；通过脂解作用，提高游离脂肪酸、甘油浓度，抑制母体对葡萄糖的摄取和利用，使多余葡萄糖转运给胎儿，成为胎儿的主要能源；抑制母体对胎儿的排斥作用。因而，hPL 被认为是通过母体促进胎儿发育的代谢调节因子。

（3）雌激素和孕激素　受精卵着床后，卵巢的月经黄体转变为妊娠黄体，继续分泌雌、孕激素以维持妊娠。自妊娠第 8~10 周起妊娠黄体逐渐萎缩，由胎盘合成雌、孕激素，协同参与妊娠期母体各系统的生理变化。

> **考点提示**
> 胎盘结构和功能。

二、胎膜

胎膜（fetal membranes）是一层膜状物，由外层的平滑绒毛膜和内层的羊膜组成。胎膜外层的绒毛膜，在发育过程中缺乏营养逐渐退化萎缩成平滑绒毛膜；羊膜无血管膜，结实、坚韧而柔软，与覆盖胎盘、脐带的羊膜层相连。妊娠晚期绒毛膜和羊膜虽然紧贴，但产后检查胎膜时可以将其完全分开。胎膜的重要作用是维持羊膜腔的完整性，对胎儿起保护作用，完整胎膜可防止细菌进入宫腔，故胎膜早破容易引起感染。

三、脐带

脐带（umbilical cord）是连接胎儿和母体之间的纽带，一端连接于胎儿腹壁脐轮，另一端附着于胎盘胎儿面。足月胎儿的脐带长 30~70 cm，平均 55 cm，直径 0.8~2.0 cm。脐带表面由羊膜覆盖，内有一条脐静脉（位于中央，管腔大、管壁薄）和两条脐动脉（位于脐静脉两侧，管腔小、管壁厚）。由于脐血管较长，故脐带呈螺旋迂曲状。围绕在血管外的胶状结缔组织，称为华通胶，有保护脐血管的作用，内含前列腺素，使切断后的血管收缩阻止血液流出。脐带没有神经分布，故切断后母儿无不适感。脐带是母儿间气体、营养物质和代谢产物交换的通道，一旦受压，脐带内的血流受阻，可危及胎儿生命。

> **考点提示**
> 脐带的长度、功能和动静脉的组成。

四、羊水

充满在羊膜腔内的液体，称为羊水（amniotic fluid）。

（一）羊水的来源及吸收

妊娠早期的羊水主要来自母体血清的透析液。妊娠中期以后，胎儿尿液成为羊水的主要来源，妊娠晚期胎儿肺也参与羊水的生成。50% 羊水通过胎膜吸收，还可通过胎儿吞咽、脐带和胎儿角化前皮肤吸收，从而使羊水呈动态平衡状态。

（二）羊水的量、性状及成分

羊水量随妊娠周数增加而逐渐增加，妊娠 38 周约 1000 ml，此后羊水量逐渐减少；妊娠 40 周约 800 ml；过期妊娠羊水量明显减少，可减至 300 ml 以下。妊娠足月时羊水比重 1.007～1.025，pH 酸碱度约为 7.20，主要成分是水分。妊娠早期羊水为无色澄清液体。足月妊娠羊水略浑浊、不透明，含有小片状物，如胎脂、胎儿脱落上皮细胞、毳毛等，并含有大量激素、酶和蛋白质。穿刺抽羊水，进行细胞染色体检查或测定羊水中某些物质的含量，有助于早期诊断某些先天性疾病。

> **考点提示**
> 羊水的来源、量及性质。

（三）羊水的功能

1. 保护胎儿 羊水是维持胎儿生命和发育的重要生存环境，对胎儿有重要保护作用。有利于胎儿活动，避免胎儿受到挤压，防止胎儿与胎膜粘连。胎儿吞咽或吸入羊水可促进胎儿消化道和肺的发育，同时有利于胎儿的体液平衡。保持羊膜腔内恒温，适量的羊水对胎儿有缓冲作用。临产宫缩时，羊水能使宫缩压力均匀分布，避免局部受压导致胎儿窘迫。

2. 保护母体 羊水可减少胎动给母体带来的不适感；临产后，前羊水囊借助楔形水压扩张宫颈口、宫颈管及阴道；破膜后羊水冲洗阴道，减少感染机会。

第三节　胚胎、胎儿生长发育及生理特点

一、胚胎、胎儿的生长发育特点

妊娠 10 周（受精后 8 周）内的人胚称为胚胎（embryo），是器官结构分化、成熟的时期。受精后 9 周起称为胎儿（fetus），是各器官进一步发育渐趋成熟的时期。以 4 周为一个孕龄单位描述胚胎、胎儿的发育特征如下。

4 周末：可以辨认出胚盘与体蒂。

8 周末：胚胎初具人形，头大，占整个胎体近一半。能分辨出眼、耳、口、鼻、手指及脚趾，各器官正在分化发育，心脏已形成。超声显像可见原始心管搏动。

12 周末：胎儿身长约 9 cm，顶臀长 6～7 cm。外生殖器已发育，可初辨胎儿性别。四肢可活动。

16 周末：胎儿身长约 16 cm，顶臀长 12 cm，体重约 110 g。从外生殖器可确认胎儿性别。头皮已长出毛发，皮肤菲薄呈深红色，无皮下脂肪。胎儿已开始出现呼吸运动。部分孕妇已能自觉胎动。

20 周末：胎儿身长约 25 cm，体重约 320 g。皮肤暗红，出现胎脂，全身覆有毳毛。开始出现吞咽、排尿功能。该孕周起胎儿体重呈线性增长。使用胎心听诊器在下腹部能听到胎心。

24 周末：胎儿身长约 30 cm，体重约 630 g，各脏器均已发育，皮下脂肪开始沉积，但量不多呈皱缩状，出现眉毛和眼睫毛。胎儿细小支气管和肺泡已经发育。出生后可有呼吸，但生存能力极差。

28 周末：胎儿身长约 35 cm，体重约 1000 g。皮肤粉红色，皮下脂肪沉积不多，四肢活动好。瞳孔膜消失，眼睛半张开，有呼吸运动，因肺泡Ⅱ型细胞中表面活性物质含量低，

此期出生者易患特发性呼吸窘迫综合征。出生后经过加强护理可能存活。

32周末：胎儿身长约40 cm，体重约1700 g。皮肤深红，仍有皱缩，娩出后可存活，并发症较28周明显减少。

36周末：胎儿身长约45 cm，体重约2500 g。皮下脂肪较多，毳毛明显减少，指（趾）甲已达指（趾）端，睾丸位于阴囊，身体圆润，面部皱褶消失，出生后能啼哭、可吸吮，生活能力良好，出生后基本能存活。

40周末：胎儿发育成熟，身长约50 cm，体重约3400 g。胎头双顶径>9.0 cm。外观体形丰满，皮下脂肪多，呈粉红色，肩、背部有时尚有毳毛，足底皮肤有纹理。男性睾丸已降至阴囊内，女性大小阴唇发育良好。出生后哭声响、吸吮力强，能很好存活。

临床常用新生儿身长作为判断胎儿妊娠月数的依据。妊娠前5个月的胎儿身长（cm）＝妊娠月数的平方，妊娠后5个月的胎儿身长（cm）＝妊娠月数×5。

二、胎儿的生理特点

（一）循环系统

胎儿的营养供给和代谢产物的排出，均需经胎盘由母体完成。来自胎盘的血液进入胎儿体内分为3支：一支直接入肝；一支与门静脉汇合入肝，此两支血液经肝静脉进入下腔静脉；另一支经静脉导管直接入下腔静脉。下腔静脉进入右心房的血液绝大部分经卵圆孔进入左心房，左心房血液进入左心室，继而进入主动脉直至全身后，经腹主动脉再经脐动脉进入胎盘。上腔静脉进入右心房的血液流向右心室，之后进入肺动脉。肺动脉血液绝大部分经动脉导管流入主动脉，仅部分血液经肺静脉进入左心房（图3-4）。

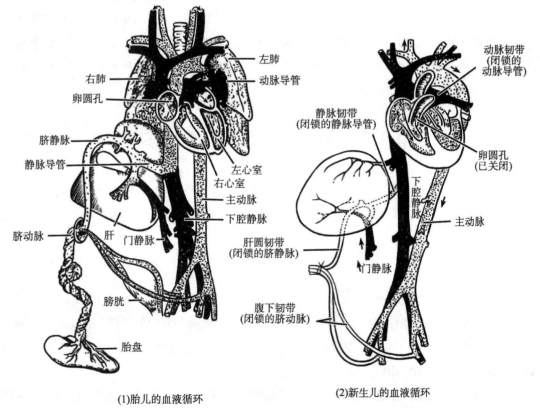

(1)胎儿的血液循环　　(2)新生儿的血液循环

图3-4 胎盘、胎儿及新生儿的血液循环

胎儿体内无纯动脉血，均为动静脉混合血，各部分血液含氧量不同，进入肝、心、头部及上肢的血含氧量较高、营养较丰富，而进入肺及身体下半部的血液含氧量及营养较少。

（二）血液系统

在胎儿体内，红细胞、白细胞总数均较高；胎儿血红蛋白随妊娠的进展，逐渐由原始血红蛋白过渡为胎儿血红蛋白和成人血红蛋白。

（三）呼吸系统

胎儿期胎盘代替呼吸功能，母儿血液在胎盘进行气体交换。但胎儿出生前需具备呼吸道（包括气管直至肺泡）、肺循环及呼吸肌发育。妊娠 11 周 B 型超声可见胎儿胸壁运动，妊娠 16 周时出现羊水进出呼吸道的呼吸运动。

（四）消化系统

妊娠 11 周小肠有蠕动，16 周时胃肠功能已基本建立，胎儿可吞咽羊水并通过排出尿液参与羊水循环。胎儿肝内缺乏许多酶，不能结合因红细胞破坏产生的大量游离胆红素。胆红素经胆道排入小肠氧化成胆绿素，胆绿素降解产物导致胎粪呈黑绿色。胎粪内含肠道上皮脱落细胞、分泌液及吞入羊水中的胎毛与胎脂。

（五）泌尿系统

在妊娠 11～14 周时胎儿肾具有排尿功能，通过胎儿排尿参与羊水的循环。

（六）内分泌系统

甲状腺于妊娠第 6 周开始发育，是胎儿最早发育的内分泌腺。妊娠 12 周已能合成甲状腺激素。胎儿肾上腺发育良好，能产生大量类固醇激素，与胎儿、胎盘及母体共同完成雌三醇的合成。妊娠 12 周胎儿胰腺分泌胰岛素。若胎儿的母亲为糖尿病患者，血糖控制不良时，高血糖刺激胎儿胰岛素分泌增加，形成高胰岛素血症，后者具有拮抗糖皮质激素促进肺泡 II 型细胞表面活性物质合成及释放的作用，使胎儿肺表面活性物质产生及分泌减少，胎儿肺成熟延迟，新生儿易患呼吸窘迫综合征。

第四节　妊娠期母体的生理变化

在胎盘产生的激素参与和神经内分泌的影响下，母体各系统发生了一系列适应性的解剖、生理和生化变化，以适应胎儿生长发育的需要并为分娩做准备。

一、生殖系统

（一）子宫

1. 子宫体　子宫由非孕时 7 cm×5 cm×3 cm 增大至足月时 35 cm×25 cm×22 cm。宫腔容量由非孕时 5 ml 增加至妊娠足月时约 5000 ml，增加约 1000 倍。子宫重量由非孕时约 70 g，增至妊娠足月约 1100 g，增加约 20 倍。子宫增大主要是肌细胞肥大，也有少量肌细胞数量的增加及结缔组织增生。

妊娠早期，子宫略呈球形且不对称，受精卵着床部位的子宫壁明显突出。妊娠 12 周后，增大的子宫逐渐对称并超出盆腔，在耻骨联合上方可触及。妊娠晚期的子宫发生右旋，与乙状结肠占据在盆腔左侧有关。

子宫肌壁厚度非孕时约 1 cm，至妊娠中期逐渐增厚达 2.0~2.5 cm，但妊娠末期又逐渐变薄为 1.5 cm 或更薄，可经腹壁较容易触及胎体。子宫各部增长速度和肌纤维含量不一：宫底于妊娠后期增长最快，宫体含肌纤维最多，子宫下段次之，宫颈最少，此特点决定了临产后子宫阵缩由宫底向下递减，促使胎儿娩出。妊娠 12~14 周起，子宫便出现不规律无痛性收缩，腹部检查时也可触及，孕妇有时也能感知。特点为：宫缩稀发、不规律和不对称，幅度及频率随妊娠进展而逐渐增加，但宫缩时宫腔内压力通常为 5~25 mmHg，持续时间不足 30 秒，这种无痛性宫缩称为 Braxton Hicks 收缩，即生理性宫缩，不引起宫颈扩张。

子宫血流量包括供应子宫肌层、蜕膜和胎盘的总血流量。随着子宫的增大和伸展，螺旋动脉变粗变直，以适应增加的胎盘血流。宫缩时血管被紧压，子宫血流量明显减少，可使分娩时胎盘剥离面迅速止血。

2. 子宫峡部　是宫体与宫颈之间最狭窄部位，非孕时长约 1 cm。妊娠 12 周后，子宫峡部逐渐拉长变薄，扩展成宫腔的一部分，临产后伸展至 7~10 cm，成为软产道的一部分，此时称为子宫下段。

3. 子宫颈　妊娠早期因黏膜充血及组织水肿，宫颈肥大，呈紫蓝色，质地软。宫颈管内腺体肥大增生，宫颈黏液增多，形成黏液栓，有保护宫腔免受外来感染侵袭的作用。宫颈的主要成分为胶原丰富的结缔组织，不同时期会重新分配，使妊娠期宫颈关闭维持至足月，分娩期宫颈扩张，产褥期宫颈复旧。

（二）卵巢

妊娠期卵巢略增大，排卵和新卵泡发育均停止。妊娠 6~7 周前产生大量的雌激素和孕激素，以维持继续妊娠。妊娠 10 周后黄体功能由胎盘取代，黄体开始萎缩。

（三）输卵管

妊娠期输卵管伸长，但肌层不增厚，有时黏膜上皮细胞稍扁平，在基质中可见蜕膜细胞。有时黏膜也可见到蜕膜反应。

（四）阴道

妊娠期阴道壁黏膜增厚变软，充血水肿呈紫蓝色，皱襞增多，周围结缔组织变松弛，肌细胞肥大，伸展性增加，有利于分娩时胎儿的通过。阴道上皮脱落细胞增多，分泌物增多呈白色糊状。阴道上皮细胞含乳糖增多，乳酸增加，使阴道 pH 下降，有利于防止感染。

（五）外阴

妊娠期外阴部充血，皮肤增厚，大小阴唇色素沉着，大阴唇内血管增多，结缔组织变软、伸展性增加，有利于胎儿娩出。妊娠时由于增大的子宫压迫，盆腔及下肢静脉血回流受阻，部分孕妇可有外阴静脉曲张，产后可以自行恢复。

二、乳房

妊娠早期乳房开始增大，充血明显，孕妇自觉乳房发胀或刺痛，孕 8 周后乳房明显增大。妊娠期间胎盘分泌的雌激素促进乳腺腺管发育，孕激素刺激乳腺腺泡发育，垂体催乳素、胎盘生乳素等多种激素参与乳腺发育。妊娠期乳房较硬韧，乳头增大，乳晕变黑，出现皮脂腺肥大隆起，称为蒙氏结节。妊娠末期，尤其在接近分娩期，挤压乳房时，可有少量淡黄色稀薄液体溢出，称为初乳。正式泌乳要在分娩以后新生儿吸吮乳头时才开始。

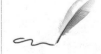

三、循环系统

（一）心脏

妊娠后期因膈肌升高，心脏向左、向上、向前移位，更贴近胸壁。心脏容量增加，血容量增加，血液黏稠度下降，使心尖搏动左移1~2 cm，心浊音界稍扩大。

心率于妊娠晚期休息时每分钟增加10~15次。心脏移位使大血管轻度扭曲，加之血流量增加及血流速度加快，多数孕妇心尖区可听及Ⅰ~Ⅱ级柔和吹风样收缩期杂音，产后逐渐消失。

（二）心排血量

心排血量增加对维持胎儿生长发育极为重要。心排血量自妊娠10周逐渐增加，至妊娠32~34周达高峰，持续至分娩。临产后尤其是第二产程心排血量显著增加。左侧卧位时心排血量约增加30%。

（三）血压

在妊娠早、中期血压略降低，妊娠晚期血压轻度升高。一般收缩压无变化，舒张压因外周血管扩张、血液稀释及胎盘形成动静脉短路而轻度降低，使脉压稍增加。孕妇体位会影响血压，妊娠晚期仰卧位时增大的子宫压迫下腔静脉，回心血量减少、心排出量降低，血压下降，形成仰卧位低血压综合征。侧卧位能解除子宫压迫，改善血液回流。因此，妊娠中、晚期鼓励孕妇左侧卧位休息。

（四）静脉压

妊娠后盆腔血液回流至下腔静脉的血量增加，增大右旋的子宫压迫下腔静脉使血液回流受阻，致下肢、外阴及直肠静脉压增高，加之妊娠期静脉壁扩张，孕妇易发生下肢、外阴静脉曲张和痔，产后多自行消退。

四、血液

（一）血容量

血容量于妊娠6~8周开始增加，至妊娠32~34周达高峰，增加40%~45%，平均约为1450 ml，其中红细胞增加约450 ml，血浆增加约1000 ml，血浆增加多于红细胞增加，使血液稀释，称为生理性贫血。妊娠期血液生理性稀释有助于增加子宫和其他器官的供血量，有利于胎儿宫内生长发育。

（二）血液成分

1. 红细胞 妊娠期骨髓不断产生红细胞，网织红细胞轻度增多。由于血液被稀释、红细胞计数下降至3.6×10^{12}/L左右，血红蛋白值下降至110g/L左右，血细胞比容下降至0.31~0.34。为适应红细胞增加和胎儿生长及孕妇各器官生理变化的需要，当血红蛋白进行性下降或低于100g/L，应适当补充铁剂。

2. 白细胞 非孕妇女正常为$(5~8) \times 10^9$/L，从妊娠7~8周开始轻度增加，至妊娠30周达高峰，$(5~12) \times 10^9$/L，有时可达15×10^9/L。临产及产褥期显著增加，主要为中性粒细胞增多。

3. 凝血因子 妊娠期血液处于高凝状态。凝血因子Ⅱ、凝血因子Ⅴ、凝血因子Ⅶ、凝血因子Ⅷ、凝血因子Ⅸ、凝血因子Ⅹ增加，只有凝血因子Ⅺ、凝血因子Ⅻ降低。血小板数轻度降低。由于血液的高凝状态，减少了分娩时出血的危险，但血栓形成的风险增加，血栓脱落易发生肺栓塞及弥散性血管内凝血，故产后应鼓励产妇尽早活动。

4. 血浆蛋白 由于血液稀释，妊娠早期开始降低，主要是清蛋白减少，约为 35g/L。以后持续此水平直至分娩。

五、呼吸系统

妊娠期肋膈角增宽、肋骨向外扩展，胸廓横径及前后径加宽使周径加大，膈肌上升，胸腔纵径缩短，但胸廓总体积不变，肺活量不受影响。妊娠期上呼吸道（鼻、咽、气管）黏膜增厚，轻度充血、水肿，易发生上呼吸道感染。因此患有呼吸系统疾病的孕妇在妊娠期间疾病不易加重。孕中期肺通气量增加，有过度通气现象，使动脉血 PO_2 增高，PCO_2 下降，有利于孕妇及胎儿的供氧和胎儿血中二氧化碳的排出。妊娠晚期子宫增大，膈肌活动幅度减小，胸廓活动增加，以胸式呼吸为主，气体交换保持不变。呼吸次数变化不大，但呼吸变深大。

六、泌尿系统

妊娠期肾脏略增大。孕妇及胎儿代谢产物增多，肾脏负担加重。肾血浆流量及肾小球滤过率于妊娠早期均增加，并在整个妊娠期维持高水平。由于肾小球滤过率增加，而肾小管对葡萄糖再吸收能力不能相应增加，故孕妇饭后可出现妊娠生理性糖尿，应注意与真性糖尿病相鉴别。

妊娠早期，由于增大的子宫压迫膀胱，致其容量减少引起尿频，妊娠 12 周以后，子宫体超出盆腔，尿频症状消失。妊娠末期，当胎先露入盆后，孕妇可再次出现尿频，部分孕妇可出现尿失禁。

受孕激素影响，泌尿系统平滑肌张力降低。自妊娠中期，肾盂及输尿管轻度扩张，输尿管增粗、蠕动减弱，尿流减慢，且右侧输尿管常受右旋妊娠子宫压迫，可致输尿管部分梗阻，以右侧肾盂积水更明显。孕妇易患急性肾盂肾炎，并以右侧居多，近足月时约3%的孕妇出现输尿管尿液反流，亦是感染诱因。建议取左侧卧位休息，鼓励多饮水、勤排尿预防感染。

七、消化系统

妊娠期受大量雌激素影响，齿龈肥厚，容易充血、水肿，齿龈易出血，分娩后症状可自然消退。受孕激素影响，胃肠平滑肌张力降低，贲门括约肌松弛，胃内酸性内容物反流至食管下段产生烧灼感。胃排空时间延长，可致上腹部饱胀感。肠蠕动减弱，可致便秘。由于肠道充血、血管平滑肌松弛、盆腔静脉受胎先露部压迫、静脉回流障碍等，妊娠后期常发生痔或原有痔加重。胆道平滑肌松弛，胆囊排空时间延长，胆汁稍黏稠，使胆汁淤积，妊娠期间容易诱发胆囊炎及胆石症。

八、内分泌系统

妊娠期腺垂体稍增大，妊娠末期，腺垂体增大明显。嗜酸细胞肥大增多，形成"妊娠细胞"。于产后 10 天左右恢复。产后有出血性休克者，可使增大的垂体缺血、坏死，继发严重的腺垂体功能低下。促甲状腺激素（TSH）、促肾上腺皮质激素（ACTH）分泌增多，但游离的甲状腺素及皮质醇不多，故孕妇没有甲状腺、肾上腺皮质功能亢进的表现。

九、其他

（一）体重

妊娠期增加的体重包括胎儿及其附属产物，母体重量的增加如子宫、乳房、血液系统、脂肪储备、细胞内外液等。妊娠期体重在13周以前无明显变化，以后平均每周增加350 g，如果超过500 g要注意有无隐性水肿。至足月妊娠时，体重平均增加12.5 kg。

（二）色素

妊娠期垂体分泌促黑素细胞激素增加，增加的雌激素和孕激素有黑色素细胞刺激效应，使黑色素增加，使孕妇面部、乳头、乳晕、腹白线、外阴等处出现色素沉着。面部呈蝶形分布的褐色斑，习称妊娠斑，可于产后逐渐消退。随逐渐增大的妊娠子宫，皮肤弹性纤维过度伸展，肾上腺皮质分泌糖皮质激素增多，该激素分解弹性纤维蛋白致弹性纤维变性，使之断裂，故腹壁皮肤呈现紫色或淡红色不规则平行略凹陷的条纹，称妊娠纹。产后变为银白色，持久不退。

（三）矿物质代谢

妊娠期总钾、钠的储存增加，但由于血容量的增加，血清中钾、钠的浓度与非孕期相近。胎儿的生长发育需要大量的矿物质，如钙、磷、铁等。若妊娠次数过多、过密又不注意补充钙或维生素D时，可导致骨质疏松。胎儿骨骼及胎盘的形成需要较多的钙，绝大部分钙是在妊娠末期3个月内积累的，故应至少于妊娠最后3个月补充维生素D及钙，提高血钙含量，以保证胎儿生长发育的需要。

第五节　妊娠期母体的心理变化

妊娠期可以看作是家庭发展的一个阶段。妊娠虽然是一种自然的生理现象，但对妇女及其家庭而言，仍是一生中一件独特的事件，是一项挑战，是家庭生活的转折点。妊娠期，孕妇及家庭成员的心理活动会随着妊娠的进展而有不同的改变。孕妇常见的心理反应如下。

一、惊讶和震惊

在妊娠初期，不管是否计划内妊娠，几乎所有的孕妇都会感到惊讶和震惊。对于原本未计划怀孕的妇女来说，怀孕无疑是一件意外的事件，但即使对一直期盼怀孕的女性而言，怀孕一旦成为事实，她同样感到惊讶和震撼。

二、矛盾

在惊讶和震惊的同时，大多数妇女可能会出现喜忧参半的矛盾心理，尤其是原先未计划怀孕的妇女。既享受怀孕的愉悦，又感到自己还未做好为人母的准备，并反复权衡利弊，总觉得怀孕的不是时候。这种矛盾心情通常表现为情绪低落，抱怨身体不适，认为自己变丑，不再具有女性魅力等。但一般而言，在妊娠早期初孕妇也能渐渐接受怀孕这个事实。

三、接受

对妊娠的接受程度会受到多种因素的影响，如妊娠的时间、是否计划中的妊娠、家庭的经济状况及配偶的态度等。而孕妇对妊娠的接受程度，直接会影响着她对妊娠的生理反应，接受程度越高，对不适的耐受程度就越高，其感受到的妊娠不适反应也越少；反之，如果孕妇无法接受妊娠事实，就可能会感到失望和无助，情绪压抑，感到自己的生活世界将因怀孕而受破坏，怨恨自己，感觉自己好像是生病了，且对自己身体的不适存有非常多的抱怨。妊娠中期以后，随着腹部逐渐的膨隆，尤其是胎动出现后，孕妇真正感到孩子的存在，这时大多数的孕妇能接受怀孕的事实。

四、情绪波动

受到体内激素的影响，孕妇的情绪波动比较大，易激动，对周围的事情比较敏感，可能会因为极小的事，甚至不明原因就产生强烈的情绪波动，这种情况有时会使得丈夫不知所措，严重影响夫妻感情。孕妇在妊娠期所表现出的这种情结变化，是妊娠的一种自然现象。

五、内省

妊娠期孕妇可能会对以前所喜欢的活动失去兴趣，表现出以自我为中心，关注自己的身体、自己的休息，喜欢独处，这种内省状态有助于更好地应对妊娠和分娩，为接受新生儿的到来做好充分准备。孕妇的这种内省行为可能会使配偶及家庭其他成员感受被冷落而影响相互关系，孕期保健服务人员需要帮助孕妇及其家庭成员共同认识孕期的心理变化特点，并提供针对性措施加以应对。

本章小结

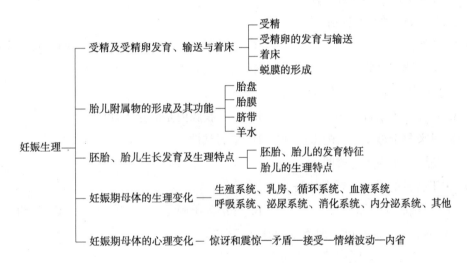

习题

一、选择题

【A1/A2 型题】

1. 正常受精部位在输卵管

    A. 间质部   B. 壶腹部   C. 壶腹部与峡部连接处

    D. 伞部   E. 峡部

2. 孕卵着床的时间在受精后

    A. 第 2～3 天   B. 第 3～4 天   C. 第 5～6 天   D. 第 6～7 天   E. 第 8～9 天

3. 正常孕卵植入的部位是

    A. 子宫角部   B. 子宫峡部   C. 子宫体部   D. 子宫下段   E. 子宫颈部

4. 胎盘的组成，正确的是
   A. 羊膜、平滑绒毛膜、真蜕膜   B. 羊膜、叶状绒毛膜、底蜕膜
   C. 羊膜、叶状绒毛膜、真蜕膜   D. 羊膜、平滑绒毛膜、底蜕膜
   E. 羊膜、叶状绒毛膜、包蜕膜

5. 胎盘的形成时间是在妊娠
   A. 10 周末   B. 18 周末   C. 14 周末   D. 16 周末   E. 12 周末

6. 关于胎盘的防御功能，正确的是
   A. 胎盘的屏障作用是非常完善的
   B. IgG 可以通过胎盘进入胎儿体内
   C. 药物不能通过胎盘进入胎儿体内
   D. 流感、风疹等病毒不能感染胎儿
   E. 母体内的各种抗体均能通过胎盘

7. 关于胎盘功能，错误的是
   A. 能替代胎儿的呼吸功能   B. 供给营养及排泄作用
   C. 能合成激素和酶   D. IgG 可通过胎盘使胎儿获得抗体
   E. 能保护胎儿不受外来损伤

8. 胎盘合成的激素不包括
   A. 雌激素   B. 孕激素   C. 黄体生成素
   D. 绒毛膜促性腺激素   E. 胎盘生乳素

9. 关于羊水的描述，正确的是
   A. 足月时羊水量最多   B. 在羊膜腔内是静止不动的
   C. 只来源于母体血浆的渗出液   D. 呈弱碱性
   E. 晚期羊水为无色透明

10. 关于脐带的描述，错误的是
   A. 连接胎儿与胎盘   B. 外层为羊膜   C. 长约 50cm
   D. 内有一条脐动脉，两条脐静脉
   E. 脐带受压，可危及胎儿生命

11. 正常足月妊娠时，羊水的量约为
   A. 800ml   B. 500ml   C. 1200ml   D. 1500ml   E. 2000ml

12. 下述哪项不是羊水中所含的物质
   A. 胎脂   B. 胎儿上皮细胞   C. 毳毛及毛发
   D. 胎粪   E. 激素和酶

13. 羊水的功能包括
   A. 限制胎儿的活动   B. 使母体对胎动的感觉明显
   C. 促进宫颈口扩张   D. 妨碍子宫收缩
   E. 使胎儿体表水肿

14. 妊娠各周胎儿发育特征，正确的是
   A. 妊娠 8 周末，B 超检查显示胎心搏动
   B. 妊娠 12 周末，孕妇可自觉胎动

C. 妊娠 16 周末，木质胎心听筒可听到胎心音

D. 妊娠 20 周末，生活能力强，娩出后易存活

E. 妊娠 24 周末，指（趾）甲已达指（趾）端

15. 某孕妇因流产娩出胎儿，体重约 300g，身长约 25cm，估计该孕妇的妊娠周数应是

A. 12 周　　　　B. 16 周　　　　C. 20 周　　　　D. 24 周　　　　E. 28 周

16. 女，分娩一女婴，身长 45cm，体重 2650g，皮下脂肪发育良好，毳毛明显减少，指甲已超过指尖。娩出后能啼哭、吸吮。估计该新生儿娩出时孕周为

A. 20 周　　　　B. 24 周　　　　C. 28 周　　　　D. 36 周　　　　E. 40 周

【A3/A4 型题】

（17～18 题共用题干）

23 岁已婚妇女，平时月经规律，周期 28～30 天，现停经 50 天，10 天前出现晨起恶心、呕吐，现来医院就诊，尿妊娠试验阳性。

17. 尿妊娠试验的原理是查体内的

A. 缩宫素酶　　　　　　　　B. 黄体酮

C. 绒毛膜促性腺激素　　　　D. 雌激素　　　　　　　E. 黄体生成素

18. 对该孕妇进行的护理措施，错误的是

A. 行 B 超检查进一步确诊　　B. 向孕妇讲解有关孕期保健知识

C. 问清末次月经，推算预产期　D. 告知孕妇产前检查的时间

E. 告知孕妇恶心、呕吐可持续至孕 16 周

二、思考题

1. 简述胎盘的功能。

2. 简述 28 周末胎儿的发育特点。

扫码"练一练"

（孙自红）

第四章　妊娠诊断与产前检查

学习目标

1. **掌握**　早、中、晚期妊娠的诊断和产前检查的时间及内容。
2. **熟悉**　胎产式、胎先露、胎方位的概念及胎位的判断。
3. 学会识别正常胎位与异常胎位、进行胎心听诊及骨盆外测量。
4. 具有良好的沟通能力和亲和力，稳定的工作情绪，关爱母儿的健康。

第一节　妊娠诊断

故事点睛

　　旁白：李女士，28 岁，已婚，平素月经规则，4～5/28 天，量中等，无痛经。末次月经是 2016 年 7 月 20 日，现停经 56 天，近 10 天晨起恶心，呕吐，略感疲乏困倦，乳房触痛明显，到产科门诊就诊。妇科检查：子宫略大，阴道和宫颈充血。

　　人物：由 2 位学生分别担任故事人物，进行即兴表演。

　　请问：

　　1. 本病例的临床诊断考虑是什么？

　　2. 为了进一步明确诊断，最有价值的辅助检查是什么？

　　3. 助产士可以提供妇女哪些方面的健康指导？

　　根据妊娠不同时期的特点，临床上将妊娠分为三个时期：妊娠 13 周末之前称为早期妊娠（first trimester）；第 14～27 周末称为中期妊娠（second trimester）；第 28 周及其后称为晚期妊娠（third trimester）。

一、早期妊娠诊断

（一）症状

　　1. 停经　生育年龄有性生活史的健康妇女，平时月经周期规律，一旦月经过期 10 天及以上，应首先考虑早期妊娠的可能。若停经已达 8 周，则妊娠的可能性更大。对月经周期规律的已婚育龄妇女，停经是妊娠最早和最重要的症状，但不是妊娠的特有症状。精神、环境因素也可引起闭经，应注意鉴别。哺乳期妇女的月经虽未恢复，但可能再次妊娠。

　　2. 早孕反应（morning sickness）　约半数妇女在停经 6 周左右出现畏寒、头晕、乏力、嗜睡、流涎、食欲缺乏、择食、晨起恶心、呕吐等症状，称为早孕反应。多在妊娠 12 周左右自行消失。早孕反应的严重程度和持续时间因人而异。

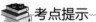**考点提示**
　　早孕最早和最重要的症状。

3. 尿频 妊娠早期因增大的子宫压迫膀胱而引起。一般于妊娠 12 周左右，增大子宫超出盆腔后，尿频症状自然消失。

4. 乳房 孕妇自觉乳房增大，轻度胀痛、乳头刺痛。

考点提示
早期妊娠的三大主要症状。

（二）体征

1. 乳房 自妊娠 8 周起，在雌、孕激素作用下，乳房逐渐增大。乳头及乳晕着色加深。乳晕周围皮脂腺肥大隆起而形成深褐色的蒙氏结节。哺乳期妇女妊娠后乳汁明显减少。

2. 妇科检查 阴道黏膜与宫颈阴道部充血呈紫蓝色。停经 6 ~ 8 周时，双合诊检查发现宫颈变软，子宫峡部更软，宫颈与宫体似不相连，称黑加征（Hegar sign）。随妊娠进展，子宫逐渐增大变软，妊娠 5 ~ 6 周，宫体饱满呈球形；妊娠 8 周宫体约为非孕时的 2 倍；妊娠 12 周，子宫大小约为非孕时的 3 倍，此时宫底超出骨盆腔，在耻骨联合上方可触及。

（三）辅助检查

1. 妊娠试验（pregnancy test） 妊娠后胚胎的绒毛滋养细胞分泌大量 hCG，该激素存在于孕妇血清中并经尿液排出。通过检测血、尿标本中的 hCG 含量，可辅助诊断早期妊娠。通常于受精后 8 ~ 10 天即可用放射免疫法测出受检者血 β – hCG 升高。临床上也常用早早孕试纸法检测受检者尿液，该方法简单快速。妊娠试验结果阳性，结合临床表现可协助诊断早期妊娠。

2. 超声检查 是最快速、准确诊断妊娠的方法。最早在停经 5 周时，B 型超声能在宫腔内见到圆形或椭圆形妊娠囊（gestational sac，GS），6 周可见到胎芽和原始心管搏动（图 4 – 1）。彩色多普勒超声见到胎儿心脏区血流，可确诊为早期宫内妊娠、活胎。在已达到可以诊断早孕的孕周时，阴道 B 型超声较腹部超声诊断早期妊娠时间可提前将近 1 周。停经 14 周，测量胎儿头臀长度（crown – rump length，CRL）能较准确地估计孕周，矫正预产期。停经 9 ~ 14 周，B 型超声检查可以排除严重的胎儿畸形，如无脑儿等。B 型超声测量指标有胎儿颈项透明层和胎儿鼻骨等，可作为孕早期染色体疾病筛查的指标。

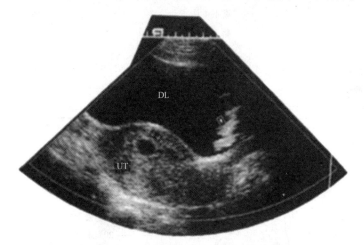

图 4 – 1　早期妊娠 B 型超声图像

3. 宫颈黏液检查 宫颈黏液量少而且黏稠，涂片干燥后光镜下仅见排列成行的椭圆体，不见羊齿植物叶状结晶，则早期妊娠的可能性较大。

4. 基础体温测定（basal body temperature，BBT） 基础体温曲线呈双相型的已婚妇女，停经后高温相持续 18 日不下降，早孕的可能性大；如高温相持续 3 周以上，则早期妊娠的可能性更大。但基础体温曲线不能反映胚胎的发育情况。

5. 黄体酮试验 利用孕激素在女性体内突然撤退会导致子宫出血的原理，给怀疑早孕的妇女每日肌内注射黄体酮20mg，连续3～5天。若停药后7天未出现阴道流血者早孕的可能性大，若停药3～7天内出现阴道流血者，则可以排除早孕。

宫颈黏液检查、基础体温测定、黄体酮试验检测早孕的方法，临床现已较少使用。诊断早期妊娠，应根据临床表现和辅助检查结果综合判断。若就诊时停经时间尚短，难以确定早孕时，可嘱1周后复诊。避免将妊娠试验阳性作为唯一的诊断依据，因可出现假阳性，导致误诊。

> **考点提示**
> 临床常用辅助诊断和准确诊断早期妊娠的方法。

二、中、晚期妊娠诊断

中、晚期妊娠是胎儿生长发育成熟的重要时期，主要是判断胎儿生长发育的情况、宫内的状况以及了解胎儿有无畸形。

（一）症状

有早期妊娠的经过，自觉腹部逐渐增大。孕妇可感觉到胎动，扪及胎体，听到胎心。

（二）体征

1. 子宫增大 随着妊娠进展，子宫逐渐增大。手测子宫底高度或尺测耻上子宫长度可估计胎儿大小及孕周（表4－1，图4－2）。子宫底高度因孕妇脐耻间距离、胎儿发育情况、羊水量、胎儿数目等有差异。不同孕周的子宫底高度增长速度不同，妊娠20～24周时增长速度较快，至36～40周增长速度减慢。

> **考点提示**
> 不同妊娠周数子宫底高度。

表4－1 不同妊娠周数的子宫底高度及子宫长度

妊娠周数	手测宫底高度	尺测耻子宫长度（cm）
12周末	耻骨联合上2～3横指	
16周末	脐耻之间	
20周末	脐下1横指	18（15.3～21.4）
24周末	脐上1横指	24（22.0～25.1）
28周末	脐上3横指	26（22.4～29.0）
32周末	脐与剑突之间	29（25.3～32.0）
36周末	剑突下2横指	32（29.8～34.5）
40周末	脐与剑突之间或略高	33（30.0～35.3）

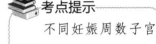

图4－2 妊娠周数与宫底高度

2. 胎动（fetal movement，FM）　　胎儿的躯体活动称胎动，是孕妇自我监测胎儿宫内安危的重要指标。初孕妇于妊娠 18～20 周时开始自觉有胎动，经产妇感觉略早于初孕妇。胎动随妊娠进展逐渐增强，至妊娠 32～34 周达高峰，妊娠 38 周后逐渐减少。正常胎动每小时 3～5 次。有时腹部检查可以看到或触及胎动。

3. 胎心音　　听到胎心音能够确诊为妊娠且为活胎。妊娠 12 周后用多普勒胎心听诊仪能够探测到胎心音；妊娠 18～20 周用一般听诊器经孕妇腹壁可听到胎心音。胎心音呈双音，如钟表的"滴答"声，正常每分钟 110～160 次。妊娠 24 周前胎心音多在脐下正中或稍偏左、右侧听到；妊娠 24 周后，胎心多在胎背侧听诊最清楚，但需与子宫杂音、腹主动脉音和脐带杂音相区别。

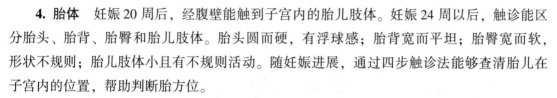

考点提示
自觉胎动和听诊胎心率的时间及正常值。

4. 胎体　　妊娠 20 周后，经腹壁能触到子宫内的胎儿肢体。妊娠 24 周以后，触诊能区分胎头、胎背、胎臀和胎儿肢体。胎头圆而硬，有浮球感；胎背宽而平坦；胎臀宽而软，形状不规则；胎儿肢体小且有不规则活动。随妊娠进展，通过四步触诊法能够查清胎儿在子宫内的位置，帮助判断胎方位。

（三）辅助检查

超声检查可显示胎儿数目、胎产式、胎先露、胎方位、有无胎心搏动、胎盘位置及分级、羊水量及评估胎儿体重，同时能测量胎头双顶径、股骨长等多条径线，了解胎儿生长发育情况。在妊娠 18～24 周，可采用超声进行胎儿系统检查，筛查胎儿发育有无畸形。

三、胎产式、胎先露、胎方位

妊娠 28 周之前，胎儿较小，羊水相对较多，胎儿在子宫内活动范围较大，胎儿位置不固定。妊娠 32 周后，胎儿生长较快，羊水相对较少，胎儿与子宫壁贴近，胎儿的姿势和位置相对恒定，也有极少数胎儿的姿势和位置在妊娠晚期甚至分娩期发生改变。胎儿在子宫内的姿势，称胎姿势（fetal attitude）。正常胎姿势为胎头俯屈，颏部贴近胸壁，脊柱略前弯，四肢交叉抱于胸腹前，胎儿体积及体表面积均明显缩小，胎体成为头端小、臀端大的椭圆形，以适应妊娠晚期子宫腔的形态。

由于胎儿在宫腔内的位置和姿势不同，因此有不同的胎产式、胎先露和胎方位。尽早确定胎儿在宫腔内的位置极为重要，便于及时纠正异常胎位。

（一）胎产式

胎体纵轴与母体纵轴之间的关系，称胎产式（fetal lie）（图 4-3）。胎体纵轴与母体纵轴平行者为纵产式（longitudinal lie），占足月妊娠分娩总数的 99.75%；胎体纵轴与母体纵轴垂直者为横产式（transverse lie），仅占足月妊娠分娩总数的 0.25%。两轴相交叉者称斜产式（oblique lie），一般是暂时性，在分娩过程中多转为纵产式，偶尔转为横产式。

（二）胎先露

最先进入母体骨盆入口的胎儿部分，称为胎先露（fetal presentation）。纵产式有头先露和臀先露，横产式为肩先露。

1. 头先露　　可因胎头俯屈程度不同，分为枕先露、前囟先露、额先露及面先露等，以枕先露最常见，前囟、额及面先露少见（图 4-4）。

扫码"看一看"

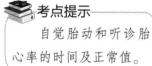

扫码"看一看"

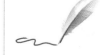

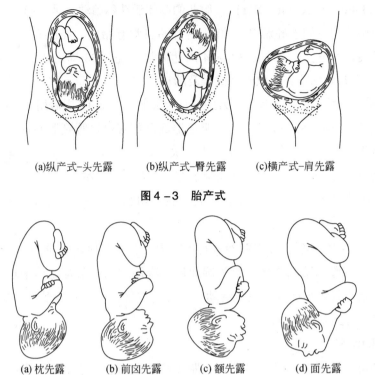

(a)纵产式-头先露　　　(b)纵产式-臀先露　　　(c)横产式-肩先露

图 4-3　胎产式

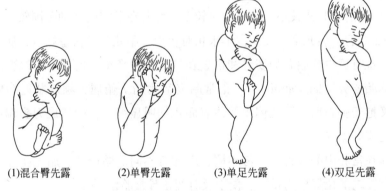

(a) 枕先露　　　(b) 前囟先露　　　(c) 额先露　　　(d) 面先露

图 4-4　头先露的种类

扫码"看一看"

2. 臀先露　因胎儿下肢关节屈曲程度的不同可分为混合臀先露、单臀先露、单足先露及双足先露（图 4-5）。

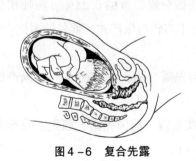

(1)混合臀先露　　(2)单臀先露　　(3)单足先露　　(4)双足先露

图 4-5　臀先露的种类

3. 肩先露　横产式的先露部为胎儿肩部，较少见。

4. 复合先露（compound presentation）　少见，头先露或臀先露与胎手或胎足同时入盆时称复合先露（图 4-6）。

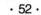

考点提示

　胎产式、胎先露、胎方位的概念及判断。

图 4-6　复合先露

（三）胎方位

胎儿先露部指示点与母体骨盆的关系称胎方位（fetal position）。枕先露以枕骨、面先露以颏骨、臀先露以骶骨、肩先露以肩胛骨为指示点。根据指示点与母体骨盆入口平面左、右、前、横、后的关系而有不同的胎方位（表4-2）。

表4-2　胎产式、胎先露和胎方位的关系及种类

纵产式 （99.75%）	头先露 （95.75%~97.75%）	枕先露 （95.55%~97.55%）	枕左前（LOA）、枕左横（LOT）、枕左后（LOP）
			枕右前（ROA）、枕右横（ROT）、枕右后（ROP）
		面先露 （0.2%）	颏左前（LMA）、颏左横（LMT）、颏左后（LMP）
			颏右前（RMA）、颏右横（RMT）、颏右后（RMP）
	臀先露 （2%~4%）		骶左前（LSA）、骶左横（LST）、骶左后（LSP）
			骶右前（RSA）、骶右横（RST）、骶右后（RSP）
横产式 （0.25%）	肩先露		肩左前（LScA）、肩左后（LScP）
			肩右前（RScA）、肩右后（RScP）

第二节　产前检查

扫码"看一看"

故 事 点 睛

旁白： 黄女士，35岁，已婚，G_1P_0，平时月经规律4~5/30天。末次月经时间是2017年7月22日，现孕10^{+2}周，今日由丈夫陪同来医院进行首次产前检查。

人物： 由3位学生分别担任故事人物，进行即兴表演。

请问：

1. 孕妇此时需做哪些检查？

2. 我们可以对孕妇及家属做哪些孕期健康宣教？

一、概述

产前检查是检测胎儿发育和宫内生长环境，监护孕妇各系统变化，促进健康教育与咨询，提高妊娠质量，减少出生缺陷的重要措施。规范和系统的产前检查是确保母儿健康与安全的关键环节。妊娠早、中、晚期孕妇因胎儿的变化不同，产前检查的次数与内容亦不同。

首次产前检查的时间应从确诊早孕时开始。主要目的是：确定孕妇和胎儿的健康情况；估计和核对孕期或胎龄；制定产前检查的计划。根据我国孕期保健需要，2011年中华医学会妇产科分会发布了《孕前和孕期保健指南》，推荐的产前检查时间为：妊娠$6~13^{+6}$周、$14~19^{+6}$周、$20~23^{+6}$周、$24~27^{+6}$周、$28~31^{+6}$周、$32~36^{+6}$周各1次，37~41周则每周检查一次。凡属高危妊娠者，应酌情增加产检查次数。

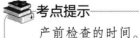
考点提示
产前检查的时间。

二、首次产前检查

首次产前检查应详细询问孕妇的健康史，并进行系统的全面检查、产科检查和必要的辅助检查。

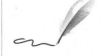

（一）健康史

1. 一般资料

（1）年龄　年龄＜18周岁或＞35周岁的孕妇容易发生难产。特别是35周岁以上的高龄初产妇，易并发妊娠期高血压疾病、产力或产道的异常，应予以重视。

（2）职业　妊娠早期接触铅、汞、苯及有机磷农药，一氧化碳中毒及放射性物质，可引起胎儿畸形及发育异常，应做血常规和肝功能等相应检查。

（3）其他　孕妇受教育情况、饮食习惯、宗教信仰、婚姻状况、经济状况、住址、联系电话等。

2. 本次妊娠经过　了解妊娠早期有无病毒感染及用药；妊娠早期有无早孕反应及严重程度、发热、腹痛及阴道出血史；饮食营养、职业及工作环境、运动（劳动）、睡眠及大小便等情况。

3. 月经史　询问月经初潮年龄、月经周期和月经持续时间，有无痛经等情况。询问末次月经时间，以便推算预产期，月经周期异常者需结合B型超声检查重新核对孕周并推算预产期。

4. 孕产史　了解既往的孕产史及其分娩方式，有无流产、难产、早产、死胎、死产、产后出血及妊娠并发症等不良孕产史，并了解新生儿出生情况。

5. 既往史　了解有无高血压、糖尿病、心脏病、肝肾疾病、血液病、传染病（如结核病）等，注意其发病时间和治疗情况，有无手术史及手术名称；既往有无药物、食物过敏史。

6. 家族史　询问家族中有无高血压、糖尿病、双胎及结核病等病史。对有遗传性疾病家族史者，可以在妊娠早期行绒毛活检，或妊娠中期做胎儿染色体核型分析；请专科医师做遗传咨询，减少遗传病儿的出生率。

7. 配偶身体状况　重点了解孕妇丈夫有无烟酒嗜好及家族遗传性疾病等。

8. 推算预产期（expected date of confinement，EDC）　月经规律者，根据末次月经（last menstrual period，LMP）第1日算起，若为阳历，月份加9或减3，日期加7。例如末次月经第1日是2016年7月12日，预产期应为2017年4月19日。若为农历日期，月份仍加9或减3，但日期加15。实际的分娩日期与推算的预产期可以相差1~2周。若孕妇记不清末次月经的时间，或者月经周期不规律或哺乳期月经未复潮而受孕者，可根据早孕反应出现和消失的时间、孕妇自觉胎动的时间、宫底高度及B超测得的胎囊大小、头臀长度、胎头双顶径及股骨长度值等加以估计。

> **考点提示**
>
> 根据末次月经时间推算预产期。

（二）身体状况

全身检查　观察孕妇发育、营养、精神状态、步态及身高情况。身材矮小者（＜145cm）常伴骨盆狭窄。测量血压、体重，正常孕妇血压不超过140/90mmHg，超过者属病理状态。计算孕妇体重指数（body mass index，BMI）：BMI = 体重（kg）/［身高（m）］²，评估孕妇营养状况。检查心、肺、肝、脾、肾功能有无异常，乳房发育状况、乳头大小及有无乳头凹陷；注意检查脊柱、下肢有无畸形；常规妇科检查了解生殖道发育及是否畸形。

（三）心理-社会支持状况

评估孕妇对妊娠的态度和接受程度。是否有惊讶、震惊的反应，是否对妊娠产生矛盾心理，是否对早孕反应无所适从，是否有焦虑、情绪不稳定等心理变化。

（四）辅助检查

血常规、血型、尿常规、肝功能、肾功能、空腹血糖、HBsAg、梅毒螺旋体、HIV 筛查和 B 型超声检查。

三、妊娠中、晚期检查

复诊的目的是动态观察母儿情况，了解妊娠进展过程中母体有无不适，及早发现异常，及时干预，促进妊娠顺利发展。

（一）健康史

询问孕妇有无异常情况出现，如头痛、眼花、水肿、阴道流血、阴道分泌物异常、胎动变化、饮食、睡眠、运动情况等，经检查后及时给予相应处理或报告医生。

（二）身体状况

1. 全身检查　测量血压、体重（包括增长速度），评估孕妇体重增长是否合理；检查有无水肿及其他异常。

2. 产科检查　包括腹部检查、骨盆测量、阴道检查、肛门指诊检查和绘制妊娠图，重点了解胎儿情况（胎心率、宫底高度、腹围、胎位、胎动及羊水量）和产道情况。检查前先告知孕妇检查的目的，检查时动作尽可能轻柔。必要时行 B 型超声检查。

（1）腹部检查　嘱孕妇排空膀胱后仰卧于检查床上，头部稍抬高，充分暴露腹部，双腿略屈曲分开，放松腹肌。检查者站在孕妇右侧。

1）视诊　注意腹部大小和形状，腹部有无手术瘢痕、妊娠纹及水肿等。腹部过大、宫底过高者，应考虑双胎妊娠、羊水过多或巨大儿等；腹部过小、宫底过低者，应考虑胎儿宫内发育迟缓（fetal growth restriction，FGR）、羊水过少、孕周推算错误等；腹部向两侧膨出、子宫底位置较低者，肩先露的可能性比较大；尖腹（腹部向前突出，初产妇多见）或悬垂腹（腹部向下悬垂，经产妇多见），考虑伴有骨盆狭窄，需进一步检查了解胎儿与骨盆的情况。

扫码"看一看"

2）触诊　检查腹壁肌肉紧张度，有无腹直肌分离，注意羊水量的多少及子宫肌的敏感性。用手测或尺测量耻骨上宫底高度和腹围，估计胎儿大小与妊娠周数是否相符。然后用四步触诊法检查子宫大小、胎产式、胎先露、胎方位及先露部衔接情况（图 4－7）。四步触诊检查，做前三步手法时，检查者面向孕妇头端，做第四步手法时，检查者面向孕妇足端。

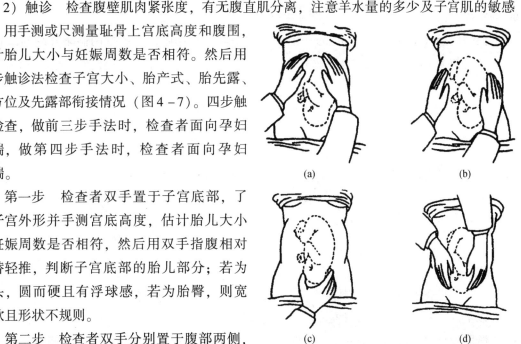

(a)　(b)

(c)　(d)

图 4－7　四步触诊法

第一步　检查者双手置于子宫底部，了解子宫外形并手测宫底高度，估计胎儿大小与妊娠周数是否相符，然后用双手指腹相对交替轻推，判断子宫底部的胎儿部分；若为胎头，圆而硬且有浮球感，若为胎臀，则宽而软且形状不规则。

第二步　检查者双手分别置于腹部两侧，一手固定，另一手轻轻深按，交替进行检查，分辨胎背及胎儿四肢的位置。平坦饱满者为胎背，并确定胎背向前、侧方或向后；高低不平、可变形者为胎儿的四肢，有时可以感觉到胎儿肢体活动。

第三步　检查者将右手大拇指和其余四指分开，置于耻骨联合上方握住胎儿先露部，进一步查清是胎头或胎臀，并左右轻轻推动，确定先露部是否衔接。若先露部仍可左右移动，表示尚未衔接；若胎先露部不能被推动，则已衔接。

第四步　检查者双手分别置于先露部两侧，向骨盆入口方向深按，进一步核实先露部的诊断是否正确，并确定其入盆程度。若胎先露已衔接，头、臀难以鉴别时，可做肛查、B 型超声检查协助诊断。

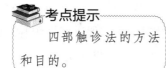

考点提示

　四部触诊法的方法和目的。

3）听诊　胎心在靠近胎背侧上方的孕妇腹壁上听得最清楚。妊娠 18~20 周在脐下正中线附近听到胎心音，以后随胎儿的增长及胎位不同，胎心音的听诊部位也有所改变。枕先露时，胎心音在脐下方左侧或右侧；臀先露时，胎心音在脐上左侧或右侧；横位时，胎心音在脐部下方听得最清楚（图 4-8）。当腹壁紧、子宫较敏感、确定胎背方向有困难时，可借助胎心音及胎先露综合分析判断胎位。

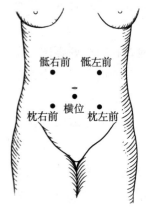

枕右前　胎左前
骶右前　骶左前
横位
枕右前　枕左前

图 4-8　胎心音听诊部位

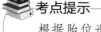

考点提示

　根据胎位选取胎心听诊的部位。

（2）骨盆测量　骨盆的大小及其形状对分娩有直接影响，因此产前检查时可进行骨盆测量，判断胎儿能否顺利经阴道分娩。骨盆测量包括外测量和内测量两种。

1）骨盆外测量（external pelvimetry）　能间接反映骨盆的大小及形状，需测量以下径线。

髂棘间径（interspinal diameter，IS）　孕妇取伸腿仰卧位，测量两髂前上棘外侧缘之间的距离，正常值为 23~26cm（图 4-9）。

髂嵴间径（intercristal diameter，IC）　孕妇取伸腿仰卧位，侧量两髂嵴外缘间最宽距离，正常值为 25~28cm（图 4-10）。

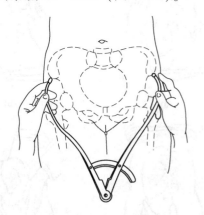

图 4-9　测量髂棘间径

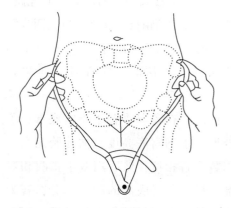

图 4-10　测量髂嵴间径

以上两径线可间接判断骨盆入口横径的长度。

骶耻外径（external conjugate，EC）　孕妇取左侧卧位，左腿屈曲，右腿伸直，测量第 5 腰椎棘突下，相当于米氏菱形窝（Michaelis rhomboid）的上角，至耻骨联合上缘中点之间的距离（图 4-11），正常值为 18~20cm。此径线可间接判断骨盆入口前后径大小，是骨盆外测量中最重要的径线。骶耻外径与骨质厚薄有关，骶耻外径值减去1/2尺桡周径（围绕右侧尺骨茎突测得的前臂下端周径）值，即相当于骨盆入口前后径值。

坐骨结节间径（intertuberal diameter，IT）又称出口横径（transverse outlet，TO）。孕妇取仰卧位，双下肢屈膝屈髋外展，双手抱双膝，测量两坐骨结节内缘之间的距离

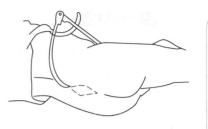

图4-11 测量骶耻外径

（图4-12），正常值8.5~9.5cm，平均值9cm。或用检查者的手拳粗略测量，能容纳成人一横置手拳为正常。此径线直接测出骨盆出口横径的长度。如此径值小于8cm，应加测出口后矢状径。

出口后矢状径（posterior sagittal diameter of outlet）为骶骨末端到坐骨结节间径中点的长度。检查者戴手套的右手示指伸入孕妇肛门向骶骨方向，拇指置于孕妇体外骶尾部，两指共同找到骶骨末端。用尺放于坐骨结节径线上，确定坐骨结节间径中点。再用骨盆出口测量器一端放于坐骨结节间径中点，另一端放于骶骨末端处，即可测量出口后矢状径值（图4-13），正常值为8~9cm。坐骨结节间径与出口后矢状径之和大于15cm，表示骨盆出口狭窄不明显，一般足月大小胎儿可经阴道娩出。

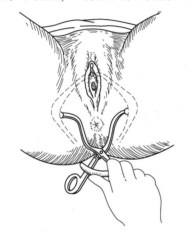 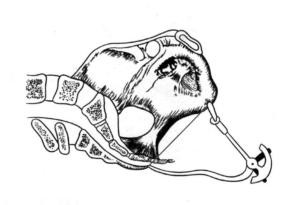

图4-12 测量坐骨结节间径　　　　**图4-13 测量出口后矢状径**

耻骨弓角度（angle of pubic arch）检查者两拇指分别平放在耻骨降支上面，指尖斜着对拢，放于耻骨联合下缘，测两拇指之间的角度，即为耻骨弓角度（图4-14），正常值为90°，小于80°为异常。此角度反映骨盆出口横径的宽度。

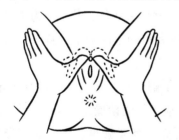 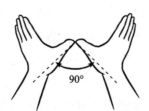 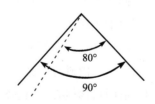

图4-14 测量耻骨弓角度

扫码"看一看"

考点提示
骨盆外测量各径线的名称、正常值及测量意义。

知识链接

中华医学会妇产科分会产科学组制定的《孕前和孕期保健指南》认为，已有充分的证据表明骨盆外测量并不能预测产时头盆不称，因此，孕期不需要常规进行骨盆外测量。对于阴道分娩者，妊娠晚期可测定骨盆出口径线。

2）骨盆内测量（internal pelvimetry）　适用于骨盆外测量有狭窄者。一般在妊娠24~36周阴道松软时检查，在临产后产程停滞时可行骨盆内测量进行产道评估。过早测量阴道较紧，近预产期测量容易引起感染。测量时孕妇取仰卧截石位，外阴消毒，检查者须戴消毒手套并涂以润滑油。主要测量的径线如下。

对角径（diagonal conjugate，DC）　也称骶耻内径，是自骶岬上缘中点到耻骨联合下缘的距离。检查者将一手示、中指伸入阴道，用中指指尖触到骶岬上缘中点，示指上缘紧贴耻骨联合下缘，另一手示指标记此接触点，抽出阴道内的手指，测量其中指尖到此接触点的距离，即为对角径（图4-15）。正常值为12.5~13cm，此值减去1.5~2cm为骨盆入口前后径的长度，称为真结合径，正常值为11cm。测量时若中指指尖触不到骶岬上缘，表示对角径值超过12.5cm。

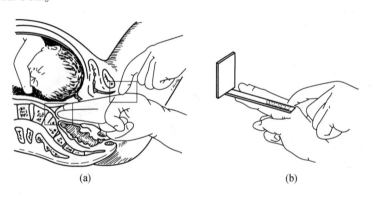

(a)　　　　　　　　　　　　　　　　(b)

图4-15　测量对角径

坐骨棘间径（bi-ischial diameter，ID）　测量两坐骨棘间的距离，正常值为10cm。测量方法是将一手示指、中指放入阴道内，分别触及两侧坐骨棘，估计其间距离（图4-16）。也可用中骨盆测量器测量，测量的值比较精确，但临床少用。此径线是中骨盆最短的径线，过小会影响胎先露下降。

坐骨切迹宽度（sciatic notch width，SNW）　代表中骨盆后矢状径，其宽度为坐骨棘与骶骨下部间的距离，即骶棘韧带的宽度（图4-17）。检查者将阴道内的示指置于韧带上滑动，若能容纳3横指（5.5~6cm）为正常，否则为中骨盆狭窄。

（3）阴道检查　在妊娠早期初诊时，可做阴道检查，了解产道、子宫及附件有无异常。妊娠最后一个月内避免不必要的阴道检查。如确实需要，应严格无菌操作。

（4）肛门指诊检查　目前较少使用，可以了解胎先露部、骶骨弧度、坐骨棘间径及坐骨切迹宽度，还有骶尾关节的活动度。

（5）绘制妊娠图　将各项检查结果如血压、体重、宫高、腹围、胎位、胎心率等填于妊娠图中，绘制成曲线，观察动态变化，能及时发现并处理孕妇和胎儿的异常情况（图4-18）。

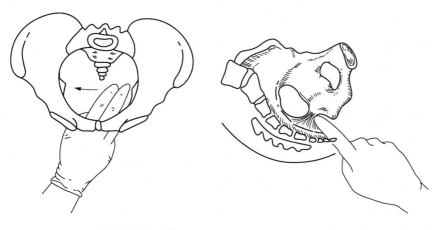

| 图 4 - 16　测量坐骨棘间径 | 图 4 - 17　测量坐骨切迹宽度 |

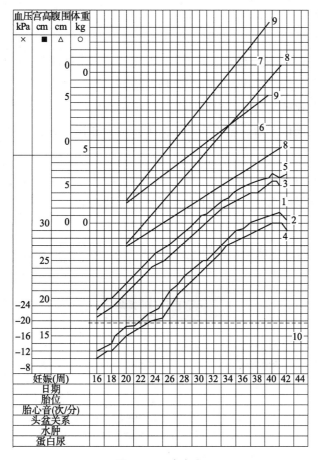

图 4 - 18　妊娠图

1. 宫高正常区；2. 胎龄小样儿宫高警戒区；3. 胎龄大样儿宫高警戒区；4. 胎龄

小样儿宫高异常区；5. 胎龄大样儿宫高异常区；6. 腹围正常区；7. 体重正常区；

8. 腹围警戒线；9. 体重警戒线；10. 血压正常区

（三）心理 - 社会支持状况

妊娠不仅会造成孕妇身体各系统的变化，其心理也会随着妊娠进展而变化。医务人员在进行孕妇管理时，应对孕妇进行心理社会评估，其主要内容如下。

（1）孕妇对妊娠知识的了解程度。

（2）孕妇对妊娠的态度及感受。如评估孕妇对妊娠的态度是积极还是消极，以及其影响因素；孕妇接受妊娠的程度，能否主动的谈论孕期的不适、感受和困惑；遵循产前指导的能力，筑巢行为，妊娠过程中与家人和配偶的关系等。

（3）孕妇有无异常心理反应。如过度焦虑、恐惧、淡漠、表现行为不当等。在妊娠中、晚期，随着子宫增大，孕妇活动受限，有的甚至出现睡眠障碍等异常症状。随着预产期的到来，面对角色的改变和分娩，孕妇常有焦虑、恐惧心理。孕妇常因胎儿即将出生而感到愉快，又对分娩产生的痛苦而忧虑，担心分娩能否顺利进行，母子是否平安，胎儿是否有畸形，孩子性别是否满足家人的愿望等。

（4）评估家庭和社会支持系统。主要是丈夫对此次妊娠的态度。他会为妻子在妊娠过程中的身心变化而感到惊讶与迷茫，更因时常要适应妻子怀孕时多变的情绪而不知所措。评估他对孩子的接受程度与期望。因此，评估准父亲对妊娠的感受和态度，才能有针对性地协助他承担父亲角色，继而成为孕妇强有力的支持者。

（四）辅助检查

除常规检查血常规、尿常规、血型（ABO 和 Rh）、肝肾功能、空腹血糖、HBsAg、梅毒螺旋体、HIV 筛查、宫颈细胞学检查、阴道分泌物等，还应根据情况选择性地做一些检查。

1. 心电图 用于妊娠合并症者，如心脏病的检查。

2. 电解质、二氧化碳结合力 对妊娠剧吐或腹泻者应检查此项目。

3. 超声检查 对胎位不清、胎心音听不清者，或对双胎妊娠及胎儿畸形等的产前超声检查（系统超声）。

4. 羊水检查 对有异常妊娠史，如死胎、死产、胎儿畸形等，可行羊水检查。

5. 血、尿雌三醇及胎盘生乳素的测定 了解胎盘的功能。

（五）健康指导

对孕妇进行妊娠期健康指导，预约下次复查时间。

本章小结

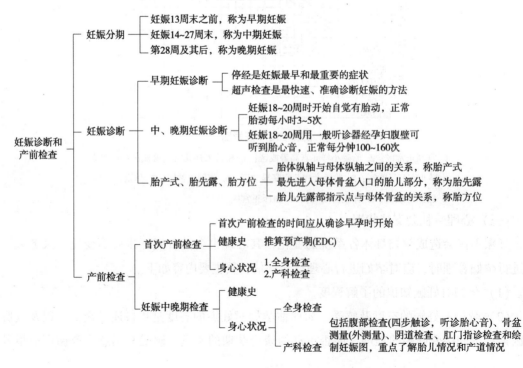

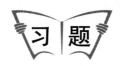

一、选择题

【A1/A2 型题】

1. 正常胎心率的范围是每分钟

　　A. 120～160 次　　　　　B. 110～160 次　　　　　C. 110～150 次

　　D. 130～170 次　　　　　E. 140～180 次

2. 胎儿先露部指示点与母体骨盆的关系称

　　A. 胎先露　　　B. 胎方位　　　C. 胎产式　　　D. 胎姿势　　　E. 骨盆轴

3. 四步触诊法第二步的目的是

　　A. 查宫底高度　　　　　　　B. 查胎先露及是否衔接

　　C. 分辨胎背及胎儿四肢　　　D. 判断宫底部的胎儿部分

　　E. 确定胎先露并了解胎先露的入盆程度

4. 下列不属于纵产式的是

　　A. 枕先露　　　B. 面先露　　　C. 足先露　　　D. 肩先露　　　E. 臀先露

5. 正常的胎方位是

　　A. LOA　　　B. LOT　　　C. LSA　　　D. LScA　　　E. LOP

6. 早期妊娠诊断辅助检查不包括

　　A. 妊娠试验　　　　　　　B. 超声检查　　　　　　　C. 雌激素水平测定

　　D. 黄体酮试验　　　　　　E. 基础体温测定

7. 一般孕妇开始自觉胎动的时间是妊娠

　　A. 12～16 周　　　B. 18～20 周　　　C. 22～24 周　　　D. 24～28 周　　　E. 28 周以上

8. 早孕反应一般出现在

　　A. 妊娠 5 周左右　　　　　B. 妊娠 6 周左右　　　　　C. 妊娠 7 周左右

　　D. 妊娠 8 周左右　　　　　E. 妊娠 9 周左右

9. 下列哪项不属于骨盆外测量

　　A. 出口后矢状径　　　　　B. 坐骨棘间径　　　　　C. 骶耻外径

　　D. 髂棘间径　　　　　　　E. 耻骨弓角度

10. 某孕妇，末次月经时间不详，已有半年余未来月经。检查发现子宫底位于脐与剑突之间，胎心 150 次/分。估计该孕妇可能的孕周为

　　A. 24 周末　　　B. 26 周末　　　C. 28 周末　　　D. 30 周末　　　E. 32 周末

11. 女，26 岁，确诊妊娠，末次月经为 2016 年 3 月 5 日，预产期是

　　A. 2016 年 12 月 12 日　　　B. 2017 年 1 月 12 日

　　C. 2016 年 12 月 20 日　　　D. 2016 年 12 月 17 日

　　E. 2017 年 1 月 20 日

12. 女，现孕 34 周，进行产前检查，于子宫底部触到软而宽不规则的胎臀，母体腹部右前方触及胎背。胎心音于脐下右侧听到，则胎方位为

　　A. 骶左前　　B. 骶右前　　C. 骶左后　　D. 枕右前　　E. 枕左前

13. 某女，28 岁，已婚，因停经 55 天就诊，有恶心、呕吐等早孕反应，最可靠的检查是

　　A. B 超　　　　　　　B. HCG　　　　　　　C. 测宫底高度

　　D. 宫颈黏液检查　　　E. 测基础体温

14. 某产妇，分娩时肛查：头先露 S^{+2}，其矢状缝与母体骨盆左斜径一致，前囟位于骨盆后方，其胎位为

　　A. LOA　　B. LOP　　C. ROA　　D. ROP　　E. ROT

15. 孕妇，30 岁，孕 1 产 0，30 周妊娠，前来医院进行产前检查，做骨盆外测量，下列哪条径线低于正常值

　　A. 耻骨弓角度 90°　　　B. 坐骨结节间径 9cm　　　C. 骶耻外径 17cm

　　D. 髂棘间径 26cm　　　E. 髂嵴间径 27cm

16. 女，25 岁，停经 42 日，尿妊娠试验阳性。妊娠试验是测定孕妇尿中的

　　A. 绒毛膜促性腺激素　　B. 雌三醇　　　　　　C. 孕激素

　　D. 胎盘生乳素　　　　　E. 黄体生成素

【A3/A4 型题】

(17 ~ 20 题共用题干)

某孕妇，24 岁，妊娠 32 周，进行产前检查，于宫底摸到圆而硬的胎头，母体腹部左前方摸到胎背，胎头未入盆。

17. 该孕妇的胎产式为

　　A. 骶左前　　B. 纵产式　　C. 骶右前　　D. 枕左前　　E. 肩左前

18. 该孕妇的胎先露为

　　A. 枕先露　　B. 肩先露　　C. 臀先露　　D. 面先露　　E. 横产式

19. 在孕妇腹部哪个方向听胎心最清楚

　　A. 脐左下　　B. 脐右下　　C. 脐左上　　D. 脐右上　　E. 肚脐下方

20. 对于胎方位的判断哪项正确

　　A. 骶左前，正常胎位　　　B. 枕左前，正常胎位

　　C. 骶左前，异常胎位　　　D. 枕左前，异常胎位

　　E. 骶右前，异常胎位

二、思考题

女，28 岁，孕 1 产 0，平素月经不规则，5 ~ 6/30 ~ 90 天。孕期经过正常，此次来医院进行产检，检查结果：生命体征正常，双下肢无水肿。胎心率 148 次/分。四步触诊：宫底脐上 3 横指，宫底部感宽而软、形状不规则的胎儿部分，腹部右侧感高低不平，左侧感平坦、饱满，耻骨联合上方感圆而硬、有浮球感。骨盆外测量：髂棘间径 24cm，髂嵴间径 26cm，骶耻外径 19cm，坐骨结节间径 9cm。

请问：

1. 根据检查结果，推测该女士现在可能妊娠多少周？

2. 可能的胎方位是什么？胎先露是什么？

3. 助产士可以对该女士进行哪些健康指导？

（李海燕）

扫码"练一练"

第五章 孕期保健

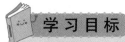 学习目标

1. **掌握** 胎儿宫内监护的内容、孕期常见问题的应对策略。
2. **熟悉** 先兆临产征象和减轻分娩不适的方法，能为孕妇及家属提供指导。
3. **了解** 孕期体重管理的原则。
4. 具有良好的沟通能力和亲和力，稳定的工作情绪，关爱母儿健康，能帮助孕妇应对孕期变化带来的不适。

孕期保健（prenatal care）是指从确定妊娠之日开始至临产前为孕妇和胎儿提供的系统保健服务，是围产期保健的重要组成部分。孕期保健的出发点是保证孕妇以最低风险分娩出健康婴儿。一般来说，大部分妊娠都是正常的，无高危因素。随着社会文明的进步、"健康中国"理念的提出，孕期保健的目标和内涵均发生相应转变，不仅仅局限于保障母婴安全，还需关注出生缺陷的预防、出生人口素质的提高；同时还需改善围产期妇女的个人体验，帮助孕产妇家庭顺利度过此人生重要转变期。

另外，在孕前最大限度地优化备孕夫妇的整体健康水平应被视作孕期保健的良好前奏，要保障母婴安全，改善妊娠结局，提高人口素质，保健工作应从孕前计划妊娠开始，实现和孕期保健的无缝对接。

第一节　孕期管理和生活指导

 故事点睛

旁白： 黄女士，30岁，孕1产0，单胎。妊娠12周来医院进行产前检查。孕妇自诉身高158cm，孕前体重70kg，目前体重75kg。在完成首次产前检查的内容后，孕妇夫妇和产科医护人员进行交流、咨询。

人物： 由3位学生分别担任故事人物，进行即兴表演。

请问：

1. 除了常规的孕期健康教育外，目前护士应重点强调哪项内容？

2. 针对黄女士目前存在的问题，护士如何对其进行宣教？

为了加强对孕产妇的系统管理，使有限资源发挥最大效益，我国的围产期保健采取三级管理模式，依托三级组织网络，上下转诊协助，共同完成孕产妇和婴幼儿的保健工作。

妇女在确诊妊娠后应尽早在一级保健机构建立孕产妇系统保健手册，标志着进入孕期保健阶段。理想情况下，孕妇应在妊娠10周之前完成于二级或三级产科医疗机构的登记注

册，开始接受系统的孕前保健服务，妊娠 12 周前完成初诊登记。我国大部分地区建立了孕产妇系统保健手册制度，保健手册从确诊妊娠开始直至产褥期结束一直跟随孕产妇，它是整个孕产期管理的纽带和轨迹载体。保健手册应记录每次产前检查的情况，并由医院负责记录住院分娩的具体情况，填完后由产妇带回至一级保健机构，由一级保健机构进行产后访视和记录，最后将手册汇总至妇幼保健管理部门进行数据统计和分析。

一、营养与体重

妊娠妇女是特定生理状态下的人群，妊娠期妇女通过胎盘转运给胎儿生长发育所需的全部营养。营养是保证胎儿正常生长发育的物质基础。实践证明母体营养对妊娠结局将产生直接的至关重要的影响。营养不良孕妇的营养改善能明显的改善妊娠结局，并维持母体健康。2006 年联合国营养执行委员会提出，从妊娠到出生 2 岁是通过营养干预预防成年慢性病的机遇窗口期。因此，保证孕期合理营养对母体健康和下一代的正常身心发育具有重要意义。

（一）孕期体重管理

体重已成为反映人体营养和健康状况的一个标志，也是评定营养状况最简单、最直接可靠的指标。目前判断超重和肥胖常用的方法是世界卫生组织推荐的体重指数（BMI）。2009 年，美国医学研究所（IOM）修订了孕期体重增加的指南（表 5-1），提出根据不同孕前 BMI 分类的理想孕期增重范围，孕早期平均体重增加 0.5~2 kg，孕中、晚期体重增长率则根据孕前 BMI 的不同而不同。但值得注意的是，因种族不同，孕前 BMI 不同，饮食结构、饮食习惯、生活方式和体力活动不同，国外的推荐标准不一定适合中国的孕妇。我国需要一个针对本国孕妇的孕期体重增长指南，用以指导中国孕妇进行体重管理。

表 5-1 根据不同孕前 BMI 分类推荐孕期体重增长（kg）（IOM，2009）

孕前 BMI 分类	单胎孕妇		双胎孕妇
	孕期总增重	妊娠中晚期每周增重	孕期总增重
体重不足（<18.5kg/m²）	12.5~18	0.51（0.44~0.58）	暂无
正常体重（18.5~24.9kg/m²）	11.5~16	0.42（0.35~0.50）	17~25
超重（25~29.9kg/m²）	7~11.5	0.28（0.23~0.33）	14~23
肥胖（≥30kg/m²）	5~9	0.22（0.17~0.27）	11~19

（二）孕期营养需要

适量的能量和营养素摄入对孕妇机体和正在发育的胎儿均很重要。孕早期胎儿的生长发育速度相对缓慢，孕妇的基础代谢并无明显改变；孕中期开始，胎儿生长发育逐渐加快，母体的基础代谢也逐渐升高。因此，孕早期的能量和营养素摄入与非孕妇相同，孕中晚期推荐在非孕妇女能量推荐摄入量的基础上分别增加 300 kcal 和 450 kcal，并在平衡膳食的基础上增加相应的营养素摄入。保证适宜能量摄入的最佳方法，是密切监测和控制孕期每周体重的增长。

食物中的碳水化合物、脂肪和蛋白质，不仅作为三大产能营养素为人体提供所需的能量，还发挥其他生物学功能，其表现形式不同，功能就会有所不同，甚至相差甚远。例如：不同食物含有碳水化合物的种类、数量不同，影响着食物的血糖指数，摄入过多添加糖将增加糖尿病及肥胖的风险，因此应控制添加糖的供能百分比在10%以下，推荐孕妇经常吃一些粗粮、杂粮和全谷类食物，以得到更多的维生素、矿物质、膳食纤维和抗氧化物质。再者，膳食脂肪中必需脂肪酸在人体内不能合成，必须由食物供给。妊娠期足量的二十二碳六烯酸（DHA，属于 n–3 长链多不饱和脂肪酸）的摄入对于胎儿大脑和视网膜发育至关重要。中国营养学会推荐妊娠期膳食脂肪的供能百分比为 20% ~ 30%，其中饱和脂肪酸、单不饱和脂肪酸及多不饱和脂肪酸应分别维持在低于10%、10%和10%以上，n–6 和 n–3 多不饱和脂肪酸的比值为（4~6）:1。

总之，孕期应保证多样化的平衡膳食，同时关注一些特殊营养素的摄入，最大限度满足孕期营养需求。

（三）孕期膳食指导

1. 妊娠早期的膳食指导

（1）膳食宜清淡、适口　以清淡、少油腻为主，烹饪多样化。为缓解恶心和呕吐症状，可吃一些容易消化的食物，如馒头、面包干、饼干等。对于呕吐严重的孕妇，应鼓励多食水分丰富的蔬菜、水果，以补充水分、维生素和钙、钾等无机盐，防止酸中毒和电解质紊乱，减轻不适。

（2）宜少食多餐　进餐的餐次、数量、种类及时间应根据孕妇的食欲及妊娠反应轻重及时进行调整，采用少食多餐的办法保证进食量。应尽量每日摄入 40 ~ 50g 以上的蛋白质，以维持正氮平衡。

（3）补充叶酸　叶酸对预防神经管畸形和高同型半胱氨酸血症，促进红细胞成熟和血红蛋白合成极为重要。孕期叶酸应达到 600μg DFE/d。孕妇应保证每天多吃含叶酸丰富的新鲜绿叶蔬菜，还应额外补充叶酸 400μg DFE/d，以满足机体的需要。

（4）禁烟酒　妊娠期大量饮酒有致畸作用，乙醇可以通过胎盘进入胎儿血液，造成胎儿宫内发育不良，中枢神经系统发育异常、智力低下等。建议妊娠期禁止饮酒。同时孕妇应避免被动吸烟或主动吸烟，烟雾中的有害物质如氰化物、一氧化碳等可致胎儿缺氧、营养不良和发育迟缓。

（5）妊娠反应严重者的膳食　可少量多餐，保证摄入含必要量碳水化合物的食物。孕吐较明显或食欲不佳的孕妇不必过分强调平衡膳食，但每天必需摄取至少 130g 碳水化合物，首选易消化的粮谷类食物。对于完全不能进食者，应及时就医。

2. 妊娠中晚期的膳食指导

（1）适当增加鱼、禽、蛋、瘦肉、海产品的摄入量　动物性食品孕中期增加 50g/d，孕晚期增加至 125g/d。深海鱼类含有较多 n–3 多不饱和脂肪酸，其中的 DHA 对胎儿脑和视网膜功能发育有益，每周最好食用 2 ~ 3 次。

（2）适当增加奶类的摄入　奶或奶制品富含优质蛋白质，是钙的良好来源。建议每日至少摄入牛奶 250 ml（低脂牛奶 400 ~ 500 ml）或相当量的奶制品，以满足钙的需要。

（3）常吃富含铁的食物　孕妇易发生缺铁性贫血。建议常吃含铁丰富的食物，如动物血、肝脏、蛋黄、瘦肉等。必要时在医生指导下补充小剂量的铁剂。同时注意多摄入富含维生素 C 的蔬菜和水果，或者在补充铁剂的同时服用维生素 C 制剂，以促进铁的吸收和利用。

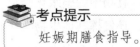
考点提示

妊娠期膳食指导。

二、用药安全

妊娠期是个特殊的生理期，期间各系统均有明显的适应性改变，药物在孕妇体内发生的药代动力学和药效变化会与非妊娠期有明显的差异；药物可直接作用于胚胎，对其产生影响；也可直接通过生物转化成为代谢产物后具有致畸作用。所以孕产妇要注意用药安全。

（一）药物代谢在孕妇体内的变化

妊娠期间，孕妇体内雌、孕激素水平大幅度增加，使肠蠕动减弱，药物在消化道内停留时间延长。有些药物在解毒时，葡萄糖醛酸的药物结合能力被抑制，而导致药物在体内蓄积增加。雌激素水平的增加，胆汁在肝脏淤积，也可使药物在肝脏的廓清速度下降。妊娠期间一般肾脏滤过率会有所增加，使药物经肾脏的排出加快。但如果发生妊娠并发症导致肾脏功能受损，药物排出会受到影响。另外，妊娠期血容量的增加会使某些药物在血中的浓度下降；血容量增加也会使白蛋白浓度降低，同一些药物的结合量也减少，使血中游离药物浓度增加。

（二）药物对妊娠不同时期的影响

妊娠期间，药物可影响母体内分泌、代谢等，间接影响胚胎、胎儿；也可通过胎盘屏障直接影响胎儿。最严重的药物毒性是影响胚胎分化和发育，导致胎儿畸形和功能障碍，与用药时的胎龄有关。着床前期（受精后2周内）的受精卵与母体组织尚未直接接触，还在输卵管腔或宫腔分泌液中，故此期用药影响不大，药物影响囊胚的必备条件是药物必须进入分泌液中达一定浓度才能起作用，若药物的毒性极强，可能造成极早期流产。晚期囊胚着床后至12周左右是药物的致畸期，是胚胎、胎儿各器官高度分化和发育形成的阶段。此时孕妇用药，其毒性能干扰胚胎、胎儿组织细胞的正常分化，可能造成某一部位的组织或器官发生畸形。药物毒性作用出现越早，畸形可能越严重。妊娠12周以后直至分娩，胎儿各器官已形成，药物的致畸作用明显减弱。但对于尚未分化完全的器官，如生殖系统，某些药物还可能对其产生影响；而神经系统在整个妊娠期持续分化发育，故药物对神经系统的影响一直存在。分娩期用药需考虑对即将出生的新生儿有无影响。

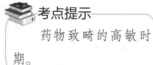

考点提示

药物致畸的高敏时期。

（三）药物对胎儿的危害性等级

A级 经临床对照研究，无法证实药物在妊娠早期与中晚期对胎儿有危害作用，对胎儿伤害可能性最小，是无致畸性的药物，如适量维生素。

B级 经动物实验研究，未见对胎儿有危害。无临床对照试验，未得到有害证据。可以在医生观察下使用。如青霉素、红霉素、地高辛、胰岛素等。

C级 动物实验表明，对胎儿有不良影响。由于没有临床对照试验，只能在充分权衡药物对孕妇的益处、胎儿潜在利益和对胎儿危害情况下，谨慎使用。如庆大霉素、异丙嗪、异烟肼等。

D级 有足够证据证实对胎儿有危害性。只有在孕妇生命受威胁或患严重疾病，而其他药物又无效的情况下考虑使用。如硫酸链霉素等。

X级 动物和人类实验证实会导致胎儿畸形。在妊娠期间或可能妊娠的妇女禁止使用。如甲氨蝶呤、己烯雌酚等。

在妊娠12周前，不宜使用C、D、X级药物。孕妇出现紧急情况必须用药时，也尽量选择经临床多年验证无致畸作用的A、B级药物。

（四）孕产妇用药原则

（1）必须明确指征，避免不必要的用药。

（2）必须在医生指导下用药，不要擅自使用药物。

（3）尽量单独用药，避免联合用药。

（4）使用疗效较肯定的药物，避免用尚难确定对胎儿有无不良影响的药物。

（5）小剂量用药，避免大剂量用药。

（6）严格掌握药物剂量和用药持续时间，注意及时停药。

（7）若病情允许，尽量推迟至妊娠中、晚期用药。

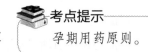

考点提示

孕期用药原则。

（8）若病情所需，在妊娠早期应用对胚胎、胎儿有害的致畸药物，应先终止妊娠。

三、产前运动

妊娠期间孕妇做运动的目的是减轻身体的不适，伸展会阴部肌肉，使分娩得以顺利进行；同时可强化肌肉，以助产后身体迅速有效地恢复，产前运动如下。

（一）腿部运动

手扶椅背，左腿固定，右腿做360°的转动，做完后还原。换腿继续做。目的是增进骨盆肌肉的强韧性，增加会阴部肌肉的伸展性。

（二）腰部运动

手扶椅背，慢慢吸气，同时手背用力，使重心集中于椅背上，脚尖立起使身体抬高，腰部伸直后使下腹部紧靠椅背，然后慢慢呼气的同时，手背放松，脚还原。目的在于减轻腰背部疼痛，并可在分娩时增加腹压及会阴部肌肉的伸展性。

（一）（二）两项运动可在妊娠早期即开始做。

（三）盘腿坐式

平坐于床上，两小腿平行交叉，一前一后，两膝远远分开，注意两小腿不可重叠。可在看电视或聊天时采取此姿势（图5-1）。目的是强化腹股沟肌肉及关节处韧带之张力，预防妊娠末期膨大子宫的压力所产生的痉挛或抽筋；伸展会阴部肌肉。

（四）盘坐运动

平坐于床上，将两跖骨并拢，两膝分开，两手轻放于两膝上，然后用手臂力量，把膝盖慢慢压下，配合深呼吸运动，再把手放开，持续2~3分钟。目的是加强小腿肌肉张力，避免腓肠肌痉挛。

（三）（四）两项运动可在妊娠3个月后进行。

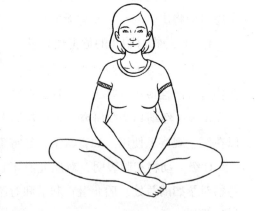

图5-1　盘腿坐式

（五）骨盆与背摇摆运动

平躺仰卧，双腿屈曲，双腿分开与肩同宽，用足部与肩部的力量，将背部与臀部轻轻抬起，然后并拢双膝，收缩臀部肌肉，再分开双膝，将背部与臀部慢慢放下。重复运动5次（图5-2）。目的在于锻炼骨盆底及腰背部肌肉，增加其韧性和张力。

（六）骨盆倾斜运动

孕妇双手和双膝撑于床上，缓慢弓背，放松复原；取仰卧位，两手背沿肩部伸展，腿部屈膝，双脚支撑，缓慢抬高腰部，放松复原。此项活动可站立式进行（图5-3）。

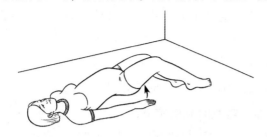

图5-2 骨盆与背摇摆运动

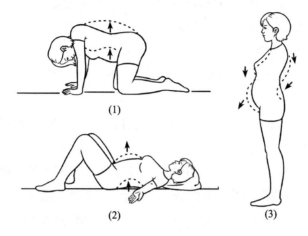

(1)

(2)

(3)

图5-3 骨盆倾斜运动

（七）脊柱伸展运动

平躺仰卧，双手抱住双膝关节下缘使双膝弯曲，头部与上肢向前伸展，使脊柱、背部至臀部肌肉弯曲成弓字形，将头与下巴贴近胸部，然后放松，恢复平躺姿势。

（五）至（七）三项运动可以减轻腰背部酸痛，通常在妊娠6个月以后开始进行。

（八）双腿抬高运动

平躺仰卧，双腿垂直抬高，足部抵住墙，每次持续3~5分钟（图5-4）。目的在于伸展脊椎骨，锻炼臀部肌肉张力，促进下肢血液循环。

孕妇进行产前运动时，要注意：妊娠3个月后开始锻炼，循序渐进，持之以恒；锻炼之前排空大小便；若有流产、早产迹象应停止锻炼，并执行相应的医嘱。

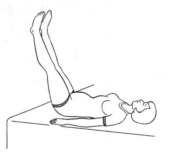

图5-4 双腿抬高运动

四、胎儿健康

（一）胎儿宫内状态的监护

1. 孕妇自我监护

（1）胎动计数　随着孕周增加，胎动逐渐由弱变强，至妊娠足月时，胎动又因羊水量减少和空间减小而逐渐减弱。胎动监测是孕妇自我评价胎儿宫内情况最简便有效的方法之一。指导孕妇①开始胎动计数的时间：孕妇在18~20周起自觉胎动，一般在孕28周后开始指导孕妇进行胎动计数。妊娠28~36周每周计数2次；妊娠36周后，每天固定时间计数胎动3次，每次1小时，一般在正餐后进行。②胎动计数的方法：孕妇静坐或侧卧，双手轻放在腹壁上，静心专注胎儿活动。从胎儿开始活动到停止算一次（其中连续动几下只算一次），间隔5~6分钟再出现胎动计作另一次胎动。③计数结果的判断：正常胎动数为3~5次/小时或平均胎动计数超过6次/2小时；或将每日3次测得的胎动数乘以4，12小时胎动数应在30次以上。每个胎儿的胎动都有其自身规律和方式，多数胎儿在空腹及睡前胎动较活跃，若少于6次/2小时、10次/12小时或较日常减少50%者提示胎儿有缺氧的可能，需及时到医院就诊。

（2）远程胎心监护　孕妇利用多普勒胎心监护仪每日在固定时间听胎心，并将胎心、胎动情况通过计算机、电话传递给胎儿监护中心。这种运用超声多普勒胎心检测仪、计算机和医院的中央信号采集分析监护主机构成的系统，方便孕妇在医院外得到监护，利于医护人员及时发现异常，是对目前正常产检电子监护的必要补充，可在有条件的医院采用。

2. 电子胎心监护（electronic fetal monitoring，EFM）

电子胎心监护仪在临床广泛应用，能够连续观察和记录胎心率（fetal heart rate，FHR）的动态变化，也可了解胎心与胎动及宫缩之间的变化，评估胎儿宫内安危情况。

（1）监测胎心率

1）胎心率基线（FHR – baseline，BFHR）　指在无胎动和无子宫收缩影响时，10分钟内胎心波动范围在5次/分内的平均胎心率。正常胎心基线范围是110~160次/分。胎儿心动过速（tachycardia）是指胎心基线 >160次/分，持续时间≥10分钟；胎儿心动过缓（bradycardia）是指胎心基线 <110次/分，持续时间≥10分钟。

2）胎心率基线变异　指胎心率基线上的上下周期性波动。中度变异6~25次/分，提示胎儿健康；若变异减少 <3~5次/分或消失 <2次/分，提示胎儿可能缺氧，需要进一步评估（图5-5）。若过度变异 >25次/分，需加以关注。

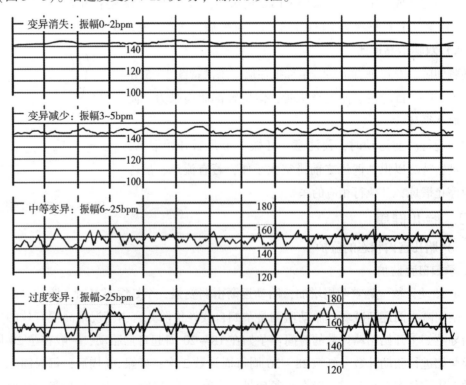

图5-5　胎心率基线变异

3）周期性胎心率变化　指与子宫收缩有关的胎心率变化，是评价子宫收缩后胎心改变的参考指标。可分为三种类型。

①无变化　指子宫收缩后胎心率仍保持在原基线率上。表明胎盘功能良好，胎儿有足够的储备力。

②加速（acceleration）　指胎心一过性的增速，也可伴随着胎动或宫缩的出现或消失。提示胎儿有良好的交感神经反应。足月胎儿表现为胎心加速 15 次/分，持续 15 秒；若不足 32 周的胎儿加速 10 次/分，持续 10 秒即提示胎儿有良好的加速反应。

③减速（deceleration）　胎心率周期性的下降，根据与宫缩关系可分为早期减速、晚期减速、变异减速。

A. 早期减速（early deceleration，ED）　指胎心率减速与宫缩同时出现，宫缩达最高峰，胎心同步下降到最低点，宫缩结束后胎心率回到原水平。一般是胎头受压引起。判读要点：伴随宫缩出现的减速，通常是对称地、缓慢地下降到最低点再恢复到基线，开始到最低点的时间达到或超过 30 秒，减速的最低点常与宫缩的峰值同时出现（图 5-6）。

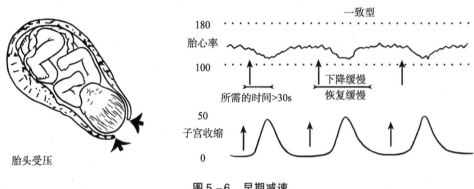

图 5-6　早期减速

B. 晚期减速（late deceleration，LD）　指减速始于宫缩高峰后出现，其特点为下降缓慢，恢复亦缓慢，持续时间较长。多提示子宫胎盘功能不良，胎儿缺氧。判读要点：伴随宫缩出现的减速，通常是对称地、缓慢地下降到最低点再恢复到基线，开始到最低点的时间≥30 秒，减速的最低点通常延迟于宫缩峰值（图 5-7）。

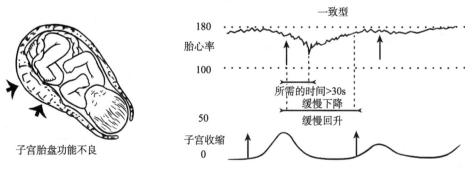

图 5-7　晚期减速

C. 变异减速（variable deceleration，VD）　指减速的出现与宫缩无关，减速幅度和持续时间长短不一，图形多变，常呈"V"和"U"形，下降及回升迅速。开始至最低点时间短于 30 秒，胎心率下降达到或超过 15 次/分，持续时间达到或超过 15 秒，但小于 2 分钟，一般认

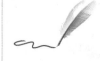

为是由脐带受压所致。判读要点：变异减速伴随宫缩，减速的起始、深度和持续时间与宫缩之间无规律（图5-8）。

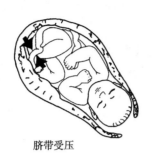

脐带受压

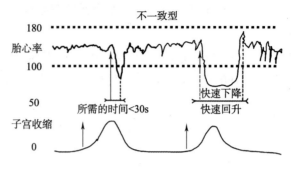

图5-8 变异减速

（2）预测胎儿宫内储备能力

1）无应激试验（non-stress test，NST） 指在无宫缩、无外界负荷刺激下，对胎儿进行胎心率宫缩图的观察和记录，以了解胎儿储备能力。NST反应型可有效预测胎儿宫内状态。

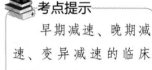考点提示

早期减速、晚期减速、变异减速的临床意义。

①原理 在胎儿不存在酸中毒或神经系统发育不完善的情况下，胎动时会出现胎心率的短暂上升，预示着正常的自主神经功能。

②方法 孕妇取坐位或侧卧位，一般监测20分钟。由于胎儿存在睡眠周期，有时需要监护40分钟以上。

③分型 NST可分为反应型和无反应型。

A. 反应型 指监护时间内出现2次或以上的胎心加速。妊娠32周前，加速在基线水平上至少10次/分、持续时间达到或超过10秒，已证明对胎儿正常宫内状态有足够的预测价值。

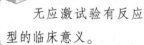考点提示

无应激试验有反应型的临床意义。

B. 无反应型 指超过40分钟没有足够的胎心加速。应根据多重因素分析评估并复查监护，或采用宫缩应激试验或超声等方法对胎儿宫内状态进一步评估。

2）宫缩应激试验（contraction stress test，CST） 指观察胎心率对宫缩的反应。

①原理 在宫缩的应激下，子宫动脉血流减少，可促发胎儿一过性缺氧的表现。对已处于亚缺氧状态的胎儿，宫缩的刺激致缺氧逐渐加重，诱导出现晚期减速。宫缩的刺激还可引起脐带受压，从而出现变异减速。

②适应证和禁忌证

A. 适应证 当EFM反复出现NST无反应型，可疑胎儿窘迫时，可行CST进一步评估胎儿宫内状态。

B. 相对禁忌证 即阴道分娩的禁忌证。当NST严重异常提示胎儿窘迫状态明确时，不需行CST，以免加重胎儿缺氧状态，并延误抢救胎儿的时机。

③方法 足够的宫缩定义为至少3次/10分钟，每次持续至少40秒；若产妇自发的宫缩满足上述要求，无须诱导宫缩，否则可通过刺激乳头或静脉滴注缩宫素诱导宫缩。

④结果判定 主要基于是否出现晚期减速。

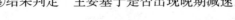

A. 阴性 无晚期减速或明显的变异减速。

B. 阳性 50%以上的宫缩后出现晚期减速（即使宫缩频率<3次/10分钟）。

C. 可疑阳性 间断出现晚期减速或明显的变异减速。

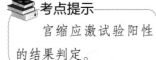

考点提示

宫缩应激试验阳性的结果判定。

D. 可疑过度刺激 宫缩过频时（>5次/10分钟）或每次宫缩时间>90秒时出现胎心减速。

E. 不满意的CST 宫缩频率<3次/10分钟或出现无法解释的图形。

（3）胎儿生物物理评分（biophysical profile scoring，BPS） 是应用多项生物物理现象进行综合评定的方法，常用manning方法，即利用NST联合超声检查所示某些生理活动，判断胎儿宫内安危的一种产前监护方法。主要观察指标包括NST、胎儿呼吸运动（fetal breath movement，FBM）、胎动（FM）、肌张力（fetal tension，FT）、羊水最大暗区垂直深度（AFV）5项。每项观察指标2分，总分10分，观察时间30分钟。结果判断：8~10分提示胎儿健康；5~7分提示可疑胎儿窘迫；4分及以下应终止妊娠（表5-2）。

表5-2 manning评分法

指标	2分（正常）	0分（异常，缺乏或不足）
NST（20分钟）	≥2次胎动伴FHR加速≥15次/分，持续15秒	<2次胎动，FHR加速<15次/分，持续<15秒
FBM（30分钟）	呼吸运动≥1次，持续≥30秒	无或持续<30秒
FM（30分钟）	≥3次躯干和肢体活动（连续出现计1次）	≤2次躯干和肢体活动
		无活动或肢体完全伸展，伸展缓慢，部分恢复到屈曲
FT	≥1次躯干伸展后恢复到屈曲，或手指摊开合拢	无活动；肢体完全伸展；伸展缓慢，部分屈曲
AFV	≥1个羊水暗区，最大羊水池垂直直径≥2cm	无暗区或最大羊水暗区垂直直径<2cm

3. 胎儿影像学监测 B型超声是目前使用最广泛的胎儿影像学监护仪器。妊娠早期常用于：确诊早孕，判断宫内妊娠；妊娠6周，观察胚芽和原始心管搏动；妊娠9~13^{+6}周测量胎儿颈项透明层（NT），筛查唐氏综合征。妊娠中晚期可以观察胎儿大小，测量胎头双顶径、腹围、股骨长度、监测胎心、胎动及羊水量；进行胎儿畸形系统筛查，发现胎儿神经系统、泌尿系统、消化系统和胎儿体表畸形，且能判定胎位及胎盘的位置、胎盘成熟度；了解脐带是否存在打结、绕颈、过长或过短等异常。

4. 血流动力学监测 彩色多普勒超声检查能检测胎儿脐动脉和子宫动脉血流，监测胎盘血流阻力，判断胎盘功能。常用的检测指标有：收缩期血流峰值/舒张末期血流速度值（S/D）、搏动指数（PI）、阻力指数（RI）。随着妊娠周数增加，这些指标值应下降。否则提示胎盘血流阻力增加，胎儿有缺氧的危险。

（二）胎儿成熟度检查

胎儿成熟度（fetal maturity）主要通过计算胎龄、测量宫高与腹围以及B型超声测量来评估。超声对胎儿成熟度的判定，主要依据以下指标。

1. 测定胎头双顶径 双顶径≥8.5cm提示胎儿成熟，但在某些情况如妊娠期糖尿病、双胎妊娠等，需结合其他观测指标综合判断。

2. 胎盘成熟度 胎盘成熟度的超声分级可用作胎盘功能评价的参考指标。目前使用的主要是 Grammum 等提出的分级方法，即根据妊娠各期胎盘绒毛膜板、胎盘实质及基底板的回声和形态把胎盘分为 4 级，即 0 ~ Ⅲ级，胎盘Ⅲ级提示胎儿已成熟。

以往通过羊膜腔穿刺抽羊水检测卵磷脂/鞘磷脂比值、肌酐值等方法现已少用。

五、精神心理

妊娠不仅会造成身体各系统的生理变化，孕妇及家庭成员亦会随着妊娠的进展而有不同的变化。虽然妊娠是一种自然的生理现象，但对妇女而言，是一生中的危险时期。此时家庭和社会角色发生相应的变化。准父母应学习如何为人父母，做好迎接新生命到来的准备。随着新生命的来临，原有的生活形态，家庭既定常规和互动情形将发生改变，此时准父母的心理及社会方面均需要重新调整和适应。孕妇对妊娠的态度取决于她的成长环境、成年后所处的社会和文化环境、丈夫对妊娠的态度、个人经历、朋友和家属及家庭的态度等。妊娠期的生理变化和对分娩的恐惧，会使孕妇产生心理反应，如惊讶和震撼、矛盾、接受、自我关注、情绪波动等。孕妇如能很好地适应和调整好妊娠期心理变化，可促进孕期顺利度过，反之，会影响妊娠期母子健康，乃至今后的生活。

六、日常生活

1. 衣着服饰 孕妇服装以松软、透气、宽大为宜。不宜穿紧身衣，不要束紧腰腹部，以免影响乳房发育、胎儿发育与活动；胸罩以舒适、合身、足以支托增大的乳房为标准，以减轻不适感。孕期宜穿轻便舒适的低跟鞋，避免穿高跟鞋，以防身体失衡、腰背痛。

2. 清洁卫生 孕期养成良好的刷牙习惯，使用软毛牙刷，早晚各刷一次，每日餐后用温开水漱口。妊娠后由于新陈代谢旺盛，排汗量增多，要勤淋浴，勤换内衣。由于阴道分泌物增多有利于细菌繁殖，注意清洗外阴，保持局部清洁干燥。

3. 活动与休息 一般孕妇可以坚持工作至妊娠 28 周，28 周后宜适当减轻工作量，避免长时间站立或重体力劳动。孕期坚持适量运动，如散步、孕妇瑜伽等。妊娠期孕妇身心负荷加重，容易疲劳，需要充足的休息和睡眠，每日有 8 ~ 9 小时睡眠，午休 1 ~ 2 小时。休息时宜取左侧卧位，以增加子宫、胎盘的血供。

4. 胎教 胎教是有目的、有计划地为胎儿的生长发育实施最佳措施。现代科学研究发现，胎儿具有记忆、感知觉等能力，胎儿的眼睛会随送入的光亮而活动，触其手足可产生收缩反应，外界音响可引起心率的改变等。因此，孕妇对胎儿进行抚摸、心境愉悦与胎儿谈话及音乐训练等，有助于胎儿的身心发育，培养准父母与孩子的感情。

5. 性生活指导 妊娠期间适当减少性生活次数，注意身体姿势，原则上妊娠前 3 个月及末 3 个月，应避免性生活，以防流产、早产、胎膜早破及感染。

第二节 孕期常见问题及处理

一、上消化道不适

妊娠期间，因孕妇体内孕激素水平高，使平滑肌张力降低，胃贲门括约肌松弛，胃内酸性内容物逆流至食管下部产生胃烧灼感；胃排空时间延长，易出现上腹部饱满感，约半数的孕妇会产生恶心、呕吐。轻度呕吐是一种自限性的症状，通常在妊娠6周出现，12周左右明显减轻甚至消失。其典型的表现是晨起恶心，或伴有呕吐。

对于轻度恶心呕吐一般不做处理。避免晨起空腹，进食水分较少的食物，如饼干、烤面包等；少量多餐；食用清淡、易消化的食物，避免油炸、甜腻或有特殊气味的食物；给予精神鼓励和支持，以减少心理的困扰和忧虑。含服生姜片或服用姜汤可以减轻恶心呕吐的症状。若无缓解，可遵医嘱口服维生素 B_6、苯巴比妥等。若孕妇持续呕吐，影响到孕妇营养时，应考虑妊娠剧吐的可能，须住院治疗。

二、下肢水肿和静脉曲张

妊娠晚期，由于增大子宫压迫下腔静脉造成下肢静脉血液回流受阻，导致孕妇常会出现踝部、小腿下半部轻度水肿，休息后消退，属于正常现象。同时由于下腔静脉受压致使股静脉压力增高，部分孕妇会出现静脉曲张。因此应避免长时间站立，睡眠时取左侧卧位，下肢垫高，以促进下肢血液回流，有助于改善水肿症状。必要时可穿弹力裤或下肢绑弹力绷带，以改善静脉曲张的症状。若下肢水肿明显，休息后不消退，应警惕妊娠期高血压疾病、妊娠合并肾脏疾病、低蛋白血症等。

三、便秘

妊娠期间，体内孕激素水平升高导致胃肠道平滑肌蠕动减弱，排空时间延长，再加上增大子宫压迫胃肠道，孕妇容易出现便秘。嘱孕妇养成定时排便的习惯，多吃新鲜水果、蔬菜等含纤维素多的食物，同时增加液体摄入量，注意适当的运动。以上方法效果不佳时可酌情给予通便药治疗，如开塞露、乳果糖等。禁止使用强泻药，不能灌肠，以免引起流产或早产。

四、腰背痛

腰背痛是孕妇常见问题。可能与妊娠期间子宫向前隆起，为了保持身体平衡，孕妇体姿后仰，使背部肌肉处于持续紧张状态；同时胎盘分泌的松弛素使骨盆关节韧带松弛有关。腰背痛可发生在妊娠的任何时期，尤以妊娠后期常见。大多数孕妇的症状是活动时加剧，休息时缓解。指导孕妇穿平跟鞋，避免床太软，最好睡硬板床；若俯拾物品时，保持上身直立，屈膝，用双下肢力量起身；避免提重物；休息时，腰背部垫枕头可缓解疼痛。疼痛严重者可服止痛药物。

五、下肢痉挛

下肢痉挛多因孕妇缺钙引起，小腿腓肠肌肌肉痉挛常见，常在夜间发作，多能迅速缓解。指导孕妇多晒太阳，饮食中适当增加钙的摄入，口服钙剂，避免腿部疲劳、受凉，走路时注意脚跟先着地。发作时背屈患足，给腓肠肌以被动牵拉的力，解除痉挛，然后进行局部按摩。

六、尿频、尿急

尿频（1日排尿超过7次）和夜尿增多（夜间排尿≥2次）常发生在妊娠初3个月及末3个月。妊娠早期是增大子宫压迫膀胱所致，待子宫长出盆腔后症状有所缓解；孕晚期胎头入盆，膀胱、尿道压力增加，部分孕妇又可出现尿频和尿失禁。同时，肾血流量及肾小球滤过率均受体位影响，仰卧位时尿量增加，从而使孕妇夜尿增多。这些症状无须特殊处理，

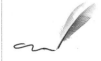

告知孕妇不必减少液体摄入量，应及时排尿，憋尿易导致泌尿系感染。产后症状自然消失。

七、仰卧位低血压综合征

妊娠晚期，孕妇较长时间取仰卧位时，增大子宫压迫下腔静脉，使回心血量减少，心搏出量降低，出现低血压。嘱孕妇改为左侧卧位，症状可自然消失，不必紧张。

> **考点提示**
> 仰卧位低血压综合征发生的原因。

八、贫血

妊娠后期，胎儿生长发育加快，孕妇对铁的需求量增多，应适当增加含铁食物的摄入，如动物内脏、蛋黄、豆类等。若饮食补充不足，可遵医嘱补充铁剂。一般于妊娠 4~5 个月开始补充铁剂，如硫酸亚铁 0.3g，每日 1 次，预防贫血。另外，为了促进铁的吸收，可用果汁送服，或同时服用维生素 C。向孕妇解释，服用铁剂后大便可能会变黑，也可能导致便秘或轻度腹泻，不必担心。若已出现贫血，应查明原因，一般以缺铁性贫血多见。

> **考点提示**
> 妊娠期贫血补充铁剂。

九、腕管综合征

腕管综合征（carpal tunnel syndrome，CTS）是妊娠期常见并发症。是指腕管的正中神经受压引起的拇指、示指和中指的感觉异常、感觉减退、疼痛或麻木。受累病人常常从睡眠中醒来，伴有正中神经分布区域的烧灼感、麻木和麻刺感，需要起床活动或甩甩手得到一定程度的缓解后才能重新入睡，与非妊娠个体相似。孕妇患病率增加的原因认为是孕期雌激素变化引起的组织水肿导致腕管中的神经受压所致，这可能是妊娠期激素变化影响了骨骼肌系统有关。症状往往发生于妊娠晚期，但也可发生于任何时间。大多数病例在产后数周至数月逐渐缓解。对于母乳喂养的女性，症状可延长数月。

缓解症状的方法包括使用镇痛剂和手腕夹板，必要时可考虑进行外科手术。在夜间将手腕固定于中立位或轻度伸展位。对于严重病例，需要全天用夹板固定手腕。由于该病预后好，常于产后缓解，妊娠期间很少需要采用皮质类固醇注射或手术以松解屈肌支持带。

十、骨盆带疼痛

骨盆带疼痛（pelvic girdle pain，PGP）是一种发生在髂嵴后方和臀沟之间的刺痛，尤其是在骶髂关节附近，其发病率为 20%。与骶髂关节相关的后骨盆疼痛常见。疼痛可放射至大腿背部，并可能与耻骨联合分离并发。疼痛常在走路或孕妇进行单腿支撑或者进行抬腿运动时出现（比如爬楼梯、穿衣服或者从床上起身等）。患有骨盆带疼痛的孕妇走路时出现"鸭步步态"，骨盆带疼痛可在孕妇承重时加重，久坐亦可引发疼痛，可通过后骨盆疼痛激惹试验对后骨盆关节疼痛进行评估：患者取仰卧位，髋部屈曲 90°，检查者在患者膝盖上施加沿股骨向髋部的压力，同时将另一只手置于患者对侧髂前上棘以固定骨盆，引出同侧臀部疼痛即为检查阳性。

对于妊娠相关的骨盆带疼痛孕妇应予以生活指导。尽量避免导致两侧骨盆位置不对称的活动，如跷二郎腿、拉伸、推拉对侧骨盆、提举重物或单侧用力等；采用侧卧位，两腿间夹个枕头，使用腰垫；下床时先将双膝盖并拢，然后侧身起来；使用腰带或支架可以增加骶髂关节的稳定性，改善骨盆、背部、髋部和双腿的承重力，对后骨盆关节疼痛有一定的效果。疼痛严重者可采取适当的镇痛方式以缓解症状，如理疗、按摩、针灸等。约 80%

的患者在分娩后 6 个月内完全恢复，但部分患者恢复期较长，甚至超过 2 年。

十一、耻骨联合分离

耻骨联合分离（diastasis of symphysis pubis）是指骨盆前方两侧耻骨的纤维软骨联合处，因外力而发生微小的错移，表现耻骨联合距离增宽或上下错动而出现局部疼痛或下肢抬举困难等功能障碍的软组织损伤性疾病。在妊娠期、分娩时或产后都有可能发生耻骨联合分离。

正常非孕妇女的耻骨联合间隙为 4～5 mm。在妊娠第 10～12 周时，由于高松弛素的作用，耻骨联合开始增宽，妊娠妇女的耻骨联合间隙可增加 2～3 mm，当此间隙过度增宽时，活动度增加，便会出现耻骨上疼痛、压痛、肿胀和水肿，髋关节外展、外旋活动受限等耻骨联合分离症状。疼痛可放射至腿部、髋部或背部，并且在承重、行走、上楼梯、翻身等情况下加重；疼痛剧烈者可能造成单侧或双侧下肢难以负重，不能行走；甚至出现坐骨神经痛、膀胱功能障碍或大便失禁。耻骨联合分离的距离并不一定和症状的严重程度或功能受损程度相一致。一般情况下，耻骨联合分离的诊断是基于持续存在的症状和影像学检查发现分离超过 10～13 mm；但是对于妊娠妇女，由于可以根据症状和对治疗的反应做出临床诊断，因此放射影像学检查并非必要。

对于妊娠期的耻骨联合分离一般采取保守对症治疗，旨在减轻疼痛。轻者一般不做处理。疼痛严重者，应卧床休息，采用侧卧位，必要时使用支架或骨盆腰带支撑，固定骨盆，以减轻疼痛；亦可在行走时使用助行器或拐杖，减轻对骨盆的压力。对于分离达到或超过 40mm 并伴有持续性疼痛的妇女，可采取切开复位内固定术。大多数耻骨联合分离的患者预后良好，疼痛在产后 1 个月内缓解。

第三节　分娩的准备

一、先兆临产

分娩发动前，出现一些预示孕妇即将临产的症状，称为先兆临产（threatened labor）。

（一）不规则宫缩

不规则宫缩，又称为假临产（false labor）。分娩发动前，由于子宫敏感性增强，可出现不规则宫缩。其特点是：①宫缩频率不一致，持续时间短（<30 秒）且不恒定，间歇时间长且不规律。②宫缩强度不增加。③常在夜间出现，清晨消失。④不伴有宫颈管缩短、宫口扩张等宫颈变化。⑤给予镇静药物可以抑制。

（二）胎儿下降感

随着胎先露下降入盆腔，宫底位置下移。多数孕妇自觉上腹部较前舒适，进食量也增加，呼吸轻快。但由于先露入盆压迫膀胱，孕妇常出现尿频症状。

（三）见红

在分娩发动前 24～48 小时（少数 1 周内），因宫颈内口附近的胎膜与该处的子宫壁分离，毛细血管破裂而少量出血，与宫颈管内的黏液相混合而排出，称之为见红（show），是分娩即将开始比较可靠的征象。如果阴道流血较多，甚至超过月经量，应考虑是否有前置胎盘或胎盘早剥等妊娠晚期出血性疾病。

扫码"看一看"

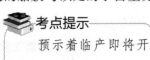

考点提示

预示着临产即将开始最可靠的征象。

二、分娩的物品准备

（一）母亲的用物准备

足够的消毒卫生用品、内裤和内衣，毛巾，大小合适的胸罩以及吸奶器等。

（二）新生儿的用物准备

数套柔软、宽大、舒适、便于穿脱的衣物，质地柔软、吸水、透气性好的纯棉织品尿布或一次性洁净纸尿裤。此外，还需准备婴儿包被、毛巾、梳子、围嘴、爽身粉、温度计等。

三、减轻分娩不适的方法

目前临床有多种方式可协助产妇减轻分娩时的疼痛。所有这些方法都依据 3 个重要前提：①孕妇分娩前已获得有关分娩方面的知识，在妊娠后 8、9 个月时已经进行腹式呼吸运动的练习，且已会应用腹式呼吸运动来减轻分娩时的不适。②临产后子宫阵缩时，保持腹部放松，阵痛的不适感会减轻。③疼痛会借分散注意力而得到缓解。目前常用的减轻分娩时不适的方法如下。

（一）拉梅兹分娩法

拉梅兹分娩法（Lamaze method），又称"精神预防法"，由法国医生拉梅兹提出，是目前使用较广的预习分娩法。首先，根据巴普洛夫（Pavlov）条件反射的原理，在分娩过程中，训练孕妇当听到口令"开始收缩"或感觉收缩开始时，使自己自动放松；其次，孕妇要学习集中注意力于自己的呼吸，排斥其他现象，即利用先占据脑中用以识别疼痛的神经细胞，使痛的冲动无法被识别，从而达到减轻疼痛的目的。具体方法如下。

1. 廓清式呼吸　所有的呼吸运动在开始和结束前均深吸一口气后再完全吐出。目的在于减少快速呼吸而造成的过度换气，从而保证胎儿的氧气供应。

2. 放松技巧　首先通过有意识地刻意放松某些肌肉进行练习，然后逐渐放松全身肌肉。孕妇无皱眉、握拳或手臂僵硬等肌肉紧张现象。可通过触摸紧张部位、想想某些美好事物或听轻松愉快的音乐来达到放松的目的，使全身肌肉放松，在分娩过程中不至于因不自觉的紧张而造成不必要的肌肉用力和疲倦。

3. 意志控制的呼吸　孕妇平躺于床上，头下、膝下各置一小枕。用很轻的方式吸满气后，再用稍强于吸气的方式吐出，注意控制呼吸的节奏。

在宫缩早期，用缓慢而有节奏性的胸式呼吸，频率为正常呼吸的 1/2；随着产程进展，宫缩的频率和强度增加，此时用浅式呼吸，频率为正常呼吸的 2 倍；当宫口开大到 7～8cm 时，产妇的不适感最严重，此时选择喘息－吹气式呼吸，方法是先快速地呼吸 4 次后用力吹气 1 次，并维持此节奏。此比率也可提升为 6:1 或 8:1，产妇视自己情况调整。注意不要造成过度换气。

4. 划线按摩法　孕妇用双手指尖在腹部做环形运动。做时压力不宜太大，以免引起疼痛，也不宜太小，以免引起酥痒感。也可以单手在腹部用指尖做横 8 字形按摩。若腹部有监护仪，则可按摩两侧大腿（图 5-9）。

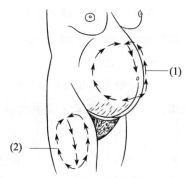

图 5-9　划线按摩法

（二）瑞德法

瑞德法（Dick-Read method）由英国医师迪克-瑞德

（Dick－Read）所提出。其原理为：恐惧会导致紧张，因而造成或强化疼痛。若能打破恐惧－紧张－疼痛的链环，便能减轻分娩时收缩引起的疼痛。瑞德法也包括采用放松技巧和腹式呼吸技巧。具体做法如下。

1. 放松技巧 孕妇先侧卧，头下垫一小枕，让腹部的力量施于床垫上，身体的任一部分均不交叠。练习方法类似于拉梅兹法。

2. 腹式呼吸 孕妇平卧，集中精神使腹肌提升，缓慢地呼吸，每分钟呼吸 1 次（30 秒吸气，30 秒呼气）。分娩末期，当腹式呼吸已不足以应付时，可改为快速的胸式呼吸。此法目的在于转移注意力，减轻全身肌肉的紧张性；迫使腹部肌肉升起，使子宫能在收缩时轻松而不受限制；维持子宫良好的血液供应。

（三）布莱德雷法（丈夫教练法）

布莱德雷法（Bradley method），由罗伯特·布莱德雷（Robert Bradley）医师提出，通常称为"丈夫教练法"。其放松和控制呼吸技巧同前，主要强调丈夫在妊娠、分娩和新生儿出生后最初几天中的重要性。在分娩过程中，丈夫可以鼓励产妇适当活动来促进产程，且可以指导产妇用转移注意力的方法来减轻疼痛。

本章小结

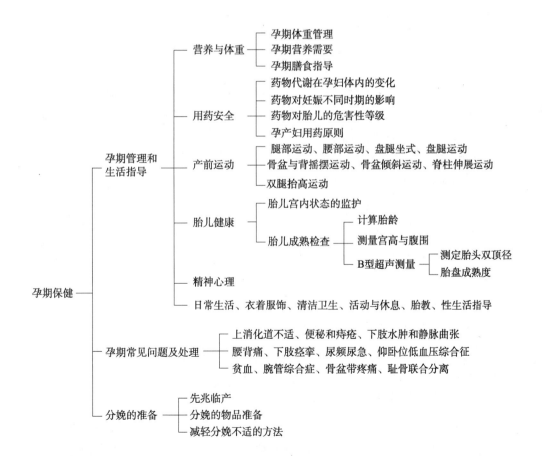

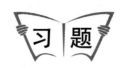

一、选择题

【A1/A2 型题】

1. 关于孕期卫生指导错误的是

    A. 饮食要多样化，注意维生素、钙、铁的补充

    B. 注意清洁卫生，宜淋浴

    C. 孕 32 周后应卧床休息，少活动

    D. 孕 6 个月后要每天擦洗乳头，以防产后哺乳时发生皲裂

    E. 孕期用药要慎重，特别在孕早期

2. 有关胎心率的描述正确的是

    A. 受胎动和宫缩影响，胎心率可发生一过性变化

    B. 胎心 >170 次/分，称心动过速

    C. 早期减速系子宫收缩时脐带受压所致，时间短恢复快

    D. 晚期减速与宫缩无固定关系，是胎儿缺氧的表现

    E. 变异减速是宫缩时胎头受压，脑血流量一时性减少所致

3. 胎儿电子监护过程中提示胎儿缺氧的是

    A. 加速   B. 减速   C. 变异减速   D. 早期减速   E. 晚期减速

4. 下列哪项不是 NST 试验反应型的表现

    A. 胎心变化在 100 ~ 165 次/分   B. 20 分钟内有 4 次胎动

    C. 基线摆动   D. 胎动伴胎心率加速 >15 次/分

    E. 胎动伴胎心加速持续 15 秒

5. 以下哪项不是妊娠中期的常用监护手段

    A. 监测胎心音   B. B 超测量双顶经   C. 测量宫高及腹围

    D. 行妇科检查确定子宫大小是否与妊娠周数相符

    E. 行非整倍体母体血清筛查

6. 自我监测胎动结果，提示异常的是

    A. >3 次/小时   B. <20 次/12 小时   C. <10 次/12 小时

    D. >15 次/12 小时   E. >30 次/12 小时

7. 孕妇自我监护胎儿情况的合适手段为

    A. 胎心听诊   B. 胎动计数   C. 四步触诊法

    D. 早孕反应的出现   E. 测量宫高、腹围

8. 预示着即将临产最可靠的征象是

    A. 见红   B. 不规则宫缩   C. 是否破膜

    D. 规则宫缩   E. 胎儿下降感

9. 女，28 岁，产检时发现血红蛋白 80g/L，血细胞比容 0.20，红细胞计数 32×10^{12}/L，诊断为妊娠期贫血。护士应告诉孕妇在口服铁剂时应同时服用

    A. 维生素 A   B. 维生素 B   C. 维生素 C

    D. 维生素 D   E. 维生素 E

10. 某孕妇，现孕 32 周，长时间仰卧后，出现了仰卧位低血压综合征，主要原因是

    A. 心率增快   B. 脉率增快   C. 脉压减少

    D. 回心血量减少   E. 回心血量增加

11. 孕妇，32 岁，孕 1 产 0，现孕 35 周，LSA，胎心率 145 次/分，监测胎儿宫内安危最简易的方法是

    A. NST   B. B 超检查 AFI   C. 住院观察

    D. 自计胎动数   E. B 超行胎儿生物物理评分

12. 某孕妇现孕 40^{+1} 周，胎心音 120～140 次/分，NST 试验无反应型，应下一步做何检查

    A. CST 试验   B. 12h 胎动计数   C. 测羊水中 L/S 比值

    D. 测羊水 AFP 值   E. 胎儿生物物理评分

【A3/A4 型题】

（13～15 题共用题干）

35 岁经产妇，孕 2 产 1，妊娠 40^{+4} 周，规律腹痛 2 小时入院，肛查宫口开大 2cm，行胎心监护。

13. 此时进行的胎心监护为

    A. NST   B. CST   C. NST 和 CST

    D. TCT   E. 以上都不是

14. 若出现变异减速，可能的原因是

    A. 胎头受压   B. 脐带受压   C. 胎儿缺氧

    D. 胎位异常   E. 过期妊娠

15. 若出现频繁晚期减速，正确的处理是

    A. 人工破膜加速产程进展   B. 静滴缩宫素加强宫缩

    C. 行剖宫产术终止妊娠   D. 人工破膜观察羊水性状   E. 指导产妇用力

（16～17 题共用题干）

某妇，33 岁，已婚，未避孕。平素月经规律，现月经已经过期 10 日。近日晨起有恶心伴呕吐，不能忍受油烟味，略感疲乏。

16. 该妇女为确诊早孕，常做的辅助检查是

    A. B 超   B. 尿妊娠试验   C. 测宫底高度

    D. 宫颈黏液检查   E. 测基础体温

17. 针对该孕妇，下列有关孕早期的饮食指导错误的是

    A. 食物宜清淡、少油，多样化   B. 宜少食多餐   C. 戒烟戒酒

    D. 多吃新鲜水果、蔬菜   E. 可服用三甲氧苯扎胺止吐

二、思考题

女，33 岁，孕 1 产 0，现孕 32 周，来院进行定期产检。主诉孕期无特殊不适，自我监

测胎动不低于 30 次/12 小时。体格检查：体温 37.0℃，脉搏 70 次/分，呼吸 18 次/分，心肺听诊无异常，双下肢无水肿。产科检查：宫高 29cm，腹围 85cm，LOA，胎心率 144 次/分。

请问：

1. 为了了解胎儿宫内情况，该孕妇还需行哪些检查？

2. 如何预测胎儿宫内储备能力？

3. 助产士可以指导孕妇掌握哪些减轻分娩不适的方法？

（李海燕）

扫码"练一练"

第六章　正常分娩

学习目标

1. **掌握**　正常分娩的影响因素；先兆临产与临产的鉴别；各产程的临床表现和助产要点。

2. **熟悉**　正常分娩及其相关概念；以枕先露为例的分娩机制；导乐分娩的工作内容；分娩体位的选择。

3. **了解**　分娩发动的原因和机制；产房的布局及设置。

4. 能运用枕先露的分娩机制，对产程的进展进行综合判断；具备初步辨识产程异常情况的能力。

5. 具有团队协作精神，做到敬畏生命，富有同情心和责任心。

分娩（delivery）指妊娠满 28 周（196 日）及以后，胎儿及其附属物从临产开始到由母体内娩出的全过程。妊娠满 28 周至不满 37 足周（196～258 日）期间分娩，称早产（premature delivery）；妊娠满 37 周至不满 42 足周（259～293 日）期间分娩，称足月产（term delivery）；妊娠满 42 周（294 日）及其以后分娩，称过期产（postterm delivery）。

第一节　分娩动因

分娩动因复杂，学说众多，目前仍不清楚。最新研究认为是多因素综合作用的结果。

一、子宫的生理性变化

临产前子宫静息状态结束，子宫肌层与宫颈的形态及结构发生生理性改变。

（1）子宫肌层缩宫素受体骤增。

（2）子宫肌细胞间隙连接增加，使肌细胞兴奋同步化，增强子宫收缩，增加肌细胞对缩宫素的敏感性。

（3）子宫肌细胞内钙离子浓度增加，为子宫收缩提供能量。

（4）宫颈软化成熟及子宫下段形成。

二、母体的内分泌调节

1. 前列腺素　能诱发宫缩，增加子宫敏感性，并促进宫颈成熟。

2. 雌激素　增加子宫肌细胞间隙连接蛋白，促进缩宫素受体合成；刺激蜕膜及羊膜前列腺素合成与释放；促进子宫收缩及宫颈软化成熟。

3. 缩宫素　促进蜕膜前列腺素合成与释放；促进宫颈成熟及子宫下段形成。

4. 皮质醇激素 皮质醇激素由胎儿肾上腺分泌产生，经胎儿–胎盘单位合成雌激素，激发宫缩。

第二节 影响分娩的因素

影响分娩的因素主要是产力、产道、胎儿及产妇的精神心理因素。若这些因素均正常且相互协调，胎儿可经阴道顺利娩出，则为正常分娩。分娩是一个生理过程，产妇良好的精神心理状态对实现自然分娩至关重要。

一、产力

产力是指将胎儿及其附属物从宫腔内逼出的力量。包括子宫收缩力（简称宫缩）、腹肌和膈肌收缩力（统称腹压）及肛提肌收缩力。

（一）子宫收缩力

子宫收缩力是临产后的主要产力，贯穿于分娩的全过程。它是一种规律、阵发性的收缩（俗称阵痛），可使宫颈管消失、宫口扩张、胎先露下降及胎儿胎盘娩出。正常宫缩具有节律性、对称性、极性及缩复作用的特点。

1. 节律性 子宫体肌收缩是不随意的、有节律的阵发性收缩。每次收缩均是由弱到强（进行期），维持一段时间（极期），再由强到弱（退行期），直至消失进入间歇期（图6–1）。宫缩时宫内的压力升高，子宫肌壁和胎盘血流灌注量减少，宫缩间歇期子宫平滑肌松弛，子宫肌壁和胎盘血流恢复。宫缩的节律性有利于胎儿适应分娩过程，不发生缺氧性损害。

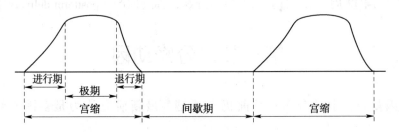

图6–1 临产后正常宫缩节律性示意图

节律性宫缩是临产的标志。临产开始时，宫缩持续30～40秒，间歇5～6分钟。随产程进展，宫缩的持续时间延长，强度增加，间歇期缩短。当宫口开全（10cm）时，宫缩持续时间可达60秒，间歇期仅1～2分钟（表6–1）。

表6–1 临产后的宫缩进展

宫缩情况 产程进展	持续时间	间歇时间	极期时 宫腔压力
临产开始	30～40秒	5～6分钟	25～30mmHg
宫口开全	60秒	1～2分钟	40～60mmHg

2. 对称性和极性 正常宫缩起自于两侧子宫角部，左右对称迅速向宫底中线集中，再以2cm/s的速度向子宫下段扩散，约15秒钟可均匀协调地扩展至整个子宫，此为宫缩的对称性（图6–2）。子宫收缩力以宫底部最强最持久，向下传导过程中逐渐减弱，宫底的收

缩力强度可为子宫下段收缩力的 2 倍，此为子宫收缩力的极性。对称性和极性保证了子宫收缩力的方向指向宫颈口方向。

3. 缩复作用　每当宫缩时，子宫体部肌纤维缩短变宽，间歇期肌纤维虽然松弛变细变长，但不能完全恢复至原来的长度，经反复收缩，宫体部的肌纤维越来越短，称为缩复作用。随着子宫收缩，缩复作用使宫腔容积逐渐缩小，结合子宫收缩力的对称性和极性，迫使胎先露持续下降及宫颈管逐渐缩短直至消失，宫口扩张。

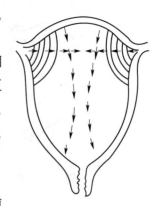

图 6-2　子宫收缩力的
对称性和极性

（二）腹肌及膈肌收缩力

腹肌及膈肌收缩力简称腹压，是第二产程娩出胎儿的重要辅助力量。宫口开全后，每次宫缩时，胎先露部或前羊水囊压迫直肠及盆底组织，反射性引起排便的动作，产妇主动屏气向下用力，腹肌及膈肌用力收缩使腹压增高。增高的腹压促使宫腔内胎儿向下运动，配合有效宫缩，进而促使胎儿娩出。在第三产程，增高的腹压也可使已剥离的胎盘尽快娩出，减少产后出血。在宫口未开全前，过早使用腹压容易造成产妇疲乏和宫颈水肿，致产程延长。

（三）肛提肌收缩力

肛提肌可协助胎先露部在骨盆腔完成内旋转。当胎头枕部位于耻骨弓下时，肛提肌收缩能协助胎头仰伸及娩出。在胎儿娩出后，胎盘降至阴道时，协助胎盘娩出。

📚 **考点提示**
　产力在各产程中的作用。

二、产道

产道是胎儿从母体娩出的通道，分为骨产道和软产道两部分。

（一）骨产道

骨产道指真骨盆，其大小及形状与分娩是否顺利密切相关。分娩过程中骨产道变化较少，因产力和重力的作用，各骨骼之间可能会有轻度的移位，使骨盆容积稍增加。产科学上把骨盆腔分为 3 个假想平面，每个平面由多条径线组成。

1. 骨盆入口平面（pelvic inlet plane）　为骨盆腔上口，呈横椭圆形。其前方为耻骨联合上缘，两侧为髂耻缘，后方为骶岬上缘。有 4 条径线（图 6-3）。

（1）入口前后径　又称真结合径。耻骨联合上缘中点至骶岬上缘中点的距离，正常值平均 11cm。

（2）入口横径　左右髂耻缘间的最大距离，正常值平均 13cm。

（3）入口斜径　左右各一。左侧骶髂关节至右侧髂耻隆突之间的距离为左斜径；右侧骶髂关节至左侧髂耻隆突之间的距离为右斜径。正常值平均 12.75cm。

2. 中骨盆平面（pelvic mid plane）　是骨盆腔最狭窄的部分，为骨盆最小平面，在产科有重要的临床意义。呈纵椭圆形。前方为耻骨联合下缘，两侧为坐骨棘，后方为骶骨下端。有 2 条径线（图 6-4）。

（1）中骨盆前后径　耻骨联合下缘的中点通过两侧坐骨棘连线的中点至后方骶骨下端的距离，正常值平均 11.5cm。

（2）中骨盆横径　又称坐骨棘间径。指左右两侧坐骨棘之间的距离，正常值平均 10cm。其长短与胎先露内旋转关系密切，是评估胎先露部能否通过中骨盆的重要径线。

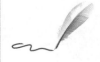

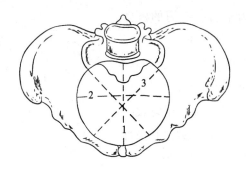

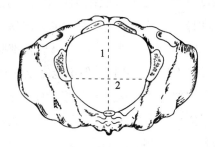

图 6-3　骨盆入口平面各条径线　　　　　　　　图 6-4　中骨盆平面各条径线

1. 前后径；2. 横径；3. 斜径　　　　　　　　　　　1. 前后径；2. 横径

3. 骨盆出口平面（pelvic outlet plane）　为骨盆腔下口。由两个不在同一平面共用一条底边的等腰三角形组成。其共同的底边为坐骨结节间径。

前三角平面顶端为耻骨联合下缘，两侧为耻骨左右降支；后三角平面顶端为骶尾关节，两侧为左右骶结节韧带。有 4 条径线（图 6-5）。

（1）出口前后径　耻骨联合下缘中点至骶尾关节中点的距离，正常值平均 11.5cm。

（2）出口横径　又称坐骨结节间径。两侧坐骨结节内侧缘之间的距离，正常值平均 9cm。

（3）出口前矢状径　耻骨联合下缘中点至坐骨结节间径中点的距离，正常值平均 6cm。

（4）出口后矢状径　骶尾关节至坐骨结节间径中点的距离，正常值平均 8.5cm。当出口横径稍短（<8cm），

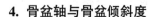

图 6-5　骨盆出口平面各条径线

1. 出口横径；2. 出口前矢状径；3. 出口后矢状径

而出口横径与后矢状径之和大于 15cm 时，一般正常大小的胎儿可通过后三角区经阴道娩出。

4. 骨盆轴与骨盆倾斜度

（1）骨盆轴（pelvic axis）　为连接骨盆各平面中心点的假想曲线。此轴上段向下向后，中段向下，下段向下向前（图 6-6、6-7）。分娩时，胎儿沿此轴完成一系列分娩机制，助产时也应按骨盆轴方向协助胎儿娩出。

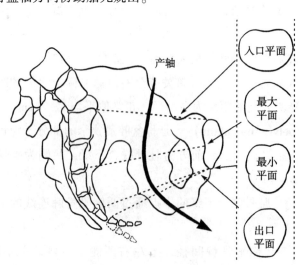

图 6-6　骨盆各平面

（2）骨盆倾斜度（pelvic inclination）　女性站立时，骨盆的入口平面与水平面形成的角度，称为骨盆倾斜度，一般为60°。若骨盆倾斜度过大，会影响胎头衔接（图6-8）。

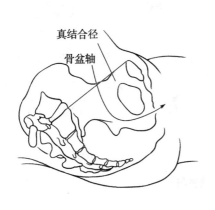 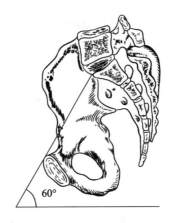

图6-7　骨盆轴　　　　　　　　　　图6-8　骨盆倾斜度

（二）软产道

软产道是由子宫下段、宫颈、阴道及骨盆底软组织构成的弯曲管道。

1. 子宫下段的形成　子宫下段由非妊娠时的子宫峡部（约1 cm）伸展形成。妊娠12周后，子宫峡部逐渐扩展，成为宫腔的一部分，妊娠晚期逐渐拉长形成子宫下段。临产发动伴随规律宫缩，子宫下段进一步拉长至7~10 cm，成为软产道的一部分（图6-9）。因缩复作用，临产后的子宫体肌壁越来越厚，子宫下段肌壁因被扩张牵拉，越来越薄，子宫上下段的肌壁薄厚不同，在宫体与子宫下段之间形成一环形隆起，称为生理缩复环（physiologic retraction ring）（图6-10）。正常情况下，不易自腹部见到。

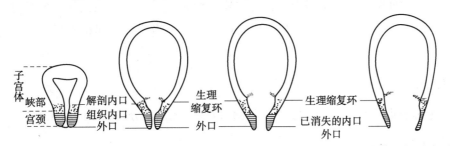

(a)非妊娠子宫　(b)足月妊娠子宫　(c)分娩第一产程妊娠子宫　(d)分娩第二产程妊娠子宫

图6-9　子宫下段的形成及宫颈口扩张

2. 宫颈的变化

（1）宫颈软化成熟　由于雌激素、前列腺素、缩宫素等激素及炎性细胞因子的作用，宫颈间质中胶原蛋白分解、胶原纤维重新排列，透明质酸及含水量明显增加，同时，硫酸表皮素量下降，使宫颈软化成熟。

（2）宫颈管消失　临产前宫颈管长2~3 cm，初产妇较经产妇稍长。临产后由于规律宫缩及缩复作用的牵拉、胎先露部下降及前羊水囊的压迫扩张作用，使宫颈内口向

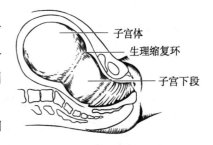

图6-10　临产后软产道变化

上、向外扩张，宫颈管呈漏斗状。随着产程的继续，宫颈管逐渐缩短、消失。初产妇宫颈管先消失，宫颈口后扩张；经产妇的宫颈管消失与宫口扩张通常同时进行（图6-11）。

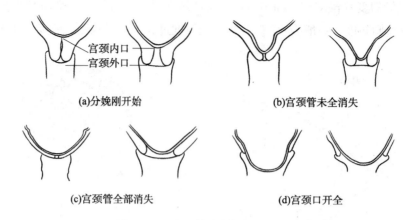

(a)分娩刚开始　　　　　　　　　(b)宫颈管未全消失

(c)宫颈管全部消失　　　　　　　(d)宫颈口开全

图6-11　宫颈管消失与宫颈口扩张

　　（3）宫颈口扩张　临产前，初产妇宫颈外口仅容一指尖，经产妇可容一指。临产后，胎先露部衔接使前羊水于宫缩时不能回流，子宫下段处胎膜与蜕膜分离，向宫颈管突出形成前羊膜囊，协助宫口扩张。胎膜多在宫口近开全时自然破裂，破膜后，胎先露部直接压迫宫颈，使宫口扩张更明显。

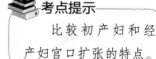

考点提示

　　比较初产妇和经产妇宫口扩张的特点。

　　3. 骨盆底、阴道及会阴的变化　临产后前羊膜囊及胎先露的下降可使阴道上部扩张。破膜后，胎先露直接压迫骨盆底，使软产道下段形成一个向前弯曲的筒状通道，前壁短后壁长，阴道外口朝向前方，阴道黏膜皱襞展平，阴道扩张加宽。肛提肌向下及向两侧扩展，肌纤维拉长，会阴体由5 cm厚变薄为2～4 mm，以利于胎儿通过。阴道及骨盆底的结缔组织和肌纤维于妊娠期肥大、血管增粗，血运丰富，组织变软、伸展性良好。分娩时，会阴体能承受一定压力，一般不会影响分娩，但若产力使用不当或会阴保护不当，也会造成会阴裂伤。

三、胎儿

　　影响分娩的胎儿因素包括：胎儿大小、胎位以及有无造成分娩困难的胎儿畸形。

（一）胎儿大小

　　胎儿大小是决定分娩顺利与否的重要因素之一。而胎头是胎儿身体最大、最不易变形的部分。因此，胎头是衡量胎儿大小的最重要、最常用指标。胎头径线增大或胎头颅骨较硬、不易变形，尽管骨盆大小正常，也可引起相对头盆不称，导致难产。巨大儿，胎儿肩围或胸围大于胎儿头围径线时，也可导致难产。

　　1. 胎头颅骨组成

　　（1）颅骨　胎头颅骨由两块顶骨、额骨、颞骨及一块枕骨构成。

　　（2）颅缝　颅骨间的膜状缝隙称颅缝，额骨与顶骨之间为冠状缝，两侧顶骨之间为矢状缝，顶骨与枕骨之间为人字缝，颞骨与顶骨之间为颞缝，两额骨之间为额缝。

　　（3）囟门　两颅缝交界空隙较大处，称为囟门。位于胎头前部的菱形区域，称前囟（大囟门）；位于胎头后部的三角形区域，称后囟（小囟门）（图6-12）。囟门和矢状缝是确定胎位的重要标志。颅缝与囟门的存在，使胎头有一定的可塑性，在通过产道时，颅骨可轻度重叠，使头颅变形体积缩小，以利于胎头娩出。

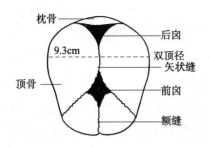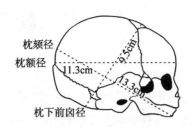

图6-12 胎儿颅骨、颅缝、囟门及胎头径线

2. 胎头径线 主要有4条。

（1）双顶径（biparietal diameter，BPD） 为两顶骨隆突之间的距离，是胎头最大的横径，足月时平均值约9.3cm，临床常通过B型超声测量此值判断胎儿大小。

（2）枕额径（occipito frontal diameter） 是鼻根上方至枕骨隆突间的距离，足月时平均值约11.3cm。胎头多以此径线衔接。

（3）枕下前囟径（suboccipitobregmatic diameter） 为前囟中央至枕骨隆突下方的距离，足月时平均值约9.5cm。枕下前囟径是胎头侧面观的最小径线，胎头俯屈后以此径线通过产道。

（4）枕颏径（occipito mental diameter） 为颏骨下方中央至后囟顶部的距离，足月时平均值约13.3cm。面先露时胎头以此径线通过产道。

（二）胎位

产道是一纵形管道，纵产式（头先露或臀先露）时，胎体纵轴与骨盆轴相一致，胎儿较易通过产道。头先露时，胎头大而硬，可使软产道充分扩张，其余胎体部分较易娩出。臀先露时，胎臀较胎头周径小且软，产道不能充分扩张，头颅娩出时无变形机会，使胎头娩出困难。横产式（肩先露）时，胎体纵轴与骨盆轴垂直，足月活胎不能通过产道，对母儿威胁极大。

（三）胎儿畸形

当胎儿某一部分发育异常，如脑积水（hydrocephalus）、联体儿（conjoined）等，因为胎头或胎体过大，通过产道困难，造成难产。

四、精神心理因素

分娩是一个自然的生理过程，对产妇却是一种持久而强烈的应激源。分娩应激会引起一系列特征性的心理情绪反应，如焦虑、恐惧和抑郁。大部分产妇会对分娩有这样或那样的担忧，比如能否正常分娩、分娩过程中的疼痛能否承受、胎儿是否健康、胎儿的长相性别是否满意等。产妇的这种情绪改变，使机体产生内分泌紊乱，交感神经兴奋，心率加快、血压升高、呼吸急促、气体交换障碍，降低或失去了对分娩的自控力，对疼痛的恐惧和分娩的紧张会导致宫缩乏力、宫口扩张缓慢、胎先露下降受阻，产程延长，胎儿缺氧，而出现胎儿窘迫、产后出血等。产科医生和助产士应增加对此影响因素的关注，在分娩过程中，尽量消除产妇紧张焦虑的心理状态，指导产妇相应的放松技巧，给予分娩减痛或镇痛措施，利于分娩顺利完成。

第三节　枕先露的分娩机制

分娩机制（mechanism of labor）指胎儿先露部通过产道时，为适应骨盆各平面的不同形态，而被动地进行一系列适应性的转动，以最小径线通过产道的全过程。现代助产理论强调胎儿在这一过程中的主动性作用，其在宫缩作用下的旋转运动和原始生理反射对完成分娩起着重要作用。临床上枕先露占 95.55% ~ 97.55%，以枕左前位最多见。现以枕左前位为例来说明其分娩机制，包括：衔接、下降、俯屈、内旋转、仰伸、复位、外旋转及胎体娩出等动作。

一、衔接

胎头双顶径进入骨盆入口平面，胎头颅骨最低点接近或达到坐骨棘水平，称为衔接（engagement）。胎头以枕额径衔接，呈半俯屈状态进入骨盆入口。因枕额径（11.3cm）大于骨盆入口前后径（11cm），胎头矢状缝坐落于骨盆入口右斜径上，枕骨在骨盆入口的左前方。初产妇多在预产期前 1 ~ 2 周内衔接，经产妇多在分娩开始后衔接（图 6 - 13）。若初产妇临产后胎头仍未衔接，需警惕头盆不称。

二、下降

胎头沿骨盆轴前进的动作即为下降（descent），是胎儿娩出的首要条件。随着规律宫缩，下降动作始终间歇性地贯穿于分娩全过程。初产妇因宫口扩张缓慢及软组织阻力大，胎头下降速度较经产妇慢。胎头下降的程度作为临床上判断产程进展的重要标志之一，以胎先露部颅骨最低点与坐骨棘水平之间的关系来表示。

三、俯屈

胎头下降至骨盆底时，遇肛提肌阻力，处于半俯屈状态的胎头枕部进一步俯屈（flexion），使胎儿的颏部更加接近胸部，胎头由原来衔接时的枕额径（11.3cm）变为枕下前囟径（9.5cm），利于胎头适应产道继续下降（图 6 - 14）。

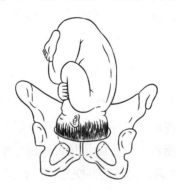
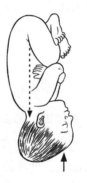

图 6 - 13　胎头衔接　　　　图 6 - 14　胎头俯屈

四、内旋转

胎头到达中骨盆平面时，为适应中骨盆平面的特点，枕左前位的胎头枕部向母体前方旋转45°，使胎头矢状缝与中骨盆及骨盆出口前后径相一致的动作为内旋转（internal rotation)（图 6-15），有利于胎头下降，此时胎肩并未转动。通常在第一产程末完成内旋转动作。

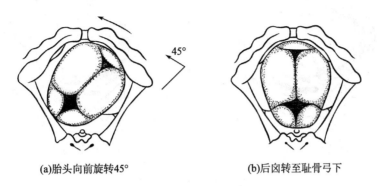

(a)胎头向前旋转45°　　　　　　(b)后囟转至耻骨弓下

图 6-15　胎头内旋转

五、仰伸

胎头完成内旋转后，俯屈的胎头继续下降至阴道外口。宫缩和腹压迫使胎头下降，而肛提肌收缩又将胎头向前推进，在两者的合力作用下使胎头沿骨盆轴下段向下向前的方向前进。第二产程宫口开全后，胎头经拨露后着冠，胎头枕骨下部达耻骨联合下缘时，以耻骨弓为支点，胎头逐渐仰伸（extention），胎头的顶、额、鼻、口、颏相继娩出（图 6-16）。当胎头仰伸时，胎儿双肩沿左斜径进入骨盆入口。

六、复位及外旋转

胎头娩出时，胎儿双肩径沿骨盆入口左斜径下降。胎头娩出后，胎头枕部向母体左外旋转 45°，以恢复胎头与胎肩的正常解剖关系，此为复位（restitution）。胎肩在盆腔内继续下降，到达中骨盆平面时，为了适应中骨盆平面前后径长、横径短的特点，胎儿前（右）肩向前向中线（顺时针）旋转 45°时，胎儿双肩径转成与骨盆出口前后径相一致的方向，此时胎头枕部需在母体外继续向母体左外侧旋转 45°，以保持胎头和胎肩的正常解剖关系，胎头的这一步旋转称为外旋转（external rotation）（图 6-17）。

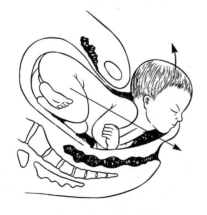 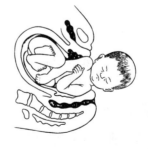

图 6-16　胎头仰伸　　　　　图 6-17　胎头外旋转

七、胎肩及胎体娩出

胎头完成外旋转后，胎儿前肩在耻骨弓下娩出，胎体侧弯，后肩从会阴前缘娩出（图6-18），最后胎体及胎儿下肢随之娩出，完成胎儿分娩的全部过程。

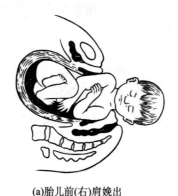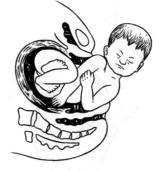

(a)胎儿前(右)肩娩出　　　　　　　(b)胎儿后(左)肩娩出

图 6－18　胎儿肩部娩出

考点提示

分娩机制的动作顺序、特点和完成时间。

第四节　先兆临产、临产及产程分期

故事点睛

旁白：赵女士，26 岁，初产妇，因停经 39^{+4} 周，阴道见红 4 小时，腹部阵痛 3 小时入院。孕期检查情况正常。2017 年 3 月 13 日晨起 5 时发现内裤上有血性分泌物。6 时开始下腹部疼痛，每次持续约 30 秒，间隔 6~8 分钟，上午 9 时入院待产。入院时检查：血压 110/65mmHg，宫高 33cm，腹围 96cm，头先露，胎心率 145 次/分，宫缩每次持续约 30 秒，间隔 5~6 分钟。阴道检查：宫颈管消失，宫颈口开大 2cm，胎头已入盆，S^{-1}，枕左前位，胎膜未破，可触及前羊膜囊。骨盆外测量正常。

人物：由 2 位学生分别担任故事人物，进行即兴表演。

请问：

1. 该产妇是否临产？为什么？

2. 为了解母儿情况，应该做哪些检查？

一、先兆临产

在分娩发动之前，会出现一些预示孕妇即将临产的征兆，称为先兆临产（threatened labor），又称分娩先兆。包括：假临产、胎儿下降感及见红（详见第五章第三节）。

二、临产

临产（in labor）是指规律且逐渐增强的子宫收缩，持续 30 秒及以上，间歇 5~6 分钟，同时伴有进行性宫颈管消失、宫颈口扩张以及先露部下降。规律宫缩是临产开始的重要标志，此时用镇静药物不能抑制。

"假临产"与"真临产"的鉴别

假临产　1. 不规律　宫缩的持续时间（＜30秒）及间歇时间不固定。

　　　　2. 昼伏夜出　一般夜晚出现，清晨消失。

　　　　3. 镇静剂可抑制。

　　　　4. 三个"不伴随"　不伴随有宫颈管消失、宫颈口扩张及先露部下降。

临　产　1. 规律　宫缩的持续时间（≥30秒）、间歇时间（5~6分钟）相对固定。

　　　　2. 镇静剂不能抑制。

　　　　3. 三个"相伴随"　伴随有宫颈管消失、宫颈口扩张及先露部下降。

三、产程及产程分期

分娩的全过程是指从出现规律宫缩开始至胎儿、胎盘娩出为止，简称总产程。一般不超过24小时，不短于3小时。临床上根据不同阶段的特点，又将其分为三个产程。

（一）第一产程（宫颈扩张期）

从临产开始直至宫口完全扩张，即开全（10cm）为止。初产妇需11~12小时，经产妇需6~8小时。

（二）第二产程（胎儿娩出期）

从宫口开全到胎儿娩出的全过程。初产妇需1~2小时，不超过2小时，经产妇通常数分钟即可完成，不超过1小时。

（三）第三产程（胎盘娩出期）

从胎儿娩出到胎盘娩出，即胎盘剥离和娩出的全过程。需5~15分钟，不超过30分钟。

2014年新产程标准及处理的专家共识

产程分期	旧的产程标准	新的产程标准
潜伏期延长	临产开始至宫颈口扩张3cm，超过16小时	初产妇超过20小时，经产妇超过14小时（不作为剖宫产指征）
活跃期	宫颈口扩张3cm至宫颈口开全	宫颈口扩张6cm作为活跃期的标志
活跃期停滞的诊断	初产妇1.2cm/h，经产妇1.5cm/h，连续2小时不进展	宫口扩张≥6cm，且胎膜破裂，正常宫缩，宫口停止扩张≥4小时，或宫缩欠佳宫口停止扩张≥6小时，可诊断活跃期停滞。活跃期停滞可作为剖宫产的指征
第二产程延长的诊断标准	初产妇超过2小时，经产妇超过1小时	未行硬脊膜外阻滞，初产妇超过3小时、经产妇超过2小时；行硬膜外阻滞，初产妇超过4小时、经产妇超过3小时

第五节　第一产程的评估和助产要点

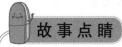 **故事点睛**

　　旁白： 赵女士，6 时开始出现下腹部疼痛，每次持续约 30 ~ 40 秒，间隔 5 ~ 6 分钟，于上午 9 时入院待产。入院时检查：血压 110/65mmHg，宫高 33cm，腹围 96cm，头先露，胎心率 145 次/分，宫缩每次持续约 30 ~ 40 秒，间隔 5 ~ 6 分钟。阴道检查：宫颈管消失，宫颈口开大 2cm，胎头已入盆，S^{-1}，枕左前位，胎膜未破，可触及前羊水囊。骨盆外测量正常。

　　人物： 由 2 位学生担任故事人物，进行即兴表演。

　　请问：

　　1. 对该产妇如何进行产程的观察？

　　2. 如果该产妇产程进展顺利，助产要点有哪些？

一、护理评估

（一）健康史

　　查看孕期检查记录，了解产妇的一般情况，重点了解年龄、身高、体重、营养状况。询问末次月经、预产期、婚育史等，对既往有不良孕产史者要了解原因。询问本次妊娠的经过，有无腹痛、阴道流血等异常情况。重点询问产妇目前状况，有无临产先兆，是否临产，如已临产，要进一步了解产程开始的时间，宫缩的频率、持续时间及强度，是否破膜及羊水性状等情况。

（二）身体状况

1. 全身状况

　　（1）一般状况　观察产妇生命体征，评估精神心理状态、进食情况，有无口唇干裂、水电解质紊乱、尿潴留及肠胀气等，评估产妇活动和休息等情况。

　　（2）疼痛　询问产妇对疼痛的感受，观察产妇的反应，了解疼痛的部位及程度。根据产妇状态和认知水平选择不同的疼痛评估工具，如数字评分法、文字描述评定法、面部表情疼痛评定法等进行疼痛评估及结果评价。

2. 专科情况

　　（1）子宫收缩　进入产程后要认真观察并记录子宫收缩情况，包括宫缩持续时间、间歇时间和强度等。产程开始时，子宫收缩力弱，持续时间较短（20 ~ 30 秒），间歇时间较长（5 ~ 6 分钟）。随着产程的进展，宫缩强度增加，持续时间延长，间歇时间缩短。当宫口开全时，宫缩持续时间可达 1 分钟及以上，间歇期仅 1 分钟或稍长，子宫收缩力最强。

　　（2）胎心　胎心率是产程中极为重要的观察指标。转入待产室的产妇首先应评估胎心情况。正常胎心率是 110 ~ 160 次/分。临产后更要严密监测胎心的频率、规律性和宫缩后胎心有无变异。

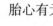

（3）宫口扩张和胎头下降　宫口扩张和胎头下降的速度和程度是产程观察的两个重要指标，临床主要通过阴道检查进行判断。

1）宫口扩张　随宫缩渐频且强度不断增加，宫颈管逐渐缩短展平，宫口扩张。当宫口开全时，宫口边缘消失，子宫下段及阴道形成宽阔的管腔。根据宫颈口扩张速度不同，将其划分为潜伏期（latent phase）和活跃期（active phase）两个阶段：潜伏期指从临产开始至宫颈口扩张3cm，约需8小时，最长时限为16小时，此期宫口扩张速度慢，1cm/2～3h；活跃期指从宫颈口扩张3cm至宫颈口开全，约需4小时，最长时限8小时，此期间宫口扩张速度加快。活跃期又划分为3个时期：加速期是指宫口扩张3～4cm，约需1.5小时；最大加速期是指宫口扩张4～9cm，约需2小时；减速期是指宫口扩张9～10cm，约需30分钟。

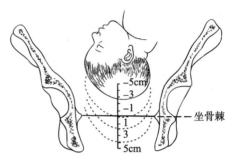

图6-19　胎头下降程度评估

2）胎头下降　临床上以胎头颅骨最低点与坐骨棘平面的关系来评估胎头下降程度。颅骨最低点平坐骨棘平面为"0"，在坐骨棘平面上1cm时，以"-1"表示；在坐骨棘平面下1cm时，以"+1"表示，其余依此类推（图6-19）。潜伏期胎头下降不明显，活跃期下降加快。一般宫口开大至4～5cm时，胎头应达坐骨棘水平。

（4）产程图　产程图是通过描记宫口扩张及胎头下降情况，反映并指导产程的处理。最早产程图采用的是美国的"Friedman产程曲线"。经过不断完善修改，形成现有的、以临产时间（小时）为横坐标、纵左侧坐标代表宫口扩张程度、纵右侧坐标代表胎头下降程度（cm）的产程图（图6-20）。

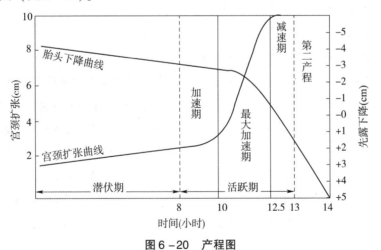

图6-20　产程图

（5）胎膜破裂　简称破膜。胎儿先露部衔接后，将羊水分隔成前、后两部分，在胎先露部前方的羊水量不多，约100ml，称前羊水，形成的囊称前羊膜囊。宫缩时前羊膜囊楔入宫颈管内，有助于扩张宫口。随着产程的进展，宫缩持续加强，羊膜腔内压力升高，当增加到一定程度时，胎膜自然破裂，前羊水流出。自然分娩时破膜多发生在宫口近开全时。

（三）心理-社会支持状况

与产妇及家属交谈，并通过对产妇行为和表情的观察，了解产妇对疼痛的耐受性以及对正常分娩的信心，是否存在不良情绪以及思想顾虑。评估产妇的家庭和社会支持系统的

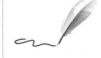

作用。亲人，尤其是配偶的陪伴和关爱，是缓解产妇紧张、焦虑的情绪，促进分娩顺利进行的重要条件。

（四）辅助检查

可使用多普勒仪、胎儿电子监护仪等监护胎儿宫内情况。

二、常见护理诊断/问题

1. 疼痛 与临产后逐渐增强的子宫收缩有关。

2. 不适的改变 与子宫收缩、陌生环境、心理紧张等因素有关。

3. 焦虑 与缺乏分娩知识，担心能否顺利分娩有关。

三、护理目标

（1）产妇能正确应对分娩阵痛并能出主动配合医护工作促进产程进展。

（2）产妇表示不适程度减轻。

（3）孕妇情绪保持稳定，对正常分娩有信心。

四、护理措施

（一）入院护理

产妇入院时，协助办理住院手续，向产妇及家属介绍产房环境和主管医务人员。及时采集病史并完成护理病历书写。

（二）生命体征监测

临产后，宫缩频繁致出汗较多，加之阴道血性分泌物及胎膜破裂羊水流出，易诱发感染的发生。在进行基础护理的同时，做好体温监测，如发现异常，及时汇报医生后进行相应处理。血压在宫缩时上升 5~10mmHg，间歇期恢复，产程中每隔 4~6 小时测量 1 次，若发现血压升高或高危因素，应增加测量次数，必要时给予适当处理。

（三）专科护理

1. 胎心监测 监测胎心的常用方法如下。

（1）胎心听诊 采用胎心听诊器或超声多普勒仪，在宫缩间歇期时进行。潜伏期每隔 1~2 小时听诊一次，活跃期每 15~30 分钟听诊一次，每次听诊 1 分钟。此方法简单有效，但不能分辨胎心的瞬间变化，不能识别胎心率变异以及胎心率与宫缩、胎动的关系，容易忽略胎心的早期改变。

（2）电子胎心监护 用电子胎心监护仪描记胎心曲线。在产时可以观察胎心率及其变异，同时观察胎心率与宫缩、胎动的关系。如出现 CST 阳性，或胎心率基线 <110 次/分，或 >160 次/分，均提示胎儿缺氧，应立即查找原因并给予产妇吸氧、改变卧位等处理，并通知医生。

（3）连续胎心监护 当间断胎心听诊发现异常，或者产妇高危，持续胎心监护是加强胎儿监护的一种重要方法。

2. 观察宫缩 观察宫缩的常用方法如下。

（1）触诊法 助产人员将手掌放于产妇腹壁宫底部，宫缩时可感到宫体隆起变硬，间歇期宫体松弛变软。宫缩强度以（+）、（++）、（+++）表示，判读有明显主观性，无法量化。

（2）仪器检测 用电子胎心监护仪描记宫缩曲线，可测出宫缩的强度、频率及持续时间，是反映宫缩比较客观的指标。包括外监护和内监护。外监护在临床应用较普遍，适用于第一产程的任何阶段。将宫缩压力探头固定于产妇腹壁宫体近宫底部，可连续描记40分钟，必要时可延长观察时间或重复监测。内监护适用于胎膜已破、宫口扩张至少1cm者。内电极固定于胎儿头皮，测定宫腔静止压力及宫缩时的压力变化，结果较外监护更准确，但有宫腔感染、胎儿头皮损伤等缺点，较少使用。

产程中要求潜伏期每2~4小时观察1次宫缩，活跃期每1~2小时观察1次，一般需要连续观察至少3次宫缩。根据产程进展情况决定处理方法，若产程进展好则继续观察；若产程进展差，子宫收缩欠佳应及时处理。

3. 宫颈扩张和先露下降程度的判断　临床通过阴道检查或肛门检查判断宫口扩张及胎先露下降程度。

（1）阴道检查　阴道检查能直接摸清胎头，触及矢状缝及囟门，确定胎方位；了解宫颈消退和宫颈口扩张情况；进行骨盆内测量，了解骨产道情况，以决定分娩方式。阴道检查适用于肛查时胎先露不明、宫口扩张不明、疑有脐带先露或脐带脱垂、轻度头盆不称经试产4~6小时产程进展缓慢者。前置胎盘则是阴道检查的禁忌证。阴道检查应在严密外阴消毒后进行，检查者戴无菌手套。阴道检查次数不宜过多，每4小时1次，以免增加感染机会。研究表明，在有效的外阴消毒条件下，阴道检查可取代肛门检查。

（2）肛门检查　检查者可经直肠了解尾骨活动度、坐骨棘是否突出，并可评估宫口扩张情况，确定胎先露部、胎位及胎先露下降程度。与阴道检查相比，对骨盆后壁情况的检查有一定优势，但目前较少采用。

4. 胎膜破裂的处理　胎膜多在宫口近开全时自然破裂。一旦胎膜破裂，应立即听诊胎心，并观察羊水性状和流出量、有无宫缩，同时记录破膜时间。正常羊水的颜色随孕周增加而改变。足月以前，羊水是无色、澄清的液体；足月时因有胎脂及胎儿皮肤脱落细胞、毳毛、毛发等小片物混悬其中，羊水呈轻度乳白色并混有白色的絮状物。若羊水粪染，胎心监测正常，宫口开全或近开全，可继续观察，等待胎儿娩出。若破膜超过12小时未分娩者，应给予抗生素预防感染。

> **考点提示**
> 第一产程重点观察的指标及监测方法。

（四）支持性护理

1. 环境和清洁　提供安静舒适的环境，保持室内空气清新、温湿度适宜。条件允许时可以安排在独立待产室和分娩室或者家庭化产房，以避免产妇间相互干扰。保持产妇清洁卫生，如协助擦汗、更换衣物和床单等。破膜后，为保持外阴清洁及预防感染，必要时可给予会阴擦洗。

2. 饮食指导　临产后产妇胃肠道功能减弱，加之宫缩引起的不适，产妇多不愿意进食，有些还会出现恶心、呕吐等情况。为了保证体力，助产人员应鼓励产妇在宫缩间歇期少量、多次进食高热量、易消化的清淡食物及液体，如牛奶、米粥等，也可以进食水果、饮料等。

3. 活动与休息　临产后，应鼓励产妇采取舒适体位，多采用直立体位（坐、站、行走、蹲）或侧卧位，有利于缓解疼痛，促进产程进展。如有胎膜破裂，胎先露高浮或臀位者，应警惕脐带脱垂；有严重并发症（高血压）和合并症（心脏病）者遵医嘱采取合适体位。初产妇或距前次分娩已多年的经产妇，如果休息欠佳，在临产早期估计胎儿短期内不能娩出者，可肌内注射盐酸哌替啶促进产妇休息；如果产妇疲倦，胎儿在短期内可能娩出者可静脉缓慢推注地西泮注射液，促进休息。

4. 排尿与排便 临产后，鼓励产妇每2~4小时排尿一次，以免膀胱充盈影响宫缩及先露下降。若因胎先露压迫引起排尿困难者，应警惕有无头盆不称，如发生尿潴留，可进行导尿，不必保留尿管。产妇有便意，需判断直肠是否有大便和宫颈扩张的程度，排便时需有人陪伴。过去认为在临产初期给予温肥皂水灌肠可以促进产程进展，目前已被证实无效。

5. 疼痛护理 对产妇疼痛程度进行评估，根据具体情况选择合适的减轻疼痛的方法。非药物镇痛为首选，可鼓励产妇自由体位，对产妇进行腰背部按摩，根据宫缩调整呼吸等。通过各种途径，让产妇放松，有效减轻疼痛。

6. 心理护理 增强分娩信心，提供良好的分娩环境，提倡一对一导乐陪伴分娩，条件允许时可提供家庭化产房，允许丈夫或家人在分娩过程中陪伴、安抚产妇，增加产妇安全感。助产人员态度温和、耐心，加强与产妇的沟通。

五、护理评价

（1）产妇有不同程度的疼痛减轻和不适缓解，保持适当的摄入和排泄。

（2）产妇情绪稳定，能做到主动参与并积极配合分娩的过程。

第六节　第二产程的评估和助产要点

一、护理评估

（一）健康史

了解第一产程的进展和处理，有无出现产妇和胎儿异常表现。

（二）身体状况

1. 一般状况 观察产妇的生命体征、评估精神心理、饮食和大小便等情况。

2. 专科评估

（1）规律宫缩增强　宫口开全进入第二产程后，宫缩频率及强度达到高峰，宫缩持续约1分钟或以上，宫缩间歇缩短至1~2分钟。

（2）排便感　胎先露部下降至盆底并压迫直肠时，反射性引起排便感，产妇不自主屏气用力，协同宫缩使胎头进一步下降。同时肛门逐渐松弛张开，宫缩时更加明显。

（3）胎头拨露与胎头着冠　随产程进展，会阴逐渐膨隆、变薄，胎头于宫缩时露出阴道口，间歇时又缩回阴道内，称胎头拨露（head visible on vulval gapping）。经过几次拨露，胎头外露部分不断增加，直至胎头双顶径越过骨盆出口平面，在宫缩间歇时不再回缩至阴道内，称胎头着冠（crowning of head）（图6-21）。

（4）胎儿娩出　胎头着冠后会阴极度扩张，胎头枕骨到达耻骨弓下，并以此作为支点，胎头完成仰伸，额、鼻、口、颏相继娩出，等待1~2次宫缩，胎头完成复位和外旋转，前肩、后肩、胎体相继娩出，后羊水也随之涌出，宫底降至平脐，第二产程结束。胎儿娩出后产妇顿觉轻快。经产妇用时短，仅需几次宫缩胎头就能娩出。

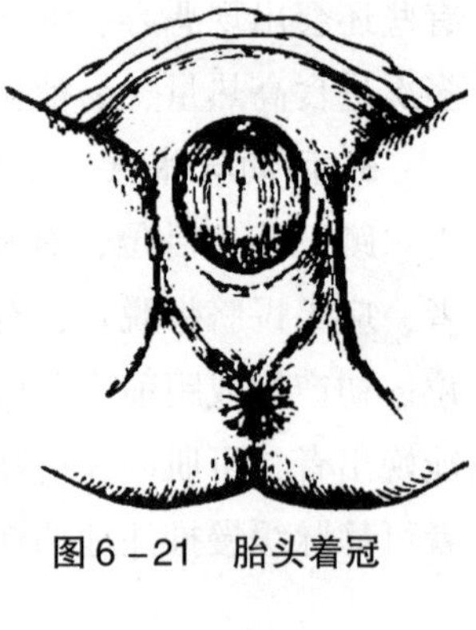

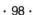

图6-21　胎头着冠

（三）心理-社会支持状况

评估产妇目前心理状况，有无焦虑、紧张、恐惧等情绪。

（四）辅助检查

可用多普勒仪、胎儿电子监护仪等，监护胎儿宫内情况。

二、常见护理诊断/问题

1. 有母婴受伤的危险　与会阴保护及接生手法不当有关。

2. 知识缺乏　缺乏正确使用腹压的知识。

3. 焦虑　与对分娩结局的不确定有关。

三、护理目标

（1）未发生严重的软产道裂伤及新生儿产伤。

（2）产妇能正确使用腹压，顺利分娩。

（3）产妇情绪稳定，能主动配合完成分娩。

四、护理措施

（一）一般护理

助产士陪伴产妇，全程给予心理支持，缓解紧张情绪。提供生活照顾，宫缩间歇鼓励产妇补充水分，保证产妇体力。

（二）专科护理

1. 密切观察产程和监测胎心　第二产程宫缩强且频繁，影响胎盘血运，易造成胎儿窘迫。需密切监测胎心，每5~10分钟听诊一次，有条件时鼓励使用无线设备或可移动监护设备，以免限制产妇活动。若发现第二产程延长或胎心变化，应立即检查处理，争取尽快结束分娩。

2. 指导产妇屏气用力　宫口开全后胎先露部压迫骨盆底组织，引起肛提肌收缩产生便意，促使产妇在宫缩时自发性向下屏气用力。正确的用力方法是：产妇取半坐卧位，双腿屈曲外展，双足蹬在产床上，两手紧握产床上的把手。宫缩时，嘱产妇深吸气后屏住，然后紧闭双唇和声门如排大便样向下用力，时间尽可能长，中间可短暂换气后再次屏气。每次宫缩反复屏气用力2~3次，宫缩过后，指导产妇放松休息。

 考点提示　指导产妇屏气用力地方法。

3. 接产准备　当初产妇宫口开全、经产妇宫口扩张4cm且宫缩规律有力时，做好接产准备工作。

（1）产房环境和用物准备　产房温度24~26℃，湿度50%~60%。配备空气消毒或净化设施、负压吸引设施、供氧设施以及多普勒胎心听诊仪、电子胎心监护仪、心电监护仪、新生儿复苏台等母婴抢救设备和相关药品。要求物品齐全，功能完好。

（2）产妇准备　①排空膀胱。若产妇膀胱充盈不能自行排尿，应为其行导尿术，以免影响胎头下降、胎盘娩出及子宫收缩。②接产人员在初产妇胎头拨露3~4cm时，经产妇宫口近开全后，会阴体膨隆紧张时，准备接生。要求产妇仰卧于产床上，两腿屈曲分开，暴露外阴部，臀下放便盆或塑料布、一次性垫单，用消毒棉球蘸肥皂水根据外阴清洁状况擦洗外阴部2~3次，用消毒干纱球盖住阴

扫码"看一看"

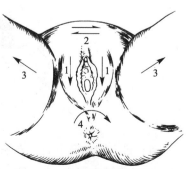
图6-22　临产后会阴消毒

道口，防止冲洗液流入阴道。顺序是大阴唇、小阴唇、阴阜、大腿内上1/3、会阴及肛门周围，然后用温开水冲掉肥皂水。最后用消毒液消毒2~3次（图6-22），取下阴道口纱布和臀下便盆或塑料布，铺无菌巾于臀下。接产者准备接产。

（3）接产者准备　根据产程进展掌握洗手时间。助产士按无菌操作常规洗手、穿手术衣、戴手套，打开产包，铺好消毒巾，准备接产。

（4）接产　仰卧位接产法。

1）保护会阴　综合会阴条件（会阴体长度及弹性）、胎儿大小、胎心状况、产程进展等，评估是否需要进行会阴切开术。保护会阴从阴唇后联合紧张时开始，直至胎肩娩出为止。方法：接生者站在产妇右侧，助产人员的右肘支在产床上，右手拇指与其余四指分开，掌内垫以无菌巾，当宫缩时，向上向内托住会阴部，同时左手轻压胎头枕部，协助胎头俯屈（图6-23a）。宫缩间歇时，稍微放松右手，避免按压过久引起会阴水肿。

2）协助胎头仰伸　当胎头枕部在耻骨弓下露出时，应嘱产妇在宫缩时张口哈气，间歇时稍向下屏气，左手协助胎头仰伸（图6-23b），使胎头缓慢娩出。

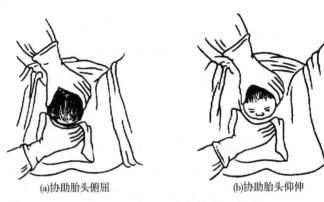

(a)协助胎头俯屈　　　　(b)协助胎头仰伸

图6-23　协助胎头俯屈和仰伸

3）挤出口鼻内的黏液和羊水　胎头娩出后，右手仍应注意保护会阴，左手自鼻根向下颏挤出口鼻腔内的黏液和羊水。

4）协助胎头复位、外旋转　枕左前位时，枕部转向产妇左侧；枕右前位，枕部转向产妇右侧，使胎儿双肩径与骨盆出口前后径相一致。

5）娩出胎肩　左手向下轻压胎儿颈部，使前肩自耻骨联合下自然滑出（图6-24a），随后上托胎颈，使后肩自会阴体前缘缓慢娩出（图6-24b）。

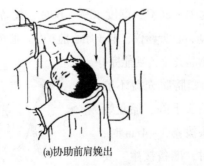

(a)协助前肩娩出　　　　(b)协助后肩娩出

图6-24　娩出胎肩

6）娩出胎体及下肢　双肩娩出后，右手离开会阴部，双手协助胎体及下肢以侧位娩出，后羊水随之涌出。记录胎儿娩出时间。将聚血盆置于产妇臀下，以计出血量。

7）脐带绕颈的处理　胎头娩出后，检查有无脐绕颈。若发现脐带绕颈1周且较松时，用手将脐带沿胎肩上推或沿胎头下滑；若脐带绕颈2周以上或过紧时，松解脐带，用两把止血钳将其一段夹住，从中间剪断，注意避免损伤胎儿颈部（图6－25），后再协助胎肩娩出。

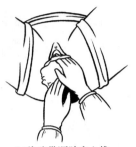
(a)将脐带顺胎肩上推

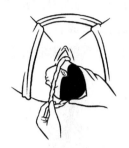
(b)将脐带从胎头退下

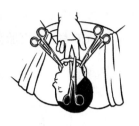
(c)用两把血管钳夹住一段脐带从中间剪断

图6－25　脐绕颈处理

五、护理评价

（1）产妇能正确使用腹压，胎儿顺利娩出。

（2）产妇软产道没有严重裂伤，新生儿没有产伤。

知识拓展

WHO 对产时技术的分类

WHO 总结了十几年来各国对产时技术的研究，提出建议如下。

（1）有用的、鼓励使用的　陪伴分娩、自由体位、口服营养、全面支持、心理保健、非药物镇痛。

（2）常用但不适宜的　常规输液、全身镇痛、饮食控制、硬膜外麻醉、电子胎心监护、缩宫素滴注、常规侧切、严格控制第二产程、家属戴口罩。

（3）无效的　灌肠、强迫体位、肛查、剃毛。

第七节　第三产程的评估和助产要点

一、护理评估

（一）健康史

了解第一、二产程的经过、处理和产妇、新生儿的情况。

（二）身体状况

1. 一般状况　胎盘娩出后，立即测量产妇的生命体征，如正常可每小时测一次，如有异常，应增加测量次数并立即报告医生。产后注意观察产妇有无面色苍白、烦躁不安、寒战、打哈欠、出冷汗等表现，及时询问产妇的感受，有无口渴、头晕、心慌、乏力、尿频或肛门坠胀感等，警惕产后出血、休克、阴道壁血肿等并发症，及时发现羊水栓塞早期征

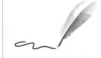

兆。有妊娠合并症的产妇，还需密切注意其意识和尿量，并记录出入量。

2. 产科评估

（1）胎盘剥离　胎儿娩出后，宫底下降至平脐，宫缩暂时停止，产妇感到轻松。数分钟后宫缩重新出现，宫体变硬。随着子宫的缩复，宫腔明显缩小，而胎盘不能相应缩小，胎盘与子宫壁发生错位剥离，剥离面出血形成胎盘后血肿。随血肿增大，使局部压力增加，胎盘剥离面不断扩大，直至胎盘完全从子宫壁剥离娩出（图6-26）。

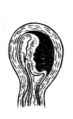 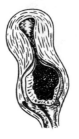

(a)胎盘剥离开始　　　　(b)胎盘降至子宫下段　　　　(c)胎盘娩出后

图6-26　胎盘剥离时及胎盘娩出后的子宫形状

1）胎盘剥离征象　①宫体变硬呈球形，宫底上升达脐上。②阴道口外露的脐带自行延长。③阴道少量出血。④在产妇耻骨联合上方轻压子宫下段，将宫体上推，外露的脐带不回缩。

> **考点提示**
> 胎盘剥离的征象。

2）胎盘剥离及娩出方式　胎盘娩出有两种方式。①胎儿面娩出式（Schultze mechanism）：胎盘从中心开始剥离，形成胎盘后血肿，而后向周边剥离，特点是先见胎盘的胎儿面娩出，后见少量阴道流血，临床多见。②母体面先娩式（Duncan mechanism）：胎盘从边缘开始剥离，而后中心剥离，血液沿剥离面流出。特点是先见较多阴道流血，后见胎盘母体面娩出，临床少见。

（2）子宫收缩及阴道出血　胎盘娩出后，可按摩子宫，促进子宫收缩，准确测量阴道流血量，并注意观察阴道流血的颜色变化。对可能发生产后出血的高危产妇，如过度疲劳、多次宫腔操作史、巨大胎儿或急产者，尤其提高警惕，并做好抢救的准备，出现异常情况及时通知医生。

（3）会阴伤口情况　检查会阴、阴道、宫颈有无裂伤，侧切伤口有无深延，观察阴道出血的色、量，伤口有无水肿、渗血等，注意保持伤口的清洁，减少恶露污染伤口的机会。注意产妇有无会阴及肛门不适或坠胀感。

（三）心理-社会支持状况

及时发现产妇的焦虑或抑郁症状，针对焦虑的原因进行心理疏导和安慰，确保产妇顺利度过分娩期。

二、常见护理诊断/问题

1. 潜在并发症　产后出血、新生儿窒息。

2. 有角色不称职的危险　与会阴切口疼痛、产后疲惫或对新生儿性别、外貌不满意有关。

三、护理目标

（1）不发生产后出血、新生儿窒息。

（2）产妇与新生儿之间有亲子互动。

四、护理措施

(一) 一般护理

严密观察产妇生命体征, 预防产后出血。密切观察新生儿状况, 促进母乳喂养。做到早接触、早吸吮、早开奶。

(二) 专科护理

1. 新生儿护理

(1) 清理呼吸道　胎儿娩出后, 用预热的毛巾擦干新生儿身体并注意保暖。无须常规使用洗耳球清理新生儿呼吸道, 若新生儿咽部及鼻腔分泌物较多, 可用洗耳球吸引, 以免发生吸入性肺炎。吸引时新生儿侧卧位或头偏向一侧, 先口腔后鼻腔。当确认呼吸道内的羊水和黏液已吸净而新生儿仍未啼哭时, 可轻拍足底或抚摸新生儿背部, 当出现大声啼哭则表示呼吸道已通畅。

(2) 新生儿 Apgar (阿普加) 评分　判断新生儿有无窒息及窒息程度。以新生儿出生后 1 分钟内的心率、呼吸、肌张力、喉反射及皮肤颜色 5 项体征为依据, 每项 0~2 分 (表 6-2), 满分为 10 分。8~10 分属于正常; 4~7 分为轻度窒息, 又称青紫窒息, 经一般处理通常可恢复正常; 0~3 分为重度窒息, 又称苍白窒息, 应紧急抢救。对缺氧严重的新生儿, 应在出生后 5 分钟、10 分钟再次评分, 直至连续两次评分均 ≥8 分。1 分钟评分反映胎儿在宫内的情况; 5 分钟及以后评分反映复苏效果, 与预后关系密切。新生儿 Apgar 评分以呼吸为基础, 皮肤颜色最灵敏, 心率是最后消失的指标。复苏有效顺序为心率→反射→皮肤颜色→呼吸→肌张力。肌张力恢复越快, 预后越好。

表 6-2　新生儿阿普加评分标准

体征	0 分	1 分	2 分
心率	无	<100 次/分	≥100 次/分
呼吸	无	慢, 不规律	规则、啼哭
肌张力	瘫软	四肢稍曲	活动活跃
喉反射	无反应	皱眉	哭声响亮
皮肤颜色	青紫、苍白	身体红润, 四肢青紫	全身红润

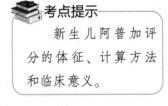

考点提示

新生儿阿普加评分的体征、计算方法和临床意义。

(3) 脐带处理　等待脐带搏动消失后 (或胎盘娩出后), 用两把止血钳钳夹脐带, 两钳间隔 2~3cm, 中间剪断。用 75% 乙醇消毒脐根及周围, 用无菌棉线在距脐根 0.5cm 处结扎第一道, 再在结扎线上 0.5cm 处结扎第二道, 避免过度用力勒断脐带。在第二道结扎线上 0.5cm 处剪断脐带, 挤出断面残血, 再用 0.5% 碘附溶液或 75% 乙醇溶液消毒脐带断面, 用无菌纱布覆盖好, 再用脐带布包扎。目前常用气门芯、脐带夹、血管钳等方法取代双重脐带结扎法, 并要求脐带断端暴露于空气中, 等待脐带自然干燥脱落。

(4) 早接触, 早吸吮　在新生儿出生后 30 分钟内, 对产妇和新生儿进行首次接触。一般在生后 3~5 分钟脐带搏动停止, 即可放置到母亲腹部, 开始早接触 (skin-to-skin care), 并帮助新生儿吸吮母亲的乳头。早接触、早吸吮不仅能促进产妇子宫的产后恢复, 减少阴道出血, 还有利于锻炼新生儿吸吮和吞咽反射, 同时能很好地增进母子情感交流。

(5) 新生儿查体和记录　与产妇一同确认新生儿性别, 并做初步查体, 有无头颅血肿, 有无锁骨骨折, 四肢能否自由活动, 有无明显畸形如六指、生殖器畸形, 两侧睾丸是否下降，有无肛门闭锁等。称体重、测量头围与身长。在新生儿病历记录单上印上新生儿足印和母亲拇指印，系好标有母亲姓名、床位号、新生儿性别、体重、身长、出生时间的脚和（或）手腕带。

2. 胎盘、胎膜娩出

（1）协助胎盘、胎膜娩出　正确判断胎盘剥离征象，切忌过早用手按揉或下压子宫、牵拉脐带。确认胎盘已完全剥离时，协助胎盘娩出。方法是：宫缩时，助产人员一手牵拉脐带，另一手经腹壁握住宫底并按压。当胎盘娩出至阴道口时，助产人员双手捧住胎盘，向一个方向旋转并缓慢向外牵拉，协助胎盘、胎膜完整娩出（图6-27）。如果在娩出过程中发现胎膜有部分断裂，可用血管钳夹住断裂胎膜的上端，继续朝原方向旋转，直至胎膜完全娩出。胎盘、胎膜娩出后，继续按摩宫底刺激子宫收缩，若宫缩不佳，宫体不硬，应使用缩宫素，预防产后出血。

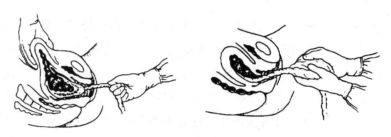

图6-27　协助胎盘、胎膜娩出

（2）检查胎盘、胎膜　将胎盘平铺，先检查胎盘母体面，注意有无小叶缺损，测量胎盘直径与厚度。然后将脐带提起，检查胎膜是否完整，再检查胎儿面边缘有无断裂血管，以便及时发现是否有副胎盘（图6-28）存留。若有副胎盘或部分胎盘残留，无菌操作下徒手取出残留组织。若手取困难，可用大号刮匙清宫。怀疑有少许胎膜残留时，可促进宫缩，让其自然排出。

3. 软产道检查　胎盘娩出后，应仔细检查会阴、小阴唇内侧、尿道口周围、阴道、阴道穹隆及宫颈有无裂伤，如有裂伤应立即缝合。

4. 预防产后出血　正常分娩出血量一般不超过300ml。对有产后出血史或易发生宫缩乏力的产妇，可在胎儿前肩娩出时，静注缩宫素10~20U，也可在胎儿前肩娩出后，立即肌内注射缩宫素10U，加强子宫收缩，促进胎盘迅速剥离减少出血。若胎盘未完全剥离而出血多，或胎儿已娩出30分钟胎盘仍未排出时，应行人工剥离胎盘术（图6-29）。

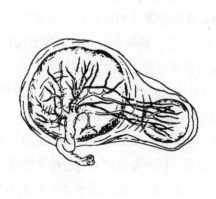

图6-28　副胎盘

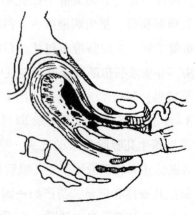

图6-29　手取胎盘术

5. 产后 2 小时护理

（1）观察出血情况　产后 2 小时又称为第四产程，是产后出血最常发生的时期。应重点监测血压及脉搏。注意子宫收缩情况、宫底高度、膀胱是否充盈、阴道流血量、会阴及阴道有无血肿等，发现异常情况，立即报告医生并配合处理。

考点提示

　产后 2 小时应重点观察的内容。

（2）清洁舒适　及时更换产妇臀下无菌垫，清洁外阴。协助产妇擦汗更衣，取舒适体位，并注意保暖。

6. 心理支持　鼓励产妇注意休息，多亲近孩子，协助产妇和新生儿进行皮肤接触和早吸吮，建立母子情感。允许家属陪伴，发挥支持系统的作用，防止出现产后抑郁症、产后出血、血压升高等并发症。

五、护理评价

（1）产妇接受新生儿，并与新生儿之间有亲子互动。

（2）产妇产后出血量＜500ml。

第八节　分娩期疼痛管理

分娩疼痛主要因为宫缩、宫颈阴道扩张、会阴伸展及盆底受压，经主要感觉神经传导至 $T_{11} \sim S_4$ 脊神经后，再上传到大脑痛觉中枢而产生。

一、分娩疼痛对母儿的影响

分娩时的剧烈疼痛使产妇体内发生一系列神经内分泌反应。疼痛加重了产妇紧张焦虑的情绪，引起紧张 - 疼痛综合征，体内去甲肾上腺素及肾上腺素等分泌增加，使血管收缩、胎儿缺氧、宫缩乏力、产程延长。疼痛促使产妇大量出汗，甚至大喊大叫，恶心呕吐，引起代谢性酸中毒。呼吸加快，过度通气，使胎盘氧交换降低，胎儿因缺氧而酸中毒。剧烈而漫长的疼痛使产妇的心理承受巨大压力，对妊娠分娩产生恐惧。

二、分娩镇痛的意义

（1）减少产妇身体和心理的不良刺激，增强产妇自然分娩的信心，促进阴道分娩。

（2）减少母体消耗，提高耐痛阈，减轻母体胎儿的缺氧程度，促使产程顺利进行。

三、影响分娩疼痛的因素

1. 心理因素　产妇分娩时害怕、焦虑、恐惧的心理，会增加对疼痛的敏感性。坚定分娩信心，可缓解分娩疼痛。

2. 身体因素　既往有痛经史者血液中分泌更多的前列腺素，会引起强烈的子宫收缩，分娩疼痛更剧烈；经产妇分娩疼痛较轻；难产常伴随更为剧烈的疼痛。

3. 社会因素　产妇对分娩的认知、家人的鼓励支持、其他产妇的表现、分娩环境及氛围等，都可影响分娩疼痛。

4. 文化因素　产妇受教育程度、家庭文化背景、信仰、风俗等都会影响对疼痛的耐受性。

四、分娩镇痛的方法

包括非药物镇痛和药物镇痛，应遵循自愿、安全的原则对不同产妇，实施个性化分娩镇痛方式。

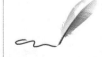

（一）非药物镇痛

1. 人文关怀 人性化、家庭化设计产房及走廊，如墙壁颜色可采用较柔和的粉色或绿色，可摆放绿植或婴儿卡通画等。温馨的产房布置和家庭化的设施布局，可有效减轻产妇对陌生环境的不适，尽快放松下来，达到减痛的目的。

2. 呼吸法 可转移产妇注意力，放松肌肉，有效减轻分娩疼痛。宫缩不强时，可深呼吸，随着宫缩增强，可采取快慢交替法，提高产妇自我控制感。

3. 产时按摩 可以按摩产妇腰背部，有节律地轻揉按压，放松产妇紧绷的肌肉，减轻疼痛（图6-30）。

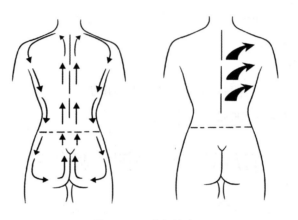

图6-30　背部按摩

4. 自由体位 无禁忌证时，可采取站立、坐、蹲、侧卧、仰卧、半坐位、手膝位等体位。每次改变体位后，注意胎心及宫缩变化，及时记录（详见本章第九节）。

5. 其他 水疗、经皮电刺激（减痛仪）、穴位按摩、香薰、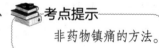冷热敷等方法。

> **考点提示**
> 非药物镇痛的方法。

（二）药物镇痛

1. 药物镇痛的原则 ①对产妇及胎儿副作用小。②起效快，安全可靠，给药方便。③避免运动阻滞，不影响宫缩和产妇活动。④产妇清醒，能配合。⑤满足整个产程镇痛要求。

2. 常用方法 ①连续硬膜外镇痛：镇痛平面恒定，效果确切，母婴耐受良好。②腰麻-硬膜外联合阻滞：起效快，用量少。③产妇自控硬膜外镇痛：便于给药，易掌控剂量。④产妇自控静脉镇痛泵：不影响腹肌和下肢肌力。⑤氧化亚氮吸入镇痛：起效快、苏醒快。

3. 用药时机 从产程开始至第二产程均可用药。

4. 适应证 ①产妇自愿。②无硬膜外禁忌证。③无阴道分娩禁忌证。

5. 禁忌证 ①产妇拒绝。②凝血功能障碍。③局部或全身有感染病灶。④低血压或低血容量。⑤产程异常。⑥药物过敏。⑦有严重基础病变：如神经系统疾病、呼吸系统疾病、心血管疾病等。

第九节　分娩体位选择

阴道分娩是胎头通过骨产道各平面，完成分娩机转，顺利娩出的过程。产程中胎儿要承受：产力（子宫收缩力、腹肌和膈肌收缩力及肛提肌收缩力）、胎儿自身重力、羊水产生的浮力。产妇体位的改变可以影响到胎儿受力的变化。

一、传统仰卧位

产妇仰卧于产床，双腿屈曲分开，双脚蹬在产床的脚蹬上，双手握住床边的把手（图6－31），床头可适当抬高。目前大部分医院以这种分娩体位为主，优点在于：便于助产人员观察胎儿、产程进展；便于保护会阴；便于器械助产及处理新生儿；产妇疲劳度相对小。同时，传统仰卧位也有缺点：产妇易出现仰卧位低血压；易引起胎盘血流减少，导致胎儿窘迫；产妇骶尾关节难以扩张，容易引起骨盆出口狭窄；截石位易导致神经损伤；产妇无法利用重力作用，易致产程延长，增加会阴侧切概率。

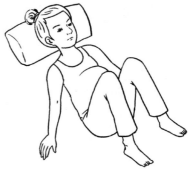

图6－31 传统仰卧位

二、自由体位

WHO《正常分娩临床实用指南》指出：产程中运用运动和体位改变可对分娩产生更积极的效果，应促使产妇采取更舒适、更符合生理的体位。分娩过程中，若母儿状况均良好，可鼓励产妇采取自由体位分娩，如侧卧位、半卧位、坐位、站位、蹲位、手膝位等。可结合各自产房的具体分娩器械情况、产妇的舒适度及助产人员观察的便利，采取不同的分娩体位。

（一）侧卧位

产妇侧卧于产床，屈髋屈膝，臀与膝盖放松。可在两腿之间或背部放一枕头（图6－32）。此体位骶骨不受压，骨盆出口相对较大。

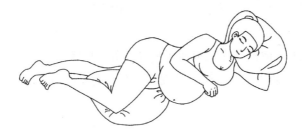

图6－32 侧卧位

（二）半卧位

产妇半卧于产床，上身与床夹角大于45°（图6－33）。枕后位或胎心窘迫时不宜采用。

（三）坐位

产妇上半身垂直或前倾坐于产床上，或椅子、分娩球上（图6－34）。借助重力优势，促进胎儿下降。

（四）站位

产妇站立，上身倾靠在支持物上，可同时左右摆动骨盆（图6－35）。此体位可增大骨盆入口，借助重力优势，促进产程进展。

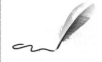

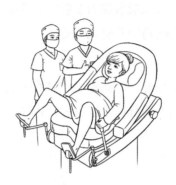

图 6-33 半卧位

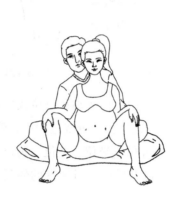

图 6-34 坐位

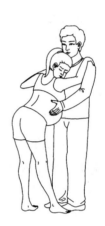

图 6-35 站位

（五）蹲位

产妇双脚站于床上或地板，双手握住床栏，或在陪伴者协助下采取低蹲或半蹲位（图 6-36）。可促进产妇向下用力欲望，同时增大骨盆出口径线，促进胎儿下降。

（六）手膝位

产妇双膝跪于床上或地板上（地板铺床垫或膝盖戴护膝），身体前倾，双掌或双拳着地支撑自己（图 6-37）。利于枕后位胎儿的旋转，有效缓解产妇腰部不适。

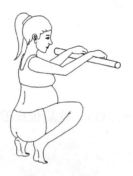

图 6-36 蹲位

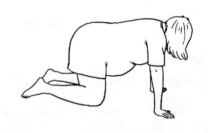

图 6-37 手膝位

自由体位是为了改善骨盆骨骼排列，增加骨盆径线；利用重力作用，促进产程；改善子宫-胎盘血流，增加胎儿氧供；减少紧张、恐惧与不安的情绪；促进舒适，适当缓解产痛。本着以上原则，可在促进产妇舒适、产程进展顺利、母婴安全的前提下，由产妇自愿选择自由体位。若在体位改变过

考点提示

自由体位的优点。

程中，出现产妇疼痛加剧，胎心异常，或出现任何产科指征时，应及时采取有效干预措施。

第十节　导乐陪伴分娩

一、导乐陪伴分娩的概述

"导乐"音译自希腊文"Doula"。导乐陪伴分娩是指由有分娩经验或助产经验的女性，在产前、产时及产后给予产妇持续的陪伴，包括生理、心理、情感上的支持，使产妇顺利完成分娩过程。

1996年，美国开始"导乐分娩"，是世界上开展此项分娩最早的国家。导乐陪伴分娩是以产妇为中心的"一对一"服务模式，给予产妇充分的安全和依赖感，可有效减轻产妇分娩疼痛，明显消除产妇的产时紧张情绪。专业、耐心的导乐陪伴可以让产妇安心。

二、"导乐"的基本要求

"导乐"可由有生育经验或经过专业训练，有爱心、耐心和责任心，善于与不同类型的人沟通交流；熟悉分娩过程及相关知识，能及时提供各种非药物分娩镇痛方法供产妇知情选择，具有临危不乱能力的人担任。

三、导乐陪伴分娩实施的必要性

产妇对分娩的认知和信念受周围人和环境的影响，分娩经历对产妇及其家庭的影响是重要而持久的。促进产时服务模式联盟（CIMS）1996年提出爱母行动，提出产妇有按自己意愿选择分娩陪伴者的权利，不得限制导乐或其他分娩陪伴者对孕产妇进行精神和体力的支持。几乎100%的产妇都期望在待产和分娩过程中有人陪伴。研究表明，导乐服务对分娩结局有积极的影响，可以缩短产程、减少产后出血、降低剖宫产率、减少产后抑郁等。

四、导乐陪伴分娩的工作内容

1. 产前　导乐在产前来到产妇身边，与产妇进行接触，了解她的心理状态，向她介绍分娩知识，介绍临产及产程进展的相关信息，了解产妇的一般情况及心理状态，与产妇建立情感交流，陪伴产妇及其家属熟悉医院环境。

2. 产时　向产妇讲解分娩的生理过程，为产妇进行心理疏导，树立产妇对分娩的信心，帮助产妇采取减痛措施减轻疼痛，细心观察产妇，给予生活照顾，及时与医护人员进行有效沟通。

（1）第一产程　指导产妇放松，采取舒适体位，避免长时间仰卧。宫缩间歇期引导产妇全身放松，鼓励进食、饮水，定时排尿；宫缩时帮助产妇使用呼吸、按摩等方法减痛，避免产妇过早使用腹压。

（2）第二产程　及时告知产妇产程进展，给予精神上的鼓励。指导产妇正确使用腹压。为产妇实施生活护理，如进食、饮水、擦汗等。

（3）第三产程　与产妇共同分享喜悦，鼓励产妇配合助产人员或医生完成胎盘娩出、会阴伤口缝合等操作。帮助产妇与新生儿进行早接触、早吸吮等。

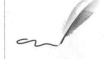

五、导乐陪伴分娩的优点

有"导乐"陪伴的产妇由于有了安全感、自信心及科学指导，能有效缩短产程，减少缩宫素的使用，减少镇痛药物的应用，提高自然分娩率。且产后母体恢复快，产后抑郁减少，提高了母乳喂养率，母体对婴儿关心照顾多，使婴儿发病率降低。导乐陪伴分娩体现了WHO倡导的"爱母分娩行动"的实质，使分娩回归自然。

第十一节　产房的安全管理和风险防范

一、现代产房设置和环境管理

（一）产房设置的基本要求

1. 人性化　产房能容纳支持者和陪伴者，配备必要的支持工具和设备。环境氛围安静、舒适、保护隐私。

2. 以母婴为中心　孕产妇和胎婴儿是产房的主体，产房的空间设计和基本配置首先要满足主体活动的需要。

3. 符合医院感染预防与控制　有规范的消毒隔离管理制度和措施。

产房的标准化配置可依据不同地区的经济条件、不同级别医院的功能定位、医疗水平、国家及当地的相关要求等进行合理配置。

（二）产房布局及设施

产房周围清洁，相对独立，与产科病房、新生儿室及手术室相邻。布局合理，功能分区明确。有条件的医院可设置集待产、分娩、休养于一体的家庭化产房，面积在 $28m^2$ 以上。

1. 功能区划分　室内空调有控温、控湿功能，待产室温度在 $20 \sim 22℃$ ，产房温度维持在 $24 \sim 26℃$ ，湿度维持在 $50\% \sim 60\%$ 。一般产房设置区域包括以下内容。

（1）三个通道　医护通道、患者通道、污物通道。

（2）医护更鞋区、更衣室、淋浴间、卫生间、办公室、值班休息室。

（3）待产室、患者卫生间。

（4）分娩室、隔离分娩室、手术间、无菌物品存放间、刷手区、污物处置间等。独立分娩室每间面积不少于 $25m^2$ ，如为双人分娩室，每床面积不少于 $20m^2$ ，两床间有屏障设施。洗手出水龙头采用非手触式（脚踏式、感应式、肘式）；排水系统功能完善等。

2. 设施　空气消毒或净化设施、负压吸引设施、供氧设施等。

3. 产房配置　照明灯、无菌器械柜、药品柜、产床、多普勒胎心听诊仪、电子胎心监护仪、心电监护仪、负压吸引器、母婴抢救仪器设备；新生儿电子秤、复苏台、保温转运车等。

4. 促进自然分娩辅助用物　分娩球、分娩垫（各种规格）、助行车、按摩器械等。

5. 其他　待产检查用物，接产用物，助产手术器械，母婴急救物品、药品等。

（三）产房环境分区

1. 非限制区　值班休息室、更衣室、更鞋区、宣教室和污物处理区等。

2. 半限制区　医护人员办公室、待产室、敷料准备室等。

3. 限制区 分娩室（分娩室和隔离分娩室）、手术间、刷手间、无菌物品存放间等。

（四）产房感染控制与消毒隔离

1. 感染控制

（1）严格区分无菌区、清洁区、污染区，严格执行消毒隔离措施，保持室内清洁整齐。

（2）凡进入产房的工作人员须更衣，换鞋，戴帽子、口罩。患感染性疾病、皮肤有创伤的工作人员暂停在分娩区工作，进入分娩区的人员必须更衣、换鞋、佩戴口罩和帽子。

（3）助产人员按标准预防的要求做防护后接生。进行可能出现液体（血液、羊水、体液等）喷溅操作时，戴眼罩，穿防水手术衣。

（4）非一次性诊疗器械须由消毒供应中心统一处理配送。

（5）具传染性的孕妇，或欠缺各类检验报告单的孕妇及急诊孕妇，在隔离待产室待产，在隔离产房分娩。

（6）一次性臀垫一人一用一更换。产妇分娩或出科后，产床、床单元要严格消毒。

2. 清洁消毒

（1）产房各区域无浮尘、无清洁死角。每月彻底打扫一次，物品清洁、摆放有序，无过期药品和物品。

（2）物体表面每日用消毒液擦拭消毒，抹布分区使用。

（3）拖把分区使用，每日用 500 mg/L 含氯消毒液拖地 2 次。用后浸泡消毒，悬挂晾干。

（4）血液、体液污染时，用 1000~2000 mg/L 含氯消毒液喷洒或浸泡 30 分钟（污染区域应被消毒液覆盖），再用清水拖洗干净。

（5）接生器械做到一人一用一灭菌。

3. 隔离产房的设置

隔离产房是产科质量检查中重要的内容。除产房的必要条件外，隔离产房的设备和布局要更便于消毒隔离。一般适宜设在产房区的末端位置。入口处有专用的口罩、帽子、隔离衣及鞋等，备有洗手和手消毒设施。可以根据不同疾病采取相对应的隔离措施，有缓冲区并有污物专用通道。

（五）产房医院感染的途径及预防控制措施

1. 感染途径

（1）产房环境布局不合理。

（2）感染预防流程不合理，无菌操作观念不强。

（3）助产器械及产包消毒不严，消毒剂或灭菌机使用管理不当。

（4）医护人员消毒隔离制度及手卫生执行不严格。

2. 预防和控制措施

（1）加强产房建设，设置及流程合理化。

（2）制定合理的感染预防流程，避免不当的侵入性操作。

（3）器械产包消毒灭菌达标，合理使用消毒剂。

（4）加强医护人员手卫生管理，执行标准预防。

知识拓展

一体化产房

一体化产房最早出现在发达国家，包括待产/分娩/恢复（Labor/Delivery/Recovery，LDR）和待产/分娩/恢复/产后（Labor/Delivery/Recovery/Postpartum，LDRP）模式。

一体化产房内有三个区域：家庭区、临床区及辅助区。面积至少在 $28m^2$ 以上。每个房间内助产设施齐全，包括促进自然分娩的各种非药物镇痛设施，如分娩球、分娩车、各种按摩工具等可供产妇根据情况选用。

1. LDR 产房　产妇自临产开始，在同一个房间内完成分娩的全过程，分娩后被转送到产后护理病房。

LDR 产房设在分娩中心内，房间装饰成家庭化，让孕产妇与家属均有居家的感觉。可减少或避免临产产妇在转运过程中发生的母婴不安全因素，减低产妇对环境的陌生感和紧张焦虑。LDR 产房临近手术室、护士站，便于治疗和护理。

2. LDRP 产房　产妇自住院到分娩到产后出院一直使用同一个房间。新生儿一直和母亲在一起，并接受治疗和照顾。

LDRP 产病房多设在病房区，但要与分娩中心手术室联系方便，还要考虑到产后休养对环境的要求，如自然采光、环境安静、视野良好、方便家人探视。

一体化产房分娩模式，目前在我国有条件的医院和分娩中心已经开展实施，此种服务模式也是未来发展的趋势。

二、产房安全管理制度

决定分娩的四种因素（产力、产道、胎儿及产妇精神心理）正常并能相互适应，胎儿可顺利经阴道娩出，即为正常分娩。正常分娩的助产由助产士完成。应加强质量管理和安全督导，保障安全正常分娩。

（一）分娩中的安全质量管理

（1）提供连续性产程支持护理，活跃期后由助产人员提供一对一助产护理。

（2）强化体位管理，鼓励自由体位分娩，提供支持保障工具。

（3）严格掌握缩宫素使用的适应证，保障孕产妇及胎儿安全。

（4）使用非药物减痛，进行应用指导。

（5）准确应用产程图，动态评估产程进展，积极预防分娩并发症。

（6）指导产妇第二产程正确使用腹压，强调自主用力。

（7）适度保护会阴，控制使用会阴切开术。

（8）第三产程积极预防产后出血。检查胎盘、胎膜娩出后的完整性；密切观察产妇生命体征；及时修复产道损伤；分娩结束后在产房内至少留观 2 小时。关注产妇分娩感受，引导分享喜悦的情绪，强化正向体验，降低情绪性产后出血的发生率，帮助实现角色转变。

（9）指导母乳喂养，关注新生儿情况，发现异常及时报告处理。

（二）助产管理制度

助产管理制度包括：助产值班制度、交接班制度、分娩区工作制度、感染控制制度、污物处理制度、消毒隔离制度、产房查对制度、急救药品管理制度、产房危重病人抢救制度、产房新生儿抢救制度、产房死婴管理制度、胎盘处置管理制度、助产人员业务培训制度等。

知识拓展

产房的发展

秦汉时期一般在坟墓或道路旁边，搭草棚，作为临时"产房"。魏晋南北朝时期，孕妇多在家中分娩。20世纪之前，主要是"家庭分娩＋稳婆接生"的分娩模式，因为技术落后，对母婴十分危险。我国最早的产科病房建立于1911年，20世纪30年代，我国的医院分娩系统开始形成，极大降低了孕产妇和婴儿的死亡率。2010年，全国住院分娩率达97.8%，农村的住院率达96.7%。随着产科服务模式转变，传统的产房环境发生了变化，过去简单的产房演变成为以分娩为中心的多功能中心。分娩变得更加科学、舒适、安全。

三、助产十大安全质量目标

目标一 严格执行查对制度，提高助产人员对母婴身份识别的准确性。

（1）落实各项诊疗活动的查对制度，采血、给药或输血时，至少使用两种识别方法。

（2）实施介入或有创诊疗活动前，助产人员要主动与孕产妇及其家属沟通，确认后再操作。

（3）完善母婴识别的具体措施和文件。使用腕带作为孕产妇身份识别的重要标识。助产士与产妇及（或）家属共同确认新生儿性别，填写并佩戴新生儿腕带，留取相应印记。

（4）规范母婴交接流程。新生儿转运、交接要有家属在场，转送者、接诊者及家属要共同确认新生儿身份、性别、交接时间，予以记录并三方签字确认。

目标二 严格执行在特殊情况下助产人员之间有效沟通的程序，正确执行医嘱。

（1）不执行电话医嘱。

（2）紧急抢救情况下，对医师下达的口头医嘱，助产人员应向医师至少重述两次，得到回应方可执行。

（3）对急重症孕产妇接诊做到有效沟通，助产士应快速进行重点评估，将重点内容通知当班医生，迅速采取必要的检查及急救措施。

（4）开通绿色通道抢救的孕产妇，启动抢救预案，努力完成抢救工作。

目标三 严格执行交接班制度，保证产妇安全。

（1）告知待产妇床头呼叫器的使用方法，将其放置于待产妇随手可及处。每班当值助产士向待产妇自我介绍。

（2）在产床旁行交接班，接班者听胎心，检查病历完整度，实时书写护理记录。

（3）交接班内容包括 孕周、产次、血压、体重、血糖、尿蛋白、超声结果、是否有合并症及目前产程情况等。

目标四 加强产程观察，评估产程进展情况，及时识别异常产程。

1. 子宫收缩 观察宫缩特点，识别异常产力。每隔1～2小时观察一次，连续观察三次宫缩，记录宫缩强度、持续时间、间歇时间。

2. 胎心检测　监测胎心变化，识别胎儿窘迫。潜伏期每 30 ~ 60 分钟听一次，活跃期每 30 分钟听一次，每次至少听诊 1 分钟并记录。也可用电子胎心监护仪进行胎心检测。发现异常及时报告医生，对于高危孕妇，推荐连续胎心监护。

3. 宫口扩张及胎先露部下降　适时行阴道检查（或指肛检查），了解胎位情况、宫口开大程度及先露部下降。潜伏期每 4 小时检查 1 次，活跃期每 2 ~ 4 小时检查 1 次。根据产妇宫缩情况及个体差异，可适当增加检查次数。

4. 胎膜及羊水　破膜后记录时间，立即听胎心，观察羊水的颜色、性状及流出量，注意有无脐带脱垂。

目标五　严格执行分娩（手术）安全核查制度及流程。

（1）执行术前确认制度与程序，确认分娩必备的文件资料与物品。

（2）执行安全核查制度，手术医师、麻醉医师、手术室护士共同实施手术安全核查流程，避免病人错误、部位错误、手术错误。

（3）新生儿娩出后由助产士交给产妇或家属查看新生儿性别和外观，查看外观有无异常，告知出生时间、身长、体重。

目标六　严格执行手卫生规范，执行医院感染控制的标准。

（1）配备合格的手卫生设施和设备，安装非手触式水龙头开关，用流动水和洗手液洗手。

（2）执行医护人员手卫生管理制度和实施规范，接生者上台前外科洗手。

（3）执行助产人员接生或手术操作过程中使用无菌医疗器械规范。

（4）接触新生儿前后要清洁洗手或快速手消毒。

目标七　提高用药安全。

（1）建立药品存放、使用、定期检查的规范制度；毒、剧、麻醉药有登记和管理制度，符合规范。

（2）听似、看似、包装相似的药品，多剂型或一品多规药物，要有明确警示标识。

（3）注射药、内服药、外用药严格区分放置，有菌、无菌分类存放。

（4）高危药品不得与其他药品混合存放，须有醒目标志，班班交接。

（5）处方或用药医嘱在转抄和执行时，要严格执行二人核对、签名程序。

（6）注意药物配伍禁忌。

（7）掌握缩宫素使用的适应证，不得滥用，以最小浓度获得最佳宫缩，专人看护。

（8）执行重点药物用药后的观察制度和程序。对于新药、特殊药品建立用药前学习制度。

目标八　建立危急情况报告制度。

（1）产房危机情况一旦发生，立刻多级报告，开通绿色通道，启动应急预案。

（2）产房接获非书面危急值报告信息，复述确认无误后向经治医师或值班医师报告，并记录。

目标九　主动报告医疗不良事件。

（1）倡导主动报告不良事件。

（2）提倡非处罚性、不针对个人的环境，营造良好的医疗安全氛围。

（3）将安全信息与医院实际相结合，从管理体系、运行机制、规章制度上进行持续的针对性改进。

目标十 鼓励产妇及家属参与分娩过程。

（1）对阴道试产的产妇，向其详细讲解正常分娩的有关知识；对需要剖宫产的产妇，解释手术的相关注意事项。评估孕妇及家属的心理状况，耐心答疑，减轻其焦虑和恐惧。

（2）用药时，告知产妇用药目的及可能的不良反应，请产妇参与药品的核查。

（3）助产人员接生时，告知产妇配合治疗的重要性及配合步骤。

（4）告知产妇及家属提供真实病情及信息的重要性。

（5）教会产妇及家属正确的哺乳方法，预防婴儿误吸。

本章小结

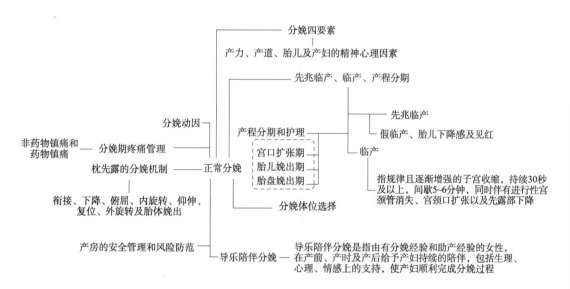

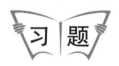

习题

一、选择题

【A1/A2 型题】

1. 分娩时的主要产力是

    A. 膈肌收缩力   B. 腹肌收缩力   C. 肛提肌收缩力

    D. 子宫收缩力   E. 盆底肌收缩力

2. 下列哪种动作贯穿于整个分娩过程

    A. 下降   B. 衔接   C. 外旋转   D. 俯屈   E. 内旋转

3. 产程中判断胎先露下降的重要标志是

    A. 骶髂关节   B. 骶尾关节   C. 耻骨联合   D. 骶骨岬   E. 坐骨棘

4. 接产准备时，外阴部的消毒顺序是

A. 阴阜—大小阴唇—肛门周围—大腿内上 1/3

B. 大腿内上 1/3—肛门周围—大小阴唇—阴阜

C. 肛门周围—阴阜—大腿内上 1/3—大小阴唇

D. 大小阴唇—大腿内上 1/3—阴阜—肛门周围

E. 大小阴唇—阴阜—大腿内上 1/3—肛门周围

5. 非药物镇痛不包括

A. 人文关怀   B. 产时按摩   C. 水疗

D. 硬膜外麻醉   E. 冷热敷

6. 新生儿娩出后，首要的措施是

A. 阿普加评分   B. 记录出生时间   C. 清理呼吸道

D. 保暖   E. 身体检查

7. 关于导乐陪伴分娩，下列叙述错误的是

A. "导乐"音译自希腊文"Doula"

B. 导乐陪伴分娩是指由有分娩或助产经验的女性，在产前、产时及产后给予产妇持续的陪伴

C. 美国是世界上最早开始开展导乐分娩的国家

D. 导乐陪伴分娩是以助产士为中心的"一对一"服务模式

E. 可有效减轻产妇分娩疼痛，明显消除产妇的产时紧张情绪

8. 关于分娩体位的叙述，正确的是

A. 产妇体位的改变不会影响到胎儿受力的变化。

B. 传统仰卧位，产妇无法利用重力作用，易致产程延长

C. 产程中运动和体位改变可对分娩产生不利的效果

D. 产妇无论何时，都可以采取自由体位分娩

E. 为了助产人员接产便利，应采取不同的分娩体位

9. 某产妇入院检查，先露部已入盆，胎心正常，胎膜未破，宫口开 1cm。下述错误的是

A. 鼓励产妇少量多餐   B. 温肥皂水灌肠   C. 宫缩时测血压

D. 外阴清洁备皮   E. 每隔 1~2 小时听胎心 1 次

10. 新生儿娩出 1 分钟时，心率 90 次/分，呼吸 21 次/分，不规律。四肢稍屈曲，吸痰时有反应，皮肤青紫，该新生儿阿普加评分是

A. 6 分   B. 7 分   C. 8 分   D. 5 分   E. 4 分

11. 初产妇，24 岁，孕 40 周，头位，胎膜未破，宫口开全，S^{+2}，胎心 135 次/分，宫缩持续时间 30~40 秒，间隔时间 4~5 分钟。骨盆正常，胎儿估计 3100g，下列处理不恰当的是

A. 人工破膜   B. 吸氧   C. 静滴缩宫素准备接产

D. 胎心监护   E. 肌内注射盐酸哌替啶

12. 经产妇，32 岁，孕 39 周，规律宫缩 6 小时，宫口开大 2cm，胎心 140 次/分，宫缩持续时间 40 秒，间隔 4~5 分钟。产妇叫嚷疼痛难忍，要求剖宫产，正确的处理是

A. 按时听胎心   B. 做好心理调适   C. 严密观察产程

D. 鼓励进食   E. 按时肛查

13. 某产妇，30 岁，阴道分娩后 1 小时，关于产后观察的叙述，错误的是

A. 重点关注产妇的生活需求　　　　　B. 观察产妇生命体征

C. 观察子宫收缩情况　　　　　　　　D. 观察宫底高度及阴道出血量

E. 观察膀胱充盈程度、会阴及阴道有无血肿

【A3/A4 型题】

(14 ~ 15 题共用题干)

某孕妇，31 岁，孕 38 周。今日下午出现腹部疼痛，阵发性，间隔时间不定，每次持续 5 ~ 10 秒，内裤上有血性分泌物。

14. 该产妇应为

A. 先兆临产　　　　　　B. 临产　　　　　　　C. 进入第一产程

D. 进入第二产程　　　　E. 进入第三产程

15. 从晚上开始，产妇自觉腹痛阵发性加重，持续时间约为 40 ~ 45 秒，间隔 4 ~ 5 分钟，此种情况属于

A. 先兆临产　　　　　　B. 临产　　　　　　　C. 进入第一产程

D. 进入第二产程　　　　E. 进入第三产程

(16 ~ 18 题共用题干)

某初产妇，24 岁，孕 39⁺⁵ 周。规律宫缩 6 小时，现宫口已开 3cm，胎膜未破，胎头已入盆，胎心听诊 145 次/分，产妇生命体征平稳，精神良好。

16. 该产妇首先考虑下列哪种方法减轻疼痛

A. 连续硬膜外镇痛　　　　B. 腰麻 - 硬膜外联合阻滞

C. 产妇自控硬膜外镇痛　　D. 产妇自控静脉镇痛泵　　E. 背部按摩

17. 该产妇可选择的分娩体位不包括

A. 侧卧位　　　　B. 半卧位　　　C. 由助产士指定的体位

D. 坐位　　　　　E. 蹲位

18. 为了评估胎儿宫内情况，下列方法不恰当的是

A. 胎心听诊器　　　　　　　　　B. 超声多普勒仪

C. 活跃期每 15 ~ 30 分钟听诊一次　　D. 在宫缩时进行

E. 潜伏期每隔 1 ~ 2 小时听诊一次

二、思考题

1. 简述影响分娩的因素有哪些？

2. 简述子宫收缩力的特点有哪些？

3. 简述胎盘剥离的征象有哪些？

(阎晓丽　杨小玉)

扫码"练一练"

第七章 正 常 产 褥

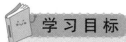

学习目标

1. 掌握 产褥期、子宫复旧、恶露等概念以及产褥期母体生理和心理的主要变化特点、评估要点和护理措施。

2. 熟悉 有利于成功母乳喂养的方法和措施。

3. 了解 产褥期母体生理和心理变化的机制。

4. 学会运用护理程序为产褥期妇女提供系统化整体护理。

5. 具有尊重产妇、热爱生命的人文职业素养，为产妇、新生儿及其家庭提供护理和指导。

从胎盘娩出至产妇全身器官除乳腺外恢复或接近正常未孕状态所需的一段时期，称为产褥期（puerperium），一般为6周。在这段时间内，产妇不仅需要生理的调适，心理方面也会因为孩子的出生、家庭成员的添加、新角色的扮演，以及亲子关系建立的要求，需要进行各方面的调整，了解这些变化及适应过程对做好产褥期的保健、保证母婴的健康具有重要意义。

考点提示

产褥期概念。

第一节 产褥期妇女的生理变化

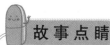

故事点睛

旁白： 小花是一位初产妇，今年26岁，昨天下午由丈夫和母亲陪同入院，今晨5:30顺产一足月健康女婴，在产房观察2小时后未出现大出血及其他不适，安返病房。接待产妇的病房责任护士是小黄。

人物： 由4位学生分别担任故事人物，进行即兴表演。

请问：

1. 产妇回病房后，护士小黄需要做哪些工作？

2. 产妇及其家属向小黄咨询了关于母乳喂养的问题，请问该如何进行指导。

3. 出院前小黄应该为产妇及其家属做哪些健康宣教？

一、生殖系统

产褥期变化最大的是生殖系统，其中又以子宫的变化为显著。

（一）子宫

妊娠子宫自胎盘娩出后逐渐恢复至未孕状态的过程称子宫复旧（involution of uterus），

主要表现为子宫体肌纤维的缩复、子宫内膜的再生、子宫血管变化、子宫颈恢复和子宫下段变化。

1. 子宫体肌纤维缩复 子宫体肌纤维在缩复过程中，肌细胞数量无明显变化，但肌细胞长度和体积明显缩小。这是因为子宫平滑肌细胞胞浆蛋白质被分解，胞质减少所致。随着肌纤维不断缩复，子宫体逐渐缩小，重量也逐渐减轻。产后12小时子宫底平脐或稍高，在产后10天降到骨盆腔内，在耻骨联合上方扪不到宫底，产后6周子宫恢复至正常未孕前大小和形状。胎盘娩出后子宫的重量约为1000g，产后1周时子宫约重500g，产后2周时子宫约重300g，产后6周时子宫逐渐恢复到未孕时50g。

2. 子宫血管变化 胎盘娩出后，胎盘附着面缩小为原来面积的一半，导致开放的螺旋动脉和静脉窦压缩变窄，胎盘附着面得到有效的止血并形成血栓，最后机化，从而出血逐渐减少至停止。在胎盘附着面被新生的内膜修复期间，如复旧不全，可造成持续性恶露流出以及大量无痛性阴道出血；如复旧不良出现血栓脱落，可引起晚期产后出血。

> **考点提示**
>
> 产褥期子宫复旧特点。

3. 子宫颈复原及子宫下段变化 胎盘娩出后，子宫颈松软、壁薄皱起，外口如袖口状。产后2~3日宫口可容纳2指，产后1周宫颈内口关闭，宫颈管复原。产后4周，子宫颈完全恢复至非孕时形态。由于子宫颈外口在分娩时发生轻度裂伤，且多在子宫颈3点及9点处，使初产妇的子宫颈外口由产前的圆形（未产型），变为产后的"一"字形横裂（已产型）。产后子宫下段收缩，逐渐恢复至非孕时的子宫峡部。

4. 子宫内膜再生 胎盘、胎膜从蜕膜海绵层分离排出后，残存的蜕膜分化为两层，表层蜕膜逐渐变性、坏死、脱落，随恶露自阴道排出；接近肌层的新基底层逐渐再生新的功能层，形成新的子宫内膜。产后第3周胎盘附着部位以外的子宫内膜基本修复，胎盘附着部位的内膜修复约需至产后6周。

（二）阴道

分娩后阴道腔扩大，阴道壁松弛，肌张力低下，黏膜皱襞因过度伸展而减少甚至消失。阴道壁肌张力于产褥期逐渐恢复，阴道腔逐渐缩小，黏膜皱襞约在产后3周重新出现，但阴道于产褥期结束时不能完全恢复至未孕时的紧张度。

（三）外阴

分娩后的外阴轻度水肿，产后2~3日自行消退。会阴部若有轻度的撕裂或会阴切口缝合伤口，均能在产后3~4日愈合。处女膜因在分娩时撕裂形成残缺痕迹称处女膜痕。

（四）盆底组织

盆底肌及其筋膜由于分娩时过度扩张导致弹性减弱，且常伴有肌纤维部分断裂。若能于产褥期坚持做产后体操，盆底肌有可能恢复至接近未孕状态。若盆底肌及其筋膜发生严重的断裂，加之产褥期过早参加重体力劳动或剧烈运动，可导致阴道壁膨出，甚至子宫脱垂等。

二、乳房

乳房的主要变化是泌乳。

1. 泌乳的启动 妊娠期孕妇体内雌激素、孕激素、胎盘生乳素升高，促进乳腺发育及初乳形成。分娩后随胎盘娩出，雌激素、孕激素水平急剧下降，对催乳激素的抑制作用显著降低，在催乳激素的作用下，乳房腺泡开始泌乳。以后乳汁的分泌量很大程度上依赖哺乳时吸吮的刺激。当婴儿吸吮乳头时,由乳头传来的感觉信号,经传入神经纤维抵达下丘脑,通过抑制下丘脑分泌的多巴胺及其他催乳激素抑制因子,致使腺垂体催乳素呈脉冲式释放,促进乳汁分泌。同时,吸吮动作还反射性地引起神经垂体释放缩宫素(oxytocin),缩宫素使乳腺腺泡周围的肌上皮收缩,使乳汁从腺泡、小导管进入输乳导管和乳窦而喷出乳汁,此过程称为喷乳反射(图7-1)。

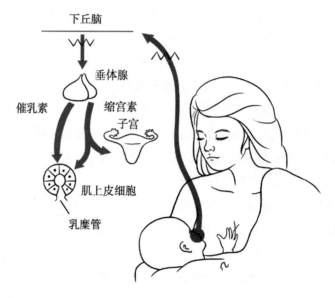

图7-1 泌乳过程

2. 泌乳的维持 婴儿频繁吸吮刺激是保持泌乳的关键,不断排空乳房是重要条件。产妇的信心、精神心理状态、营养、睡眠及健康状况是维持泌乳的必要条件。家庭和社会的支持、产妇及家人母乳喂养相关知识及技能(婴儿正确含接、有效吸吮)的掌握是维持泌乳的重要因素。

3. 母乳的成分 母乳喂养对母儿均有益处。母乳中含有丰富的营养物质,尤其是初乳中含有大量抗体,有助于新生儿抵抗疾病的侵袭。哺乳还有利于产妇生殖器官及有关器官、组织更快地恢复。

(1) 初乳 指产后7日内分泌的乳汁。因含β-胡萝卜素呈淡黄色,含有较多有形物质,故质稠。初乳中含有丰富的蛋白质,是成熟乳的2倍以上,主要是分泌型免疫球蛋白A(IgA)和乳铁蛋白,还有IgM、IgG和补体成分C3、C4等,而脂肪和乳糖含量较成熟乳少,极易被消化,是新生儿早期的天然食物。

(2) 过渡乳 指产后7~14日分泌的乳汁。蛋白质含量逐渐减少,脂肪和乳糖含量逐渐增多。

(3) 成熟乳 指产后14日以后分泌的乳汁。呈白色,蛋白质占2%~3%,脂肪约占4%,糖类占8%~9%,无机盐占0.4%~0.5%,还有维生素等。

(4) 晚乳 指产后半年及以后分泌的乳汁,其营养成分逐渐降低。

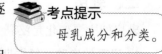

考点提示

母乳成分和分类。

初乳和成熟乳均含有大量的免疫抗体,特别是IgA,可以保护新生儿的肠胃系统。由于多数药物可经母血渗入到乳汁中,故产妇于哺乳期用药时,应考虑药物对婴儿有无不良影响。

前奶和后奶

在母乳喂养时，我们强调先吸空一侧乳房，再换另外一侧，目的是：其一，避免胀奶，有利于乳汁分泌；其二，保证婴儿获得足够的营养。

1. 喂奶时，先吸出来的奶水叫"前奶"。前奶外观较稀薄，富含水分、蛋白质，婴儿吃了前奶，就得到了所需要的水分和蛋白质，因而纯母乳喂养的宝宝，在出生后4个月内一般不需要额外补充水。"前奶"相当于"开胃菜"。

2. 前奶以后的乳汁，外观色白并比较浓稠，称为"后奶"。后奶富含脂肪、乳糖和其他营养素。能提供许多热量，使婴儿有饱腹感，并能促进婴儿生长和发育。"后奶"相当于"正餐"。

因为配方奶的成分没有变化，长期摄入易致热量摄入过多，引发青少年肥胖，这是成年人未来患有高血压、高血糖、高血脂等代谢性疾病的一个危险因素。

三、血液及其循环系统

妊娠期血容量增加40%，于产后2~3周恢复至未孕状态。但产后最初3日内，由于子宫缩复和胎盘血液循环的停止，大量血液从子宫进入母体血液循环，同时妊娠期过多的组织间液回吸收，特别是产后24小时，体循环血容量增加15%~25%。心脏负担加重，使心脏病产妇此时极易发生心力衰竭。

产褥早期，产妇血液于高凝状态，有利于胎盘剥离面形成血栓，减少产后出血量。但高凝状态也可促进产后盆腔和下肢静脉血栓形成。纤维蛋白原、凝血活酶、凝血酶原于产后2~3周降至正常。

产后初期，由于红细胞增生和脱水，造成红细胞计数及血红蛋白值暂时性升高，白细胞总数增加可达 $(15~30)×10^9/L$，中性粒细胞和血小板数增多，淋巴细胞稍减少，一般于产后1~2周恢复至正常水平。红细胞沉降率于产后3~4周降至正常。

四、消化系统

妊娠期胃肠肌张力及蠕动力均减弱，胃液中盐酸分泌量减少，产后需1~2周逐渐恢复。产妇因分娩时能量的消耗以及体液大量的流失，产后1~2日内常感口渴，喜进流食或半流饮食，但食欲差，以后逐渐好转。产妇因卧床时间长，缺少运动，腹肌及盆底肌肉松弛，加之肠蠕动减弱，容易发生便秘和肠胀气。

五、泌尿系统

妊娠期体内潴留的水分在产褥早期主要由肾脏排出，故产后最初1周尿量增多。妊娠期发生的肾盂及输尿管生理性扩张，需产后2~8周恢复正常。分娩过程中，因膀胱受压，导致黏膜水肿、充血及肌张力降低，合并会阴伤口疼痛、不习惯卧床排尿等原因，产妇容易发生尿潴留。

六、内分泌系统

妊娠期腺垂体、甲状腺及肾上腺增大，并发生一系列内分泌改变，于产褥期逐渐恢复至未孕状态。产后雌激素和孕激素水平急剧下降，至产后1周已降至未孕水平。胎盘生乳素于产后 3 ~ 6 小时已不能测出。垂体催乳素因哺乳于产后数日降至 $60\mu g/L$，但仍高于非孕水平，不哺乳者则于产后 2 周降至非孕水平。

月经复潮及排卵时间受哺乳影响，不哺乳产妇一般在产后 6 ~ 10 周月经复潮，平均产后 10 周左右恢复排卵。哺乳期产妇月经复潮延迟，平均在产后 4 ~ 6 个月恢复排卵，哺乳期产妇首次月经复潮前多有排卵，故哺乳期产妇月经未来潮前仍有受孕的可能。

> **考点提示**
>
> 产后月经复潮及卵巢排卵特点。

七、腹壁

腹部皮肤受妊娠子宫增大影响，部分弹力纤维断裂，腹直肌呈不同程度分离，使产后腹壁明显松弛，其紧张度需产后 6 ~ 8 周恢复。妊娠期出现的下腹正中线色素沉着，在产褥期逐渐消退。初产妇腹部紫红色妊娠纹变为银白色陈旧妊娠纹，不能消退。

第二节　产褥期妇女的心理调适

怀孕和生产是女人一生当中的重大改变，历经漫长的十月怀胎与生产的艰苦之后，产妇需要从妊娠期和分娩期的不适、疼痛、焦虑中恢复，需要接纳家庭新成员及新家庭，这一过程称为产褥期心理调适。此时期产妇的心理处于脆弱和不稳定状态，因此，产褥期心理调适的指导和支持是十分重要的。

一、产褥期妇女的心理变化

经过分娩的母亲，特别是初产妇将要经历不同的心理感受，表现为高涨的热情、希望、高兴、满足感、幸福感、乐观、压抑及焦虑。有的产妇可能因为理想与现实中的母亲角色的差距而发生心理冲突；因为胎儿娩出后生理上的排空而感到心里空虚；因为新生儿外貌及性别与理想中的不相吻合而感到失望；因为现实中母亲需要背负太多的责任感到恐惧；因为丈夫注意力转移到新生儿而感到失落等。

二、影响产褥期妇女心理变化的因素

1. 产妇的年龄　未成年产妇（＜16 岁），由于本身在生理、心理及社会等各方面发展尚未成熟，在母亲角色的学习上会遇到很多困难，影响其心理适应。而年龄较大者（＞35 岁），虽然拥有丰富的财力、受过较高的教育，往往有疲劳感、需要更多休息，并且在事业和母亲角色上面临更多冲突。

2. 社会支持　社会支持系统不但提供心理的支持，同时也提供物质资助。那些和丈夫、亲友有良好互动关系的产妇，将得到家人更多理解和帮助，有助于产妇的心理适应，更能胜任照顾新生儿的角色。

3. 产妇对分娩经历的感受　产妇对分娩过程的感受与产妇所具有的分娩知识、对分娩的期望、分娩的方式及分娩过程支持源的获得有关。当产妇在产房的期望与实际的表现有很大的差异时，则会影响其日后的自尊。

三、产褥期妇女心理调适

产褥期妇女的心理调适主要表现在两方面：确立家长与孩子的关系和承担母亲角色的责任，根据 Rubin 研究结果，其过程一般经历 3 个时期。

1. 依赖期 产后前 3 日。表现为产妇的很多需要是通过别人来满足的，如对孩子的关心、喂奶、沐浴等，同时产妇喜欢用语言表达对孩子的关心，较多地谈论自己妊娠和分娩的感受。较好的妊娠和分娩经历、满意的产后休息、丰富的营养和较早较多地与孩子间的目视及身体接触将有助于产妇较快进入第二期。在依赖期，丈夫及家人的关心帮助，医务人员的悉心指导极为重要。

2. 依赖 - 独立期 产后 3 ~ 14 日。产妇表现出较为独立的行为，开始注意周围的人际关系，主动参与活动，学习和练习护理自己的孩子，亲自喂奶而不需要帮助。但这一时期容易产生压抑，可能因为分娩后产妇感情脆弱、太多的母亲责任、因新生儿诞生而产生爱的被剥夺感、痛苦的妊娠和分娩过程、糖皮质激素和甲状腺素处于低水平等因素造成。由于这一压抑的感情和参与新生儿的护理，使产妇极为疲劳，反而加重压抑。消极者可表现为哭泣，对周围漠不关心，停止应该进行的活动等。应及时提供护理、指导和帮助，促使产妇纠正这种消极情绪。加倍关心产妇，并让其家人参与关心，提供婴儿喂养和护理知识，耐心指导并帮助产妇护理和喂养自己的孩子，鼓励产妇表达自己的心情并与其他产妇交流等，均能提高产妇的自信心和自尊感，促进其接纳孩子、接纳自己，从而平稳地应对压抑状态。

3. 独立期 产后 2 周 ~ 1 个月。此期，新家庭形成并正常运作。产妇、家人和婴儿已成为一个完整的系统，形成新的生活状态。夫妻两人甚至加上孩子共同分享欢乐和责任，开始恢复分娩前的家庭生活包括夫妻生活。在这一时期，产妇及其丈夫会承受更多的压力，如兴趣与需要、事业与家庭间的矛盾，哺育孩子、承担家务及维持夫妻关系中各种角色的矛盾等。

> 📚 **考点提示**
>
> 产褥期产妇心理调适分期。

第三节 产褥期妇女的护理

一、护理评估

（一）健康史

产妇的健康史应该包括对妊娠前、妊娠过程和分娩过程进行全面评估。

1. 妊娠前 产妇的身体健康状况，有无慢性疾病。

2. 妊娠期 有无妊娠期的合并症或并发症病史。

3. 分娩期 分娩是否顺利、产后出血量、会阴撕裂程度、新生儿出生后的 Apgar 评分等内容。

（二）身心状况

1. 躯体状态

（1）生命体征

1）体温 大多数产妇产后体温在正常范围，偶尔在产后 1 日内体温稍有升高，一般不超过 38℃。未母乳喂养的产妇于产后 3 ~ 4 日因乳房血管、淋巴管极度充盈可有发热，称为泌乳热（breast fever），体温高达 38.5 ~ 39℃，一般仅持续数小时，最多不超过 16 小时，不属病态。

2）脉搏 较缓慢，60 ~ 70 次/分，约产后 1 周恢复正常。

3）呼吸　深慢，14~16次/分。

4）血压　平稳，妊娠期高血压疾病孕妇产后血压有明显的下降。

（2）产后出血量　产后出血总量一般不超过300ml。如阴道流血量多或血块大于1cm，最好用弯盆放于产妇臀下，以准确评估出血量；如阴道流血量不多，但子宫收缩不良、宫底上升者，提示宫腔内有积血；如产妇自觉肛门坠胀感，多有阴道后壁血肿；子宫收缩好，但有鲜红色恶露持续流出，多提示有软产道损伤。

（3）生殖系统

1）子宫复旧

①子宫肌纤维缩复　通常通过子宫底高度和软硬度的触诊了解缩复情况。要求在每日同一时间进行评估。评估前，嘱产妇排尿后平卧，膝稍屈曲，腹部放松，解开会阴垫，注意遮挡及保暖。先按摩子宫使其收缩后，再测耻骨联合上缘至子宫底的距离。

a. 正常子宫圆而硬，位于腹部中央。子宫质地软应考虑是否有产后宫缩乏力；子宫偏向一侧应考虑是否有膀胱充盈。

b. 胎盘娩出后，宫底在脐下一指。产后第1日子宫底平脐或稍高，以后每天下降1~2cm，产后10天降到骨盆腔，在耻骨联合上方扪不到宫底。子宫不能如期复原常提示异常。

c. 产褥早期，因宫缩引起下腹部阵发性剧烈疼痛称宫缩痛（after-pains）。经产妇宫缩痛较初产妇明显，哺乳者较不哺乳者明显。子宫疼痛时呈强直性收缩，产妇一般可以承受，于产后1~2日出现，持续2~3日自然消失，不需特殊用药。

②子宫内膜再生　产后随子宫蜕膜的脱落，含有血液、坏死蜕膜等组织经阴道排出，称恶露。每日观察恶露的量、颜色及气味。恶露的观察常在按压子宫底的同时进行（表7-1）。

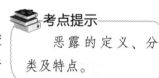
考点提示
宫缩痛特点。
恶露的定义、分类及特点。

正常恶露有血腥味，但无臭味，持续4~6周，总量250~500ml，个体差异较大。若子宫复旧不全或宫腔内残留胎盘、较多胎膜或合并感染时，恶露增多，血性恶露持续时间延长，并有臭味，称子宫复旧欠佳。

表7-1　正常恶露的分类和性状

观察项目	血性恶露	浆液恶露	白色恶露
持续时间	产后最初3日	产后4~14日	产后2周以后
颜色	红色	淡红色	白色
内容物	大量血液、少量胎膜及坏死蜕膜组织	少量血液、较多的坏死蜕膜组织，子宫颈黏液，阴道排液，且有细菌	大量白细胞、坏死蜕膜组织、表皮细胞及细菌等

2）会阴　每日评估会阴伤口愈合情况。阴道分娩者产后第一天都会出现会阴部红肿，一般在产后2~3日自行消退。有会阴切开或修补者，可以采用REEDA伤口评估工具，包括红肿、水肿、瘀斑、分泌物、切口对合边缘是否完整等项目。正常情况下边缘完整、没有分泌物，若出现局部红肿、硬结及分泌物时应考虑会阴伤口感染的可能。

（4）排泄

考点提示
会阴护理要点。

1）排汗　产褥早期，皮肤排泄功能旺盛，大量出汗，借以排泄孕期体内多余水分，尤以夜间睡眠和初醒时明显，称为褥汗。不属病态，产后1周好转。

2）排尿　产后4小时评估是否排尿。第1次排尿后需评估尿量，如尿量少，应再次评估膀胱的充盈情况，预防尿潴留。充盈的膀胱可影响有效的子宫收缩，引起子宫收缩乏力，导致产后出血。

3）排便　产妇在产后1～2日多不排大便，主要是因为产后卧床时间长，进食较少，注意评估是否有产后便秘的症状。

（5）乳房

1）视诊　注意观察乳房的大小、形状、对称性、颜色、乳头乳晕的情况。有无充血、发红，有无乳头平坦、内陷、皲裂等。评估乳头皲裂的原因，如孕期乳房护理不良、哺乳方法不当，或在乳头上使用肥皂及干燥剂等。

2）触诊　检查两侧乳房的温度、乳晕周围的结节和胀奶情况。挤压乳汁，观察泌乳情况。初乳呈淡黄色，质稠，过渡乳和成熟乳呈白色。当触摸乳房时有坚硬感，并有明显触痛，提示产后哺乳延迟或没有及时排空乳房。评估乳量是否充足主要观察两次喂奶之间，婴儿是否满足、安静，婴儿尿布24小时湿6次以上，大便每日2～3次；体重增长是否理想，每日增长500～1000 g或每周增加125 g等内容。

2. 心理状态

产妇在产后2～3日内发生轻度或中度的情绪反应称为产后压抑。产后压抑的发生可能与产妇体内的雌、孕激素水平的急剧下降、产后的心理压力及疲劳等因素有关。因此，要注意评估产妇的以下心理状态。

（1）产妇对分娩经历的感受　是舒适或痛苦，直接影响产后母亲角色的获得。

（2）产妇的自我形象　包括自己形体的恢复、孕期不适的恢复等，关系到是否接纳孩子。

（3）母亲的行为　评估母亲的行为是属于适应性的还是不适应性的。母亲能满足孩子的需要并表现出喜悦，积极有效地锻炼身体，学习护理孩子的知识和技能为适应性行为。相反，母亲不愿接触孩子，不亲自喂养孩子，不护理孩子或表现出不悦，不愿交流，食欲差等为不适应性行为。

（4）对孩子行为的看法　评估母亲是否认为孩子吃得好，睡得好又少哭就是好孩子，因而自己是一个好母亲；常哭，哺乳困难，常常需要换尿布的孩子是坏孩子，因而自己是一个坏母亲。母亲能正确理解孩子的行为将有利于建立良好的母子关系。

（5）其他影响因素　研究表明，产妇的年龄、健康状况、社会支持系统、经济状况、性格特征、文化背景等因素影响产妇的产后心理状态。关系和谐有助于建立多种亲情关系。相反，各种冲突将不利于各种亲情关系的发展。

3. 辅助检查　除产后常规体检，必要时进行血、尿常规检查，药物敏感试验等。

二、常见护理诊断/问题

1. 舒适的改变　与子宫复旧、会阴切口疼痛、乳房胀痛及褥汗等因素有关。

2. 尿潴留或便秘的危险　与产时损伤、活动减少及不习惯床上大、小便有关。

3. 母乳喂养无效　与母乳供给不足或喂养技能不熟有关。

4. 有感染的危险　与分娩时损伤、会阴切开、防御能力下降等因素有关。

5. 睡眠形态紊乱 与身体不适,新生儿哭闹和哺乳有关。

三、预期目标

(1)产妇舒适感增加。

(2)产妇大小便排出正常。

(3)产妇表现出有效的喂养行为,母乳喂养成功。

(4)产妇住院期间未发生感染,出院时体温正常。

(5)产妇情绪稳定,睡眠充足。

四、护理措施

(一)产后2小时内的观察

产后2小时内产妇极易出现严重并发症,如产后出血、子痫、产后心力衰竭等,故应在产房严密观察生命体征、子宫收缩情况及阴道流血量,并注意宫底高度及膀胱是否充盈等。若产后2小时一切正常,将产妇连同新生儿送回病房。

(二)促进产后心理适应

(1)产妇安返病房后,热情接待,创造良好环境让其充分休息。耐心听取产妇诉说分娩经历,积极回答问题。及时了解产妇的思想动态,尊重产妇的风俗习惯,提供正确的产褥期生活方式。

(2)鼓励产妇更多地接触自己的孩子,在产妇获得充分休息的基础上,让其多抱孩子,逐渐参与孩子的日常生活护理,培养母子感情。

(3)在产后3天,为避免产妇劳累,主动为产妇及孩子提供日常生活护理,并给予产妇自我护理和新生儿护理知识的指导。

(4)鼓励和指导丈夫及家人主动参与新生儿护理活动,培养新家庭观念,促进家庭成长。

(三)一般护理

1. 环境与卫生 室内空气新鲜、阳光充足、温、湿度适宜。保持床单位的清洁、整齐、干燥。一般情况下,室温要求在 22~24℃,相对湿度在 50%~60%。每天开窗通风2次,每次 15~30 分钟。避免对流风直吹母婴。产后2周内,产妇常常会感觉出汗多,要经常洗头,洗脚,勤换内衣裤、保持身体的清洁卫生。以淋浴为宜,产后4周内禁止盆浴,以免发生感染,产褥期间,产妇还要注意口腔卫生,早晚刷牙,进食后漱口,以防止口腔内细菌生长,造成口腔疾病。

2. 生命体征 每4~6小时测量生命体征一次并做好记录。如有异常及时报告医生并酌情增加监测次数。

3. 子宫复旧的护理 观察子宫复旧和恶露性状。一般产后30分钟、1小时、2小时各观察一次。每次观察应按压宫底以免血块积压影响子宫收缩,更换会阴垫并记录宫底高度及出血量。每日应在同一时间手测宫底高度,以了解子宫复旧过程,如发现异常,应及时帮产妇排空膀胱、按摩腹部(子宫部位)、按医嘱给予宫缩剂。每日观察恶露量、颜色及气味,如恶露有异味,常提示有感染的可能,配合做好血及组织培养标本的收集及抗生素应用等工作。

4. 饮食和营养 产后1小时可让产妇进流食或清淡半流饮食,以后可进普通饮食。食物应富有营养、足够热量和水分。若哺乳，应多进蛋白质和多汤汁食物，同时适当补充维生素和铁剂，推荐补充铁剂 3 个月。

5. 排尿和排便 保持大小便通畅。特别是产后 4～6 小时内要鼓励产妇及时排尿。如出现排尿困难，可采用以下方法：温开水冲洗会阴、热敷下腹部、刺激膀胱肌收缩，也可用针灸方法促其排尿，必要时导尿。鼓励产妇早日下床活动及做产后操，多吃蔬菜和含纤维素食物，以保持大便通畅。

6. 活动和休息 产后应尽早适当活动，经阴道自然分娩的产妇，产后 6～12 小时内即可起床轻微活动，产后第 2 日可在室内下床活动。剖宫产术后要求卧床 24 小时，每 2 小时协助翻身一次，预防下肢静脉血栓形成。由于产妇产后盆底肌肉松弛，应避免负重劳动或蹲位活动，以防子宫脱垂。保证产妇有足够的营养和睡眠，护理活动应不打扰产妇的休息。

产后健身操（图 7-2）一般在产后第 2 日开始，每 1-2 日增加 1 节，每节做 8～16 次。

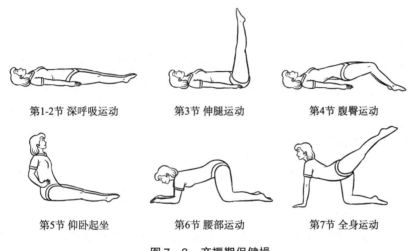

第1-2节 深呼吸运动　　　第3节 伸腿运动　　　第4节 腹臀运动

第5节 仰卧起坐　　　第6节 腰部运动　　　第7节 全身运动

图 7-2 产褥期保健操

7. 会阴护理

（1）会阴及会阴伤口的冲洗 用 0.05% 聚维酮碘液擦洗外阴，每日 2～3 次或用 2‰ 苯扎溴铵（新洁而灭）冲洗或擦洗外阴。擦洗的原则为由上到下，从内到外，会阴切口单独擦洗，擦过肛门的棉球和镊子应弃之。大便后，用水清洗会阴，保持会阴部清洁。

（2）会阴伤口的观察 会阴部有缝线者，应每日观察伤口周围有无渗血、血肿、红肿、硬结及分泌物，并嘱产妇向会阴伤口对侧卧。

（3）会阴伤口异常的护理 会阴或会阴伤口水肿的病人，可以用 50% 硫酸镁湿热敷，产后 24 小时可用红外线照射外阴。会阴部小血肿者，24 小时后可湿热敷或远红外线灯照射，大的血肿应配合医生切开处理。会阴伤口有硬结者用大黄、芒硝外敷或用 95% 乙醇湿热敷。会阴切口疼痛剧烈或产妇有肛门坠胀感应及时报告医生，以排除阴道壁及会阴部血肿。会阴伤口感染者，应提前拆线引流，并定时换药。

（四）乳房护理

见第四节母乳喂养指导。

（五）健康指导

1. 性生活指导

产褥期内禁忌性交。根据产后检查情况，恢复正常性生活，并指导选择适当的避孕措施，原则是哺乳者以工具避孕为宜，不哺乳者可选用药物避孕。

2. 产后健康检查

（1）产后访视　产后访视至少3次，第一次在产妇出院后3日内，第二次在产后14日，第三次在产后28日，社区医疗保健人员通过产后访视可了解产妇及新生儿健康状况，包括：了解产妇饮食、睡眠及心理状况。检查乳房，了解哺乳情况。观察子宫复旧及恶露。观察会阴切口、剖宫产腹部切口等，若发现异常应给予及时指导。

（2）产后健康检查　嘱产妇携带婴儿于产后42日（6周）到医院进行一次全面检查，了解身体（特别是生殖器官）的恢复情况和新生儿的生长发育情况，了解哺乳情况。若有异常应做妇科检查，观察盆腔内生殖器官是否已恢复至非孕状态。

第四节　母乳喂养指导

一、概述

1989年4月，在联合国儿童基金会（UNICEF）主办的母乳喂养定义会上，确定了按母乳喂养的不同水平，将母乳喂养分为全母乳喂养、部分母乳喂养及象征性母乳喂养。WHO推荐：婴儿在出生后的最初6个月内应完全接受母乳喂养。

二、母乳喂养的优点

母乳含有新生儿及婴儿出生后4~6月内所需的全部营养物质，是新生儿必需和理想的营养食品。

（一）对母亲的好处

1. 促进母亲子宫复旧　婴儿吸吮刺激母亲体内催乳素和缩宫素的分泌，促进乳汁分泌的同时，促进子宫收缩和恶露排出，有效防止产后出血的发生。

2. 利于母亲形体恢复　哺乳利于母体内的蛋白质、铁和其他营养物质的储存，促进产后恢复。此外，哺乳可使母亲脂肪消耗增加，有利于母亲形体恢复。

3. 降低肿瘤患病率　哺乳可使月经延迟复潮，并降低母亲乳腺癌和卵巢癌的患病率。

（二）对婴儿的好处

1. 营养成分满足婴儿需要，易于消化及吸收　母乳含蛋白质、脂类、糖、维生素、矿物质等各种营养物质，并且比例适当。此外，母乳的分泌量及其营养成分可随时间推移不断改变，以满足婴儿不同时期生长发育的需求。

2. 提高婴儿免疫力，防御疾病　母乳特别是初乳，含有丰富的免疫因子，如乳铁蛋白、溶菌酶、双歧因子、巨噬细胞和分泌型IgA等物质，明显降低婴儿腹泻、呼吸道和皮肤的感染率等。

3. 增进母子感情　母乳喂养过程中，母子间肌肤的亲密接触可增加母子之间的情感联系，促进婴儿建立健康心理。

（三）对家庭的好处

母乳温度适宜，安全干净，喂养方便，可减轻家庭经济负担。

三、利于成功母乳喂养的方法和措施

 考点提示
母乳喂养优点。

1. 早接触、早吸吮　产后30分钟内即开始哺乳。成功的母乳喂养与早吸吮密切相关。此时，新生儿处于精神警觉的状态，其吸吮反射最强烈，早接触早吸吮不仅可使新生儿获得营养丰富的初乳，促进其对乳房的接受，还可促进产妇乳汁的分泌。

2. 按需哺乳　指根据婴儿需要，或母亲感到乳房充盈时，随时哺乳。哺乳不应限制次数和时间。夜间婴儿睡眠超过3小时或奶胀时，可叫醒婴儿哺乳。

3. 正确的哺乳姿势与方法

（1）舒适体位　哺乳时，母亲及新生儿均应选择舒适体位，常采用坐位和侧卧位（图7-3）。产后体力尚未恢复者或剖宫产术后，可采用侧卧位。其方法为母亲侧卧位，一手搂住婴儿，稍垫高婴儿头部，使其嘴唇与母亲乳头在同一水平位。哺乳一般采用坐位较好。其方法为母亲坐较低的椅子，将婴儿放在大腿上，前臂弯曲托住婴儿后背，手掌托婴儿头部，使婴儿身体贴近母亲胸腹部，下颚贴近同侧乳房。

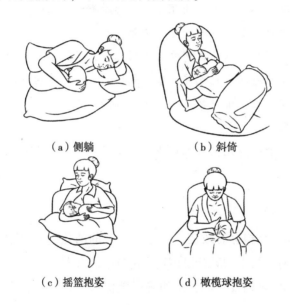

（a）侧躺　　　　　　　（b）斜倚

（c）摇篮抱姿　　　　　（d）橄榄球抱姿

图7-3　哺乳体位

（2）婴儿正确含接乳头　产妇用另一只手托起乳房，呈"C"字形，拇指在乳房上方，四指在乳房下，托起乳房，使新生儿含住乳头和大部分乳晕（图7-4），并注意防止乳汁外溢及乳房堵住新生儿鼻孔。

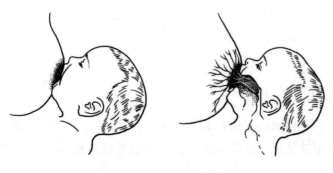

图7-4　正确的含接姿势

（3）两侧乳房轮流哺喂　哺乳时应让新生儿吸空一侧乳房后，再吸另一侧乳房。哺乳前可行乳房按摩，刺激排乳反射，利于新生儿吸吮。每次哺乳结束后，可用吸乳器将剩余乳汁吸出，既利于下一次乳汁分泌，又可防止乳汁淤积诱发乳腺炎。

（4）开展母婴交流　哺乳时母亲应用温柔爱抚的目光注视婴儿的眼睛，也可与婴儿对话。婴儿认真吸吮时，母亲应安静微笑注视婴儿，帮助婴儿将吃奶的愉快与母亲的面庞、声音及体味联系起来，建立和谐幸福的母子关系。

（5）其他　每次哺乳后，应将新生儿抱起轻拍背部 1~2 分钟，排出胃内空气，以防溢奶。母亲哺乳时应保持清醒，以防乳房挤压新生儿颜面部，导致新生儿窒息。

知识链接

WHO《促进母乳喂养成功的十项措施》

1. 有书面的母乳喂养政策，并常规地传达给所有保健人员。

2. 对所有保健人员进行必要的技术培训，使其能实施这一政策。

3. 要把有关母乳喂养的好处及处理方法告诉所有的孕妇。

4. 帮助母亲在产后半小时内开始母乳喂养。

5. 指导母亲如何喂奶，以及在需要与其婴儿分开的情况下如何保持泌乳。

6. 除母乳外，禁止给新生儿吃任何食物或饮料，除非有医学指征。

7. 实行母婴同室，让母亲与婴儿一天 24 小时在一起。

8. 鼓励按需哺乳。

9. 不要给母乳喂养的婴儿吸人工奶头，或使用奶头作安慰物。

四、母乳的保存及消毒

乳汁冷冻后蛋白质的结构会有改变，不利于宝宝的消化。所以建议冷藏储存。冷藏的时间最好不超过 24 小时。挤出的乳汁可用适宜冷冻、密闭性良好的母乳保鲜袋或玻璃瓶冷藏和冷冻，标示出挤奶的日期及时间，以明确母乳保存的期限。根据母乳类型、储存条件及新生儿是否足月等，其存储的时间也不同。新鲜母乳可在室温（25℃）下储存，喂养足月儿时储存时间不超过 4 小时，喂养早产儿时储存的时间不超过 1 小时；储存温度为 4℃时，喂养足月儿的储存时间不超过 72 小时，喂养早产儿的储存时间不超过 48 小时；在冰箱冷冻室或冰柜中储存的冷冻母乳，喂养足月儿的储存时间为 3~6 个月，喂养早产儿的储存时间不超过 3 个月；冷冻母乳解冻后应在 24 小时内喂完。

冷冻母乳解冻时，应放在冷藏室过夜解冻或冷水解冻，解冻后可用水浴加热法加热母乳至合适喂养温度。冷藏母乳使用时水浴加热至 37℃，不能直接加热母乳或使用微波炉加热，以免破坏母乳中的营养成分。

五、哺乳期乳房的护理

1. 清洁乳房　首次哺乳，应用温水清洁乳房，特别是乳头和乳晕处皮肤。哺乳前须用干净、温热的毛巾擦洗乳房、乳头和乳晕，禁用肥皂或酒精等，以防发生局部皮肤干燥、皲裂。

2. 选择合适胸罩 根据母亲乳房大小选择型号合适的胸罩。穿戴胸罩不仅可以防止乳房下垂，并可减轻乳房膨胀带来的不适，此外，胸罩的支托可保证乳房血供及乳腺管通畅，有利于泌乳活动。可选择前排扣及前开窗哺乳期专用胸罩。

3. 防止乳头损伤 哺乳结束时，可用示指轻压婴儿下颏，使空气进入口腔，解除口腔负压，避免强行将乳头拉出造成疼痛及损伤。

六、常见乳房问题和护理

1. 乳房胀痛 与乳房过度充盈或乳腺管阻塞有关。产妇可出现乳房胀痛，触及时加重，触摸乳房有坚硬感。可在哺乳前，湿热敷乳房3～5分钟使乳腺管通畅，同时自乳房根部向乳头方向按摩乳房，频繁哺乳或使用吸奶器，使淤积的乳汁排出。为减轻疼痛，也可在两次哺乳之间冷敷乳房，以减轻充血。

2. 乳汁不足 指导产妇正确的哺乳方法，按需哺乳，应鼓励产妇树立母乳喂养的信心，持续的母乳喂养会形成良好的泌乳反射，并应吸净乳房内乳汁。同时注意调节饮食，多进食营养丰富的汤汁类食物。必要时可采用中医方法催奶。

3. 乳头扁平凹陷 指导产妇行乳头十字操或捻转乳头。哺乳前热敷乳房、乳头3～5分钟，同时行乳房按摩引起立乳反射。每次哺乳，先吸吮扁平凹陷一侧，新生儿饥饿时吸吮力强，易吸住乳头和大部分乳晕，有利于纠正乳头扁平凹陷。纠正无效时，则指导产妇将母乳挤出，间接哺乳。

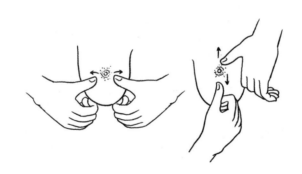

图7-5 乳头十字操

4. 乳头皲裂 皲裂轻者可继续哺乳。母亲取正确舒适的哺乳姿势，哺乳前湿热敷乳房3～5分钟，按摩乳房，挤出少量乳汁使乳晕变软。先哺乳损伤轻的一侧乳房。让乳头和大部分乳晕含吮在婴儿口内。增加哺乳的次数，缩短每次哺乳的时间。哺乳后，挤出少许乳汁涂在乳头和乳晕上，短暂暴露干燥。乳汁具有抑菌作用，并富含蛋白质，皲裂重者，可将乳汁挤出，用小杯或小匙喂哺。

5. 退乳 不宜哺乳者，如传染病急性期、严重心血管疾病的产妇及先天性代谢性疾病患儿，均应及时给予退乳处理。退乳方法：减少高蛋白、高脂肪汤类食物摄入，穿戴胸罩，取芒硝250 g，分装两纱布袋内，敷于两乳房上，湿硬时更换，此外，可取生麦芽60～90 g，水煎服，连服3～5天。必要时方可考虑给予雌激素类药物进行退乳处理。

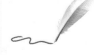
考点提示

退乳指导。

本章小结

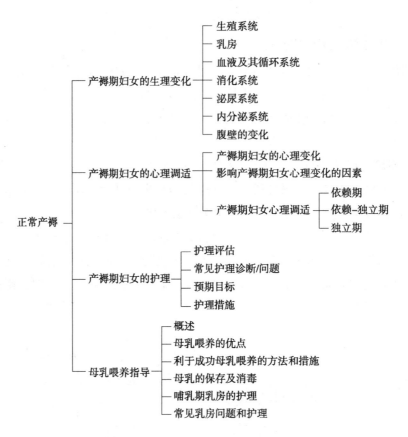

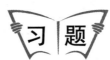

一、选择题

【A1/A2 型题】

1. 哺乳期产妇的月经复潮延迟，是因为其分泌的一种物质抑制了排卵，这种物质是

　　A. 缩宫素　　　B. 泌乳素　　　C. 雌激素　　　D. 孕激素　　　E. 胎盘生乳素

2. 产后宫缩疼痛加重的原因是因为当婴儿吸吮产妇乳房时

　　A. 垂体催乳素的分泌增加　　　　　　　　B. 垂体催乳素的分泌减少

　　C. 反射性刺激垂体分泌缩宫素减少　　　　D. 反射性刺激垂体分泌缩宫素增加

　　E. 胎盘生乳素的分泌增加

3. 产后恶露含少量血液、较多的坏死蜕膜组织、子宫颈黏液、阴道排液，且有细菌，属于

　　A. 血性恶露　　　　　　　B. 浆液恶露　　　　　　　C. 白色恶露

　　D. 红色恶露　　　　　　　E. 黏液恶露

4. 产褥期血性恶露持续时间一般是

　　A. 3 周　　　B. 2 周　　　C. 1 周　　　D. 5 日　　　E. 3 日

5. 产褥期一般为

    A. 3 周   B. 4 周   C. 5 周   D. 6 周   E. 7 周

6. 产后宫缩痛自然消失的时间需

    A. 2 ~ 3 日   B. 4 ~ 5 日   C. 1 周左右

    D. 8 ~ 9 日   E. 10 ~ 11 日

7. 产妇心理调适的依赖 – 独立期是产后

    A. 2 ~ 10 日   B. 5 ~ 15 日   C. 3 ~ 14 日

    D. 10 ~ 20 日   E. 15 ~ 25 日

8. 下列有关外阴护理正确的是

    A. 产后会阴红肿可用 25% 硫酸镁湿热敷   B. 每日清洗外阴 1 ~ 2 次

    C. 会阴切开缝合者，应向患侧卧   D. 会阴红肿，可用红外线照射

    E. 正常会阴伤口 7 天拆线

9. 哺乳的妇女，产后恢复排卵时间的是

    A. 1 ~ 2 个月   B. 2 ~ 3 个月   C. 3 ~ 4 个月

    D. 4 ~ 6 个月   E. 5 ~ 6 个月

10. 过渡乳是指哪段时间的乳汁

    A. 产后 7 天内   B. 产后 14 天后   C. 产后 7 ~ 14 天

    D. 产后 3 ~ 7 天   E. 产后 7 ~ 10 天

11. 初产妇，足月顺产后 1 日，评估其身体状况时，可能异常的项目是

    A. 体温 37.7℃   B. 脉搏 96 次/分   C. 血压 120/76mmHg

    E. 宫底脐下 1 指   E. 恶露如月经量

12. 患者，女性，顺产后第 14 日，子宫复旧情况异常的是

    A. 耻骨联合上方可触及宫底

    B. 白色恶露   C. 宫颈内口关闭

    D. 脉搏 70 次/分   E. 子宫内膜尚未充分修复

13. 患者，女，2 小时前顺产一活女婴，现转入产科常规病房，下列有关该产妇产褥期护理，错误的是

    A. 每日常规测呼吸及血压 2 次   B. 产后 24 小时鼓励产妇下床活动

    C. 鼓励产妇产后 6 小时内排尿   D. 哺乳产妇应多吃高蛋白和汤汁食物

    E. 产后 2 ~ 4 小时内鼓励产妇多饮水

14. 患者，女，因患有乙型肝炎，现咨询医生产后退奶，可采用的措施错误的是

    A. 可用雌激素   B. 可用溴隐亭   C. 外敷芒硝

    D. 热敷乳房，加强吸吮   E. 可用维生素 B_6

15. 在指导产妇哺乳的措施中，错误的做法是

    A. 每隔 2 ~ 3 小时 1 次，每次 30 分钟

    B. 室内温度高时，在两次喂哺之间加喂水分

    C. 防止乳房堵住新生儿鼻孔

    D. 哺乳后将新生儿竖抱轻拍背部

    E. 应先吸空一侧乳房，再换至对侧

【A3/A4 型题】

(16～17 题共用题干)

经产妇，昨日经阴道分娩顺产一正常男婴，目前诉说乳房胀痛，下腹阵发性轻微疼痛，查体：乳房肿胀，无红肿；子宫硬，宫底在腹正中，脐下 2 指；阴道出血同月经量。

16. 该孕妇乳房胀痛首选的护理措施是

    A. 用吸奶器吸乳   B. 生麦芽煎汤喝   C. 少喝汤水

    D. 让新生儿多吸吮   E. 芒硝敷乳房

17. 疼痛问题，可以告知她

    A. 是正常产后宫缩痛   B. 是不正常的子宫痛

    C. 一般一周后消失   D. 需要用止痛剂

    E. 与使用宫缩素无关

(18～20 题共用题干)

女性，25 岁，妊娠 38 周，正常分娩后 6 小时，主诉下腹胀痛。查体：下腹膀胱区隆起；耻骨联合上叩诊呈浊音。

18. 患者存在的健康问题是

    A. 分娩后疼痛   B. 体液过多   C. 排尿异常

    D. 排便异常   E. 有子宫内膜感染的可能

19. 首选的措施为

    A. 针灸   B. 肌内注射新斯的明 1mg   C. 下床活动

    D. 热敷膀胱区   E. 导尿术

20. 对该产妇会阴护理叙述错误的是

    A. 保持外阴清洁   B. 每日用消毒液擦洗外阴

    C. 嘱产妇健侧卧位   D. 会阴伤口红肿者可局部红外线照射

    E. 会阴伤口愈合不佳者可行坐浴

二、思考题

1. 请述产后会阴护理的要点。

2. 简述促进成功母乳喂养的措施。

扫码"练一练"

(夏小艳　杨小玉)

第八章 妊娠期并发症

第一节 流 产

妊娠不足 28 周，胎儿体重不足 1000g 而终止者，称流产（abortion）。根据流产时间，发生在妊娠 12 周前者，称为早期流产，较多见；发生在 12 周或之后者，称为晚期流产。根据流产方式，又分为自然流产和人工流产，本节仅介绍自然流产。

一、概述

（一）病因

引起流产的原因很多，主要有以下几方面。

1. 胚胎因素

（1）染色体异常是早期流产的主要原因。早期流产的胚胎检查发现 50%～60% 有染色体异常。夫妇任一方有染色体数目或结构异常均可传给子代。流产的排出物常为空孕囊或已退化的胚胎。

（2）胎盘异常滋养细胞的发育或功能不全，致维持妊娠的激素，如孕激素、绒毛膜促性腺激素、胎盘生乳素等不足。

2. 母体因素

（1）全身性疾病 妊娠期高热可致子宫收缩而流产；梅毒螺旋体、流感病毒等感染可致胚胎停止发育、胎儿死亡而流产；妊娠合并心力衰竭、严重贫血、高血压、慢性肾炎等，也可致胎盘血流灌注不足而流产。

（2）生殖器官异常 子宫发育异常、宫腔粘连、子宫内膜异位症和子宫肌瘤均可影响胚囊着床和发育而致流产；宫颈重度裂伤、宫颈内口松弛、宫颈过短不能承受宫腔压力时，易发生胎膜破裂导致晚期流产。

（3）内分泌疾病 黄体功能不全的妇女，蜕膜发育不良，影响胚囊植入及发育而致流产。甲状腺功能低下、严重糖尿病血糖控制不良者也可导致流产。

（4）**免疫功能异常** 母儿血型不合、孕妇抗精子抗体和抗子宫内膜抗体的存在，均可使胚胎受到排斥而流产。

（5）**创伤刺激** 妊娠期粗暴的妇科检查、性生活、腹部手术和直接撞击可致流产；过度紧张、焦虑、恐惧、忧伤等严重精神心理创伤也有引起流产的报道。

（6）**不良生活习惯** 过量吸烟、酗酒、吸毒等均可引起流产。

3. 环境因素 镉、砷、铅、汞、甲醛、苯、氯丁二烯和放射性物质过多接触时可致流产。

（二）病理

流产是妊娠物逐渐从子宫壁剥离，然后排出子宫的过程。早期流产时胚胎多数先死亡，然后发生底蜕膜出血，造成胚胎绒毛与蜕膜层分离，已分离的胚胎组织如同异物引起子宫收缩而被排出。妊娠8周前，发育中的绒毛与子宫蜕膜联系不牢固，流产时，妊娠物易于从子宫壁剥离排出，出血一般不多；妊娠8~12周时，绒毛与子宫蜕膜联系紧密，流产时妊娠产物往往不能完全从子宫壁剥离排出，影响子宫收缩，出血较多；妊娠12周以后，由于胎盘已完全形成，流产过程与足月分娩相似，常是先腹痛、宫口扩张，后排出胎儿、胎盘，出血较少。如胎盘部分剥离，残留组织影响子宫收缩，血窦不能闭合，可导致大量出血，引起休克，甚至死亡。胎盘残留过久，可形成胎盘息肉，并出现反复出血、贫血、继发感染等。

二、护理评估

（一）健康史

询问末次月经的时间、有无早孕反应及其出现时间，了解妊娠期间有无全身性疾病、生殖器官疾病、内分泌异常及有毒有害物质接触史、生活习惯和生活、工作环境等。既往有无流产史及发生流产的孕周。询问阴道流血的量，是否持续流血，出血颜色，是否伴有疼痛，疼痛的部位、性质及程度，有无妊娠产物排出等。

（二）身体状况

流产的主要症状为停经、腹痛和阴道流血。早期流产的临床过程表现为停经后阴道流血，再出现腹痛；而晚期流产则表现为先腹痛，然后出现阴道流血。根据自然流产的不同阶段进行分型，要注意各种类型流产的关系（图8-1）和鉴别（表8-1）。

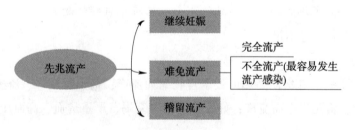

图8-1 各种类型流产的关系

1. 先兆流产 指妊娠28周前，出现阴道少量流血，继而出现阵发性下腹痛或腰背痛，无妊娠物排出。妇科检查宫颈口未开，胎膜未破，子宫大小与停经周数基本相符。休息及治疗后症状消失，可继续妊娠。

2. 难免流产 指先兆流产症状进一步发展使流产已不可避免。表现为阴道流血增多，阵发性腹痛加剧或阴道流水，宫口扩张，有时见胚胎组织堵塞于宫颈口内，子宫大小与孕周相符或略小。

表8-1 各种类型流产的鉴别

流产类型	临床表现		组织物排出	宫颈口检查
	出血量	下腹痛		
先兆流产	少	轻微	无	关闭
难免流产	增多	加重	无	扩张
不全流产	多	减轻	部分排出	扩张、有组织物堵塞
完全流产	少	无	全部排出	关闭

3. 不全流产 指妊娠物部分已排出体外，尚有部分残留在宫腔内。表现为阴道流血持续不止、量多，甚至发生休克。妇科检查可见宫口扩张，有血液自宫颈口持续流出，有时可见胎盘组织物堵塞宫颈口或部分妊娠物已排出于阴道内，部分仍留在宫腔内，子宫小于孕周。

4. 完全流产 指妊娠物已全部排出，阴道流血逐渐停止，腹痛逐渐消失，宫颈口闭合，子宫大小接近正常。

此外，流产有三种特殊情况。①稽留流产：指胚胎或胎儿已死亡尚未自然排出体外者。表现为早孕反应或胎动消失，宫颈口闭合，子宫大小小于孕周，未闻及胎心。②复发性流产：指同一性伴侣连续发生3次或3次以上的自然流产。早期复发性流产常见原因为免疫功能异常、甲状腺功能低下、黄体功能不全及胚胎染色体异常等；晚期复发性流产常见原因为子宫解剖结构异常、自身免疫异常、血栓前状态等。③流产合并感染：如流产过程中流血时间过长、有组织残留于宫腔内或不洁流产等，有可能引起宫腔感染。严重的可扩散到盆腔、腹腔乃至全身，并发盆腔炎、腹膜炎、败血症或感染性休克。

（三）心理-社会支持状况

流产发生时孕妇因担心失去胎儿表现为紧张焦虑，需要手术治疗的孕妇因对清宫术及流产相关知识缺乏认识而加重了对疾病的恐惧，流产发生后因失去孩子而表现为悲伤、忧郁以及对未来生育影响的担心。

（四）辅助检查

1. B型超声检查 根据妊娠囊的形态、位置以及有无胎心搏动，确定胚胎或胎儿是否存活，分辨流产的类型，以指导正确的处理。

2. 妊娠试验 连续测定血 β-hCG、hPL、孕激素等动态变化，有助于妊娠诊断和判断预后。

3. 血液检查 了解贫血情况、凝血功能、血型及有无感染存在。

三、常见护理诊断/问题

1. 有感染的危险 与阴道流血时间过长、宫腔内有残留组织等因素有关。

2. 焦虑 与担心胎儿安全和自身健康有关。

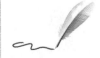

四、护理目标

（1）孕妇生命体征正常，无感染征象。

（2）孕妇情绪稳定，能够积极配合治疗。

五、护理措施

1. 一般护理　加强营养，增强机体抵抗力。先兆流产孕妇应卧床休息。流产合并感染患者取半卧位，并注意床旁隔离。

2. 预防感染　加强会阴护理，每日擦洗 1~2 次，每次大小便后及时清洗。勤换会阴垫和内衣裤，防止逆行感染。必要时使用抗生素预防和治疗感染。流产后禁止性生活 1 个月。

3. 病情观察　观察阴道出血与腹痛情况，注意阴道分泌物有无异味，有无组织物排出，注意体温变化，及早发现感染征象。

4. 治疗配合

（1）维持妊娠　①先兆流产孕妇需卧床休息，禁性生活。必要时给予对胎儿危害小的镇静剂。黄体功能不全者，可肌内注射黄体酮注射液 10~20mg，每日或隔日 1 次，口服维生素 E 保胎治疗。甲状腺功能减退者可口服小剂量甲状腺片。经治疗 2 周，若阴道流血停止，B 型超声检查提示胚胎存活，可继续妊娠。若临床症状加重，B 型超声检查发现胚胎发育不良，hCG 持续不升或下降，表明流产不可避免，应终止妊娠。此外，还应重视心理护理，使孕妇情绪安定，增强信心，避免刺激。②复发性流产者应做全面的检查，孕前行遗传咨询，针对病因进行治疗。由于宫颈内口松弛导致反复流产者，于妊娠 12~14 周行宫颈内口环扎术，术后定期随访，分娩发动前拆除缝线。

（2）终止妊娠　①难免流产和不全流产患者，应尽早行清宫术，促使妊娠物完全排出，以防出血和感染。稽留流产确诊后应尽早协助医生促使妊娠物完全排出，以免诱发凝血功能障碍。完全流产如无感染征象一般不做特殊处理。流产合并感染者，控制感染后再做清宫。②做好手术前后的准备，术中开放静脉通道，严密观察受术者生命体征、面色以及阴道出血情况，如发生大量阴道流血，及时配合医生抢救，术后组织物送病理检查。

5. 心理护理

（1）建立良好的护患关系，鼓励孕妇进行开放性沟通，表达其内心感受，尤其是不良情绪。提供相关知识，介绍引起流产的原因，减轻患者的自责和不良情绪。家属及朋友给予心理支持，共同承担结果。

（2）当发生大量阴道流血时，护理人员应保持镇静，在紧急处理的同时向孕妇说明发生的情况及所采取的措施，以减轻其紧张、恐惧心理。

6. 健康教育　使孕妇及家属对流产有正确的认识，指导下一次妊娠。早期妊娠时应注意避免性生活，勿做重体力劳动，避免接触有毒有害物质，防止流产发生。有习惯性流产者，应在妊娠前积极寻找病因，对因治疗，妊娠早期应保胎治疗。

六、护理评价

（1）孕妇无感染发生或感染得到有效控制，体温、白细胞计数无异常。

（2）孕妇情绪稳定，能积极配合治疗和护理。

第二节 异位妊娠

受精卵在子宫体腔以外着床，称为异位妊娠（ectopic pregnancy），习称宫外孕。异位妊娠是妇产科常见的急腹症之一，若不及时诊治，可危及生命。异位妊娠依受精卵在子宫体腔外种植部位不同而分为：输卵管妊娠、卵巢妊娠、腹腔妊娠、阔韧带妊娠及宫颈妊娠等（图8-2）。其中以输卵管妊娠为最常见，占异位妊娠的95%。故本节主要介绍输卵管妊娠。输卵管妊娠以壶腹部妊娠最为多见，约占78%，其次为峡部、伞部，间质部妊娠少见。

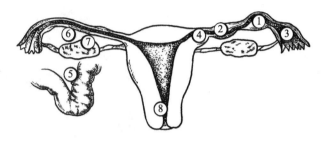

图8-2 异位妊娠的发生部位

①输卵管壶腹部妊娠；②输卵管峡部妊娠；③输卵管伞部妊娠；④输卵管间质部妊娠；⑤腹腔妊娠；
⑥阔韧带妊娠；⑦卵巢妊娠；⑧宫颈妊娠

一、概述

（一）病因

任何阻碍受精卵正常进入子宫腔的因素，均可造成输卵管妊娠。

考点提示

异位妊娠最常见的类型；输卵管妊娠最常见的发生部位。

1. 输卵管炎症 是输卵管妊娠最常见的因素。包括输卵管黏膜炎或输卵管周围炎。输卵管黏膜炎可使输卵管黏膜粘连、宫腔狭窄，或使纤毛功能受损，从而导致受精卵运送受阻而发生输卵管妊娠；输卵管周围炎可导致输卵管周围粘连，输卵管扭曲、狭窄，蠕动减弱，从而影响受精卵运行而发生输卵管妊娠。

2. 输卵管发育不良或功能异常 输卵管过长、肌层发育差、黏膜纤毛缺乏等均可造成输卵管妊娠。输卵管功能受雌、孕激素调节，若调节失败，可影响受精卵正常运行，此外，精神因素可引起输卵管痉挛和蠕动异常，干扰受精卵正常运送。

3. 输卵管妊娠史或手术史 输卵管粘连分离术、输卵管修复整形术、输卵管瘘或输卵管绝育术后再通等造成输卵管损伤的因素均可引起输卵管妊娠发生。

4. 其他 输卵管周围肿瘤（如子宫肌瘤或卵巢肿瘤）的压迫，子宫内膜异位症等使输卵管移位、管腔狭窄，影响受精卵的正常运行。宫内节育器的放置、避孕失败、辅助生殖技术等均可增加输卵管妊娠的发生概率。

（二）病理

1. 输卵管妊娠的结局 由于输卵管管腔小、管壁薄，受精卵植入后不能适应胚胎、胎儿的生长发育，当输卵管妊娠发展到一定程度时，可引起下列结局。

（1）输卵管妊娠流产 多见于输卵管壶腹部妊娠，常发生在妊娠8～12周（图8-3）。由于蜕膜形成不完整，发育中的囊胚常向管腔突出，最终突破包膜而出血。若整个胚囊与管壁分离，随输卵管逆蠕动排入腹腔，形成输卵管完全流产，出血不多。如胚囊剥离不完整，仍有部分附着于管壁，形成输卵管不全流产，不易止血，常可发生大出血。

（2）输卵管妊娠破裂　多见于输卵管峡部妊娠，常发生在妊娠6周左右（图8-4）。胚囊绒毛侵蚀管壁肌层、浆膜层，直至穿破管壁全层，形成输卵管妊娠破裂。因输卵管壁血管破裂引起不同程度出血，可发生大量的腹腔内出血。壶腹部妊娠破裂多发生在妊娠8~12周。间质部因肌层较厚，其妊娠可维持到3~4个月才破裂，间质部血供丰富，可迅速发生腹腔内大出血，与子宫破裂相似，易出现低血容量休克。

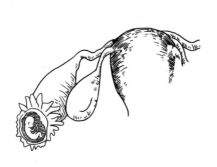 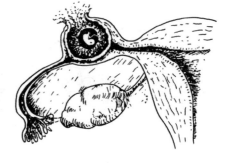

图8-3　输卵管妊娠流产　　　　　图8-4　输卵管妊娠破裂

（3）陈旧性宫外孕　输卵管妊娠流产或破裂后，有时出血停止，症状轻，未及时诊治，但此后反复出血，胚胎死亡，绒毛退化，胚囊吸收或机化，积聚在盆腔的血块机化变硬，与周围组织粘连成包块，形成陈旧性宫外孕。

（4）继发性腹腔妊娠　输卵管妊娠破裂或流产后，偶有胚囊从输卵管排出后仍存活，绒毛组织种植于腹腔脏器、大网膜等处，吸收营养，继续生长发育，形成继发性腹腔妊娠。

2. 子宫变化

（1）子宫增大变软　输卵管妊娠和正常妊娠一样，受精卵滋养细胞产生的 hCG 维持黄体生长，使类固醇激素分泌增加，因此月经停止来潮，子宫变软、稍大。因胚胎发育较正常宫内妊娠差，其所分泌的激素水平较低，子宫大小与停经月份不相符。

（2）子宫内膜变化　受类固醇激素影响，子宫内膜出现蜕膜反应，但常不典型。胚胎一旦死亡，蜕膜即坏死脱落，有时剥离不全呈碎片状排出，有时剥离完整呈三角形蜕膜管型，排出的组织见不到绒毛，组织学检查无滋养细胞。

二、护理评估

（一）健康史

询问患者有无发生异位妊娠的高危因素，如既往盆腔炎、输卵管手术史、异位妊娠、宫内放置节育器和辅助生育史等。有无停经史、停经时间的长短及早孕反应等，有无下腹部疼痛，有无肛门坠胀、头晕、四肢厥冷等症状。

（二）身体状况

输卵管妊娠的临床表现与受精卵着床部位、有无流产或破裂、出血量及出血时间有关。

1. 症状

（1）停经　常有6~8周的停经史，输卵管间质部妊娠停经时间较长。约20%的孕妇主诉无停经史，将不规则阴道流血误认为是月经来潮。

（2）腹痛　是输卵管妊娠患者就诊的最主要症状。由于胚胎在输卵管内生长发育，使输卵管膨胀引起一侧腹部隐痛或酸胀感。当输卵管妊娠发生流产或破裂时，患者突然感觉一侧下腹撕裂样剧痛，常伴恶心、呕吐。若血液积聚在子宫直肠陷凹，则表现为肛门坠胀感；若血液流向全腹，则疼痛向全腹扩散；当血液刺激膈肌时，引起肩胛部放射性疼痛。

（3）阴道流血　胚胎死亡后，常有不规则阴道流血，色深褐，量少，一般不超过月经量。流血时常伴有蜕膜管型或蜕膜碎片排出，当病灶消除后，流血可完全停止。

（4）晕厥与休克　由腹腔内急性出血及剧烈腹痛所致，严重者出现休克，其严重程度与腹腔内出血量成正比，但与阴道流血量不成正比。

（5）腹部包块　当输卵管妊娠流产或破裂所形成的血肿时间较长时，血液凝固与周围组织或器官可发生粘连形成包块，若包块较大或位置较高，可于腹部触及。

2. 体征

（1）一般情况　可呈贫血貌。大量出血者，可出现面色苍白、脉搏细弱、血压下降等休克体征。体温一般正常，休克时略低，腹腔内出血吸收时可略高，但一般不超过38℃。

（2）腹部检查　下腹部有压痛、反跳痛、肌紧张，以患侧为著。出血量多时，移动性浊音阳性。

（3）妇科检查　阴道内可见来自宫腔的少量血液。阴道后穹隆饱满，有触痛，将宫颈轻轻上抬，加重对腹膜的刺激，引起剧烈腹痛，称为宫颈举痛，是输卵管妊娠的主要体征之一。内出血多时，子宫有漂浮感，子宫稍大变软。子宫的一侧或后方可触及边界不清、大小不一的包块。输卵管间质部妊娠时，子宫大小与停经月份相符，但子宫一侧角部突出。

（三）心理－社会支持状况

由于孕妇在较短时间内经历了剧烈腹痛、晕厥、休克等，同时还面临着死亡的威胁，以及此次妊娠的失败和再次妊娠的障碍，孕妇及家属对这突如其来的变化难以接受，处于极度的恐惧及忧伤之中。

（四）辅助检查

1. 阴道后穹隆穿刺　适用于疑有腹腔内出血的孕妇，是一种简单而可靠的诊断方法。腹腔内出血最易集中于直肠子宫陷凹，即便出血量不多，也能经阴道后穹隆穿刺抽出血液。若抽出暗红色、不凝固血液，说明腹腔有内出血；若为陈旧性宫外孕，可能抽出小血块或不凝固的陈旧血液。若穿刺针头误入静脉，则血液较红，静置后可凝结。若未能抽出血液，可能是无内出血、出血量少、血肿位置高或直肠子宫陷凹有粘连，不能排除输卵管妊娠的存在。

2. 妊娠试验　尿 hCG 测定方法简便、快速，适用于急诊患者，但灵敏度不高；血 β－hCG 测定灵敏度高、快速，异位妊娠阳性率可达80%～100%，是早期诊断异位妊娠的重要方法，但阴性者不能完全排除异位妊娠。

3. B 型超声检查　阴道 B 型超声检查较腹部 B 型超声检查准确率高。宫腔内无妊娠物，宫旁可见轮廓不清的液性或实性包块，若包块内见有胚囊或胎心搏动，则可确诊。

4. 子宫内膜病理检查　仅适用于阴道流血量较多的孕妇，旨在排除宫内妊娠流产。将宫腔刮出物送病理检查，若仅见蜕膜而不见绒毛，有助于异位妊娠的诊断。

5. 腹腔镜检查　适用于输卵管妊娠尚未破裂或流产的早期确诊和治疗。腹腔镜直视下可见一侧输卵管肿大，表面紫蓝色，腹腔内无出血或少量出血。大量腹腔内出血或伴有休克者，禁做腹腔镜检查。

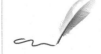

三、常见护理诊断/问题

1. 疼痛 与输卵管妊娠流产或者破裂有关。

2. 恐惧 与生命受到威胁和再次妊娠受到阻碍有关。

3. 潜在并发症 失血性休克。

四、护理目标

（1）疼痛得到缓解，情绪稳定，配合治疗。

（2）能以正常心态接受此次妊娠失败的事实。

（3）保持生命体征平稳，无并发症发生。

五、护理措施

（一）一般护理

加强营养，增加含铁和蛋白质丰富的食物，如动物肝脏、鱼肉、豆制品、绿叶蔬菜、黑木耳等，增加机体抵抗力。

（二）病情观察

监测生命体征，严重者每15分钟测量一次并记录；注意腹痛性质、部位及伴随症状。观察阴道流血情况，正确评估出血量。

（三）治疗配合

以手术治疗为主，其次是药物治疗。

1. 手术治疗的护理配合 手术是治疗输卵管妊娠破裂的主要方法。

（1）适应证 生命体征不平稳或有腹腔内出血征象者；诊断不明确需探查者；异位妊娠有进展者（血 hCG 进行性升高、有胎心搏动，附件区包块增大）；不能随诊者；药物治疗有禁忌证或无效者。

（2）手术方式 可以选择①根治性手术，即连同胚胎一起切除患侧输卵管。②保守性手术，即去除胚胎组织但保留患侧输卵管。术中自体输血是抢救严重内出血伴休克的有效措施之一，尤其在缺乏血源的情况下更重要。可经腹或经腹腔镜进行。

（3）护理措施 ①保持平卧位或头低脚高位，给予吸氧。②严密监测患者生命体征并记录。③急查血常规、记录尿量，判断失血情况及组织灌注情况。④对于严重内出血并发休克者，应立即建立静脉通道，交叉配血，遵医嘱做好输液、输血的术前准备，配合医生积极纠正休克。⑤迅速做好备皮、皮试等术前相关准备。

2. 保守治疗的护理配合 化学药物治疗主要适用于早期异位妊娠，要求保存生育能力的年轻病人。目前常用甲氨蝶呤（MTX），药物作用机制是抑制滋养细胞增生，使胚胎组织坏死、脱落、吸收。

（1）药物治疗 适应证为一般情况良好，输卵管妊娠未发生破裂，无活动性腹腔内出血；盆腔肿块最大直径 <3cm；血 $\beta - hCG < 2000U/L$；超声未见胚胎原始心管搏动；心、肝、肾功能及血红细胞、白细胞、血小板计数正常；无 MTX 使用禁忌证。

（2）护理措施 治疗期间应卧床休息，避免剧烈运动，保持大便通畅，避免腹部压力增高而诱发出血；遵医嘱给药，注意观察药物的毒副反应；协助患者正确留取血标本监测hCG水平，以确定治疗效果；阴道排出物一律送病理检查。

（四）心理护理

维护妇女的自尊，正确认识女性在家庭中的角色，今后仍有受孕的可能，帮助其度过悲哀期。允许家属陪伴，给予心理安慰。

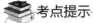**考点提示**

输卵管妊娠患者保守治疗的护理要点。

（五）健康教育

（1）术后应注意休息，加强营养，纠正贫血，提高机体抵抗力。

（2）注意外阴清洁，禁止性生活1个月。

（3）保持良好的性卫生习惯，生育前避免流产，预防盆腔炎发生。

（4）指导采取有效的避孕措施，制订家庭护理计划。异位妊娠有再次发生的可能，建议下次妊娠后及早到医院就诊。

（5）将患者的治疗情况如实告知，如手术切除范围、术后情况等。

六、护理评价

（1）患者得到有效治疗和护理，症状明显减轻或消失。

（2）患者情绪稳定，能说出应对措施。

（3）患者的休克症状被及时发现和纠正。

第三节　妊娠剧吐

孕妇在妊娠5～10周，出现频繁恶心、呕吐，不能进食，排除其他疾病引起的呕吐，体重比妊娠前减轻5%以上、体液失衡及新陈代谢障碍，需住院输液治疗者，称为妊娠剧吐（hyperemesis gravidarum），发生率为0.5%～2%。

一、概述

（一）病因

病因至今不清。目前认为发病与血中hCG水平增高关系密切，故葡萄胎、多胎妊娠的孕妇易发生；此外，发现神经系统功能不稳定、精神紧张的孕妇，妊娠剧吐比较多见，提示本病可能与大脑皮层及皮层下中枢功能失调，导致下丘脑自主神经功能紊乱有关。妊娠剧吐也可能与幽门螺杆菌感染有关。

（二）病理

由于严重呕吐引起脱水、电解质紊乱；长期不能进食，体内脂肪分解供给能量，导致脂肪代谢的中间产物酮体在体内聚积，引起代谢性酸中毒；孕妇体内血浆蛋白与纤维蛋白原减少，出血倾向增加，可导致骨膜下出血、胃黏膜出血和视网膜出血。严重者出现肝、肾、脑等多器官功能损害。

二、护理评估

（一）健康史

应仔细询问有无停经史及停经时间，首先需确认是否妊娠，并排除葡萄胎引起剧吐的可能。妊娠剧吐患者重点评估恶心呕吐的程度、次数，呕吐物的量、性质及其特征；评估出入量；评估患者有无明显消瘦、极度疲乏、皮肤黏膜干燥、脉搏增快、体温升高、血压下降、意识模糊等严重脱水症状。

（二）身体状况

1. 症状 妊娠剧吐初为早孕反应，逐渐加重，直至呕吐频繁不能进食、疲乏、无力，呕吐物中有胆汁或咖啡渣样物。病情继续发展，患者可能出现意识模糊、昏迷甚至死亡。

2. 体征 患者明显消瘦，体重下降；极度缺乏营养和水分，皮肤、黏膜干燥，眼窝下陷，少尿或无尿；当体液缺失达体重6%，可出现周围循环衰竭、脉搏增快，血压下降，肝、肾功能损害。

3. 并发症

（1）Wernicke脑病 妊娠剧吐导致维生素B_1缺乏所致，一般在妊娠剧吐持续3周后发病。表现为眼球震颤、视力障碍、共济失调、嗜睡、昏迷等。未治疗者的死亡率可达50%。

（2）维生素K缺乏 频繁呕吐导致维生素K摄入不足，有时伴有血浆蛋白及纤维蛋白原减少，孕妇可有出血倾向，发生鼻出血、骨膜下出血甚至视网膜出血。

（3）甲状腺功能亢进 60%～70%妊娠剧吐孕妇可出现短暂的甲状腺功能亢进，一般无须使用抗甲状腺药物治疗，孕20周可恢复正常。

（三）心理-社会支持状况

妊娠剧吐的孕妇往往因首次确认妊娠，短时间内心理上不能适应，造成激动、忧郁和压力大等精神心理改变；随着病情进展，孕妇因不能进食或进食少而担心胎儿的健康，表现为焦虑、烦躁不安；而家属既担心孕妇的生命安全，又怕胎儿受影响，产生矛盾心理。

（四）辅助检查

1. 血液检查 血红蛋白和红细胞比容可升高，血胆红素和转氨酶升高，尿素氮和肌酐升高。

2. 尿液检查 测24小时尿量，尿比重增加，尿酮体阳性。

3. B型超声检查 了解胎儿宫内情况。

4. 其他检查 必要时应行眼底检查及神经系统检查。

三、常见护理诊断/问题

1. 营养失调（低于机体需要量） 与频繁呕吐、不能进食，摄入不足有关

2. 焦虑 与担心身体状况、胎儿预后有关

四、护理目标

（1）孕妇能正常进食，摄入营养能满足身体需要。

（2）孕妇焦虑减轻、情绪稳定，配合治疗。

五、护理措施

（一）一般护理

提供舒适的环境，保证孕妇休息；呕吐后立即清理，并给予口腔护理；呕吐频繁者暂时禁食，静脉输液以保证生理需要；呕吐停止后，鼓励孕妇进食，少食、多餐。

（二）病情观察

严密观察生命体征、记出入量，注意尿液的颜色；观察孕妇全身状况，如神志、皮肤及巩膜有无黄染，是否有视力模糊。如出现病情变化，及时报告医生处理。

（三）治疗配合

（1）住院治疗患者，禁食24～48小时，使用镇静、止吐后试进清淡、富含营养的流质

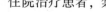

食物，少量多餐。

（2）根据化验结果，遵医嘱补液，每天不少于3000ml，尿量维持在1000ml以上，输液中应加入氯化钾、维生素C及维生素B_6，并给予维生素B_1肌内注射。遵医嘱用碳酸氢钠或乳酸钠纠正酸中毒，营养不良者，静脉补充必需氨基酸、脂肪乳注射剂。如经治疗无效或病情恶化，应及时做好终止妊娠的术前准备。

（3）给口服药物时，应磨碎后服用，可加快食道及胃黏膜的吸收速度，减少因呕吐造成的药物浪费。

（四）心理护理

多与患者交谈，了解造成患者此次妊娠剧吐的原因，认同患者的心理感受，有针对性地对患者进行心理疏导，提供积极的心理支持，使其能主动配合治疗。

（五）健康教育

1. 疾病知识指导　向孕妇讲解妊娠剧吐的基本知识和疾病转归过程。

2. 心理指导　告诉孕妇和家属了解本病可能与精神、社会因素有关，建议丈夫多陪伴孕妇，引导孕妇积极调整心理状况，增强战胜疾病的信心。

3. 饮食指导　建议孕妇少量多餐，宜用清淡、易消化饮食，补充含钾多的水果，如橙子、香蕉等。

4. 活动指导　病情较重者，需卧床休息。症状较轻时，可适当活动，有利于分散精力，增加食欲。

六、护理评价

（1）孕妇能正常进食，摄入的营养满足机体生理需要。

（2）孕妇情绪稳定，焦虑减轻，对继续妊娠有信心。

第四节　妊娠期高血压疾病

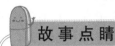

故事点睛

旁白：患者王某，30岁，G_1P_0，孕32周，血压增高3天伴头痛6小时入院。T 37℃，P 80 次/分，BP 150/90mmHg，R 20 次/分，巩膜无黄染，腹部膨隆，肝、脾未触及，水肿＋＋，尿蛋白＋＋＋。入院期间王某的丈夫陪同，小李是一名责任护士。

人物：由3位学生分别担任故事人物，进行即兴表演。

请问：

1. 小李需要如何向王某和其丈夫解释病情？

2. 此时用硫酸镁注意事项有哪些？

3. 出院前小李应该为王某和其丈夫做哪些健康教育？

妊娠期高血压疾病（hypertensive disorders complicating pregnancy）是妊娠与血压升高并存的一组疾病，发生率5%～12%。包括妊娠期高血压（gestational hypertension）、子痫前期

（preeclampsia）、子痫（eclampsia）、慢性高血压并发子痫前期和慢性高血压合并妊娠（chronic hypertension complicating pregnancy）。其中妊娠期高血压、子痫前期、子痫以往统称为妊娠期高血压综合征。本疾病强调了高血压、蛋白尿症状与妊娠之间的因果关系。多数病例在妊娠期出现高血压、蛋白尿症状，分娩后随即消失。该病严重影响母婴健康，为孕产妇及围生儿死亡的重要原因之一。

一、概述

（一）高危因素与病因

1. 高危因素　根据流行病学调查发现，妊娠期高血压疾病与以下因素有关：①孕妇年龄超过40岁。②子痫前期病史或家族史。③抗磷脂抗体阳性。④本次妊娠为多胎妊娠、首次怀孕、妊娠间隔时间超过10年。⑤有高血压、慢性肾炎、糖尿病等病史。⑥孕早期收缩压≥130mmHg或舒张压≥80mmHg。⑦初次产检BMI≥28kg/m²等。

2. 病因至今尚未阐明，目前有以下几种学说。

（1）免疫学说　妊娠被认为是成功的自然同种异体移植。正常妊娠的维持，主要依赖于胎盘的免疫屏障作用、母体内免疫抑制细胞和免疫抑制物的作用，若这种免疫平衡失调，即可导致妊娠期高血压疾病。

考点提示

妊娠期高血压疾病的高危因素。

（2）子宫–胎盘缺血缺氧学说　临床发现本病多发生于初孕、多胎妊娠、羊水过多者。该学说认为由于子宫张力过高，影响子宫血液循环，造成子宫–胎盘缺血缺氧所致。此外，全身血液循环障碍不能满足子宫–胎盘供血，如孕妇有严重营养不良、慢性高血压、糖尿病等也易伴发本病。

（3）血管内皮细胞受损　细胞毒性物质和炎性介质如氧自由基、过氧化脂质、血栓素A_2等含量增高，可诱发血小板凝聚，并对血管紧张因子敏感，血管收缩致使血压升高，从而导致一系列的病理变化。

（4）营养缺乏　流行病学调查发现，本病的发生可能与缺钙有关；另外，多种营养缺乏，如以清蛋白减少为主的低蛋白血症，镁、锌、硒等缺乏与子痫前期的发生发展均有关。

（5）遗传因素　子痫前期是一种多因素多基因疾病，具有家族遗传倾向，其遗传模式尚不清楚。

（二）病理生理变化

1. **基本病理生理变化**　本病的基本病理变化是全身小动脉痉挛。由于小动脉痉挛致外周阻力增大引起高血压；肾血管内皮细胞受损、通透性增加，蛋白质渗漏而产生蛋白尿；肾小管重吸收增加，水钠潴留导致水肿。全身各器官组织因缺血、缺氧而受到损害，产生相应的变化。

考点提示

妊娠期高血压疾病的基本病理生理变化。

2. **主要器官的病理生理变化**

（1）脑　脑部小动脉痉挛，脑组织缺血、缺氧，造成脑水肿、脑血栓形成；脑血管破裂时，发生脑出血、颅内压升高，甚至发生脑疝而死亡。患者出现头晕、头痛、呕吐，甚至抽搐、昏迷等症状。

（2）肾脏　肾小动脉痉挛，使肾小球缺血，血管壁通透性增加，肾血流量及肾小球滤过率下降，导致肾功能损害，严重时可致少尿、无尿及肾衰竭。患者出现蛋白尿、水肿等。

（3）心脏 冠状动脉痉挛，引起心肌缺血、间质水肿、心肌点状出血或坏死，心脏负担加重，导致左心衰、肺水肿。

（4）肝脏 肝内小动脉痉挛，肝组织缺血、坏死、出血；肝细胞坏死可导致黄疸；肝损坏严重时可出现门静脉周围组织出血、坏死及肝包膜下血肿等。

（5）眼 眼底小动脉痉挛，局部组织缺血、水肿，导致视物模糊，眼底出血引起视网膜剥离，突然失明。

（6）胎盘 底蜕膜小动脉痉挛使胎盘血流量减少，胎盘缺血导致胎盘功能不全，出现胎儿生长受限、胎儿窘迫，甚至胎儿死亡；严重时小动脉痉挛致使血管破裂，蜕膜坏死出血，形成胎盘后血肿导致胎盘早剥；子宫胎盘缺血，胎盘组织坏死后可释放组织凝血活酶，引起弥散性血管内凝血（DIC）。

（7）血液 全身小动脉痉挛，血管壁通透性增加，血液浓缩，血浆黏稠度增加，影响微循环灌注，导致DIC。

二、护理评估

（一）健康史

询问孕妇年龄和生育情况，既往有无高血压史和家族史，有无妊娠期高血压疾病的诱发因素，既往病史中有无慢性肾炎、糖尿病等，此次妊娠后血压变化情况，是否伴有蛋白尿、水肿。注意询问孕妇有无头痛、视力模糊、上腹部不适等症状。

（二）身体状况

妊娠期高血压疾病的分类与临床表现如下。

1. 妊娠期高血压 妊娠20周后首次出现高血压，收缩压≥140mmHg和（或）舒张压≥90mmHg，于产后12周内恢复正常；尿蛋白检测阴性，产后消失，方可确诊。

2. 子痫前期－子痫

（1）子痫前期 妊娠20周后出现收缩压≥140mmHg和（或）舒张压≥90 mmHg，且伴有下列任一项：尿蛋白≥0.3g/24h，或尿蛋白/肌酐比值≥0.3，或随机尿蛋白≥（＋）（无法进行尿蛋白定量时的检查方法）；无蛋白尿但伴有以下任何一种器官或系统受累：心、肺、肝、肾等重要器官，或血液系统、消化系统、神经系统的异常改变，或胎盘－胎儿受到累及等。血压和（或）尿蛋白水平持续升高，发生母体器官功能受损或胎盘－胎儿并发症是子痫前期病情向重度发展的表现。

子痫前期的病人出现下述任一表现可诊断为重度子痫前期。

1）血压持续升高 收缩压≥160mmHg和（或）舒张压≥110 mmHg。

2）持续性头痛、视觉障碍或其他中枢神经系统异常表现。

3）持续性上腹部疼痛及肝包膜下血肿或肝破裂表现。

4）肝酶异常 血丙氨酸转氨酶（ALT）或天冬氨酸转氨酶（AST）水平升高。

5）肾功能受损 尿蛋白≥2.0g/24h或随机蛋白尿≥（＋＋＋），少尿（24小时尿量<400ml或每小时尿量<17ml）或血肌酐>106μmol/L。

6）低蛋白血症伴腹水、胸腔积液或心包积液。

7）血液系统异常 血小板计数呈持续性下降并低于$100×10^9$/L；微血管内溶血，表现为贫血、黄疸或血乳酸脱氢酶（LDH）水平升高。

8）心功能衰竭。

9）肺水肿。

10）胎儿生长受限或羊水过少、胎死宫内、胎盘早剥等。

（2）**子痫**　在子痫前期基础上发生不能用其他原因解释的抽搐。

子痫发作典型过程：病人首先出现眼球固定，瞳孔放大，瞬即头向一侧扭转，牙关咬紧，继而口角与面部肌肉颤动，全身及四肢肌肉强直性收缩（背侧强于腹侧），双手紧握，双臂伸直，迅速发生强烈抽动。抽搐时呼吸暂停，面色青紫，持续约1分钟后抽搐强度渐减，全身肌肉松弛，随即深长吸气，发出鼾声而恢复呼吸。抽搐发作前及抽搐期间患者神志丧失，轻者抽搐后渐苏醒，抽搐间隔期长，发作少；重者则发作频繁且持续时间长，病人可陷入深昏迷状态。

3. 妊娠合并慢性高血压　既往存在的高血压或在妊娠20周内发现收缩压≥140mmHg和（或）舒张压≥90 mmHg，妊娠期无明显加重或妊娠20周后首次诊断高血压并持续到产后12周以后。

4. 慢性高血压并发子痫前期　慢性高血压孕妇，孕20周前无蛋白尿，孕20周后出现尿蛋白≥0.3g/24h或随机尿蛋白≥（＋）；或孕20周前有蛋白尿，孕20周后尿蛋白定量明显增加；或出现血压进一步升高等达到上述重度子痫前期的任何一项表现。

＊妊娠高血压的特殊类型：HELLP综合征（hemolysis，elevated liver enzymes，and low platelets syndrome），指在子痫前期基础上出现溶血、肝酶升高和血小板减少的综合征。典型表现包括外周血涂片可见破裂红细胞，血清胆红素升高（以非结合胆红素升高为主），血清结合珠蛋白降低，LDH升高和血红蛋白明显降低。

（三）心理－社会支持状况

由于对疾病知识的缺乏，孕妇在病情较轻时往往不重视，一旦出现症状，孕妇会产生抑郁及自责，对自身和胎儿预后表现出焦虑的心理变化。

（四）辅助检查

1. 血液检查　测定全血细胞计数、血红蛋白、血细胞比容、血浆黏度、全血黏度，以了解有无贫血、溶血及血液浓缩；重症患者应测定血小板计数、凝血时间，必要时测定凝血酶原时间、纤维蛋白原和鱼精蛋白副凝试验（3P试验）等，以了解有无凝血功能异常。测定血电解质及二氧化碳结合力，以便及时了解有无电解质紊乱及酸中毒。

2. 肝、肾功能测定　如ALT、血尿素氮、肌酐及尿酸等的测定。

3. 尿液检查　对可疑子痫前期孕妇应进行24小时尿蛋白定量检查，避免阴道分泌物或羊水污染尿液，尿蛋白的多少及有无管型，反映肾受损的程度，尿蛋白≥300mg/24h或随机尿蛋白≥（＋）定义为蛋白尿。

4. 眼底检查　可见视网膜小动脉痉挛，动静脉管径比例由正常的2:3变为1:2甚至1:4，视网膜水肿，絮状渗出或者出血。严重时可出现视网膜剥离导致视物模糊或失明。眼底小动脉变化是反映本病严重程度的一项重要指标。

5. 其他检查　心电图、心脏彩超及心功能测定，胎盘功能、胎儿成熟度检查，头颅CT等，可视病情而定。

三、常见护理诊断/问题

1. 体液过多　与肾小球滤过率降低、钠水潴留有关。

2. 组织灌注量改变 与全身小动脉痉挛有关。

3. 有受伤的危险 与发生子痫抽搐、昏迷有关。

4. 焦虑 与担心自身及胎儿的安危有关。

5. 潜在并发症 胎盘早剥、肾衰竭、DIC 等。

四、护理目标

（1）孕妇水肿减退、血压下降。

（2）孕妇焦虑情绪减轻，配合治疗。

（3）不发生子痫及并发症，或子痫发作能被及时发现并进行救治。

五、护理措施

妊娠期高血压疾病根据分类与临床表现采取不同的治疗和护理措施。妊娠期高血压阶段以门诊治疗为主，加强孕期检查，密切观察病情变化。主要措施包括休息、调节饮食、采取左侧卧位，避免病情加重；子痫前期应住院治疗，防止发生子痫及并发症。主要措施包括解痉、降压、镇静、合理扩容及利尿，适时终止妊娠。子痫是本病最严重的阶段，关系到母儿安危，应积极处理。处理原则为：控制抽搐、纠正缺氧和酸中毒、在控制血压的基础上终止妊娠等。

（一）一般护理

1. 休息与饮食 嘱患者多休息，采取侧卧位，每日睡眠不少于 10 小时；间断吸氧，改善全身主要脏器和胎盘的氧供；指导孕妇摄入高蛋白、高维生素及微量元素的食物，不过度限制食盐的摄入，但建议每日盐摄入量不超过 6g。

2. 加强产前检查 门诊治疗的孕妇，嘱其增加产前检查的次数，督促每日自数胎动、监测体重变化。

（二）病情监测

（1）观察血压变化，每 4 小时测血压一次，尤其注意舒张压变化。舒张压上升，提示病情加重。

（2）记录液体出入量，每日或隔日测量腹围和体重，评估水肿的程度。

（3）定时检查尿常规及 24 小时尿蛋白含量，及时了解肾功能损害程度。

（4）定期检查眼底，直接评估小动脉的痉挛程度。

（5）注意患者有无头痛、视物模糊、胸闷、恶心、呕吐、上腹部疼痛等症状，一旦出现，提示病情进入子痫前期，应及时报告医生。

（6）加强胎儿监护，注意胎心率、胎动变化，使用电子胎心监护，超声监测胎儿发育、羊水量，及时发现有无胎儿生长受限等。

（三）用药护理

1. 解痉 硫酸镁是预防和控制子痫发作的首选药物。

（1）作用机制 ①抑制运动神经末梢对乙酰胆碱的释放。②阻断神经和肌肉间的传导，从而使骨骼肌松弛。③促进血管内皮合成前列环素，使血管扩张、血压下降。④镁离子可以提高孕妇和胎儿血红蛋白的亲和力，改善氧代谢。

（2）用药方法

1）预防子痫发作　负荷剂量硫酸镁 2.5～5g，加入到 10% 葡萄糖溶液 20ml 中，缓慢静脉注射（15～20 分钟），或加入到 5% 葡萄糖溶液 100ml 中，快速静脉滴注，继以 1～2g/h 静脉滴注维持。夜间睡眠前可停用静脉给药，改用肌内注射，用法为 25% 硫酸镁 20ml 加 2% 利多卡因 2ml，臀部深部肌内注射。

一般每天静滴 6～12 小时，24 小时硫酸镁总量不超过 25g。用药期间每日评估病情变化，决定是否继续用药，硫酸镁有抑制宫缩的副反应，对胎儿骨质有不良影响，建议产前用药不超过 7 天。产后继续使用 24～48 小时。

2）控制子痫抽搐　静脉用药负荷剂量为 4～6g，用法与预防子痫发作相同，维持剂量和用法与预防子痫发作相同，24 小时总量为 25～30g。

（3）中毒反应　首先为膝反射消失，随之出现全身肌张力减退、呼吸减慢、尿量减少，严重者心搏骤停。由于硫酸镁的治疗浓度和中毒浓度相近，因此要认真控制硫酸镁的入量并严密观察其毒性反应。

（4）注意事项　护士在用药前及用药过程中应监测以下指标：①膝反射必须存在；②呼吸不少于 16 次/分；③尿量≥25ml/h，或≥600ml/d。由于钙离子与镁离子竞争神经细胞上的同一受体，为阻止镁离子的继续结合，需提前备好 10% 的葡萄糖酸钙注射液进行解毒。发生镁离子中毒后立即停用硫酸镁，并静脉缓慢推注（5～10 分钟）10% 的葡萄糖酸钙 10ml。有条件时，用药期间可监测血清镁离子浓度。

2. 镇静　镇静药物可缓解孕妇精神紧张、焦虑症状，改善睡眠，当硫酸镁无效或有禁忌时可用于预防并控制子痫。常用药物有地西泮、冬眠药物、苯巴比妥钠。分娩期慎用，以免药物通过胎盘对胎儿神经系统产生抑制作用。

> **考点提示**
>
> 硫酸镁中毒反应，用药注意事项和解毒方法。

3. 降压　不作为常规，仅用于血压过高，特别是舒张压≥110mmHg 或平均动脉压≥110mmHg，以及原发性高血压妊娠前已用降压药者。选用药物以不影响心搏出量、肾血流量及子宫胎盘灌注量为宜。常用药物有肼屈嗪、卡托普利等。

4. 扩容　一般不主张扩容治疗，仅用于低蛋白血症、贫血的患者。用药过程应严密观察患者的脉搏、呼吸、血压和尿量，防止肺水肿和心力衰竭的发生。常用扩容剂有人血白蛋白、全血、平衡液和低分子右旋糖酐。

5. 利尿　一般不主张应用，仅当患者出现全身性水肿、肺水肿、脑水肿或血容量过多且伴有潜在性脑水肿时。治疗期间应记录液体出入量，观察水肿消退情况及有无电解质紊乱情况。常用药物有呋塞米、甘露醇。

（四）子痫的护理

子痫是妊娠期高血压疾病最严重的阶段，是妊娠期高血压疾病致母儿死亡的最主要原因，应积极处理。

1. 防止受伤　子痫发生时即刻进入抢救状态。首先应保持呼吸道通畅，用开口器或纱布包裹的压舌板，置于患者上、下磨牙之间，用舌钳固定舌以防唇舌咬伤或舌后坠。头偏向一侧，防止误吸。加床挡，防止抽搐、昏迷时坠地而摔伤。有义齿者需取出，防止脱落后吞入。立即给氧，留置导尿管，记录出入量，心电监护等。

2. 控制抽搐　协助医师尽快控制抽搐，首选硫酸镁。同时可用镇静剂，如地西泮、苯巴比妥钠、冬眠合剂控制抽搐。

3. 专人护理　子痫患者需专人护理，在患者昏迷或未完全清醒时应禁食、禁水，防止误吸引起窒息或吸入性肺炎。

4. 减少刺激　患者安置在单人房间，光线宜暗，保持绝对安静，避免一切外来刺激（如光亮和声音），护理操作要轻柔且相对集中，避免打扰患者，防止诱发抽搐。

5. 严密监护　密切观察血压、脉搏、呼吸、体温及尿量，记录出入量。及时进行必要的血、尿和特殊检查，及时发现脑出血、肺水肿、急性肾衰竭、胎盘早剥、DIC 等并发症。

6. 适时终止妊娠　子痫发作后多自然临产，应严密观察，及时发现分娩先兆，并做好母子抢救准备。如经治疗病情得以控制仍未临产者，应在孕妇清醒后 24～48 小时内引产，或子痫患者经药物控制后，可考虑终止妊娠。护士应做好终止妊娠的准备。

> **考点提示**
> 子痫患者的护理要点。

（五）产时护理

1. 终止妊娠的指征

（1）妊娠期高血压、病情未达重度的子痫前期孕妇可期待至孕 37 周以后。

（2）重度子痫前期孕妇、妊娠不足 26 周孕妇经治疗病情危重者建议终止妊娠。孕 26～28 周患者，如果母胎情况好、当地诊治能力强，可以考虑期待治疗。孕 28～34 周，如病情不稳定，经积极治疗病情仍加重，应终止妊娠。孕 34 周以后的孕妇，应考虑终止妊娠。

（3）子痫抽搐控制后即可考虑终止妊娠。

2. 终止妊娠的方式　如无产科剖宫产指征，原则上可以考虑阴道试产。但如果不能短时间内阴道分娩、病情有可能加重，可考虑放宽剖宫产指征。

3. 产时护理　在阴道试产过程中，第一产程严密监测血压，控制在 <160/110mmHg，保持产妇安静和休息，注意有无自觉症状的变化，观察产程进展，监测胎心、胎动情况，做好抢救母儿的准备。第二产程尽量缩短时间，避免产妇用力，初产妇可行会阴切开或产钳、胎头吸引器助产。第三产程预防产后出血，注射缩宫素加强宫缩，禁用麦角新碱，慎用前列腺素类制剂。对需行剖宫产的孕妇，应做好手术前后的护理。

（六）产后护理

重症患者产后应继续使用硫酸镁 24～48 小时，预防产后子痫。大量使用硫酸镁，产后易发生宫缩乏力，应严密观察子宫复旧情况，严防产后出血。产后每日监测和记录血压、出血量及尿蛋白情况，重要器官功能恢复后方可出院。

（七）心理护理

鼓励孕妇说出焦虑的感受，向孕妇说明该病在产后多能恢复正常，解释采取治疗及护理措施的目的。嘱孕妇听音乐、与人交谈，以减轻紧张及忧虑的情绪。

（八）健康教育

对轻度妊娠期高血压疾病患者，给予饮食指导并嘱其注意休息，自数胎动，定时产检。对重度妊娠高血压疾病患者，给予疾病的相关知识指导，同时对家属进行健康教育，给产妇心理和生理的支持。血压及尿蛋白有异常的产妇，告之按时服药，定期复查，防止发生后遗症。产妇出院后，嘱注意休息和营养。做好计划生育指导，血压正常 1～2 年后方可再次妊娠，孕早期就诊接受产前检查和孕期保健指导。

六、护理评价

（1）妊娠期高血压疾病的孕妇休息充分、睡眠良好、饮食合理，病情缓解。

（2）妊娠期高血压重度子痫前期的孕妇病情得以控制，未出现子痫及并发症。

（3）妊娠期高血压疾病的孕妇分娩经过顺利。

（4）治疗中，病人未出现硫酸镁的中毒反应。

知识拓展

HELLP 综合征

HELLP 综合征的主要病理改变与妊娠期高血压疾病相同，如血管痉挛、血管内皮损伤、血小板聚集与消耗、纤维蛋白沉积和终末器官缺血等，但发展为 HELLP 综合征的启动机制尚不清楚。HELLP 综合征常表现为右上腹疼痛、恶心、呕吐等非特异性症状，多数患者有重度子痫前期的基本特征，约 20% 患者血压正常或轻度升高，15% 孕妇可既无高血压也无明显的蛋白尿。本病可发生于妊娠中期至产后数日的任何时间，70% 以上发生于产前，产后发生 HELLP 综合征伴肾衰竭和肺水肿者，危险性更大。HELLP 综合征应住院，按重度子痫前期治疗。

第五节　早　产

妊娠满 28 周至不满 37 周期间终止者，称早产（preterm birth）。有些国家已将早产时间下限定义为妊娠 24 周或 20 周。在国内早产占分娩总数的 5%～15%。此时娩出的新生儿称早产儿（preterm neonates），体重 1000～2499g。因早产儿出生时体重低，发育不成熟，生活能力差，是围生儿死亡的主要原因之一。

一、概述

（一）病因

1. 母体感染　如生殖道感染、绒毛膜羊膜炎。既往有宫腔手术者，如宫颈锥形切除术后，由于缺少宫颈黏液栓，抵抗逆行感染能力降低，易发生胎膜早破，引发早产。

2. 子宫畸形或子宫过度膨胀　如单角子宫容量受限、羊水过多及多胎妊娠。

3. 妊娠合并症及并发症　妊娠合并病毒性肝炎、慢性肾炎、心脏病、严重贫血、重度营养不良等；妊娠并发症如前置胎盘、胎盘早剥等。

4. 子宫颈内口松弛　前羊膜囊楔入，受压不均。

（二）分类

根据病因不同，早产可分为自发性早产和治疗性早产。前者包括未足月分娩和未足月胎膜早破早产者；后者是妊娠合并症或并发症，为母儿安全需要提前终止妊娠者。

（三）对母儿的影响

1. 对母体的影响　增加手术产的概率，对孕妇的身心造成影响和负担。

2. 对围产儿影响　早产导致围产儿发病率和死亡率增加。早产儿容易发生各种近期和远期并发症，近期并发症包括新生儿黄疸、感染、新生儿呼吸窘迫综合征、坏死性小肠结肠炎、缺血缺氧性脑病；远期并发症如脑瘫、视网膜病变等。

二、护理评估

考点提示

早产的概念和分类。

（一）健康史

询问孕妇年龄、生育史，评估有无胎膜早破、感染、妊娠合并症，有无劳累、外伤、精神创伤等致病因素。既往有无流产、早产及本次妊娠有无阴道流血史等和接受治疗的情况。

（二）身体状况

主要表现为子宫收缩，起初为不规律宫缩，伴少量阴道流血或血性分泌物，之后发展为规律宫缩，伴有宫颈管消退和宫颈口扩张，其过程和足月临产相似，临床上分为两个阶段。

1. 先兆早产　妊娠满 28 周不满 37 周，出现不规律宫缩，至少每 10 分钟一次，伴宫颈管缩短，但宫颈口尚未扩张。

2. 早产临产　妊娠满 28 周不满 37 周，出现规律宫缩，20 分钟宫缩次数超过 4 次，或 60 分钟超过 8 次，伴有子宫颈的进行性改变，宫颈管缩短 80% 以上，宫颈口扩张 1cm 以上，情况与足月妊娠流产相仿。

（三）心理 - 社会支持状况

由于突然临产，孕妇尚未做好准备，又担心胎儿健康和安危，常出现愧疚、焦虑心理。

（四）辅助检查

1. 阴道 B 型超声检查　了解宫颈长度及宫颈内口漏斗形成情况，是预测早产的常用方法。

2. 电子胎心监护　监测宫缩和胎心情况。

三、常见护理诊断/问题

1. 有窒息的危险　与早产儿发育不成熟有关。

2. 焦虑　与担心早产儿的预后有关。

四、护理目标

（1）新生儿未发生因护理不当所致的并发症。

（2）孕产妇焦虑程度减轻，能正确面对病情。

五、护理措施

（一）预防早产

避免低龄或高龄妊娠（≤17 岁或≥35 岁）；做好孕期保健工作，指导孕妇加强营养，保持心情愉快、避免剧烈活动或抬举重物。高危孕妇必须多卧床休息，以左侧卧位为宜。慎做肛查和阴道检查等，积极治疗妊娠期合并症和并发症。妊娠晚期节制性生活，防止胎膜早破。宫颈内口松弛者应于孕 12 ~ 14 周或更早作子宫颈环扎术，防止早产的发生。应用特殊类型的黄体酮制剂（微粒化黄体酮胶囊、阴道黄体酮凝胶、17 - 羟 α 己酸黄体酮酯）预防早产。

（二）治疗配合

1. 先兆早产的护理　左侧卧位，提高子宫胎盘血流量，降低子宫活性，减少自发性宫缩；避免不必要的肛诊和阴道检查；对于宫颈管长度不足 20mm 的孕妇，应用宫缩抑制剂。

2. 早产临产的护理 在抑制宫缩的同时积极预防感染和控制并发症。

（1）抑制宫缩 遵医嘱使用硫酸镁、药物钙通道拮抗剂（硝苯地平）、β受体激动剂（盐酸利托君）、前列腺素合成酶抑制剂等抑制宫缩的药物，并观察用药反应。

（2）预防感染 胎膜早破的孕妇必要时遵医嘱使用抗生素，保持会阴清洁。

（3）控制并发症 对35周前的早产者，在分娩前按医嘱给孕妇糖皮质激素，如地塞米松、倍他米松等，促进胎肺成熟，降低新生儿呼吸窘迫综合征的发病率。

3. 协助医生终止妊娠 如早产已不可避免，做好分娩的准备。根据病情选择合适的分娩医院和分娩方式。阴道分娩者，产程中加强胎心监护，分娩处理不提倡常规会阴侧切，也不支持无指征的产钳助产。做好早产儿保暖、复苏抢救或转院准备。早产儿娩出后适当延长断脐时间30～120 s，或待脐带停止波动后断脐带，可减少新生儿输血的需要及减少50%的脑室内出血概率，提高早产儿存活质量。

（三）早产儿护理

密切观察早产儿面色、呼吸、心率及大小便情况，注意保暖，遵医嘱给予抗生素和维生素 K_1，预防感染和出血。

（四）心理护理

引导早产的孕妇讲出心理感受，将所采取的治疗方案向其说明，以缓解其焦虑。鼓励孕妇做好迎接新生儿的准备，讲解早产儿的护理方法等相关知识，以减少不必要的担心。

（五）健康教育

定期产检，注意卫生。嘱孕妇在妊娠晚期避免重体力劳动，禁止性生活，以防发生早产。指导孕妇认识早产的征象，若出现临产先兆，应及时就诊。指导产妇产后避孕，无子女者至少6个月后方可再孕，再孕时应加强产前保健及监护，避免再次发生早产。

六、护理评价

（1）新生儿未受伤、未出现并发症。

（2）孕妇焦虑减轻、情绪稳定，能积极配合治疗。

第六节　过期妊娠

凡平时月经周期规律，妊娠达到或超过42周尚未分娩者，称过期妊娠（postterm pregnancy）。其发生率占妊娠总数的3%～15%。过期妊娠的围生儿患病率和死亡率增高，并随妊娠期延长而增加。

一、概述

（一）病因

病因不清，可能与胎儿下丘脑－垂体－肾上腺轴功能失调、雌孕激素比例失调、遗传因素、头盆不称或胎位异常导致胎先露对宫颈内口及子宫下段的刺激不够有关。

（二）病理

1. 胎盘 过期妊娠的胎盘有两种类型：一种是胎盘功能正常，除胎盘重量略有增加，外观及镜检均似正常足月胎盘。另一种是胎盘功能减退，胎盘出现梗死及钙化灶，胎儿对缺氧的耐受性下降，严重者出现胎儿窘迫甚至死亡。

2. 羊水　正常妊娠 38 周后，羊水量随妊娠推迟逐渐减少，42 周后羊水迅速减少，羊水粪染率明显增高，达到足月妊娠的 2~3 倍。

3. 胎儿　过期妊娠的胎儿生长模式与胎盘功能有关，可分为三种。

（1）正常生长及巨大儿　胎盘功能正常者，能维持继续生长，约 25% 成为巨大儿。

（2）胎儿过熟综合征　胎儿表现为过熟综合征的特殊外貌，皮肤干燥、松弛、脱皮、胎脂消失，皮下脂肪减少，"小老人"容貌，与胎盘功能减退、胎儿缺氧和营养缺乏有关。

（3）胎儿生长受限小样儿与过期妊娠并存　后者更增加胎儿的危险性，约 1/3 过期妊娠死产儿为生长受限小样儿。

（三）对母儿的影响

1. 对母体的影响　产程延长和难产率增高，使剖宫产率及母体产伤明显增加。

2. 对围产儿的影响　胎儿过熟综合征、胎儿窘迫、胎粪吸入综合征、新生儿窒息及巨大儿等发病率和死亡率明显增高。

二、护理评估

（一）健康史

询问月经史是否规律，月经周期是否过长，核实末次月经时间、早孕反应时间、胎动时间、早孕妇科检查、早孕超声检查，推算预产期。询问有无过期妊娠家族史。

（二）身体状况

1. 过期妊娠胎盘功能正常者　胎儿继续生长发育，多形成巨大儿，颅骨钙化明显，分娩时胎头不易变形，易导致难产。

2. 过期妊娠胎盘功能减退者　常伴发羊水过少，羊水污染率增高。分娩期易出现胎儿窘迫。新生儿娩出后可出现皮肤黄染、松弛多皱，头发长，皮下脂肪少，身体瘦长，指（趾）甲长，貌似"小老人"。

（三）辅助检查

1. B 型超声检查　观察胎动、肌张力、呼吸运动，测量胎儿双顶径、股骨长度、羊水量和胎盘成熟度。

2. 电子胎心监护　如 NST 为无反应型需进一步做缩宫素激惹试验（OCT），若反复出现晚期减速，提示胎盘功能减退、胎儿缺氧。

3. 胎动情况　通过胎动自我监测，若出现明显减少提示胎儿缺氧。

4. 羊膜镜检查　观察羊水颜色，了解胎儿是否因缺氧而有胎粪排出。

（四）心理 – 社会支持状况

孕妇和家属因分娩超过预产期迟迟不发动、担心胎儿的健康而焦虑，表现为担心烦躁、失眠。

三、常见护理诊断/问题

1. 有新生儿窒息的危险　与胎盘功能减退和羊水胎粪污染有关。

2. 知识缺乏　缺乏过期妊娠危害性的相关知识。

3. 焦虑　与担心胎儿的安危有关。

四、护理目标

（1）新生儿未出现窒息，或窒息得到紧急处理。

（2）孕妇基本了解过期妊娠的危害。

（3）孕妇身体舒适、心理压力缓解。

五、护理措施

（一）一般护理

嘱孕妇休息时取左侧卧位，吸氧，每日 2～3 次，每次 1 小时，以增加胎儿氧气供应。

（二）病情观察

指导孕妇自测胎动，定期产检。进入产程后严密观察胎心，宫缩，产程进展及羊水的量、色、性状，必要时取胎儿头皮血测 pH 酸碱度，及早发现胎儿窘迫，及时处理。

（三）治疗配合

妊娠41周后应考虑终止妊娠，尽量避免过期妊娠。综合分析各方面条件，选择恰当的分娩方式。

1. 促宫颈成熟 在宫颈不成熟情况下直接引产，阴道分娩失败率增高，增加剖宫产风险。评价宫颈成熟度的主要方法是 Bishop 评分，7 分及以上者可直接引产，不足 7 分者引产前先促宫颈成熟。常用的促宫颈成熟方法有前列腺素 2（PEG_2）阴道制剂和宫颈扩张球囊。

2. 引产术 宫颈已成熟者可行引产术。遵医嘱给予缩宫素静脉滴注诱发宫缩，直至临产。胎头已衔接者，先人工破膜再滴缩宫素引产，人工破膜即可诱发内源性前列腺素的释放，增加引产效果。

3. 终止妊娠 需剖宫产术终止妊娠者，及时做好术前准备。经阴道分娩时可考虑会阴侧切术，以缩短第二产程，减少分娩过程中盆底肌对胎儿的压迫，减少产伤。做好新生儿抢救准备及护理配合。必要时在胎儿娩出后立即行喉镜下气管插管，吸出气管内容物，以减少胎粪吸入综合征的发生。

（四）心理护理

向孕妇及家属介绍过期妊娠对母儿的不良影响，及时沟通让家属了解病情变化，使其与医护人员配合，顺利度过危机。

（五）健康教育

妊娠 37 周后每周至少做一次产前检查，每日计数胎动，定期做产检，发现异常及时就医。妊娠 41 周，复核预产期，出现胎动明显减少、阴道流血或流液等异常情况时，应及时就医。

六、护理评价

（1）新生儿未受伤。

（2）孕妇焦虑减轻，情绪稳定。

（3）孕妇了解病情，积极配合治疗。

第七节　妊娠期肝内胆汁淤积症

妊娠期肝内胆汁淤积症（intrahepatic cholestasis of pregnancy，ICP）是一种妊娠期特有的疾病，由于再次妊娠时可以复发，故又称妊娠复发性胆汁淤积或妊娠期特发性肝内胆汁淤积。本病常发生于妊娠晚期，以瘙痒、黄疸为其主要特征，一般对母体影响较小，但可严重影响围生儿预后。ICP 发病率在 0.8% ~ 12.0%。

一、概述

（一）病因

本病的病因及发病机制尚不清楚，近年来多数学者认为与下列因素有关。

1. 雌激素水平增高 孕期胎盘产生大量雌激素且肝脏对雌激素的敏感性增强。双胎妊娠 ICP 的发病率比单胎妊娠高 5 倍，间接证明 ICP 与雌激素水平增高有一定关系。雌激素引起胆汁淤积的机制目前有以下几种解释：微胆管通透性增加；肝细胞膜、胆管膜的脂质成分变化，使膜的液态流动性降低；肝脏蛋白质合成异常以及雌激素在肝细胞内代谢所产生的氧自由基对肝细胞有损害。

2. 遗传因素 ICP 常有家族史，家族阳性发生率可达 36% ~ 50%，其遗传方式为常染色体显性遗传，家族中的男性不发病，但可能为携带者，将此易感性传给女婴。

3. 环境 ICP 发病率与季节有关，冬季高于夏季，可能与夏季妊娠妇女硒水平明显升高有关。

（二）病理

ICP 与淤胆型病毒性肝炎鉴别有困难时，可在 B 型超声定位下行肝穿刺病理学检查。ICP 镜下组织学改变：肝小叶结构完整，肝索排列整齐，肝小叶中央区胆小管内可见胆汁淤积或胆栓形成，但无病毒性肝炎的肝细胞变性、坏死及炎症反应。

分娩后胎盘病理：胎盘绒毛膜板以及羊膜均有胆盐沉积。胎盘组织计量测定发现、绒毛间隙变窄。

（三）对母儿的影响

1. 对母体的影响 有皮肤瘙痒、皮肤抓痕以及肝功能异常；如果有凝血功能障碍，产后出血概率增加。

2. 对胎儿的影响 主要是胎儿死亡，可能原因有：胆汁酸引起胎盘绒毛血管的强烈收缩导致急性缺氧及突然死亡；胆汁酸可引起胎儿心律失常致心搏骤停。

二、护理评估

（一）健康史

询问孕妇年龄、籍贯和生育情况，既往有无 ICP 病史及家族史，同时了解孕妇接受治疗的经过，有无其他引起瘙痒、黄疸和肝功能异常的疾病。

（二）身体状况

1. 症状

（1）瘙痒 无皮肤损伤的瘙痒是首发症状，常起始于妊娠 28 ~ 30 周，但也有少数在妊娠中期出现。瘙痒随孕期增加而加重，夜间尤甚。瘙痒程度不一，以躯干、四肢为主，严重者可波及全身，多持续至分娩后 1 ~ 2 天迅速消失，少数可持续 1 周左右。多于分娩后 24 ~ 48 小时缓解。

（2）黄疸 10% ~ 15% 患者出现轻度黄疸，黄疸程度一般较轻，仅见于巩膜，少数黄疸较明显，持续至分娩后 1 ~ 2 周自行消退。再次妊娠时瘙痒与黄疸可重复出现，且持续时间有逐次延长的倾向。

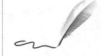

（3）消化道症状 一般无明显表现，少数患者可有乏力、食欲减退、恶心、腹胀、脂肪泻等轻微消化道症状。

2. 体征

常无特异体征，有时瘙痒处皮肤可见抓痕，20%～50%病人可见轻度黄疸，同时可伴尿色加深等表现，分娩后数日内消退，偶可触及轻度肿大、质软、无压痛的肝脏。

（三）心理－社会支持状况

孕妇担心自己的疾病影响到胎儿健康，担心病情恶化，恐惧胎儿死亡。

（四）辅助检查

1. 血清胆汁酸水平 血清胆汁酸（TBA）水平改变是诊断ICP的最主要实验室证据。无诱因的皮肤瘙痒及血清TBA > 10μmol/L，可考虑ICP的诊断；血清TBA > 40μmol/L，提示病情较重。

2. 肝功能测定 血清ALT和AST水平轻、中度增高，可协助诊断ICP。肝功能在产后4～6周恢复正常。

3. 病理检查 在诊断不明而病情严重时可行肝组织活检，仅肝小叶中央区胆小管内可见胆汁淤积或胆栓形成，电镜切片可发现毛细血管扩张合并微绒毛水肿或消失。

三、常见护理诊断/问题

1. 焦虑 与担心身体状况、胎儿预后有关。

2. 胎儿有受伤危险 与胆汁酸毒性有关。

3. 皮肤完整性受损 与ICP引起瘙痒搔抓有关。

四、护理目标

（1）孕妇焦虑情绪减轻。

（2）胎儿没有受到疾病影响。

（3）产妇自述瘙痒减轻，皮肤无破损。

五、护理措施

1. 一般护理 注意休息，减少刺激，取左侧卧位，吸氧。鼓励孕妇按时进食，补充B族维生素、维生素C，既保肝又可提高胎儿对缺氧的耐受性。嘱孕妇注意胎动变化。

2. 病情观察 密切观察孕妇有无皮肤瘙痒、皮肤或巩膜黄染、恶心、呕吐等情况，住院病人应遵医嘱常规给予维生素K_1直至分娩，以预防产后出血。对孕周早、胎儿小的ICP患者可遵医嘱静脉给予葡萄糖、氨基酸、维生素，以促进胎儿的生长发育。

3. 治疗配合

（1）产前监护 ①一旦确诊ICP应视为高危妊娠，在高危门诊定期随访。不足35孕周者行NST，1次/周；超过35孕周者，应住院严密监护胎儿，每天或隔日行NST。必要时同时采用多种胎儿监测手段，每周应检测血清胆汁酸动态变化及肝功能变化，直至分娩。②对症状重、病程长、血清胆汁酸和胆红素明显升高者；有不良妊娠分娩史者；合并全身血管性疾病，如妊娠期高血压疾病、糖尿病，或有产科并发症，如双胎、胎儿宫内生长受限者，应在孕32周时收入院。

（2）适时终止妊娠 一旦发现胎动减少、胎心变化等胎儿窘迫征兆，应立即做好终止妊娠准备。①剖宫产术：新生儿接生者可根据患者的孕周和胎儿具体情况，提前进入手术室进行新生儿抢救准备工作。②阴道分娩：加强动态观察并持续母儿监护。严密观察产程进展、胎心变化、羊水颜色等，出现胎儿窘迫征兆及时处理。

4. 用药护理　能使孕妇临床症状减轻，胆汁淤积的生化指标和围产儿预后改善。

（1）熊去氧胆酸　为 ICP 的一线药物。迅速减轻瘙痒，降低血清肝酶水平，常用剂量为 1g/d 或 15mg/（kg·d）。

（2）S-腺苷蛋氨酸　为 ICP 临床二线药物或联合治疗药物。每日 1g，静脉滴注；或每次 500mg，每日 2 次，口服。

病情重，或渐进性加重者，可以两者联合治疗。

5. 辅助治疗及护理　地塞米松主要用于妊娠 34 周前促进胎儿肺成熟，估计 7 日内分娩者；炉甘石洗液、薄荷类药物外用，口服抗组胺药物对瘙痒有缓解作用；出现明显的脂肪痢或凝血酶原时间延长者，应及时补充维生素 K。茵陈汤等中药治疗 ICP 有一定效果。

6. 心理护理　ICP 孕妇会出现焦虑、紧张等情绪，指导并协助患者掌握放松疗法，多听音乐、看书，分散注意力，使其树立信心，积极配合治疗。

7. 健康教育

（1）出院时若瘙痒和黄疸未完全消退，应门诊随访观察，定期检测血清胆汁酸水平。

（2）再次妊娠应做好孕前咨询和孕期观察，发现类似皮疹或黄疸及早就医。其姐妹、女性子代妊娠时需要注意有无 ICP 发生。

六、护理评价

（1）患者情绪平稳，顺利度过了妊娠期和分娩期。

（2）产妇瘙痒减轻，皮肤无破损。

（3）胎儿未受到疾病影响。

本章小结

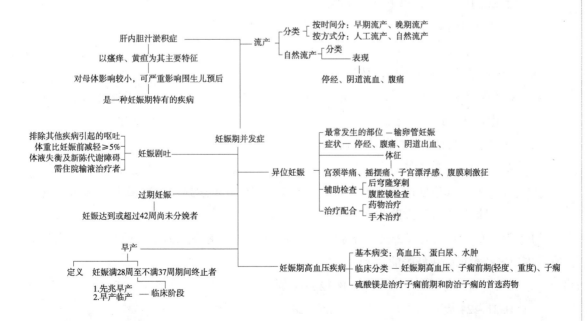

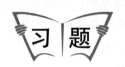

一、选择题

【A1/A2 型题】

1. 导致自然流产的最主要原因
   A. 母儿血型不合　　　　　B. 子宫畸形　　　　　C. 身体创伤
   D. 内分泌功能失调　　　　E. 染色体异常

2. 复发性流产的定义是指自然流产连续发生几次或以上
   A. 2　　　　B. 3　　　　C. 4　　　　D. 5　　　　E. 6

3. 输卵管妊娠最常见的原因是
   A. 输卵管炎　　　　　　　B. 受精卵游走　　　　C. 内分泌失调
   D. 输卵管手术　　　　　　E. 精神、神经功能絮乱

4. 妊娠期高血压疾病最基本的病理变化是
   A. 胎盘绒毛膜退行性变　　B. 全身小动脉痉挛　　C. 水钠潴留
   D. 底蜕膜出血　　　　　　E. 肾小管重吸收功能降低

5. 妊娠 28 周至不满 37 周终止者称为
   A. 流产　　　B. 早产　　　C. 足月产　　　D. 过期产　　　E. 难产

6. 控制子痫的首选药是
   A. 硫酸镁　　　　　　　　B. 冬眠合剂　　　　　C. 肼屈嗪
   D. 双氢克尿噻　　　　　　E. 20% 甘露醇

7. 诊断妊娠期肝内胆汁淤积症的主要依据是
   A. 雌三醇测定　　　　　　B. NST 检查　　　　　C. 胎儿生物物理评分法
   D. 肝功能测定　　　　　　E. 血清胆汁酸测定

8. 硫酸镁中毒反应，以下不正确的是
   A. 膝反射消失　　　　　　B. 全身肌张力减退　　C. 呼吸减慢
   D. 尿量增多　　　　　　　E. 心搏骤停

9. 下述不是诊断为早产临产依据的是
   A. 孕龄不足 37 周　　　　B. 宫颈管消退≥75%　　C. 子宫收缩规律
   D. 进行性宫颈口扩张 2cm 以上　　　E. 胎先露达坐骨棘水平

10. 下列关于过期妊娠的叙述错误的是
    A. 诊断时应首先核对末次月经　　　B. 胎盘功能减退者应立即终止妊娠
    C. 一旦确诊应立即剖宫产　　　　　D. 妊娠达到或超过 42 周尚未分娩者
    E. 过期妊娠可导致胎儿宫内窘迫

11. 某孕妇，自然流产 2 次，查原因，怀疑为宫颈内口松弛所致。目前孕 9 周，若进行宫颈内口缝扎术最好在妊娠的
    A. 11～13 周　　　　　　B. 12～14 周　　　　　C. 17～20 周
    D. 21～24 周　　　　　　E. 25～28 周

12. 35 岁初孕妇，停经 40 多天，轻度腰酸，下腹疼痛，阴道点滴出血半天。检查外阴、阴道正常，宫口未开。子宫与孕周相符，软，双侧附件正常，妊娠试验（＋），最可能的诊断是

  A. 异位妊娠 B. 先兆流产 C. 不全流产 D. 完全流产 E. 难免流产

13. 初孕妇，24 岁，妊娠 36 周，一周前皮肤瘙痒，近两日出现黄疸，食欲正常，肝触不清，转氨酶 45 单位，血清胆酸值高于正常 4 倍，其诊断为

  A. 妊娠期肝内胆汁淤积症   B. 妊娠合并传染性肝炎

  C. 原发性妊娠急性肝脂肪   D. 妊娠期药物性肝炎

  E. 妊娠合并毛细胆管炎

【A3/A4 型题】

（14 ~ 16 题共用题干）

某孕妇，29 岁，结婚 5 年，夫妇同居，未避孕，从未怀孕过，平素月经周期规律，现停经 44 天，在抬举重物时突感右下腹剧烈疼痛伴阴道点滴出血半天。体检：BP 100/50mmHg，白细胞总数 9.5×10^9/L，妇科检查见阴道内有少许暗红色血液，宫颈举痛明显，后宫隆饱满。

14. 该孕妇最可能的诊断是

  A. 先兆流产   B. 稽留流产   C. 异位妊娠破裂

  D. 阑尾炎   E. 习惯性流产

15. 该患者确诊的主要方法是

  A. 尿 hCG 检查   B. 子宫颈活组织检查 C. 子宫颈黏液检查

  D. 后穹隆穿刺   E. 腹部检查

16. 以下对该病人的护理中，错误的是

  A. 严密观察生命体征变化 B. 病人立即取中凹位

  C. 监测胎心变化   D. 立即输液，做好输血准备

  E. 立即行灌肠术前准备

（17 ~ 19 题共用题干）

某孕妇，26 岁，宫内孕 39 周，近两天来自觉头痛、头晕、胸闷、视物不清，经追问病史，于一个月前血压 150/100mmHg，现血压 180/120mmHg，尿蛋白 6g/24h，子宫大小与孕周相符，胎心 150 次/分，枕右前位。

17. 该患者首先应考虑的诊断是

  A. 妊娠期高血压 B. 慢性高血压   C. 子痫前期轻度

  D. 子痫前期重度 E. 子痫

18. 以下并发症中，该病不容易发生

  A. 胎盘早剥   B. 心力衰竭   C. DIC

  D. 前置胎盘   E. 脑出血

19. 以下为该患者提供的护理中，不妥的是

  A. 病室保持安静、清洁 B. 病人尽量取仰卧位

  C. 高蛋白，高维生素饮食 D. 每日监测血压

  E. 每日记出入量

二、思考题

1. 女，25 岁，已婚，平素月经规律，现停经 50 天，腹痛伴大量阴道流血 30 分钟，急诊入院。查体：体温正常，P 108 次/分，R 18 次/分，BP 95/60mmHg。妇科检查：阴道内有一小块组织物及较多血液，宫口已开，子宫前位，如停经 40 天大小，活动，无压痛。

请问：

（1）该孕妇可能发生了什么情况？

（2）该孕妇的护理诊断/问题有哪些？

（3）护士应立即实施哪些护理？

2. 女，35 岁，已婚，孕 5 产 2，平素月经规律，有慢性盆腔炎史，现停经 52 天，右下腹撕裂样剧痛伴头晕、恶心 30 分钟，急诊入院。查体：体温正常，P 110 次/分，R 19 次/分，BP 85/60mmHg，心、肺无明显异常发现，腹软，下腹部压痛，以右侧为甚，反跳痛和肌紧张不明显。妇科检查：阴道内有血迹，后穹隆饱满；宫颈轻度糜烂，宫颈举痛和摇摆痛明显；子宫前位，饱满，有漂浮感；右侧附件区压痛，未扪及包块，左侧附件区无明显异常。

请问：

（1）该孕妇需做哪些辅助检查？

（2）目前该孕妇的主要护理诊断/问题是什么？

（3）针对护理诊断/问题应给予哪些护理措施？

3. 女，35 岁，孕 1 产 0，妊娠 36 周。两周前血压逐渐升高，四肢水肿，并出现嗜睡、烦躁。查体：T 36.2℃，P 85 次/分，BP 147/102mmHg，R 18 次/分。尿检显示：蛋白尿（＋＋），为进一步治疗和护理收入产科。

请问：

（1）该女士目前最有可能的疾病是什么？请针对该患者制订护理计划。

（2）简述针对该孕妇目前情况，治疗原则及主要措施是什么？

（郭晓敏）

扫码"练一练"

第九章　胎盘与胎膜异常

学习目标

1. **掌握**　前置胎盘和胎盘早剥的临床类型、护理评估和护理措施。
2. **熟悉**　前置胎盘、胎盘早剥和胎膜早破的概念。
3. **了解**　前置胎盘、胎盘早剥和胎膜早破的病因和健康教育的内容。
4. 能运用所学知识针对大出血孕产妇制定护理方案。
5. 具有良好的沟通能力、关爱母儿健康。

第一节　前置胎盘

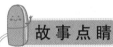

故事点睛

　　旁白：小张是一名经产妇，40岁，妊娠30周，1周前无诱因无痛性阴道流血入院。今晨再次流血，量不多。小李是她的责任护士。

　　医嘱：电子胎心监护。

　　人物：由2位学生分别担任故事人物，进行即兴表演。

　　请问：

　　1. 小张非常紧张，向责任护士小李询问病情，小李应该怎样解释？

　　2. 小李在执行医嘱时应该注意什么？

　　正常胎盘附着于宫体部的前壁、后壁或者侧壁。孕28周后若胎盘附着于子宫下段，甚至胎盘下缘达到或覆盖宫颈内口，位置低于胎儿胎先露部，称前置胎盘（placenta praevia）。前置胎盘多见于经产妇，是妊娠晚期出血最常见的原因，也是妊娠晚期严重并发症之一，处理不当可危及母儿生命。其发病率，国外报道为0.5%，国内报道为0.24%~1.57%。

一、概述

（一）病因

前置胎盘病因目前尚不明确，可能与下列因素有关。

1. 子宫内膜病变与损伤　多产、多次刮宫或剖宫产等是前置胎盘的高危因素，由于子宫内膜损伤后可引起子宫内膜炎或子宫内膜萎缩，使子宫蜕膜血管生长不良。再次妊娠时，血液供应不足，致使胎盘为摄取足够的营养而扩大面积，伸展到子宫下段。

2. 胎盘异常　胎盘面积过大或形态异常。面积过大的胎盘，伸展至子宫下段或遮盖子宫颈内口，形成前置胎盘；胎盘位置正常而副胎盘位于子宫下段接近子宫颈内口；膜状胎盘大而薄，可扩展到子宫下段。

3. 受精卵滋养层发育迟缓 受精卵到达宫腔后，滋养层尚未发育到可着床阶段，继续向下游走到子宫下段，并在该处着床而发育成前置胎盘。

（二）分类

按胎盘下缘与宫颈内口的关系，可将前置胎盘分为 3 种类型（图 9 - 1）。

1. 完全性（又称中央性）前置胎盘 宫颈内口全部被胎盘组织所覆盖。

2. 部分性前置胎盘 宫颈内口部分被胎盘组织所覆盖。

3. 边缘性前置胎盘 胎盘下缘附着于子宫下段甚至达宫颈内口，但不超过宫颈内口。

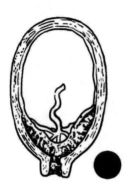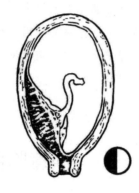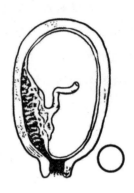

(a)完全性前置胎盘　　　　(b)部分性前置胎盘　　　　(c)边缘性前置胎盘

图 9 - 1　前置胎盘的分类

（三）对母儿的影响

1. 对孕妇的影响 反复阴道流血可致母体贫血、产后出血、产褥感染，胎盘植入的风险远高于正常胎盘位置的孕妇。

2. 对围产儿的影响 严重的大出血可致胎死宫内，早产、新生儿呼吸窘迫、贫血的发生率增高。

二、护理评估

（一）健康史

询问孕妇的末次月经并推算预产期；详细询问孕妇的孕产史、产次及既往分娩情况；了解既往有无子宫内膜病变与损伤史，如剖宫产术、多次人工流产术、产褥感染等。

（二）身体状况

1. 症状 在妊娠晚期或临产时，发生无诱因、无痛性反复阴道流血。由于妊娠晚期或临产后子宫下段逐渐伸展，而附着于子宫下段或宫颈内口的胎盘不能相应地伸展，以致前置部分的胎盘自其附着处剥离，使血窦破裂而出血。

阴道流血时间和出血量与前置胎盘的类型有关：完全性前置胎盘初次出血的时间早且量多，约在孕 28 周出血，称为"警戒性出血"；边缘性前置胎盘初次出血时间较晚，多在孕 37 ~ 40 周或临产后，且出血量较少；部分性前置胎盘初次出血的时间与出血量介于两者之间。

> 📚 **考点提示**
>
> 前置胎盘的出血特点。

2. 体征 患者一般情况与出血量有关。腹部检查：子宫软、无压痛，子宫大小与孕周相符，胎先露部高浮，可有胎位异常。

（三）心理 – 社会支持状况

由于反复或大量阴道流血突然发生，使孕妇及家属感到母儿的生命将受到威胁，表现出紧张、害怕、甚至恐惧。由于住院造成孕妇生活环境的改变、生活的不便及治疗费用等因素，也会给孕妇及家属的情绪带来一定影响。

（四）实验室及其他检查

1. 产前 B 型超声检查　依据胎盘下缘与宫颈内口的关系，可明确前置胎盘的诊断和类型。

2. 磁共振（MRI）　对软组织分辨率高，在胎盘疾病诊断中有优越性，尤其对于胎盘位于子宫后壁及羊水较少的产妇。

3. 产后检查胎盘和胎膜　对产前出血患者，产后应仔细检查胎盘胎儿面边缘有无血管断裂，可提示有无副胎盘。胎盘的前置部分母体面如果有陈旧血块附着，呈黑紫色或暗红色或胎膜破口距离胎盘下缘 <7cm，则为前置胎盘。

三、常见护理诊断/问题

1. 自理能力缺陷　与期待疗法需要卧床休息有关。

2. 恐惧　与反复阴道流血，担心自身及胎儿安危有关。

3. 有感染的危险　与机体抵抗力下降、细菌侵入子宫创面有关。

4. 潜在并发症　失血性休克、胎儿窘迫。

四、护理目标

（1）病情好转，生活需求能得到满足。

（2）孕妇的恐惧感减轻或消失。

（3）产妇不发生产后出血和感染。胎儿窘迫能被及时发现及处理。

五、护理措施

（一）期待疗法

1. 指征　适用于妊娠 34 周、胎儿体重不足 2000g、胎儿存活、阴道流血量不多、一般情况良好的孕妇。尽管国外有资料证明，对于前置胎盘孕妇的妊娠结局的影响，住院与门诊治疗并无明显差异，我国仍普遍主张住院治疗。

2. 一般护理　取侧卧位，绝对卧床休息，血止后方可轻微活动；禁止性生活、阴道检查及肛查；密切观察阴道流血量；一般不采用阴道 B 型超声检查。胎儿电子监护仪监护胎儿宫内情况，每日间断吸氧，每次 20 分钟；纠正孕妇贫血，补充铁剂，维持正常血容量，血红蛋白低于 70g/L 时，应输血。

3. 药物治疗　在保证孕妇安全的前提下，应用宫缩抑制剂，尽可能延长孕周，提高围产儿存活率。必要时应用镇静剂地西泮。出血时间长者，应用抗生素预防感染。胎龄小于 34 周者，促胎肺成熟。

（二）终止妊娠

1. 指征　孕妇反复发生多量出血甚至休克者，无论胎儿成熟与否，为了孕妇安全应终止妊娠；胎龄达妊娠 36 周以上；胎儿成熟度检查提示胎儿肺成熟者；胎龄在妊娠 34 ~ 36 周，出现胎儿窘迫征象，或胎儿电子监护发现胎心异常、监测胎肺未成熟者，经促胎肺成熟处理后；胎儿已死亡或出现难以存活的畸形，如无脑儿。

2. 剖宫产　适用于完全性前置胎盘，持续大量阴道流血；部分性和边缘性前置胎盘，出血量较多，先露高浮，胎龄达妊娠 36 周以上，短时间内不能结束分娩，有胎心、胎位异常者。术前积极纠正贫血，预防感染等，备血，做好处理产后出血和抢救新生儿的准备。子宫切口的选择原则上应避开胎盘，可参考产前 B 型超声胎盘定位。胎儿娩出后，立即子宫肌壁注射缩宫素，等待胎盘剥离，必要时徒手剥离胎盘，并按摩子宫，以减少子宫出血。

3. 阴道分娩　适用于边缘性前置胎盘、枕先露、阴道流血不多、无头盆不称和胎位异常，估计在短时间内能结束分娩者。可在备血、输液条件下人工破膜，破膜后，胎头下降压迫胎盘前置部位而止血，并可促进子宫收缩，加快产程。若破膜后胎先露部下降不理想，仍有出血或分娩进展不顺利者，应立即改行剖宫产术。

（三）阴道大出血孕妇的护理

（1）严密观察并记录其生命体征、面色变化、阴道流血量。

（2）迅速建立静脉通道，遵医嘱吸氧、输血、输液，补充血容量，尽快恢复正常血压。

（3）严禁肛查，以防再次大出血，需做阴道检查时，必须在有输血、输液及手术的条件下进行。

（4）协助终止妊娠，行剖宫产术者迅速做好急诊术前准备，术中配合应急抢救工作；对阴道分娩者须行人工破膜，使胎先露下降压迫胎盘止血，做好阴道助产手术的准备和新生儿抢救的准备；胎儿胎盘娩出后立即给予宫缩剂，以防产后出血。

（四）心理护理

加强与孕妇的沟通，给予精神安慰及指导，观察其情绪变化，鼓励家属给予情感支持。引导孕妇说出恐惧的心理感受，解答问题，使其获得所需要的知识和信息，配合治疗和护理。

（五）健康教育

推广避孕，防止多产，避免多次刮宫引产或宫内感染，减少前置胎盘的发生机会。告知孕妇在妊娠期间发现阴道流血，及时就医。产褥期禁止盆浴及性生活，注意外阴清洁，防止感染。指导避孕措施，剖宫产术者 2 年后方可再孕。

六、护理评价

（1）产妇未发生产后出血和感染，病情好转，生活需求得到满足。

（2）接受期待疗法的孕妇能维持到 36 周；胎儿状态良好。

（3）孕妇情绪稳定，能顺利妊娠、分娩。

知识拓展

凶险性前置胎盘

凶险性前置胎盘为既往有剖宫产史，此次妊娠时胎盘附着于原子宫切口部位。凶险性前置胎盘已成为剖宫产术子宫切除的首要原因，且因其出血发生突然、凶猛，处理不当可导致孕妇死亡。近年对凶险性前置胎盘已逐渐引起重视，但其诊断和处理尚未形成一个规范化的流程。

第二节　胎盘早剥

妊娠 20 周后或分娩期，正常位置的胎盘在胎儿娩出前，部分或全部从子宫壁剥离，称胎盘早剥（placental abruption）。发病率据报道国外为 1% ~ 2%，国内为 0.46% ~ 2.1%。胎盘早剥属于妊娠晚期严重并发症，起病急，进展快，可严重威胁母儿生命。

一、概述

（一）病因

胎盘早剥病因及发病机制目前尚不清楚，可能与以下因素有关。

1. 孕妇血管病变　妊娠期高血压疾病、慢性高血压、慢性肾炎患者常并发胎盘早剥。其原因是底蜕膜螺旋小动脉痉挛或硬化，引起远端毛细血管缺血坏死甚至破裂出血，血液流至底蜕膜与胎盘之间形成胎盘后血肿，导致胎盘与子宫壁剥离。

2. 机械性因素　外伤尤其是腹部直接受到撞击或挤压；脐带过短（＜30cm）或因脐带绕颈、绕体等相对过短时，分娩过程中胎儿下降牵拉脐带，造成胎盘剥离；行羊膜腔穿刺时刺破前壁胎盘附着处，血管破裂出血而造成胎盘剥离。

3. 宫腔内压力骤降　羊水过多破膜时，大量羊水快速流出或双胎妊娠的第一胎儿娩出过快，使宫腔内压力骤然下降，子宫骤然缩小，导致胎盘与子宫壁错位而剥离。

4. 其他高危因素　如高龄孕妇，孕妇吸烟、吸毒，孕妇有血栓形成倾向、子宫肌瘤（尤其是胎盘附着处有肌瘤）等。有胎盘早剥史的孕妇再次发生胎盘早剥的可能性增加。

（二）病理与类型

胎盘早剥的主要病理变化是底蜕膜出血并形成血肿，使胎盘自附着处剥离。依据出血情况可分为以下 3 种类型（图 9 - 2）。

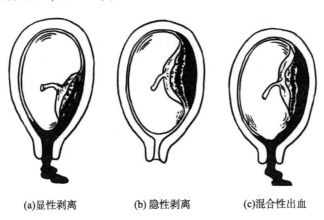

(a)显性剥离　　　(b)隐性剥离　　　(c)混合性出血

图 9 - 2　胎盘早剥的类型

1. 显性剥离　当胎盘后血肿使胎盘剥离面不断扩大，血液冲开胎盘下缘及胎膜，沿胎膜与宫壁间经宫颈向外流出，又称外出血。

2. 隐性剥离　胎盘下缘仍附着于子宫壁上，或胎膜与子宫壁未剥离，血液不能外流而积聚在胎盘与子宫壁之间，又称内出血。

3. 混合性出血　当内出血逐渐增多，胎盘后血肿越积越大，血液也可冲开胎盘下缘与胎膜，向宫颈口外流出，形成混合性出血。

内出血严重时，随着胎盘后血肿的压力增大，血液向子宫肌层浸润，引起肌纤维分离、断裂甚至变性；当血液渗透至子宫浆膜层时，子宫表面呈现紫蓝色瘀斑，尤其在胎盘附着处明显，称为子宫胎盘卒中（uteroplacental apoplexy），又称为库弗莱尔子宫（Couvelaire uterus）。

（三）对母儿的影响

1. 对孕妇的影响

（1）羊水栓塞　胎盘早剥时，羊水可经剥离面进入开放的血管，引起羊水栓塞。

（2）凝血功能障碍　胎盘早剥是孕妇发生凝血功能障碍最常见的原因。由于从剥离处的胎盘绒毛和蜕膜中释放的大量组织凝血活酶进入母体血液循环内，激活凝血系统而发生弥散性血管内凝血（DIC）。

（3）产后出血　子宫胎盘卒中影响子宫收缩，可导致产后出血，尤其是合并 DIC 时，更难以纠正。大量失血可引起多器官功能衰竭、脑垂体及肾上腺皮质坏死，甚至导致产妇发生希恩综合征。

（4）急性肾功能衰竭　大量出血使肾脏灌注严重受损，导致肾皮质或/和肾小管缺血坏死，出现急性肾衰竭。

2. 对围产儿的影响　胎儿窘迫、早产、新生儿窒息或死亡的发生率高。

二、护理评估

（一）健康史

详细询问相关病史。妊娠期高血压疾病、慢性肾炎等血管病变，外伤史、子宫腔内压力骤减等机械因素和子宫静脉压突然升高等因素均可引起胎盘早剥。

（二）身体状况

妊娠晚期突然发生持续性腹痛和阴道流血是胎盘早剥的主要症状。根据病情严重程度将胎盘早剥分为3度。

Ⅰ度胎盘早剥　以外出血为主，多见于分娩期，胎盘剥离面积小于1/3胎盘面积，常无腹痛或腹痛轻微，贫血体征不明显。腹部检查见子宫软，大小与妊娠周数相符，胎位边界清楚，胎心率正常，产后检查见胎盘母体面有凝血块及压迹即可诊断。

> **考点提示**
>
> 胎盘早剥的分类、分度；子宫胎盘卒中的表现。

Ⅱ度胎盘早剥　胎盘剥离面占1/3左右胎盘面积，常有突然发生的持续性腹痛、腰酸或腰背痛，疼痛的程度与胎盘后积血量成正比。无阴道流血或流血量不多，贫血程度与阴道流血量不相符。腹部检查见子宫大于妊娠周数，宫底随胎盘后血肿增大而升高。胎盘附着处压痛明显（胎盘位于后壁则不明显），宫缩有间歇，胎位可扪及，胎儿存活。

Ⅲ度胎盘早剥　胎盘剥离面超过胎盘面积1/2，临床表现较Ⅱ度严重。可出现恶心、呕吐、面色苍白、四肢湿冷、脉搏细数、血压下降等休克症状，且休克程度大多与母血丢失成比例。腹部检查见子宫硬如板状，宫缩间歇时不能松弛，胎位扪不清，胎心消失。如无凝血功能障碍属Ⅲa，有凝血功能障碍者属Ⅲb。

（三）心理-社会支持状况

突然发生的腹痛及出血，且病情变化迅速，母儿生命将面临威胁，使孕妇及家属感到意外，无法接受事实而表现出紧张、恐惧、忧伤的心理。

（四）辅助检查

1. B 型超声检查 可协助了解胎盘的部位及胎盘早剥的类型，并可明确胎儿大小及存活情况。

2. 实验室检查 包括血常规、肝肾功能、凝血功能和 D - 2 聚体检查等，了解孕妇情况。

三、常见护理诊断/问题

1. 组织灌注不足 与胎盘剥离引起大出血有关。

2. 有感染的危险 与大出血及手术有关。

3. 潜在并发症 失血性休克、DIC、急性肾衰、羊水栓塞、胎儿窘迫。

4. 恐惧 与大出血，担心自身及胎儿生命安全有关。

四、护理目标

（1）患者出血得到控制，生命体征平稳。

（2）不发生感染。

（3）无并发症发生，或并发症得到及时发现和处理。

（4）恐惧的程度消除或减轻，积极配合治疗和护理。

五、护理措施

（一）护理观察

（1）询问病史，监测生命体征，观察有无休克征象。有无出血倾向，如皮下、黏膜、注射部位渗血，咯血、呕血或阴道流血不凝等。有无少尿、无尿等急性肾功能衰竭表现。

（2）了解孕妇产科情况。如胎心、胎动、宫高（描记宫底高度）、腹围、子宫壁的紧张度、子宫有无压痛、阴道流血量及颜色。

（3）腹痛剧烈，子宫板状硬，宫缩无间歇，宫底上升，腹围增大，胎心、胎位不清，心率增快、血压下降，提示有隐性出血，病情严重，应配合医生紧急处理。

（二）治疗配合

1. 纠正休克 建立静脉通道，迅速补充血容量，改善血液循环。抢救中给予吸氧、保暖等措施。遵医嘱做好紧急剖宫产术前准备。

2. 及时终止妊娠 胎儿娩出前胎盘剥离有可能继续加重，一旦确诊Ⅱ、Ⅲ度胎盘早剥应及时终止妊娠。根据孕妇病情轻重、胎儿宫内状况、产程进展、胎产式等，决定终止妊娠的方式。

（1）阴道分娩 适用于Ⅰ度胎盘早剥患者。一般情况良好，病情较轻，以外出血为主，宫口已扩张，估计短时间内可结束分娩，应经阴道分娩。人工破膜使羊水缓慢流出，缩小子宫容积，腹部包裹腹带压迫胎盘使其不再继续剥离，必要时滴注缩宫素缩短第二产程。产程中应密切观察心率、血压、宫底高度、阴道流血量以及胎儿宫内状况，发现异常征象，应行剖宫产术。

（2）剖宫产 适用于：①Ⅱ度胎盘早剥，不能在短时间内结束分娩者。②Ⅰ度胎盘早剥，出现胎儿窘迫征象者。③Ⅲ度胎盘早剥，产妇病情恶化，胎儿已死，不能立即分娩者。④破膜后产程无进展者。剖宫产取出胎儿与胎盘后，立即注射宫缩剂，并按摩子宫促进子宫收缩。发现有子宫胎盘卒中时，在按摩子宫同时，可以用温盐水纱垫湿热敷子宫，多数子宫收缩转佳。若发生难以控制的大出血，应快速输入新鲜血、凝血因子，并行子宫切除术。

3. 并发症的处理

（1）产后出血　胎儿娩出后立即给予子宫收缩药物，如缩宫素、前列腺素制剂等；胎儿娩出后人工剥离胎盘，持续子宫按摩等。若仍有不能控制的子宫出血，或血不凝、凝血块较软，应按凝血功能障碍处理。

（2）凝血功能障碍　迅速终止妊娠、阻断促凝物质继续进入母血循环，纠正凝血机制障碍。

（3）肾衰竭　若患者尿量 <30 ml/h，提示血容量不足，应及时补充血容量；若血容量已补足而尿量 <17 ml/h，可给予呋塞米 20～40 mg 静脉推注，必要时可重复用药。若短期内尿量不增且血清尿素氮、肌酐、血钾进行性升高，二氧化碳结合力下降，提示肾衰竭。出现尿毒症时，应及时行血液透析治疗。

（三）心理护理

加强与孕妇的沟通，引导其说出恐惧的原因，鼓励孕妇及家属提出有关问题，解释腹痛及出血的主要原因，使其配合治疗及护理。

（四）健康教育

（1）产前，嘱孕妇绝对卧床休息，暂禁食，腹痛加剧及阴道流血增多时，及时报告医护人员。

（2）产后，嘱产妇进高营养、易消化的食物。保持充足的休息与睡眠。保持会阴部的清洁，产褥期禁止性生活及盆浴，预防感染。

（3）对孕妇进行宣教，嘱其定期产前检查，预防和及时治疗妊娠期高血压疾病、慢性肾病等；妊娠晚期避免长时间仰卧位及腹部受伤；处理羊水过多和双胎时，避免宫腔压力下降过快；告诫孕妇不要吸烟、吸毒。

六、护理评价

（1）孕妇恐惧减轻或消除，能积极配合治疗和护理。
（2）孕妇休克症状得到控制，未发生并发症。
（3）产妇未发生出血，或出血得到控制，生命体征平稳。

第三节　胎膜早破

在临产前胎膜自然破裂，称胎膜早破（premature rupture of membranes，PROM）。依据发生的孕周分为足月 PROM 和未足月 PROM（preterm premature rupture of membranes，PPROM）。后者指在妊娠 20 周后、未满 37 周发生的胎膜早破。胎膜早破可引起早产、脐带脱垂和感染。孕周越小，围产儿预后越差。

导致胎膜早破的因素很多，常是多因素相互作用的结果。常见病因如下。

1. 生殖道感染　病原微生物上行性感染，可引起胎膜炎，细菌可以产生蛋白酶、胶质酶和弹性蛋白酶，这些酶可以直接降解胎膜的基质和胶质，使胎膜局部抗张能力下降而破裂。

2. 羊膜腔压力增高 双胎妊娠、羊水过多、巨大儿、宫内压力增加时，覆盖于宫颈内口处的胎膜自然成为薄弱环节而容易发生破裂。

3. 胎膜受力不均 头盆不称、胎位异常使胎先露部不能衔接，前羊膜囊所受压力不均，导致胎膜破裂。因手术创伤或先天性宫颈组织结构薄弱，宫颈内口松弛，前羊膜囊楔人，受压不均；宫颈过短或宫颈功能不全，宫颈锥形切除，胎膜接近阴道，缺乏宫颈黏液保护，易受病原微生物感染，导致胎膜早破。

4. 营养因素 缺乏维生素 C、锌及铜，可使胎膜抗张能力下降，易引起胎膜早破。

5. 其他 细胞因子 IL-6、IL-8、TNF-a 升高，可激活溶酶体酶，破坏羊膜组织；妊娠晚期性生活不当、过度负重及腹部受到碰撞等均有可能导致胎膜早破。

一、护理评估

（一）健康史

询问与胎膜早破有关的既往史和现病史，了解诱发原因，孕妇是否做过剧烈运动或腹部受到撞击。确定破膜时间、孕周、有无宫缩和感染等。

（二）身体状况

1. 症状 90% 患者突感有较多液体从阴道流出，有时可混有胎脂及胎粪，无腹痛等其他产兆。

2. 体征 肛诊上推胎先露部，见阴道流液增加。阴道窥器检查见阴道后穹隆有羊水积聚或有羊水自宫口流出。

（三）心理-社会支持状况

胎膜早破可加重孕妇精神负担，担心羊水流出过多造成分娩困难，尤其对于妊娠不足37 周的孕妇，担心早产、胎儿安全和产褥感染。

（四）辅助检查

1. 阴道液酸碱度检查 阴道液 pH 酸碱度为 4.5~5.5，羊水 pH 酸碱度为 7.0~7.5，阴道液 pH≥6.5 时视为阳性，胎膜早破的可能性极大。

2. 阴道液涂片检查 见到羊齿植物叶状结晶为羊水，涂片染色后见到胎儿皮肤上皮及毳毛为羊水。

> **考点提示**
> 胎膜早破后的阴道 pH 酸碱度变化情况。

3. 胎儿纤连蛋白（fetal fibronectin，fFN）测定 fFN 是胎膜分泌的细胞外基质蛋白。当宫颈及阴道分泌物内 fFN > 0.05mg/L 时，胎膜抗张能力下降，易发生胎膜早破。

4. 胰岛素样生长因子结合蛋白-1（IGFBP-I）检测 检测人羊水中 IGFBP-1，特异性强，不受血液、精液、尿液和宫颈黏液的影响。

5. 羊膜腔感染检测 羊水细菌培养；羊水涂片革兰染色检查细菌；羊水 IL-6 测定，≥7.9ng/ml，提示羊膜腔感染；血 C 反应蛋白 > 8mg/L，提示羊膜腔感染；降钙素原≥0.5ng/ml 时表示感染存在。

6. 羊膜镜检查 可直视胎先露部，看见头发或其他胎儿部分，看不到前羊膜囊即可诊断为胎膜早破。

7. B 型超声检查 羊水量减少时可协助诊断。

二、常见护理诊断/问题

1. 有胎儿受伤的危险　与胎膜早破引起脐带脱垂有关。

2. 焦虑　与担忧胎儿、新生儿安危有关。

3. 有感染的危险　与破膜时间长引起宫内感染有关。

4. 潜在并发症　早产、脐带脱垂。

三、护理目标

（1）胎儿未受伤，顺利出生。

（2）孕妇焦虑情绪减轻。

（3）孕产妇无感染征象。

（4）产妇未发生并发症。

四、护理措施

（一）足月胎膜早破的处理

足月胎膜早破常是即将临产的征兆，如检查宫颈已成熟，可以进行观察，一般在破膜后12小时内自然临产。若12小时内未临产，可予以药物引产。

（二）未足月胎膜早破的处理

1. 期待疗法适用于妊娠28~34周、胎膜早破不伴感染、羊水池深度≥3 cm者。

（1）一般处理　绝对卧床，保持外阴清洁，避免不必要的肛门及阴道检查，密切观察产妇体温、心率、宫缩、阴道流液性状和血白细胞计数。

（2）预防感染　破膜超过12小时，应给予抗生素预防感染，降低胎儿及新生儿肺炎、败血症及颅内出血的发生率，也能大幅度减少绒毛膜羊膜炎及产后子宫内膜炎的发生。建议首先静脉应用抗生素2~3日，然后改口服抗生素维持。

（3）抑制宫缩　遵医嘱用钙拮抗剂（硝苯地平）、吲哚美辛（消炎痛）或硫酸镁抑制宫缩，用硫酸镁对妊娠32周前早产胎儿中枢神经系统有保护作用，不但能降低早产儿的脑瘫风险，还能减轻脑瘫的严重程度。

> **考点提示**
> 　　胎膜早破孕妇期待疗法的具体内容。

（4）促胎肺成熟　遵医嘱用地塞米松促胎肺成熟。

（5）纠正羊水过少　羊水池深度≤2 cm，妊娠<34周者，可行经腹羊膜腔输液，有助于胎肺发育，避免产程中脐带受压（CST显示频繁变异减速）。

2. 终止妊娠

（1）经阴道分娩　妊娠34周后，胎肺成熟，宫颈成熟，无禁忌证可引产。

（2）剖宫产　胎头高浮，胎位异常，宫颈不成熟，胎肺成熟，明显羊膜腔感染，伴有胎儿窘迫者，抗感染同时行剖宫产术终止妊娠，做好新生儿复苏准备。

（三）心理护理

告知孕妇羊水生成的机制和胎膜早破的发病规律，以减少不必要的担心；向孕妇说明卧床休息的必要性，帮助孕妇分析目前状况，保持镇静以减轻紧张心理。

（四）健康教育

尽早治疗下生殖道感染，避免负重及腹部撞击；重视孕期保健，嘱孕妇孕晚期禁止性生活，不宜过劳，避免腹压突然增加；孕妇感觉阴道口有液体流出时，应立即卧位并尽快到医院就诊。

五、护理评价

（1）胎儿未受伤，顺利出生。

（2）孕妇能配合治疗和护理，焦虑情绪减轻。

（3）孕产妇无感染征象。

（4）产妇未发生并发症。

本章小结

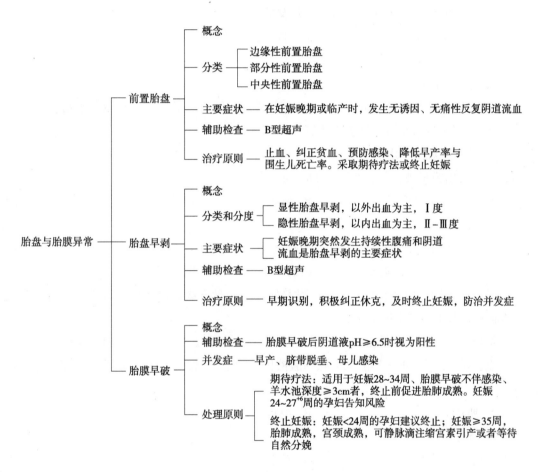

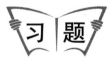

一、选择题

【A1/A2 型题】

1. 诊断前置胎盘较安全可靠的方法是

　　A. 阴道检查　　B. 肛门检查　　C. X 线检查　　D. B 型超声检查　　E. 生化检查

2. 关于前置胎盘，下列哪项错误

　　A. 指胎盘附着于子宫下段　　　B. 其位置低于胎儿先露部

C. 是妊娠早期出血的主要原因

D. 以无痛性、无诱因反复阴道流血为主要症状

E. 是妊娠晚期出血的主要原因

3. 胎盘早期剥离主要病理变化是

A. 壁蜕膜出血　　　　　　　B. 包蜕膜出血　　　　　　C. 底蜕膜出血

D. 真蜕膜出血　　　　　　　E. 羊膜下出血

4. 关于胎盘早期剥离，下列叙述正确的是

A. 孕妇贫血程度与阴道流血量成正比

B. 以无诱因、无痛性阴道反复流血为特点

C. 是妊娠早起的一种严重出血性并发症

D. 重型胎盘早剥孕妇的子宫硬如板状，有压痛

E. 确诊后可选择期待疗法或终止妊娠

5. 关于胎膜早破的护理，下列哪项是错误的

A. 破膜后立即听胎心音　　　B. 记录破膜时间　　　　　C. 灌肠

D. 破膜超过 12h 给予抗生素控制感染

E. 破膜后观察羊水的颜色、量

6. 为预防胎膜早破，禁止性生活的时间是

A. 妊娠最后半个月　　　　　B. 妊娠最后 2 个月　　　　C. 妊娠最初 3 个月

D. 妊娠 28 周后　　　　　　E. 妊娠 20 周后

7. 以下疑似胎膜早破的是阴道 pH 酸碱度是

A. 3.5　　　　B. 4.5　　　　C. 5.5　　　　D. 6　　　　E. 7

8. 某产妇行胎盘检查，见陈旧血块附着处位于胎盘下缘，以下可以诊断为部分性前置胎盘的胎膜破口距胎盘下缘的距离是

A. 6 cm　　　　B. 8 cm　　　　C. 10 cm　　　　D. 12 cm　　　　E. 14 cm

9. 女，孕 32 周，于今晨醒来突感一股液体自阴道流出，怀疑有胎膜早破，下列措施禁止的是

A. 听胎心　　　　　　　　　B. 绝对卧床休息　　　　　C. 抗生素使用

D. 灌肠　　　　　　　　　　E. 抬高臀部

10. 女，孕 24 周，诊断胎膜早破，破膜超过多长时间给予抗生素控制感染

A. 6 小时　　　B. 8 小时　　　C. 10 小时　　　D. 12 小时　　　E. 24 小时

【A3/A4 型题】

(11～12 题共用题干)

某孕妇，宫内孕 36 周，忽感剧烈腹痛，难忍，血压 140/100mmHg。检查：阴道无流血，子宫似足月妊娠大小，硬如木板，有压痛，胎心 90 次/分，胎位不清。

11. 该孕妇最可能的诊断是

A. 妊娠高血压综合征　　　　B. 早产临产　　　　　　　C. 前置胎盘

D. 胎盘早剥　　　　　　　　E. 不完全性子宫破裂

12. 对该孕妇的正确处理是

A. 及时终止妊娠　　　　　　B. 等待孕足月自然分娩

C. 积极使用降压药物　　　　　D. 及时抑制宫缩

E. 积极补充血容量

(13～14 题共用题干)

女，33 岁，妊娠 26 周，孕 4 产 0，胎动 1 个月，无明显诱因阴道流血 1 天，无腹痛，无头晕、眼花。查体：T 36.5℃，P 80 次/分，BP 110/70mmHg，一般情况好，心肺无明显异常，下肢无水肿。血常规：RBC 3.46×10^{12}/L，WBC 10.6×10^9/L，Hb 99g/L，PLT 297 $\times 10^9$/L。尿常规未见异常。B 型超声检查：妊娠单胎，存活，胎盘完全遮盖子宫内口，羊水深度 6.4cm。

13. 本例最可能的诊断是

A. 胎盘早剥　　B. 前置胎盘　　C. 流产　　　　D. 正常分娩　　　　E. 见红

14. 该病例最恰当的处理

A. 止血，输液，等待足月终止妊娠　　　　B. 争取破膜后胎头压迫止血

C. 输血补液治疗，待血压、心率稳定，胎心正常后行剖宫产术

D. 行急症剖宫产术

E. 输血同时根据胎产式及胎方位决定分娩方式

二、思考题

女，32 岁，孕 3 产 2，妊娠 39 周。该孕妇入院前 3 小时突然阴道流血约 1000ml，随后头晕、心慌，于晚间急诊入院。体检：BP 70/30mmHg，P 104 次/分，面色苍白，四肢冰冷，心肺正常，腹部软，子宫无压痛，有不规则宫缩；宫高 32cm，胎位 LOA，头浮，胎心 102 次/分，阴道有少许活动性出血。实验室检查：RBC 2.46×10^{12}/L，Hb 82g/L，WBC 13 $\times 10^{12}$/L，N 80%。

请问：

1. 该孕妇目前可能发生的疾病是什么？还需做何检查以明确诊断？

2. 简述针对该孕妇、目前主要治疗原则及主要措施是什么？

3. 目前该孕妇的主要护理诊断/问题是什么？针对护理诊断/问题应给予哪些护理措施？

扫码"练一练"

(郭晓敏)

第十章　胎儿异常与多胎妊娠

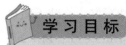学习目标

1. **掌握**　巨大儿的概念；胎儿生长受限、胎儿窘迫、双胎妊娠的概念和分类。
2. **熟悉**　胎儿畸形的种类；胎儿窘迫的病因、身体状况。
3. **了解**　死胎的护理措施。
4. 学会处理急、慢性胎儿窘迫。
5. 具有关爱、尊重孕产妇的职业素养及良好解决问题的能力。

第一节　巨大儿

胎儿体重达到或超过 4000g 者称巨大儿（macrosomia），目前一些欧美国家将巨大儿定义为体重达到或超过 4500g 者。近年来，因营养过剩所致巨大胎儿的情况有所增多，国内发生率为 7%，国外发生率为 15.1%，男胎多于女胎。

一、概述

（一）高危因素

孕妇肥胖、妊娠合并糖尿病是导致巨大胎儿主要的危险因素。此外还有遗传因素、过期妊娠、经产妇、高龄产妇、环境、种族、羊水过多和既往巨大儿分娩史等因素。

（二）对母儿的影响

1. 对母亲的影响　头盆不称发生率上升，增加剖宫产率。经阴道分娩的主要危险是肩难产，其发生率与胎儿体重成正比，肩难产处理不当可发生严重的阴道损伤和会阴裂伤甚至子宫破裂。子宫过度扩张，易发生子宫收缩乏力和产程延长，导致产后出血。胎先露长时间压迫产道，易发生尿瘘或肛瘘。

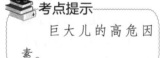考点提示

巨大儿的高危因素。

2. 对胎儿的影响　胎儿过大常需要手术助产，可引起颅内出血、锁骨骨折和臂丛神经损伤等产伤，严重时甚至死亡。

二、护理评估

（一）健康史

询问孕妇年龄、月经史、生育史、本次妊娠经过，及有无妊娠合并症，正确评估妊娠周数及其他高危因素。

（二）身体状况

1. 症状　妊娠期体重迅速增加，常在妊娠晚期出现呼吸困难、腹部沉重及两肋胀痛等。

2. 体征　腹部明显膨隆，宫高 >35cm。触诊胎体大，先露部高浮，若为头先露，多数

胎头跨耻征阳性。听诊胎心清晰，但位置较高。

（三）心理－社会支持状况

孕妇及家属因担心胎儿过大、易导致难产，倍感紧张。

（四）辅助检查

（1）B 型超声检查　巨大儿双顶径一般大于 10cm，此时需进一步测量胎儿肩径及胸径，若肩径或胸径大于双顶径，应警惕难产的发生。

（2）定期监测孕妇的血糖、胎盘功能和羊水量等。

三、常见护理诊断/问题

1. 有受伤的危险　与胎儿过大、产程可能出现异常有关。

2. 有感染危险　与产程延长、手术助产和产后出血等因素有关。

3. 有产后出血的风险　与胎儿过大导致子宫收缩乏力有关。

4. 焦虑　与担心胎儿不健康和难产有关。

四、护理目标

（1）母儿不受伤。

（2）不发生感染和产后出血。

（3）产妇的焦虑情绪能减轻。

五、护理措施

（一）一般护理

指导孕妇科学安排孕期饮食，配合科学的产前运动，保证胎儿的健康生长发育。

（二）病情观察

孕期监测血糖，排除糖尿病，若确诊糖尿病，应控制血糖。足月后监测胎盘功能，如有异常，立即报告医生。

（三）治疗配合

1. 妊娠期护理　做好孕期监测，加强健康指导。巨大儿高风险孕妇，严格执行孕期体重管理。早期筛查发现糖尿病，积极控制血糖。合并羊水过多者，应注意有无胎儿畸形，积极处理压迫症状。检查可疑巨大胎儿不建议预防性引产，因为预防性引产并不能改善围产儿的结局，不能降低肩难产率，反而增加剖宫产率。巨大儿阴道分娩，应注意预防肩难产，锁骨骨折及臂丛神经损伤。

2. 分娩期护理　①估计胎儿体重≥4000g 且合并糖尿病者，建议剖宫产终止妊娠。②估计胎儿体重≥4000g 而无糖尿病者，产道无异常，可阴道试产。适当放宽剖宫产指征。产程中严密观察产程进展和母胎情况，正确指导产妇用力，防止宫颈水肿及产妇疲劳。产时充分评估，可行会阴切开术，必要时进行产钳助产，同时做好肩难产的应急处理准备。分娩后，应仔细检查软产道，如有损伤，应及时修补，并预防产后出血。

3. 产后护理　加强新生儿观察及护理，预防低血糖。于出生后 30 分钟监测血糖，尽早喂糖水，早开奶。新生儿易发生低钙血症，根据监测值补充钙剂，多用 10% 葡萄糖酸钙 1ml/kg 加入葡萄糖液体中静脉滴注。

（四）心理护理

针对孕妇和家属的疑问，应给予相应解释，以缓解其焦虑情绪。必要时允许家属进待产室陪伴，以增强对产妇分娩的信心，鼓励产妇与医护配合，安全度过分娩。

（五）健康教育

适当增加产检次数，动态监测胎儿体重。积极治疗妊娠并发症，妊娠合并糖尿病者应积极控制血糖至理想范围。指导孕妇合理饮食，了解科学运动常识，防止过期妊娠，减少巨大胎儿的发生率。

六、护理评价

（1）胎儿顺利分娩，母儿未受伤。

（2）未发生感染和产后出血。

（3）产妇能积极配合治疗。

第二节　胎儿生长受限

胎儿生长受限（fetal growth restriction，FGR），又称胎儿宫内发育迟缓（IUGR），属小于孕龄儿（SGA）的一种，是指无法达到其应有生长潜力的 SGA。FGR 新生儿死亡率为 1%，较同孕龄出生的正常体重儿病死率高 0.2%。

> **知识拓展**
>
> ### 小于孕龄儿
>
> 小于孕龄儿（small for gestational age infant，SGA）是指出生体重低于同孕龄应有体重的第 10 百分位数以下或低于同孕龄平均体重 2 个标准差的新生儿。
>
> 并非所有出生体重小于同孕龄体重第 10 百分位数者均为病理性的生长受限。有 25%～60% 的 SGA 是因为种族、产次或父母身高体重等因素而造成的"健康小样儿"。这部分胎儿除了体重和体格发育较小外，各器官无功能障碍，无宫内缺氧表现。
>
> SGA 可分为 3 种情况。
>
> 1. 正常的 SGA　胎儿结构及多普勒血流评估均未发现异常。
>
> 2. 异常的 SGA　存在结构异常或者遗传性疾病的胎儿。
>
> 3. 胎儿生长受限（FGR）。

影响胎儿生长的因素，包括母亲营养供应、胎盘转运和胎儿遗传潜能，病因多而复杂，约 40% 病因尚不明确。引起 FGR 的主要危险因素如下。

1. 孕妇因素　最常见，占 50%～60%。包括①营养因素：孕妇偏食、妊娠剧吐等。②妊娠期并发症与合并症：如妊娠期高血压疾病、多胎妊娠、前置胎盘、胎盘早剥、过期妊娠、妊娠期肝内胆汁淤积症等。③其他：孕妇年龄、体重、身高，子宫发育畸形，吸毒，酗酒、接触放射线或有毒物等。

2. 胎儿因素　基因或染色体异常、胎儿代谢紊乱、各种因子缺乏等。

3. 胎盘、脐带因素　胎盘的各种病变导致胎盘血流量减少、胎儿血供不足，脐带过长、过细、扭转、打结等。

一、护理评估

（一）健康史

询问孕妇月经史，准确核实孕周。了解孕妇有无妊娠合并症和并发症，评估有无上述高危因素。通过测量孕妇宫高、体重，估算胎儿大小等临床指标进行低危人群筛查。宫高连续 3 周的测量值均在第 10 百分位数以下，作为筛选 FGR 的指标。胎儿发育指数＝子宫高度（cm）－3×（月份＋1）。指数在－3 和＋3 之间为正常，小于－3 提示可能为 FGR。

（二）身体状况

胎儿生长受限根据发生时间、胎儿体重以及病因分为 3 类。

1. 内因性均称型 FGR　特点是：①属原发性 FGR，抑制生长的因素在妊娠开始或胚胎期即开始发生作用。由病毒感染，放射性物质，基因、染色体异常等引起。②胎儿的体重、头围、身长相称，但比孕周小；各器官细胞数少、脑重量轻；胎儿畸形发生率和围产儿死亡率高，新生儿可伴有脑神经发育障碍和智力障碍，预后不良。

2. 外因性不均称型 FGR　特点是：①属继发性 FGR，多在孕晚期才受到有害因素的影响。②妊娠早期胎儿发育正常，多在妊娠中、晚期发生异常。胎儿的身长、头围一般不受影响，但体重轻，发育不均，不成比例；各器官细胞数正常，但体积小。胎儿可出现营养不良或过熟表现，常有慢性缺氧和代谢障碍，分娩时对缺氧的耐受性降低，易导致神经损伤，出生后易发生低血糖。

3. 外因性均称型 FGR　是上述两种的混合型。①多由母儿双方的影响和缺乏营养物质，或有害物质的影响所致，在整个妊娠期间均产生影响。②胎儿头围、身长、体重均减少，有营养不良表现；缺氧一般少见，但存在代谢不良；各器官体积均小，细胞数减少，尤以肝脾为重，脑细胞明显减少。部分新生儿有生长发育及智力障碍。

（三）心理-社会支持状况

孕妇及家属因担心胎儿安危，感到紧张焦虑。部分孕妇因未重视孕期保健而倍感内疚。

（四）辅助检查

1. B 型超声检查　超声检查评估胎儿体重小于第 10 个百分位数和胎儿腹围小于第 5 个百分位数，是目前较为认可的诊断 FGR 的标准。若超声评估诊断为 FGR，则需进一步超声产前诊断，包括系统超声检查监测有无胎儿畸形、胎盘形态、胎儿大小、脐动脉血流动阻力及羊水量等指标，有助于明确潜在病因。

2. 彩色多普勒超声检查　脐动脉舒张末期血流缺失或倒置，对诊断 FGR 意义大。

3. 实验室检查　研究表明抗心磷脂抗体（ACA）与 FGR 的发生有关。严重 FGR 要进行胎儿染色体检查及遗传代谢性疾病的筛查。

二、常见护理诊断/问题

1. 知识缺乏　与初次怀孕及对病情情况不了解有关。

2. 焦虑　与担心胎儿安危有关。

三、护理目标

（1）胎儿生长发育迟缓得到改善。

（2）孕妇情绪稳定，母儿平安。

四、护理措施

(一) 一般护理

嘱孕妇增加营养,均衡膳食。如补充氨基酸片、叶酸、维生素 E、B 族维生素、钙、铁、锌等;嘱孕妇多休息,左侧卧位,以改善子宫胎盘血液循环。间断吸氧,一日 3 次,15~30 分钟/次;遵医嘱给予静脉营养,如脂肪乳注射剂、能量合剂等。给予 β 受体激动剂、硫酸镁、丹参等药物,用药过程中严密监护。

(二) 胎儿监护

定期测量腹围、宫高、孕妇体重增长及胎儿双顶径。记录胎动计数及胎心率,注意胎心音的强弱及规则性。产程中加强监测,注意胎心、羊水情况,以选择适当的分娩方式,并应注意给氧,腹部减压,以减轻宫缩时胎儿所受的压力。

(三) 适时终止妊娠的指征和方式

(1) 胎儿生长情况和胎儿胎盘功能均良好,妊娠未足月、孕妇无合并症及并发症者可继续妊娠,但不能超过预产期。

(2) 经治疗无效,胎儿停止生长 3 周以上;NST、胎儿生物评分及胎儿血流测定提示胎儿缺氧;B 型超声检查提示胎盘老化并伴有羊水过少等胎盘功能低下表现;胎儿生长迟缓的孕母并发其他高危因素,且病情严重或合并产科异常者。一般 34 周左右考虑终止妊娠,不足 34 周者促胎肺成熟后终止妊娠。

(3) FGR 的孕妇没有急慢性胎儿窘迫,脐动脉多普勒超声结果正常,或搏动指数异常但舒张末期血流存在时,可经阴道分娩。剖宫产与否主要根据产科指征而定,单纯的 FGR 并不是剖宫产指征。若 FGR 伴有脐动脉舒张末期血流消失或反向,需剖宫产尽快终止妊娠。

(四) FGR 新生儿的处理

分娩前做好各项急救准备;胎儿娩出后应立即彻底清除呼吸道羊水、胎粪,预防呼吸窘迫综合征,必要时气管插管;注意保暖;及早喂葡萄糖水或开奶,加强喂养。

(五) 心理护理

保持心态平静、精神愉快。积极治疗各种慢性病,防治妊娠合并症及并发症。解除孕妇对治疗方法不理解而产生的紧张、恐惧心理,护理人员向孕妇及家属讲解有关药物治疗问题,使其主动配合治疗。尤其是经 1 个疗程治疗后效果不明显者,更需耐心细致地解释,以便进行第 2 个疗程。

(六) 健康教育

(1) 向孕妇及家属讲解 FGR 的病因及临床表现,使他们能做到基本了解病情,能积极配合治疗和护理。

(2) 指导孕妇进食高蛋白质、高维生素、富含铁的食物,纠正其不良的生活、饮食习惯。

(3) 教会孕妇学会自我监护和定期产检的重要性,一般从 28 周开始,自我胎动计数,一旦发现异常,应及时到医院进一步检查,如进行胎心监护或 B 型超声检查监测,及时发现,及早处理。

(4) 做好 FGR 的预防,包括:①建立健全三级围生期保健网,定期产检,早发现、早诊断、早治疗。②加强宣教,避免接触有害毒物,禁烟酒,注意 FGR 的诱发因素,积极防治妊娠合并症及并发症。③孕 16 周行 B 型超声检查，检测胎儿各种径线，作为胎儿生长发育的基线。发现外因性不均称型 FGR，可早诊断、早干预，减少后遗症的发生。④小剂量阿司匹林有抗血小板的作用，可用来预防反复自发的 FGR，阿司匹林 50mg 口服，每天一次，孕 28 ~ 30 周开始，持续 6 ~ 8 周。

五、护理评价

（1）胎儿生长受限得到改善。

（2）孕妇及家属对本病有所了解，能积极配合治疗。

第三节　胎儿窘迫

胎儿在子宫内因急性或慢性缺氧危及其健康和生命的综合症状，称胎儿窘迫（fetal distress）。根据胎儿窘迫发生速度，分为急性及慢性两类。急性胎儿窘迫主要发生于分娩期。慢性胎儿窘迫，多发生在妊娠末期，往往延续至临产，表现为急性胎儿窘迫。胎儿慢性缺氧时间延长可造成胎儿宫内发育迟缓。

一、概述

（一）病因

1. 母体因素　母体血氧含量不足，如妊娠期高血压疾病、重度贫血、急产、产程延长、多胎妊娠等。

2. 胎盘因素　胎盘功能低下，如过期妊娠、妊娠期高血压疾病、胎盘早剥、前置胎盘等。

3. 脐带因素　脐带血液循环障碍，如脐带脱垂、缠绕、打结等。

4. 胎儿因素　如胎儿畸形、先天性心血管疾病、胎儿宫内感染等。

5. 分娩期病因　产程异常、宫缩过强或分娩受阻、胎头过度受压等。

6. 其他　胎儿生长受限、早产儿、母儿血型不合等。

（二）病理生理

（1）胎儿轻度缺氧时，由于二氧化碳蓄积导致呼吸性酸中毒，使交感神经兴奋，肾上腺儿茶酚胺和肾上腺素增多，代偿性血压升高，心率加快。

（2）胎儿重度缺氧时，迷走神经兴奋，心功能失代偿，胎心率由快转慢，无氧糖酵解增加，丙酮酸和乳酸增加，转为代谢性酸中毒，细胞膜通透性增加。胎儿在宫内呼吸运动加深，肠蠕动亢进，肛门括约肌松弛，胎粪进入羊水，易发生羊水吸入。

二、护理评估

（一）健康史

询问孕妇月经史，准确核实孕周，检查有无妊娠并发症和合并症，重点评估有无上述病因中的表现。

（二）身体状况

1. 急性胎儿窘迫

（1）胎心率变化　胎心率是了解胎儿是否正常的一个重要标志，胎心率的改变是急性胎儿窘迫的主要征象。缺氧早期，胎心率代偿性加快，无宫缩时可超过 160 次/分，随缺氧继续加重，胎心率减慢，低于 110 次/分，可反复出现胎心晚期减速、变异减速或（和）基线无（微小）变异等。若缺氧继续加重，随时有胎死宫内的可能。

（2）胎动变化　急性胎儿窘迫初期，表现为胎动频繁，如缺氧未纠正或加重，则胎动转弱且次数减少，进而消失。一般胎动消失 24 小时后胎心音消失。

（3）羊水胎粪污染　胎儿缺氧，胎粪排入羊水中，使羊水着色。分为 3 度：Ⅰ度污染羊水呈浅绿色；Ⅱ度污染羊水呈黄绿色；Ⅲ度污染羊水呈黏稠、混浊的棕黄色。出现羊水Ⅲ度污染者，应及早结束分娩。

（4）酸中毒　采集胎儿头皮血进行血气分析，若 pH < 7.20、PO_2 < 10mmHg、PCO_2 > 60 mmHg，可诊断为胎儿酸中毒。

2. 慢性胎儿窘迫　可能仅表现为胎儿生长受限或胎盘功能障碍。胎动减少是胎儿缺氧的重要表现之一，少于 3 次/小时或少于 10 次/12 小时，应警惕。

（三）心理 - 社会支持状况

孕产妇及家属因担心胎儿安危出现焦虑，对阴道手术助产或剖宫产感到恐惧、犹豫，对胎儿不幸夭折难以接受。

（四）辅助检查

1. 电子胎心监测　连续描记孕妇胎心率 20 ~ 40 分钟，胎动时胎心率加速不明显，胎心率基线变异频率 <5 次/分钟，或出现频繁的晚期减速，提示有胎儿缺氧的可能。

2. 胎儿生物物理评分　≤4 提示胎儿窘迫，4 ~ 6 分提示胎儿缺氧的可能性极大。

3. 脐动脉彩色多普勒超声监测　胎儿脐动脉血流 S/D 升高、舒张末期无血流或血流倒置。

4. 胎儿头皮血血气分析　PH < 7.20（正常值为 7.25 ~ 7.30），PaO_2 < 1.3kPa（10mmHg）（正常值为 15 ~ 30mmHg），$PaCO_2$ > 8.0kPa（60mmHg）（正常值为 35 ~ 55 mmHg）。

5. 胎盘功能检查　测 24 小时尿 E_3 值并动态连续观察，出现急骤减少 30% ~ 40%，或于妊娠末期连续多次测定在 10mg/24h 以下。

三、常见护理诊断/问题

1. 气体交换受损（胎儿）　与子宫胎盘血流改变，脐带血流减慢、中断有关。

2. 有受伤危险　与胎儿在宫内缺氧有关。

3. 焦虑　与担心胎儿安危有关。

四、护理目标

（1）胎儿宫内缺氧情况改善，胎心率恢复正常。

（2）孕妇焦虑、紧张情绪减轻。

五、护理措施

（一）一般护理

孕妇左侧卧位休息，利于胎盘血供。加强营养，以促进胎儿生长发育。

（二）病情观察

密切观察病情变化，及时听诊胎心音及进行电子胎心监护，必要时进行连续电子胎心监护，如有异常，立即报告医生。

（三）治疗配合

1. 急性胎儿窘迫　采取果断措施，改善胎儿缺氧状态。

（1）一般监护和护理　严密观察产程进展和胎儿变化，必要时行连续胎心监护。产妇左侧卧位，面罩或鼻导管吸氧，流量 10L/min，长时间给氧可能造成母体、胎儿血管收缩，加重缺氧，故主张间断给氧，每次 30 分钟，间隔 5 分钟，反复进行。遵医嘱给予 5% 碳酸氢钠 250ml 静脉滴注，纠正酸中毒。

（2）排查病因及护理　排查是否有宫缩过强过频、脐带受压、羊水过少、产程进展异常或难产，以及有无脐带脱垂、胎盘早剥、子宫破裂等突发情况，采取宫内复苏，及对因处理。若为不协调性宫缩过强，或缩宫素使用不当引起的强直性子宫收缩，应立即停止滴注缩宫素，必要时给予宫缩抑制剂。如羊水过少，有脐带受压现象，可经腹羊膜腔内输液。

（3）尽快终止妊娠　根据产程进展情况决定分娩方式。①宫口未开全或预计短时间无法阴道分娩者，应立即行剖宫产。②宫口开全，胎先露已达或超出坐骨棘水平下 2cm，应尽快阴道助产分娩。若先露高浮，未达坐骨棘水平下 2cm，经阴道分娩对母体损伤较大，应选择剖宫产结束分娩，并做好新生儿抢救复苏的准备。

2. 慢性胎儿窘迫　根据病因、孕周、胎儿成熟度、缺氧程度进行处理。

（1）一般监护和护理　嘱孕妇取左侧卧位，加强产前检查。定时吸氧，每日 2~3 次，每次 30 分钟。积极治疗合并症及并发症。

（2）期待疗法　适用于孕周小，胎儿娩出后存活率低者，尽量保守治疗延长孕周，同时促进胎肺成熟，争取胎儿成熟后终止妊娠。

（3）终止妊娠　适用于妊娠近足月，胎动减少，OCT 出现频繁晚期减速及明显变异减速，胎儿生物物理评分 <4 分者。

（四）心理护理

告知产妇夫妇目前胎儿真实情况及预期结果，帮助他们面对现实，对他们的疑虑给予适当的解释，以减轻焦虑，取得配合。

（五）健康教育

（1）积极查明病因，使有妊娠合并症或并发症的孕妇了解疾病对胎儿的危害，积极配合治疗。

（2）定期产前检查，及时发现异常情况，防止胎儿窘迫的发生。

（3）指导孕妇自我监护，嘱其每日数胎动，发现胎动异常及时就诊。

六、护理评价

（1）胎儿未发生缺氧或宫内缺氧情况得到改善，胎心率恢复正常。

（2）孕妇焦虑、紧张情绪减轻；孕产妇及家属能够接受胎儿死亡的现实。

第四节　胎儿畸形

胎儿畸形是指胎儿在子宫内发育异常而引起的器官或身体某部位的形态学缺陷，是出生缺陷的一种。我国出生总缺陷发病率为 13.07%，其缺陷发生的顺序为无脑儿、脑积水、开放性脊柱裂、脑脊膜膨出、唇腭裂、先天性心脏病、唐氏综合征、腹裂、脑膨出。在围产儿死亡原因中胎儿畸形居第一位，因此预防胎儿畸形的发生，及时检出严重的胎儿畸形并进行引产，是提高出生人口质量的重要手段之一。

胎儿畸形常见病因如下。

1. 遗传因素 是指来自父母的遗传物质异常而造成畸形。如父母染色体异常、父母携带突变基因等。有时是受精卵自身发生了染色体分离异常或基因突变。近亲结婚时，由于夫妻双方携带相同异常基因的风险增加，导致某些隐性遗传病的发病率显著增加，因此近亲不宜结婚或生育。

2. 母体或环境因素

（1）放射线 早孕期胎儿吸收的放射线剂量超过 5rad 时，胎儿畸形的风险会明显增加。

（2）化学剂 某些药物可导致胎儿畸形，尤其是在早孕期，因此妊娠期应在医生指导下合理用药。农村妇女妊娠期应避免接触农药。长期大量饮酒可导致胎儿酒精综合征，表现为小头畸形、智力低下和特殊面容。重金属（汞、铅等）可增加胎儿畸形的风险。

（3）感染 孕期母亲感染某些微生物可导致胎儿感染并导致胎儿畸形，如风疹病毒、巨细胞病毒、单纯疱疹病毒、弓形虫、梅毒螺旋体等。

（4）孕期高血糖 糖尿病孕妇早孕期血糖控制差，可增加胎儿畸形的风险，主要是导致先天性心脏病、神经管畸形、唇腭裂等。

（5）饮食因素 食物中叶酸缺乏可增加胎儿神经管缺陷和唇腭裂的风险。

一、护理评估

（一）健康史

询问夫妻双方的生活、工作环境，有无家族遗传病史，孕早期是否有感染、用药和放射性物质接触情况等。

（二）身体状况

1. 神经管缺陷 主要有无脑儿、脊柱裂、脑积水等。

（1）无脑儿是神经管缺陷中最严重的一种类型，系前神经孔闭合失败所致。表现为胎头缺少颅盖骨，脑部发育极为原始，脑髓暴露，双眼突出，呈"蛙样面容"，颈短，常伴有脊柱裂，不能存活。腹部检查胎头较小，肛门和阴道检查可扪及凹凸不平的颅底部。外周血甲胎蛋白高。B 型超声检查基本能早期诊断，提示无圆形颅骨光环，头端有不规则"瘤结"，X 片示无颅盖骨。

（2）脊柱裂也是神经管缺陷中较严重的一种类型，发生率有明显的地域和种族差别，属脊椎管部分未完全闭合状态。包括：①隐形脊柱裂，仅有脊椎管缺陷，外面有皮肤覆盖，脊髓和脊神经多为正常。②脊髓脊膜膨出，是由于脊椎骨缺损所致，轻者仅有脊膜膨出，重者有脊髓、脊膜和神经膨出，表现为皮肤包裹的囊。③脊髓裂，发育成脊髓部分的神经管没有形成，停滞在神经褶和神经沟阶段，同时合并有脊柱裂。隐形脊柱裂在产前 B 型超声检查中难发现，较大的脊柱裂于妊娠 18～20 周 B 型超声检查可探及某段脊柱两行强回声的间距变宽或形成角度，呈 V 或 W 型，脊柱短小呈不规则弯曲、不完整或伴有不规则囊性膨出物。

（3）脑积水是中脑导水管不通，脑脊液回流受阻，脑脊液蓄积于脑室系统内，致脑室系统扩张和压力升高，常压迫正常脑组织。表现为颅腔体积增大，颅缝明显增宽，囟门显著增大。腹部检查：胎头宽大，与胎体比例不相称，头先露时跨耻征阳性，胎心位置高。

肛门指检：盆腔空虚。阴道检查：胎头大，颅缝、囟门宽大，颅骨软而薄，触压有乒乓球感。B 型超声检查提示侧脑室增大，胎头周径显著大于腹周径。

2. 先天性心脏病（简称先心病）　常见的有法洛四联症、大血管错位、室间隔缺损、房间隔缺损、单心房、单心室等。

3. 染色体异常　常见的有 21 – 三体，18 – 三体，13 – 三体综合征、性染色体异常等。

4. 其他系统畸形　有膈疝、肺囊腺瘤、腹裂、脐膨出、消化道闭锁、肾缺如、肾发育不全、肾积水、唇腭裂、马蹄内翻足、多指/趾、并指/趾、短肢、连体双胎等。

（三）心理 – 社会支持状况

胎儿畸形的孕产妇及家属常有焦虑甚至恐惧情绪。孕妇也常常自责，伤心不已。

（四）辅助检查

1. B 型超声检查　是检查胎儿畸形的常用方法。妊娠 18～20 周是发现脊柱裂的最佳时机。妊娠 20 周后宜进行脑积水诊断。妊娠 20～24 周宜进行心脏结构异常的诊断。超声是骨骼畸形重要筛查手段，但并不是所有的胎儿畸形都能用 B 型超声检查测出，如因染色体异常而导致的先天愚型儿或一些微小畸形，B 型超声检查便无法检测；有些畸形要到妊娠后期才能表现出来，由于超声的分辨率有限，以及技术的原因，有些畸形会在超声检查时漏诊。

2. MRI　无辐射，对胎儿安全，软组织分辨率高，可作为产前诊断中对超声检查发现的胎儿异常的重要验证和补充诊断手段。

3. 介入性产前诊断　是通过羊水穿刺、脐带血穿刺等技术，对胎儿细胞进行染色体核型分析、基因检测，从而对某些胎儿先天性疾病做出诊断。

二、常见护理诊断/问题

1. 预感性悲哀　与胎儿畸形、可能死亡有关。

2. 焦虑　与担心胎儿安危有关。

三、护理目标

（1）孕产妇和家属能正确认识胎儿畸形，积极配合治疗。

（2）孕产妇焦虑情绪减轻。

四、护理措施

（一）治疗配合

1. 终止妊娠　无脑儿、严重脑膨出、严重开放性脊柱裂、严重胸腹壁缺损伴内脏外翻、单腔心、致死性软骨发育不良为致死性畸形，一经确诊，应及早引产终止妊娠。

2. 宫内治疗　有的胎儿畸形可能影响胎儿的宫内安危的，需要在孕期进行干预。但手术风险大、技术要求高，目前多数胎儿宫内治疗尚处于试验性阶段。胎儿镜手术主要应用于治疗双胎输血综合征或减胎术。国外有报道用于治疗胎儿膈疝、脑脊膜膨出、泌尿道梗阻等。

3. 产后治疗　非致死性畸形不需要在孕期进行外科干预，可在出生后进行手术治疗。如脑积水的脑室分流手术、唇腭裂的修补术、先天性心脏病的手术治疗、苯丙酮尿症的药物治疗等。

（二）心理护理

关心体贴胎儿畸形的产妇，及时讲解病情，告知检查结果，对于严重胎儿畸形的孕妇给予心理疏导，做好终止妊娠的准备。

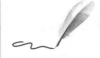

（三）健康教育

（1）通过婚前医学检查发现的一些疾病，如乙肝、性病等，这些疾病都是会影响后代的健康，引发胎儿畸形，只有治愈后才能怀孕。

（2）做好孕前准备，优生五项又名致畸五项（TORCH），它包括"T"弓形虫（Toxplasma，Tox）、"O"（Other）其他感染因素如人乳头瘤细胞和其他一些病毒、"R"风疹病毒（rubella virus，Rv）、"C"巨细胞病毒（Cytomegalo virus，Cmv）、"H"单纯疱疹病毒（herpes simplex virus，HSV）。TORCH 这一组实验对孕妇怀孕前后和产前情况、胎儿的健康以及其他疾病的诊断具有重要价值。

（3）怀孕前三个月开始服用叶酸，可有效预防胎儿神经管畸形。

（4）高危孕妇应行产前咨询。

（5）怀孕后定期产检，避免接触不良环境和药物，戒酒戒烟，做唐氏筛查，B 型超声检查等，必要时行产前诊断，及时发现胎儿畸形。

（6）需要用药时应咨询医生，避免用药不当影响胎儿。

（7）对于严重胎儿畸形的孕妇及家属，建议行胚胎组织遗传学检查或尸体解剖，以指导下一次妊娠。

五、护理评价

（1）已确诊严重胎儿畸形的孕妇情绪稳定，积极配合终止妊娠。

（2）疑似胎儿畸形的孕妇，能积极配合产前检查和相关治疗。

第五节　死　胎

妊娠 20 周以后，胎儿在子宫内死亡，称为死胎（fetal death）。胎儿在分娩过程中死亡称为死产（still birth）。

胎儿死亡多因胎儿严重缺氧引起，常见的原因如下。

1. 胎盘因素　如前置胎盘、胎盘早剥等。

2. 脐带因素　脐带过短、打结、绕颈或绕体、脱垂等，影响血液供应，导致胎儿缺氧。

3. 胎儿因素　如胎儿严重畸形、胎儿生长受限、胎儿宫内感染、严重的遗传性疾病、母儿血型不合等，影响胎儿生长发育，严重者导致胎儿死亡。

4. 母体因素　母亲患有严重的妊娠并发症或合并症，如妊娠期高血压疾病、糖尿病、慢性肾炎、过期妊娠等；各种原因导致孕妇休克；子宫局部因素，如子宫张力过大或收缩力过强、子宫破裂等，导致胎儿氧供不足，缺氧严重而死亡。另外孕妇吸烟、吸毒、酗酒、过多接触化学工业毒物、放射线及剧毒农药等均有致畸作用或导致死胎。

一、护理评估

（一）健康史

询问孕妇病史，了解末次月经和早孕反应时间、有无妊娠合并症和并发症、是否有影响胎儿血供的因素存在、近期胎心和胎动情况有无异常。

（二）身体状况

胎儿死亡后约 80% 在 2～3 周内能自然娩出，若死胎滞留过久，如超过 3 周，可引起母体凝血功能障碍和 DIC 等。

1. 症状　胎动停止，乳房缩小、胀感消失。胎死时间长者可全身疲乏、食欲不振、腹部下坠，产后大出血或 DIC。

2. 体征　胎心消失，子宫底及腹围缩小，子宫不继续增大。

（三）心理 - 社会支持状况

孕妇和家属精神打击大，甚至出现过激行为。孕妇因自身健康或行为不当导致胎儿死亡者常内疚自责。

（四）辅助检查

1. B 型超声检查　是诊断死胎最常用、最准确、最方便的方法。检查结果提示无胎心、无胎动。胎儿死亡过久还可出现颅骨重叠、颅板塌陷、胎盘肿胀等。

2. 凝血功能检查　监测凝血功能，若纤维蛋白原＜1.5g/L，并伴凝血功能障碍，而积极纠正。

二、常见护理诊断/问题

1. 预感性悲哀　与胎儿死亡和害怕引产手术有关。

2. 潜在并发症　产后出血、DIC。

三、护理目标

（1）孕产妇情绪稳定，能配合治疗和护理。

（2）孕产妇未发生并发症。

四、护理措施

确诊死胎后应积极处理，减少对母体的不良影响。非必要情况，一般选择阴道分娩。

（一）一般护理

（1）注意休息，均衡营养，保持体力。

（2）观察孕产妇有无出血倾向，如发现皮肤瘀点、齿龈出血或者注射部位出血时，应及时报告医生进行处理。胎死宫内超过 4 周以上，DIC 发生机会增多，可引起分娩时的严重出血，应检查凝血功能，并备新鲜血液。

（二）治疗配合

配合医生做好引产前的各项检查，根据孕周、是否为瘢痕子宫、患者有无合并症及并发症等制定个体化的引产方案。死胎分娩原则为尽量经阴道分娩，减小对母体损伤。做好术前准备，临产后严密观察产程进展和产妇的生命体征，指导产妇正确用力，防止产道损伤，必要时行毁胎术。引产后仔细检查胎儿有无体表畸形和明显的死亡原因，告知产妇及家属查找死胎发生原因的方法，做好产后告知和咨询。

（三）心理护理

同情、理解孕产妇悲伤的心情，避免精神刺激，耐心倾听孕产妇诉说，给予心理疏导，使患者接受现实，配合治疗和护理。

（四）健康教育

1. 病因或诱因的消除　避免接触放射性物质、化学工业毒物，如苯、亚硝胺、铅以及剧毒农药等，从事有毒作业的孕妇，应尽量调换工作；农村孕妇孕期不要喷洒农药。孕早期应尽量少去公共场所，预防病毒感染，增强体质，避免感冒。

2. 孕期保健 坚持规律产检，教会孕妇自数胎动，及时发现异常，及时就医。

3. 优生优育指导 再次妊娠要在避孕 3~6 个月后。明确死胎原因，进行再次妊娠的风险评估，落实优生优育措施，积极治疗孕期合并症和并发症等。

五、护理评价

（1）孕产妇情绪稳定，能配合治疗和护理。

（2）孕产妇平安，未发生并发症。

知 识 拓 展

毁胎术

1. 穿颅术 用器械穿破胎儿头颅，排出颅内组织，缩小胎头以利从阴道分娩。主要用于胎儿脑积水、各种头位死胎、臀先露的死胎等。

2. 断头术 主要用于横位死胎无实施内倒转条件者、双头畸形。

3. 除脏术、断臂术 除去死胎腹部、胸部内容物及手臂，使胎儿体积缩小而经阴道取出。

4. 脊柱切断术 将胎儿脊柱切断分离成两部分再先后娩出，适用于忽略性横位死胎或胎头位置较高摸不到胎颈而先露部为腰椎者。

5. 锁骨切断术 切断胎儿锁骨，缩短胎肩峰间径以利于胎儿娩出。

第六节　多胎妊娠

一次妊娠在宫腔内同时有两个或两个以上胎儿，称为多胎妊娠（multiple pregnancy），其中以双胎妊娠常见。在自然状态下，多胎妊娠发生率约为 $1:89^{n-1}$（n 代表一次妊娠的胎儿数）。多胎妊娠易引起贫血、羊水过多、妊娠期高血压疾病等并发症，属高危妊娠范畴。本节主要讨论双胎妊娠（twin pregnancy）。

一、概述

（一）病因

1. 遗传 双卵双胎有明显的家族史，其发生率在不同国家、地区、人种之间有一定差异。单卵双胎形成的原因不明，不受遗传、种族、年龄、胎次和医源性影响。

2. 年龄和胎次 年龄大、胎次多的发生概率高。

3. 药物 近年来随着辅助生殖技术广泛开展，促排卵药物可诱发排卵，双胎发生率明显增高。

（二）分类

1. 双卵双胎 由两个卵子分别受精而形成的双胎妊娠，称为双卵双胎（dizygotic twins）。约占双胎妊娠的 70%。因两个胎儿来源于不同的受精卵，其遗传基因不完全相同，故两个胎儿的性别、血型可以相同或不同，容貌相似度同一般亲兄弟姐妹。胎盘多为两个，也可融合在一起，但两者的血液循环彼此独立、互不相通。胎盘胎儿面有两个羊膜腔，中间隔有两层羊膜和两层绒毛膜，有时两层绒毛膜可融合成一层。

2. 单卵双胎 由一个卵子受精后分裂而形成的双胎妊娠称为单卵双胎（monozygotic

twins），约占双胎妊娠的 30%。因两个胎儿来源于同一个受精卵，故遗传基因完全相同，胎儿的性别、血型相同，相貌极相似。单卵双胎因受精卵在早期发育阶段发生分裂的时间不同，可形成以下 4 种类型。

（1）双羊膜囊双绒毛膜单卵双胎　分裂发生在桑葚期，受精后 3 天内。约占单卵双胎的 30%。

（2）双羊膜囊单绒毛膜单卵双胎　分裂发生在囊胚期，受精后 4～8 天。约占单卵双胎的 68%。

（3）单羊膜囊单绒毛膜单卵双胎　分裂发生在羊膜囊形成后，受精后 9～13 天。占单卵双胎的 1%～2%。

（4）联体双胎　在原始胚盘形成后发生分裂者，受精 13 天之后。导致不同程度、不同形式的联体儿，极罕见。

二、护理评估

（一）健康史

询问家族中有无多胎史，孕妇的年龄、胎次，孕前是否使用促排卵药诱发排卵，是否采用辅助生殖技术。了解本次妊娠经过及产检的情况。

（二）身体状况

1. 症状　早孕反应较重、持续时间长，压迫症状明显（腰背酸痛、呼吸困难、下肢水肿及静脉曲张等），孕妇自觉胎动频繁，胎动部位不固定。

2. 体征　产前检查，子宫比孕周大，胎头较小，与子宫大小不成比例，可触及 2 个胎头及多个肢体，在不同部位听到 2 个频率不同的胎心，胎心率 1 分钟相差 10 次以上，或 2 胎心之间隔有无音区。

3. 并发症　包括①孕产妇：易发生流产，并发贫血、妊娠期高血压疾病、羊水过多、胎膜早破、胎盘早剥、宫缩乏力、产后出血等。②围生儿：易并发早产、胎儿生长受限、双胎输血综合征、脐带异常、胎儿畸形等。分娩时易发生胎头交锁或胎头碰撞。

> **知识链接**
>
> ### 双胎输血综合征
>
> 双胎输血综合征（TTTS）是双羊膜囊单绒毛膜单卵双胎的严重并发症，围产儿死亡率极高，未经治疗的死亡率为 70%～100%。两个胎儿的胎盘间形成动 - 静脉吻合，血液从动脉向静脉单向分流，即一个胎儿（供血儿）的血液流向另一个胎儿（受血儿），造成供血儿贫血、血容量减少，致生长受限、羊水过少，甚至营养不良而死亡。受血儿出现血容量增多，动脉压增高，器官体积增大，胎儿体重增加，可致羊水过多、胎儿水肿和充血性心力衰竭。
>
> 目前，胎儿镜下胎盘交通血管激光凝固术治疗 TTTs 成为国际上多个胎儿医学中心的首选治疗方法，可使其中至少一个胎儿的存活率达 75%～80%。

（三）心理 - 社会支持状况

孕妇和家属常因孕育双胎而兴奋，又会由于属于高危妊娠而担心母儿的安危，以及孩子出生后的抚养、教育和经济负担也可成为孕妇心中的忧患。

（四）辅助检查

1. B 型超声检查 孕 35 日后宫腔内可见到两个妊娠孕囊；孕 6 周后，可见到两个原始心管搏动；孕 13 周后胎头显像，可测出双顶径。双胎绒毛膜性的判断在妊娠早期比较准确，中孕期后准确率下降。B 型超声检查对于孕中、晚期的双胎妊娠诊断率高，是目前双胎妊娠主要的确诊方法。

2. 多普勒胎心仪 孕 12 周后可听到两个频率不同的胎心。

三、常见护理诊断/问题

1. 营养失调（低于机体需要量） 与双胎妊娠对营养需求量增加有关。

2. 焦虑 与担心母儿安危、新生儿护理有关。

3. 潜在并发症 早产、胎膜早破、难产、产后出血。

四、护理目标

（1）孕期营养供给能满足母儿需要。

（2）孕妇焦虑情绪减轻，能积极配合治疗。

（3）无并发症发生，顺利分娩，母儿平安。

五、护理措施

（一）一般护理

嘱孕妇妊娠晚期注意休息、减少活动、避免劳累，以防早产及胎膜早破。休息时抬高下肢，避免长时间站立，减轻水肿和下肢静脉曲张。加强营养，补充丰富的蛋白质、维生素、铁剂、叶酸、钙剂等，预防贫血及妊娠期高血压疾病发生。

（二）病情观察

定期产前检查，积极防治早产，及时防治妊娠期并发症，监护胎儿生长发育情况和胎位变化。

（三）治疗配合

1. 终止妊娠的指征 ①合并急性羊水过多，压迫症状明显；孕妇腹部过度膨胀，呼吸困难，严重不适。②胎儿畸形。③母亲有严重并发症，如子痫前期或子痫，不允许继续妊娠时。④已到预产期尚未临产，胎盘功能减退者。

双绒毛膜双胎无合并症及并发症者，可期待至孕 38 周。单绒毛膜双羊膜囊双胎无合并症及并发症者，在严密监测下至妊娠 37 周。单绒毛膜单羊膜囊双胎在 32～34 周分娩为宜，根据母胎情况可适当延迟分娩孕周。其他复杂性双胎，则需要结合每个孕妇及胎儿的具体情况决定分娩孕周。

2. 分娩方式

（1）剖宫产 双胎妊娠有下列情况之一，应考虑剖宫产：①第一胎儿为肩先露或臀先露。②宫缩乏力致产程延长，经保守治疗效果不佳。③胎儿窘迫，短时间内不能经阴道结束分娩。④联体双胎孕周大于 26 周。⑤严重妊娠并发症需尽快终止妊娠，如重度子痫前期、胎盘早剥等。

（2）阴道分娩 第一产程严密观察产程进展及胎心变化，做好生活护理和母婴监护。第二产程协助做好接产及母婴抢救准备。第 1 胎娩出后应立即断脐，以防第 2 个胎儿失血。同时助手在腹部固定第 2 个胎儿的胎位为纵产式，等待一次宫缩。待先露入盆后行人工破膜，通常 20 分钟左右第 2 个胎儿娩出，为防止产后出血，第 2 个胎儿胎肩娩出后，遵医嘱静脉注射缩宫素 10U 促进子宫收缩。第三产程胎儿娩出后，腹部置沙袋，以防腹压骤减引起休克。胎盘娩出后，检查胎盘、胎膜判断是单卵双胎或双卵双胎。产后 2 小时严密观察阴道流血量及宫缩情况，发现异常及时处理。

（四）心理护理

关心体贴孕妇，告知孕妇和家属双胎妊娠属于高危妊娠，耐心讲解目前处理双胎的医护技术，增强孕妇信心，减轻担忧。指导家属准备新生儿用物。

（五）健康教育

指导孕妇加强营养，多休息，少运动，一旦胎膜破裂立即平卧，并及时送入医院。加强产前检查，及时发现妊娠合并症及并发症，并积极治疗。孕期避免劳累、剧烈运动，孕晚期禁止性生活，提前住院待产。指导新生儿的护理，注意保暖，预防感染。嘱产妇产褥期注意卫生及避孕。

六、护理评价

（1）孕期营养供给满足母儿需要。

（2）孕妇焦虑情绪减轻，能积极配合产检和治疗。

（3）未发生并发症，顺利分娩。

本章小结

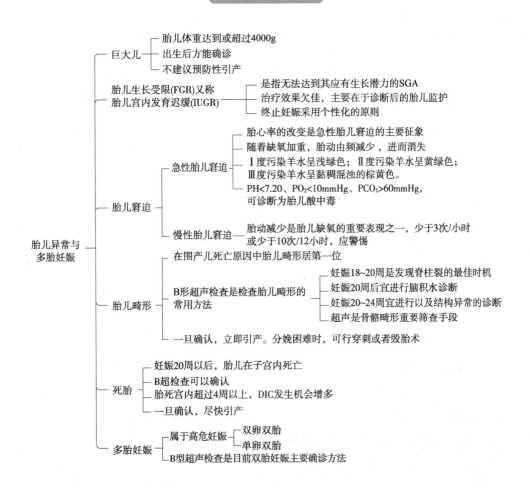

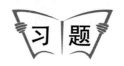

习 题

一、选择题

【A1/A2 型题】

1. 有关死胎的叙述，下列哪项不正确

    A. 可由胎儿缺氧导致

    B. 胎死宫内 3 周以上未娩出可引发凝血功能障碍

    C. 宫底停止升高是死胎最可靠的诊断依据

    D. 雌激素能提高死胎患者子宫对催产素的敏感性

    E. 颅骨重叠是死胎的征象

2. 关于死胎的处理，哪项不正确

    A. 尽早引产　　　　B. 产后检查寻找发生原因　　　　C. 预防产后出血和感染

    D. 注意凝血功能的检查　　　　　　　　　　　　E. 无须备血

3. 关于胎儿生长受限的处理，哪项不正确

    A. 治疗越早，效果越好　　　　　　　　　　B. 孕期补充营养物质

    C. 胎盘功能正常者，可继续妊娠　　　　　　D. 分娩方式尽量选择经阴分娩

    E. 胎儿未足月，促肺成熟后再终止妊娠

4. 以下因素不会引起巨大儿的是

    A. 孕妇肥胖、体重过大　　　B. 遗传因素　　　C. 家族史

    D. 多胎多产　　　　　　　　E. 过期妊娠

5. 以下检查无法筛查胎儿畸形的是

    A. 婚前医学检查　　　　B. 致畸五项　　　C. 产前遗传咨询

    D. 唐氏筛查　　　　　　E. pH 酸碱度

6. 胎儿生长受限最主要的确诊方法是

    A. 胎心监护　　　　　　B. 胎动计数　　　C. B 型超声检查

    D. 羊水量　　　　　　　E. 孕妇体重

7. 某孕妇，32 岁，第一胎，孕 39 周，临产时羊水污染严重，其护理措施不妥的是

    A. 立即吸氧，左侧卧位　　　B. 纠正酸中毒　　　C. 监护胎心

    D. 静脉滴注催产素，加速产程

    E. 静脉注射 10% 葡萄糖、维生素、地塞米松

【A3/A4 型题】

(8~9 题共用题干)

女，初孕妇，孕 36^{+3} 周，双胎妊娠，双头位，胎膜早破，现临产。

8. 对其进行分娩期护理，下述正确的是

    A. 胎膜早破者应取半卧位　　　B. 第二胎儿娩出后腹部压沙袋 6 小时

    C. 第一胎儿娩出后，稍等片刻再断脐　　　D. 立即剖宫产

    E. 第三产程不用宫缩剂

9. 双胎妊娠分娩时，两个胎儿娩出时间相差不应超过

    A. 5 分钟   B. 10 分钟   C. 15 分钟   D. 20 分钟   E. 30 分钟

二、思考题

女，30 岁，孕 30 周，体重 65kg，辅助生殖技术后双胎妊娠，自述近日来轻微腹痛，孕妇失眠，很担心胎儿安危。查体：子宫、宫高、腹围均比孕周大。

请问：

1. 该孕妇还需做什么检查？

2. 目前主要的护理问题是？

（郭晓敏）

扫码"练一练"

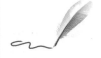

第十一章　脐带和羊水量异常

　　脐带和羊水是胎儿附属物。脐带是母儿间物质交换的重要通道，若发生脱垂、缠绕等各种异常，将对胎儿造成危害。正常妊娠时羊水的产生与吸收处于动态平衡中，若羊水产生和吸收失衡，可导致羊水量异常。

第一节　脐带异常

　　1. 脐带缠绕（cord entanglement）　脐带环绕胎儿身体，通常以绕颈最常见，其次为躯干及肢体。脐带绕颈约占分娩总数的20%，以脐带绕颈一周最多见。一般认为脐带缠绕与脐带过长、胎动过频有关。脐带不拉紧至一定程度时，不发生临床症状，对母亲危害不大，但对胎儿的影响与脐带缠绕松紧、缠绕周数及脐带长短有关。①妊娠期，缠绕紧者可影响脐血流，出现变异减速，严重者可致胎儿窘迫，甚至胎儿死亡。②临产后，脐绕颈会阻碍胎头下降。若确诊出脐带绕颈圈数多、缠绕紧者，应及早行剖宫产术。娩出时若绕颈脐带牵拉过紧，应立即钳夹、剪断脐带。

　　2. 脐带打结　有脐带假结（false knots）和真结（true knots）两种。①脐带假结是指因脐血管较脐带长，血管卷曲似结，或因脐静脉较脐动脉长形成迂曲似结，一般不影响胎儿，很少因血管破裂而出血。②脐带真结较为少见，因脐带过长，在宫腔内形成环套，胎儿活动穿越环套所致。脐带真结如未拉紧可无症状；如若拉紧，可使胎儿血循环受阻而致胎儿发育不全、急性胎儿窘迫甚至胎死宫内。多数在分娩后确诊。

　　3. 脐带扭转（torsion of cord）　胎儿活动可以使正常的脐带呈螺旋状，即脐带顺其纵轴扭转，生理性扭转可达6~11周。脐带过分扭转在近胎儿脐轮部变细呈索状坏死，引起血管闭塞或伴血栓存在时，胎儿可因血液运输中断而死亡。导致扭转的原因尚不清楚，临床尚无有效监测预防方法。

　　4. 脐带长度异常　正常脐带长30~100cm，平均55cm。超过100cm为脐带过长，易导致脐带绕颈、绕体、打结、脱垂、受压等；小于30cm为脐带过短，脐带过短者妊娠期可无明显异常，临产后先露下降，脐带被牵拉过紧，胎儿血液循环障碍，引起急性胎儿窘迫，严重者可导致胎盘早剥。

5. 脐带脱垂和脐带先露　胎膜未破时脐带位于胎先露部前方或一侧，称为脐带先露（presentation of umbilical cord）或隐性脐带脱垂。胎膜破裂脐带脱出于宫颈口外，降至阴道内甚至露于外阴部，称为脐带脱垂（prolapse of umbilical cord）。由胎位异常、胎儿过小或羊水过多、脐带过长、低置胎盘等引起，可致胎儿缺氧，增加剖宫产率和手术助产率。

6. 脐带附着异常

（1）球拍状胎盘　脐带附着于胎盘边缘。多在产后胎盘检查时被发现，对母儿无明显影响。

（2）脐带帆状附着　脐带附着于胎膜上，脐带血管通过羊膜与绒毛膜间进入胎盘。帆状血管的位置在宫体/宫底部时，对胎儿的影响较小。如果血管位于子宫下段或绕过子宫颈口，称为前置血管。前置血管受到胎先露压迫可使血液循环阻断。胎膜早破时血管破裂，可导致胎儿失血死亡。

7. 单脐动脉　脐带中只有一条脐动脉称为单脐动脉。诊断为单脐动脉者，需检查胎儿是否同时存在其他发育异常，必要时行胎儿染色体检查及遗传咨询。单脐动脉不伴其他结构异常时，胎儿预后良好。

第二节　羊水过多

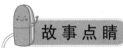

故事点睛

旁白： 小郭是一名产科护士，给孕妇刘女士做产检时发现宫高腹围大于实际孕周，孕妇刘女士自诉2周前出现胸闷。B型超声检查提示胎儿无畸形，羊水过多。李医生开出医嘱穿刺放羊水。

人物： 由3位学生分别担任故事人物，进行即兴表演。

请问：

1. 护士小郭要做些什么准备？

2. 放液后应该如何护理孕妇？

妊娠任何时期羊水量超过2000ml者，称羊水过多（polyhydramnios）。其发病率为0.5%～1%。羊水量在数日内急剧增多，称为急性羊水过多；羊水量在数周内缓慢增多，称为慢性羊水过多。

在羊水过多的孕妇中，约1/3患者原因不明，称为特发性羊水过多。明显的羊水过多多数与胎儿畸形以及妊娠合并症等因素有关。

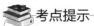

考点提示

羊水过多的概念。

1. 胎儿疾病　包括胎儿结构畸形、肿瘤、神经肌肉发育不良、代谢性疾病、染色体或遗传基因异常等。明显的羊水过多常伴有胎儿畸形，常见的胎儿结构畸形以神经系统和消化道畸形最常见。

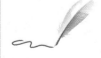

2. 多胎妊娠 双胎妊娠羊水过多的发生率约为 10%，是单胎妊娠的 10 倍，以单绒毛膜双胎多见。还可能并发双胎输血综合征，两个胎儿间的血液循环相互沟通，受血胎儿的循环血量多，尿量增加，导致羊水过多。

3. 胎盘脐带病变 胎盘绒毛血管瘤直径 >1cm 时，15%～30% 合并羊水过多。巨大胎盘、脐带帆状附着也可导致羊水过多。

4. 妊娠合并症 妊娠期糖尿病、母儿 Rh 血型不合、妊娠期高血压疾病和重度贫血均可导致羊水过多。

一、护理评估

（一）健康史

详细询问孕妇一般情况和孕育情况，评估有无糖尿病、母儿血型不合、多胎妊娠等病史，了解有无畸形胎儿生产史。

（二）身体状况

1. 症状

（1）急性羊水过多 较少见。多发生于妊娠 20～24 周，由于羊水短时间内急剧增加，子宫随之迅速增大，膈肌上抬，产生一系列压迫症状，如呼吸困难、心悸气短、不能平卧、腹部胀痛，食量减少、便秘、下肢水肿、静脉曲张等。

（2）慢性羊水过多 较多见。多发生于妊娠晚期，羊水在数周内缓慢增多，孕妇多能适应，无明显自觉不适。常因羊水过多并发胎位不正，或因宫腔压力增高引发早产。

2. 体征 腹部膨隆，腹壁皮肤发亮、变薄，部分孕妇皮下静脉清晰可见。宫高、腹围大于同期孕妇，子宫张力大，触诊有液体震颤感，胎位扪不清，胎心音遥远或听不清。体重增加较快，增大的子宫压迫下腔静脉，影响血液回流，孕妇可出现下肢、会阴和（或）腹壁水肿、静脉曲张。

（三）心理 - 社会支持状况

孕妇可因腹部不适，担心胎儿异常。已确诊合并胎儿畸形的孕妇，常因妊娠失败而沮丧、悲伤、自责，甚至出现过激行为，不配合治疗和护理工作。

（四）辅助检查

1. B 型超声检查 是最重要的检查方法，如果羊水指数（AFI）≥25cm 或羊水最大暗区垂直深度（AFV）≥8cm，诊断羊水过多。测定 AFI 方法：孕妇平卧，头部抬高 30°，以孕妇脐部为中心，将子宫分成左上、右上、左下和右下 4 个象限，4 个象限的最大羊水暗区垂直深度之和为 AFI。

2. 孕妇血型、血糖测定 排出母儿血型不合和妊娠期糖尿病。

3. 胎儿染色体检查 做羊水细胞培养或胎儿血培养，分析染色体核型，了解染色体数目、结构，排除胎儿染色体异常。

二、常见护理诊断/问题

1. 有受伤的危险 与羊水过多易致胎盘早剥、脐带脱垂、早产等有关。

2. 舒适改变 与羊水过多引起腹胀、下肢和外阴浮肿不能平卧有关。

3. 焦虑　与担心胎儿畸形和自身安危有关

三、护理目标

（1）母儿安全，顺利度过孕产期。

（2）孕期不适感减轻，焦虑情绪减轻。

四、护理措施

（一）一般护理

卧床休息，压迫症状明显时抬高床头，改善子宫胎盘血液循环。抬高下肢，减轻水肿。减少增加腹压的活动，低盐饮食，多食蔬菜，预防便秘，以防胎膜早破。每周复查 AFI 及胎儿生长情况。

（二）病情观察

观察孕妇的生命体征，定期测量宫高、腹围和体重，并及时发现并发症。观察胎心、胎动及宫缩，及早发现胎儿窘迫和早产征象。人工破膜时应密切观察胎心和宫缩，及时发现胎盘早剥和脐带脱垂的征象。产后应密切观察子宫收缩及阴道流血情况。

（三）治疗配合

处理主要根据胎儿有无畸形、孕周大小及孕妇压迫症状的严重程度而定。

1. 羊水过多胎儿有畸形　一旦确诊胎儿畸形、染色体异常，应及时终止妊娠，方法有：①人工破膜引产，破膜时需注意高位破膜，让羊水缓慢流出，避免宫腔内压突然降低而引起胎盘早剥，操作过程中需严密监测孕妇血压、心率变化。②经腹羊膜腔穿刺，放出适量羊水后，可注入依沙吖啶引产。

2. 羊水过多胎儿无畸形　对孕周不足 37 周、胎肺不成熟者，应尽可能延长孕周。方法有：①经腹羊膜穿刺减压，对压迫症状严重、呼吸困难者可暂时缓解孕妇的压迫症状。孕周小、胎肺不成熟者，经腹羊膜腔穿刺放液，可缓解症状，延长孕周，同时争取时间促胎肺成熟。放羊水时应防止速度过快、量过多，一次放羊水量不超过 1500ml，放羊水后腹部放置沙袋或加腹带包扎以防血压骤降。腹腔穿刺放羊水注意严格无菌操作。②前列腺素合成酶抑制剂治疗，常用吲哚美辛，发现羊水量明显减少或动脉导管狭窄，立即停药。妊娠超过 34 周者不宜使用。

3. 分娩准备　对母体严密观察宫缩，重视自觉症状，防止产后出血；对胎儿固定纵产式，监测胎心，防止早产，做好早产儿抢救准备。

（四）心理护理

向孕妇及家属介绍羊水过多的原因及注意事项。与孕妇和家属讲解腹部不适的原因。已确诊合并胎儿畸形的孕妇，给予心理安慰，缓解其紧张、焦虑情绪，争取其主动配合治疗和护理工作。

（五）健康教育

指导低盐饮食，防止便秘。保持心情愉快，注意休息，稳定情绪，如有病情变化，及时就医。

五、护理评价

（1）母儿安全，顺利度过孕产期。

（2）孕妇情绪稳定，能积极配合治疗和护理。

第三节 羊水过少

妊娠晚期，羊水量少于300ml者，称为羊水过少（oligohydramnios）。其发病率为0.4%～4%，若羊水量少于50ml，胎儿窘迫发生率大于50%，围产儿病死率达88%。

妊娠中、晚期羊水主要来自胎儿尿液，羊水的生成及其循环机制尚未完全阐明，临床多见下列情况。

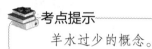

考点提示

羊水过少的概念。

1. 胎儿畸形 以胎儿泌尿系统畸形为主，如胎儿先天肾缺如、肾发育不全、输尿管或尿道梗阻引起少尿无尿等，导致羊水过少。

2. 胎盘功能减退 过期妊娠、胎儿生长受限、妊娠期高血压疾病、胎盘退行性变等均可导致胎盘功能减退，胎儿宫内慢性缺氧引起胎儿血液重新分配，为保障胎儿脑和心脏血液供应，肾血流降低，胎儿尿生成减少，导致羊水过少。

3. 母体因素 孕妇脱水、服用利尿剂、血容量不足时，也可导致羊水过少。

4. 胎膜早破 羊水外漏速度超过生产速度，导致羊水过少。

5. 羊膜病变 某些不明原因的羊水减少可能与羊膜变薄、上皮细胞萎缩等有关。

一、护理评估

（一）健康史

详细询问病史，了解孕妇月经史、生育史、妊娠期有毒有害物质接触史、有无妊娠合并症、有无胎儿畸形家族史。

（二）身体状况

1. 症状 不典型，部分孕妇于胎动时感觉腹痛，胎盘功能减退时常有胎动减少。孕晚期体重增加缓慢或无变化。子宫的敏感度较高，临产后阵痛剧烈，宫缩不协调，宫口扩张缓慢，产程延长。

2. 体征 腹部检查：宫高、腹围小于孕周，胎位异常发生率增加。触诊感子宫紧裹胎体。阴道检查：前羊膜囊不明显，胎膜紧贴胎儿先露部，破膜后羊水流出少，有时呈粪染。

（三）心理－社会支持状况

孕妇及家属担心胎儿畸形，常有焦虑甚至恐惧情绪。孕妇常常自责，伤心不已。

（四）辅助检查

1. B型超声检查 是最重要的辅助检查方法。AFI≤8cm为临界值，可疑为羊水过少；AFI≤5cm为绝对值，可确诊。AFV≤2cm为羊水过少，AFV≤1cm为严重羊水过少。B型超声检查还可及时发现胎儿生长受限。

2. 直接测羊水量 以破膜时羊水量不足300ml为诊断标准。本法最大缺点是不能早期诊断，只能作为产后补充诊断。

3. 电子胎心监护 羊水过少使脐带和胎盘受压，胎儿储备能力减弱，NST呈无反应型，严重时出现胎心变异减速和晚期减速。

二、常见护理诊断/问题

1. 有胎儿受伤的危险 与羊水过少导致胎儿畸形或生长受限有关。

2. 焦虑　与担心胎儿畸形有关。

3. 潜在并发症　胎儿宫内窘迫与新生儿窒息。

三、护理目标

（1）母儿安全，顺利度过孕产期。

（2）孕妇情绪稳定，能积极配合治疗和护理。

四、护理措施

（一）一般护理

嘱孕妇休息时取左侧卧位，改善胎盘血液供应；加强营养，保证孕妇及胎儿发育需要；避免各种不良刺激，积极预防胎膜早破。吸氧每日 2～3 次，每次 30 分钟，以改善胎儿缺氧情况。

（二）病情观察

观察孕妇的生命体征，定期测量宫高、腹围和体重；定期 B 型超声检查监测羊水量，并注意观察有无胎儿畸形。监测胎盘功能、胎动、胎心和产程进展，及时发现孕产期并发症。

（三）治疗配合

根据胎儿有无畸形和孕周大小选择治疗方案。

1. 羊水过少合并胎儿畸形　确诊胎儿畸形应尽早终止妊娠。可选用 B 型超声引导下经腹羊膜腔穿刺注入依沙吖啶引产。

2. 羊水过少胎儿无畸形　寻找和去除病因，嘱孕妇自数胎动，定期行超声动态监测羊水量及电子胎心监护，评估羊水量及胎儿宫内情况。

①终止妊娠　对妊娠已足月者，尽早终止妊娠，可行人工破膜引产术。估计短时间不能结束分娩者，应积极协助医生行剖宫产术终止妊娠，以降低围产儿病死率。对胎儿贮备功能尚好，无明显宫内缺氧，人工破膜羊水清亮者，可以阴道试产。试产过程中密切观察产程进展，连续监测胎心变化。

②期待治疗　对妊娠未足月、胎肺不成熟者，可行增加羊水量期待治疗，延长妊娠期。可采用羊膜腔灌注治疗，同时，应用宫缩抑制剂预防早产。

（四）心理护理

耐心倾听孕妇诉说，向孕妇和家属介绍羊水过少的可能原因，鼓励孕妇积极参与治疗和护理。对不良妊娠结局的产妇给予情感支持。

（五）健康指导

指导孕妇定期行产前检查，加强孕期保健，积极治疗妊娠合并症。教会孕妇自测胎动，有异常及时就诊。指导胎儿畸形产妇引产后避孕 6 个月方可再次受孕，再孕前应进行遗传咨询，孕后行产前检查，加强监护。

五、护理评价

（1）母儿安全，顺利度过孕产期。

（2）孕妇情绪稳定，能积极配合治疗和护理。

本章小结

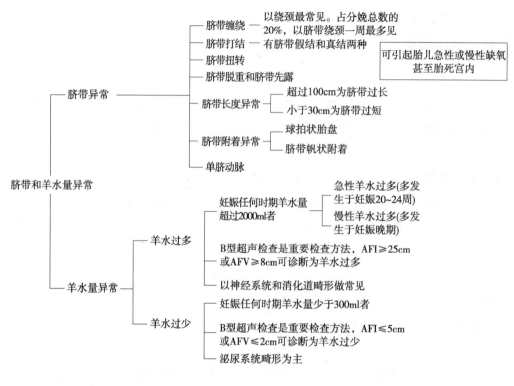

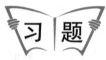

一、选择题

【A1/A2 型题】

1. 羊水过多最常见的病因是

    A. 胎儿畸形   B. 双胎妊娠   C. 并发糖尿病

    D. 母儿血型不合   E. 妊娠期高血压疾病

2. 羊水过多是指

    A. 羊水量超过 800ml   B. 羊水量超过 1000ml

    C. 妊娠中期时羊水量超过 2000ml

    D. 妊娠的任何时期羊水量超过 2000ml

    E. 妊娠晚期羊水量超过 3000ml

3. 羊水过少概念正确的是

    A. 羊水量少于 100ml   B. 羊水量少于 150ml   C. 羊水量少于 200ml

    D. 羊水量少于 250ml   E. 羊水量少于 300ml

4. 关于急性羊水过多说法正确的是

    A. 多发生在妊娠晚期   B. 胎心听诊清楚   C. 自觉症状轻微

D. 下肢及外阴水肿发生率不高

E. 容易发生早产

5. 关于脐带假结说法错误的是

　　A. 因脐血管较脐带长引起，血管卷曲似结

　　B. 因脐静脉较脐动脉长形成迂曲似结

C. 一般不影响胎儿

　　D. 很少因血管破裂而出血

E. 发生率为 0.5% ~3%

6. 关于脐带缠绕说法错误的是

　　A. 一般认为脐带缠绕与脐带过长、胎动过频有关

　　B. 因脐带不拉紧至一定程度，不发生临床症状，对母亲危害不大

　　C. 对胎儿的影响与脐带缠绕松紧、缠绕周数及脐带长短有关

　　D. 妊娠期，缠绕紧者可影响脐血流，出现变异减速，但不会引起胎儿死亡

　　E. 临产后，脐绕颈会阻碍胎头下降

7. 关于脐带长度异常说法错误的是

　　A. 超过 100cm 为脐带过长

　　B. 脐带过长易导致绕颈、打结、脱垂、脐带受压

　　C. 小于 70cm 为脐带过短

　　D. 临产后先露下降，脐带被牵拉过紧，胎儿血液循环会受阻

　　E. 引起胎儿窘迫，严重者可导致胎盘早剥

8. 28 岁已婚妇女，停经 37 周，腹胀、行动不便一周，加重一天。检查见孕妇半卧位，腹部明显膨隆，皮肤张力大，胎心 140 次/分，遥远，胎位不清。B 型超声检查最大羊水池深度 11cm，胎儿外观无畸形。胎盘Ⅲ级，正确的处理方法是

　　A. 卧床休息、口服镇静剂

B. 人工破膜，终止妊娠

　　C. 口服吲哚美辛

　　D. B 型超声定位穿刺放羊水，延长孕周

　　E. 低盐饮食

9. 女，27 岁，妊娠 32 周例行产检，因担心胎儿健康问题向护士请教，日常以下哪种方法监测胎儿安全最合适

　　A. 胎动计数　　　　　　B. 听胎心　　　　　　C. 宫缩应激试验

　　D. 测肌酐　　　　　　　E. 羊水检查

10. 女，29 岁，因"妊娠 32 周，B 型超声检查羊水过多"入院就诊，检查发现无胎儿畸形，胎心 146 次/分，正确的处理方法是

　　A. 引产　　　　　　　　B. 期待疗法　　　　　C. 剖宫产

　　D. 产钳助产　　　　　　E. 人工破膜

【A3/A4 型题】

(11 ~14 题共用题干)

23 岁已婚妇女，停经 38 周，胎动减少 3 天。检查：宫高 28cm，胎心 132 次/分，子宫敏感性高，轻微刺激即可诱发宫缩。电子胎心监护检查：子宫收缩时出现晚期减速。

11. 该孕妇目前重要的辅助检查手段是

　　A. 四步触诊　　　　B. 复查电子胎心监护　　C. 住院观察

　　D. B 型超声检查　　E. 尿雌三醇、胎盘生乳素检测

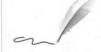

12. 最可能的诊断是

    A. 羊水过少   B. 羊水过多   C. 正常妊娠

    D. 脐带绕颈   E. 足月孕临产

13. 本例的最佳处理是

    A. 吸氧   B. 住院观察，密切检测胎心、胎动

    C. 剖宫产   D. 人工破膜观察羊水   E. 缩宫素引产

14. 该患者主要的护理诊断是

    A. 舒适度改变   B. 有胎儿受伤的危险   C. 潜在并发症

    D. 焦虑   E. 营养失调

二、思考题

女，40岁，孕35周，近日感到腹围增加过快，B超提示羊水过多、单胎妊娠、无畸形，产检其余结果正常。

请问：

1. 该孕妇是否需要入院？

2. 羊水过多的处理方法有哪些？

扫码"练一练"

（郭晓敏）

第十二章 高危妊娠及其管理

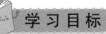

学习目标

1. **掌握** 高危妊娠的概念、范畴和护理措施。
2. **熟悉** 孕期筛查高危妊娠的基本要求和常用方法。
3. **了解** 出生缺陷的三级预防及一、二级防治措施。
4. 学会运用相关知识，配合医生做好孕期保健护理。
5. 具有尊重产妇、热爱生命的人文职业素养，能为孕妇及其家庭提供护理指导。

第一节 概 述

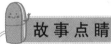

故事点睛

　　旁白：患者王某，到门诊询问一名护士，"我今年28岁，2年前怀孕60天孕卵停育，行刮宫术；1年前怀孕32周时，胎死宫内，原因不详；我现在月经期过了5天，该找哪位医生做检查呀？"

　　人物：由3位学生分别担任故事人物中的患者、护士、医生，进行即兴表演。

　　请问：

　　1. 该患者属于什么妊娠？

　　2. 如果确认患者已怀孕，孕期应如何监护？

　　高危妊娠（high risk pregnancy）是指由于存在某种或多种不良因素，使孕产妇、胎儿或新生儿发生不良结局的风险高于普通妊娠。具有这些不良因素的孕妇为高危孕妇。其所孕育、分娩的胎儿和新生儿为高危儿。高危妊娠可在妊娠期或产后对孕产妇、胎儿及新生儿产生不良影响，增加围生期母婴的患病率和死亡率。

一、高危妊娠的范畴

　　高危妊娠范围广泛，涵盖了几乎所有的病理产科。导致高危妊娠的因素如下。

　　1. 社会经济因素 家庭的社会地位、经济状况水平低，如工作不稳定、收入低、生活环境条件差、营养低下等。

　　2. 母体自身因素

　　（1）青少年妊娠，一般分为母亲年龄在10～14岁和15～19岁两个阶段。

　　（2）年龄超过35岁。

　　（3）患有慢性疾病，如高血压、心脏病、糖尿病、肝肾疾病、免疫系统疾病、血液病、甲状腺疾病、神经和精神疾病、传染性疾病等。

（4）生殖器官异常及子宫手术史，如单角子宫、子宫阴道隔膜、子宫肌瘤剔除术后、宫颈病变手术后、剖宫产史等。

（5）有不良孕产史，如自然流产、早产、死胎、死产、新生儿死亡、胎儿生长受限、低出生体重、巨大儿、双（多）胎、出生缺陷、异位妊娠、产后出血、产程延长、头盆不称和难产助产手术史等。

3. 此次妊娠情况 患有妊娠期高血压疾病、糖尿病、肝炎、性传播疾病等；妊娠早期病毒感染、发热、皮疹、用药；接触有毒、有害物质，如放射线、高温、铅、汞、苯、砷、农药等；营养不良、贫血、超重或孕期体重增长过快；胎盘形态功能异常、前置胎盘、胎盘早剥；羊水异常；多胎妊娠、胎位异常、胎儿生长受限、巨大儿、过期妊娠；宫内感染等。

4. 本人及配偶有家族病史、遗传性疾病及不良嗜好，如吸毒、吸烟、酗酒，职业及工作环境不良等。

二、高危儿范畴

具有下列情况之一的围产儿，称为高危儿。

（1）胎龄 <37 周或≥42 周。

（2）出生体重 <2500g 或≥4000g。

（3）小于胎龄儿或大于胎龄儿。

（4）新生儿的兄弟姐妹有严重新生儿病史、新生儿期死亡或死胎。

（5）新生儿窒息，脐动脉血气 pH <7.1，出生 5 分钟 Apgar 评分 <7 分。

（6）产时感染。

（7）高危孕妇所生的新生儿。

（8）手术产儿。

（9）双胎或多胎儿。

第二节　高危妊娠的筛查与监护

对于高危妊娠的监护，首先要从筛查开始。对筛查出具有高危因素的妇女应做特殊标记，予以重点监护。通过各级医疗机构在孕早、中、晚期的系统管理，降低或消除危险因素，提高母婴健康水平。

一、孕前筛查

（一）健康史

了解备孕夫妇的健康状况，既往慢性疾病史、家族病及遗传病史，有无不良孕产史，评估其生活方式、饮食营养、工作生活环境、家庭支持系统、人际关系、心理状态等。

（二）身体状况

（1）检测生命体征，测量身高、体重，计算 BMI。基础 BMI ≥25 kg/m^2 者，应视为高危孕妇。

（2）观察备孕妇女有无步态、胸廓、脊柱及其他发育异常。

（3）常规妇科检查。

（三）辅助检查

1. 必查项目　血常规、尿常规，血型（ABO 和 Rh），肝肾功能，空腹血糖，HBsAg、梅毒抗体，HIV 筛查，宫颈细胞学检查（1 年内未查者）。

2. 备查项目　TORCH 筛查；宫颈阴道分泌物常规、淋球菌、沙眼衣原体；甲状腺功能检测；部分地区需行地中海贫血筛查；糖尿病高危妇女做 75g 口服葡萄糖耐量试验（OGTT）；血脂；妇科超声；心电图；胸部 X 线。

通过孕前筛查，对不宜妊娠的妇女应及时告知，对于存在高危因素但可以妊娠的妇女应该做好标记，并在孕期适当增加产前检查次数。

二、孕期筛查与监护

（一）孕早期筛查与监护

未进行过孕前筛查的早孕者初诊筛查，包括详细询问健康史，进行身体检查、辅助检查，了解是否存在妊娠高危因素（见孕前筛查，一般不包括胸部 X 线）。对存在高危因素不宜妊娠者予以及时告知，可以继续妊娠者纳入高危妊娠的监护管理，并进行以下各项检查。已进行过孕前筛查者，孕早期需进行以下检查。

1. 妇科检查　确定子宫大小是否与妊娠周数相符。孕期阴道流血者需排查有无宫颈息肉、宫颈上皮移位改变、宫颈癌等。

2. B 型超声检查　首次 B 型超声检查时间为妊娠 $6\sim13^{+6}$ 周。了解内容包括确定是否宫内妊娠，核实孕周，了解胎儿是否存活及胎儿数，双胎妊娠要确定绒毛膜性（单绒或双绒），排查葡萄胎、子宫畸形、盆腔肿块等。有条件者，$11\sim13^{+6}$ 测量胎儿颈项透明层厚度（NT），结合母血生化指标进行唐氏综合征筛查。有高危因素者，根据个体情况进行产前诊断。

3. 高危妊娠评分　为早期识别高危妊娠孕妇，在第一次产前检查时，根据孕妇健康史、身体状况及辅助检查结果，按"高危妊娠评分指标"进行评分（表 12-1）。"高危妊娠（Nesbitt）评分指标"总分为 100 分，当减去各种危险因素的评分后低于 70 分者，属高危妊娠范畴，应纳入高危妊娠监护管理。随孕周的增加，可重新评分。

表 12-1　Nesbitt 评分指标（修改后）

高危因素		减分	高危因素	减分
1. 孕妇年龄	15~19	-10	月经失调	-10
	20~29	0	不育史：少于 2 年	-10
	30~34	-5	多于 2 年	-20
	35~39	-10	5. 妇科疾病　子宫颈不正常或松弛	-20
	40 岁以上	-20	子宫肌瘤：大于 5cm	-20
2. 婚姻状况	未婚或离婚	-5	卵巢肿瘤：大于 6cm	-20
	已婚	0	子宫内膜异位症	-5

续表

高危因素		减分	高危因素		减分
3. 产次	0 产	−10	6. 内科疾病与营养 全身性疾病		
	1～3	0		急性：中度	−5
	4～7	−5		重度	−15
	8 产以上	−10		慢性：非消耗性	−5
4. 过去分娩史	流产 1 次	−5		消耗性	−20
	3 次以上	−30		尿路感染：急性	−5
	早产 1 次	−10		慢性	−25
	2 次以上	−20		糖尿病	−30
	死胎 1 次	−10		慢性高血压：中度	−15
	2 次以上	−30		重度	−30
	新生儿死亡 1 次	−10		合并肾炎	−30
	2 次以上	−30		心脏病：心功能Ⅰ～Ⅱ级	−10
	先天性畸形 1 次	−10		心功能Ⅲ～Ⅳ级	−30
	2 次以上	−20		心衰史	−30
	新生儿损伤：骨骼	−10		贫血：Hb10～11g	−5
	神经	−20		9～10g	−10
	骨盆狭小：临界	−10		＜9g	−20
	狭小	−30		血型不合：ABO	−20
	先露异常史	−10		血型不合：Rh	−30
	剖宫产史	−10	内分泌疾病	垂体、肾上腺、甲状腺疾病	−30
				营养：不适应	−10
				不良	−20
				过度肥胖	−30

（二）孕中期筛查与监护

1. 常规产前检查 胎心听诊，测量宫高、腹围，判断胎儿大小是否与孕周相符。

2. B 型超声检查 妊娠 18～24 周常规进行 B 超检查，了解羊水、胎盘情况，评估胎儿生长发育，评价胎儿体表与内脏结构。发现或可疑胎儿畸形时，要进行系统胎儿超声检查。有畸形但可继续妊娠者，纳入高危妊娠管理。

3. 其他 有反复孕中期流产史、早产史者，孕早、中期需经阴道超声测量宫颈长度、形状，进行宫颈评估，必要时检测胎儿纤维连接蛋白（fFN），进行早产的预测。

（三）孕晚期筛查与监护

常规产前检查，B 超检查，参考高危妊娠评分指标，评估孕妇及胎儿有无新增高危因素。重点进行胎儿健康状况和生长发育监测，方法如下。

1. 常规产前检查 测宫高、腹围，了解胎儿大小是否与孕周相符。了解胎方位、胎产式，进行胎心听诊等。

2. 胎动计数 胎动计数有一定的主观性，但却是胎儿宫内情况自我监测最简便有效的方法之一（计数方法详见第五章第一节）。正常范围内的胎动是胎儿一般情况良好的表现，胎动异常特别是胎动减少，提示可能存在胎儿缺氧，应及时进行进一步监测评估，必要时予以处理。胎动计数时需排除胎儿睡眠，孕妇的运动、坐卧姿势、情绪，声音，强光，触摸腹部等的影响。

3. 电子胎心监护 分为产前监护和产时监护。电子胎心监护可用于监测胎心率，预测胎儿储备能力，联合 B 型超声检查进行胎儿生物物理监测。胎心监护开始时间：①患者病情需要，最早可从妊娠28周开始。妊娠不足28周，新生儿有存活可能且孕妇及家属不放弃新生儿抢救，在告知其监护结果存在较大误差的情况下，可以开始胎心监护。②高危孕妇，如合并糖尿病、免疫性疾病、妊娠期高血压疾病、有胎死宫内等不良孕产史、胎儿生长受限、羊水偏少、胎动减少、胎儿脐带血流异常等，可从妊娠32周开始监护（详见第五章第一节）。

4. 胎儿生物物理监测 胎儿生物物理评分是1980年 Manning 利用电子胎心监护和 B 型超声联合监测有无胎儿宫内急、慢性缺氧的综合监测方法，比任何单独监测更准确。Manning 评分法（详见第五章第一节），Manning 评分结果与处理原则见表 12 – 3。

表 12 – 3　Manning 评分结果与处理原则

评分	胎儿状况	处理原则
10	无急、慢性缺氧	每周复查1次，高危妊娠每周复查2次
8 ~ 9	急、慢性缺氧可能性小	每周复查1次，高危妊娠每周复查2次，羊水过少可终止妊娠
6 ~ 7	可疑急、慢性缺氧	24 小时内复查，仍然≤6 分或羊水过少，可终止妊娠
4 ~ 5	可有急或慢性缺氧	终止妊娠
2 ~ 3	有急性缺氧或伴慢性缺氧	终止妊娠
0	有急、慢性缺氧	终止妊娠

5. 胎儿影像学监测 B 型超声检查可以观察胎儿大小（包括胎头双顶径、腹围、股骨长）、胎位、胎动、羊水情况，发现胎儿神经、泌尿、消化系统及体表等畸形。

6. 血流动力学监测 彩色多普勒超声监测胎儿脐动脉和大脑中动脉血流，脐动脉在舒张末期无血流时，提示胎儿预后不良。

7. 胎盘功能检查

（1）超声检查　B 型超声检查除可以评估胎盘大小、厚度、位置，还可以了解胎盘分级。通过 B 超监测母体的子宫动脉、胎儿的脐动脉血流也可了解胎盘功能。这两条血管的血流异常可能是胎盘功能不足的原因，也可能是胎盘功能不足的表现形式。

（2）胎动监测　随胎盘功能减退，胎动会随之减少。

（3）化验监测　①测定孕妇24 小时尿雌三醇（E_3），>15 mg 为正常值，10 ~ 15 mg 为警戒值，<10 mg 为危险值。②尿雌激素/肌酐比值（E/C），>15 为正常值，10 ~ 15 为警戒值，<10 为危险值。③血清游离雌三醇值，正常足月妊娠时临界值为40 nmol/L，低于此值提示胎盘功能低下。④孕妇血清 hPL，足月妊娠为4 ~ 11 mg/L。若 hPL <4 mg/L，或突然降低50%，提示胎盘功能低下。

上述化验需动态监测，目前多已被超声多普勒、羊水测量等取代，临床已较少使用。

8. 胎儿成熟度检查 包括计算胎龄，测量宫高、腹围，B 超测量胎儿各径线和胎盘分级。胎头双顶径≥8.5 cm，胎盘Ⅲ级提示胎儿成熟。经腹羊膜腔穿刺取羊水，检测羊水卵磷脂/鞘磷脂（L/S）比值或进行羊水泡沫试验或震荡试验，可了解胎儿肺成熟度。

取羊水检测为有创性操作，目前临床较少使用。妊娠期糖尿病、双胎妊娠等特殊妊娠，需结合其他指标综合判断胎儿成熟度。

三、分娩期筛查与监护

（1）了解孕妇孕期检查情况，复查体重、骨盆大小，评估胎儿体重，判断有无头盆不称。

（2）了解临产时间及产程进展，评估宫缩、宫口扩张及先露下降，判断有无产程异常。

（3）观察产妇生命体征及自觉症状，监测胎心，观察羊水性状等，有高危因素及时处理。

考点提示

> 孕期筛查高危妊娠的基本要求和常用方法。

第三节　出生缺陷的预防和产前诊断

出生缺陷（birth defects）是指胎儿出生前既已存在的结构、功能或代谢异常。有些在出生时表现，有些在出生后一段时间逐步呈现。不包括出生时损伤引起的异常。

出生缺陷是遗传、环境、社会、心理、行为等多种因素共同作用的结果。对于出生缺陷，世界卫生组织提出了三级预防策略。

1. 一级预防　孕前预防。主要是通过孕前保健（preconceptional care，PCC），预防缺陷胚胎或胎儿的形成。一级预防是提高出生人口素质、降低出生缺陷最有效和最经济的方法。

2. 二级预防　产前干预。通过产前筛查和产前诊断识别胎儿严重的先天缺陷，早发现，早干预，减少缺陷儿的出生。

3. 三级预防　产后干预。是在缺陷儿出生后及时诊断、及时治疗，防止发病、防止致残。目前包括新生儿代谢性疾病筛查、听力筛查、规范体检，对有宫内感染的婴儿进行18个月的跟踪，观察其神经运动发育情况等。此节不进行三级预防讨论。

考点提示

> 出生缺陷的三级预防的概念和一、二级防治措施。

出生缺陷的一、二级防治包括孕前保健、遗传咨询、产前筛查、产前诊断。

一、孕前保健

主要包括孕前风险因素评估、孕前咨询和知情干预三部分。目的是改善妊娠结局、提高出生人口素质。

1. 孕前风险因素评估　评估内容较为广泛。主要包括了解夫妻双方的个人病史、家族史、生活习惯和生活方式等，进行必要的体格检查、实验室检查、常见传染病筛查，以及某些疾病高危人群特殊检查。

2. 孕前咨询和知情干预　是在孕前风险因素评估的基础上，给予孕前咨询的夫妻建议和指导。如合理膳食，戒烟酒，适当体育锻炼，维持正常体重，避免接触有毒、有害物质，预防传染性疾病，远离宠物，避免高温、桑拿等。建议选择最佳状态和最佳时机受孕，孕前做好心理准备等。对于无高危因素的妇女推荐怀孕前3个月开始补充叶酸。研究表明，妊娠前三个月每天摄取400μg叶酸，可减少胎儿神经管缺陷发病率的41%～79%。

叶酸来源有食物和叶酸复合维生素片剂。富含叶酸的动、植物类食品有肝、绿叶蔬菜、新鲜水果等。由于叶酸易受阳光、加热等影响氧化，只靠食物很难满足孕期需要，需自孕前3个月开始每日服用叶酸0.4～0.8mg，并持续到孕早期3个月或整个孕期，减少胎儿神经管畸形的发病率。

备孕妇健康检查结果异常、患有慢性病等情况时，指导其待病情控制稳定后再妊娠。

二、遗传咨询

遗传咨询（genetic counselling）是由从事医学遗传工作的专业人员或咨询医师对咨询者提出的家庭中遗传性疾病的发病原因、遗传方式、诊断、预后、复发风险、防治等问题予以解答，并就咨询者提出的婚育问题给出医学建议。

（一）咨询对象

遗传病高风险人群。包括：①母亲年龄超过35岁。②母亲血清学筛查阳性、患有疾病或致畸剂暴露史。③夫妇双方或其家族成员患有某种已知的单基因遗传病。④有智力发育迟缓或出生缺陷家族史。⑤超声检查到胎儿异常或相关标志。⑥不孕、反复流产、死产或有过染色体病的妊娠史。⑦近亲婚配。⑧其他需要咨询的情况及基于种族的携带者筛查。

（二）人类遗传性疾病分类

目前可分为5类：染色体疾病、单基因遗传病、多基因遗传病、体细胞遗传病、线粒体遗传病。体细胞遗传病和线粒体遗传病多发生在成人，目前尚无诊断方法。

1. 染色体疾病 染色体异常包括数目和结构异常。数目异常包括：整倍体（一倍体、二倍体、三倍体等）和非整倍体（21－三体、18－三体、13－三体综合征；47，XXX综合征等）异常。结构异常包括：染色体部分缺失、重复、倒位、易位等。染色体异常胎儿在孕早期自然淘汰率约为94%。对存活的染色体病患儿，目前尚无治疗方法。

2. 单基因遗传病 染色体外观正常，但染色体上的基因发生突变，由单个基因突变引起的疾病称单基因病。这类疾病可遗传，危害大。

3. 多基因遗传病 人类的一些遗传性状或某些遗传病的遗传基础不是一对基因，而是几对基因，这种遗传方式称多基因遗传。多基因疾病有一定的家族史，但没有单基因遗传中所见到的系谱特征。多是许多基因和环境因素相互作用的结果。

三、产前筛查

产前筛查（prenatal screening）是采用简便、经济、无创的方法对孕妇进行检查，从中筛出有出生缺陷高风险的孕妇进行产前诊断。是出生缺陷二级预防的重要步骤。目前筛查较成熟的有以唐氏综合征为代表的胎儿非整倍体的染色体疾病，神经管缺陷和胎儿结构畸形。

（一）胎儿非整倍体疾病筛查

1. 母血清学筛查（唐氏综合征筛查） 简称唐筛，是目前最常用的方法。

（1）时间 早期唐筛9～13^{+6}周；中期唐筛14～20^{+6}周。

（2）目的 根据孕妇血清中标志物高低、孕妇年龄、孕周、体重等综合计算出胎儿21－三体综合征和18－三体综合征的发病风险。此项检查并非诊断唐氏综合征，而是筛选出患此病可能性较大的胎儿，以确定是否需要进一步检查。中孕期还可筛查出胎儿开放性神经管缺陷的风险。

2. B型超声 测量胎儿颈项后透明层厚度（neuchal translucency，NT）。

（1）时间　妊娠 11～13^{+6} 周（胎儿顶臀径为 45～84mm）。

（2）目的　非整倍体患儿因颈部皮下积水，NT 增宽，常处于相同孕周胎儿第 95 百分位数以上。结合母血清学检测结果，可进一步提高检出率，降低假阳性率。此项检查要由经过专业培训的医生进行。

3. 无创产前检测（noninvasive prenatal test，NIPT）

（1）时间　12～24 孕周。早于 12 孕周时进行检测，会因外周血中胎儿 DNA 浓度过低而达不到检测要求。考虑到伦理问题，一般不对 24 孕周以上的孕妇进行检测。超过 24 孕周的孕妇，可以咨询产前诊断专家，由专家进行检查后再决定是否需要进行该项检测。

（2）目的　对血浆中胎儿来源游离 DNA 进行二代测序，通过生物信息学分析，检测胎儿 21 – 三体、18 – 三体、13 – 三体及性染色体异常，准确率可高达 90% 以上。

（二）神经管缺陷筛查

正常情况下，受孕后第 4 周末完成神经管闭合。检查方法有：超声、X 线、磁共振、生化及胎儿细胞分析，有创检查如羊膜穿刺、绒毛活检、胎血分析，胎儿皮肤、肝脏、肌肉活检等。

（三）胎儿结构畸形筛查

胎儿结构畸形筛查最常用的方法是由经过培训合格的超声科医师进行系统胎儿超声检查。一般在孕 18～24 周进行。此时胎儿舒展，胎动活跃，羊水相对多，骨骼尚未钙化、脊柱声影影响小，便于多角度观察胎儿结构。建议所有孕妇在这一时期都应进行一次系统胎儿超声检查。

四、产前诊断

产前诊断（prenatal diagnosis）是指在胎儿出生前应用各种检测方法，对严重的先天性和遗传性疾病做出诊断，为胎儿宫内治疗或选择性终止妊娠提供依据。

（一）产前诊断对象

孕妇有下列情况之一者，应建议其进行产前诊断。

（1）年龄 ≥35 周岁。

（2）有 2 次以上不明原因的流产、死胎或新生儿死亡。

（3）分娩过先天性严重缺陷的婴儿。

（4）夫妻一方有先天性或遗传性疾病，或有遗传病家族史。

（5）本次妊娠孕早期接触过可能导致胎儿先天缺陷的物质。

（6）胎儿发育异常或可疑有胎儿畸形。

（7）羊水过多或者过少。

（二）产前诊断的疾病

1. **染色体病**　包括染色体数目和结构异常。患染色体病的胎儿可反复流产，死于宫内，或体格/智力发育异常。早期自然流产原因中染色体异常约占一半。

2. **性连锁遗传病**　以 X 连锁隐性遗传病居多，如红绿色盲、血友病等。致病基因在 X 染色体上，携带致病基因的男性发病，携带致病基因的女性为携带者，其生育的男孩 50% 是患者，50% 为健康者。生育的女孩有 50% 可能为携带者。男性患者与正常女性婚配，生育的男孩不会患病，生育的女孩均为携带者。因此，可根据性别考虑是否终止妊娠。

3. 先天性代谢缺陷病　多为常染色体隐性遗传病。除少数几种疾病在出生早期通过饮食控制法（如苯丙酮尿症）或药物治疗（如先天性甲状腺功能减退）使其不发病外，多数尚无有效治疗方法，故进行产前诊断极为重要。

4. 先天性胎儿结构畸形　包括全身各器官的结构异常。产前超声检查可诊断出的六大致死性畸形有：无脑儿、严重脑膨出、严重开放性脊柱裂、严重胸腹壁缺损伴内脏外翻、单腔心、致死性软骨发育不良。

（三）产前诊断的常用方法

1. 观察胎儿结构　超声影像包括二维、三维、实时三维成像、彩色多普勒、脉冲多普勒等，磁共振作为辅助。

2. 分析染色体核型　取绒毛、羊水或胎儿血细胞进行培养，检测染色体核型。妊娠 $10 \sim 13^{+6}$ 周绒毛活检，$16 \sim 22^{+6}$ 周羊膜腔穿刺检查胎儿染色体。

3. 检测基因　利用胎儿 DNA 分子杂交、限制性内切酶、聚合酶链反应（PCR）测序技术和二代测序技术诊断胎儿基因疾病。

4. 检测基因产物　利用羊水、绒毛或胎儿血液检测特定的蛋白质、酶和代谢产物，诊断胎儿先天性代谢疾病等。

（四）产前诊断结果异常的处理

将诊断结果及可行的处理方案充分告知患者及其家属，帮助准父母自主决策，同时给予心里安慰和疏导。处理方式需符合医疗卫生机构伦理规范的要求。给予的意见如下。

（1）终止妊娠或继续妊娠。

（2）根据患者病情需要，为防止胎儿情况进一步恶化，可在预产期前行引产或剖宫产（医源性早产），胎儿娩出后对新生儿进行监护或治疗。

（3）选择分娩医疗机构，保证能为需要治疗的新生儿及时治疗。

（4）在有能力的医院为胎儿进行宫内治疗。

知识拓展

体重指数

　　母亲孕前及孕期体重指数（BMI = 体重［kg］/身高［m］^{2}）是衡量孕前/孕期体重的重要指标。母亲超重及孕期体重增长过多与妊娠期高血压疾病、妊娠期糖尿病、产后出血、血栓性静脉炎、胆囊疾病、泌尿系感染等密切相关。母体肥胖会使出生缺陷率、围产儿死亡率增加，亦使大于胎龄儿（LGA）的发生率和早产率增加，使产程延长、剖宫产、麻醉意外、手术切口愈合不良、术后血栓的发生率等增多。与产后肥胖、子代儿童期肥胖也相关。

	WHO 体重指数标准（kg/m^2）	中国体重指数标准（kg/m^2）
偏瘦	BMI < 18.5	BMI < 18.5
正常	18.5 ≤ BMI ≤ 24.9	18.5 ≤ BMI ≤ 23.9
超重	25.0 ≤ BMI ≤ 29.9	24.0 ≤ BMI ≤ 27.9
肥胖	BMI ≥ 30.0	BMI ≥ 28.0

第四节　高危妊娠的护理

一、护理评估

（一）健康史

了解孕妇年龄、既往史，本次妊娠有无高危妊娠相关因素。

（二）身体状况

1. 一般情况　测量身高、体重、血压，观察步态，询问患者有无不适，如头晕、眼花、心悸、乏力等。

2. 产科检查　核实孕周，测量宫高、腹围，评估胎儿大小与孕周是否相符；观察腹形，听胎心，了解胎动情况，判断胎位，测量骨盆大小，观察骨盆形态，了解有无头盆不称；了解有无阴道流液、出血等情况。

（三）心理－社会支持状况

了解孕妇目前相关高危因素，孕妇的焦虑程度，心理承受能力及家庭、社会支持系统等，为护理指导提供依据。

（四）辅助检查

了解各项化验、超声、心电图、电子胎心监护等检查结果。

二、常见护理诊断/问题

1. 焦虑　与对自身、胎儿及分娩的期望值得不到满足有关。

2. 恐惧　与担心高危因素对自身或胎儿健康威胁有关。

3. 知识缺乏　缺乏高危因素对母儿的影响及胎儿监护方法等相关知识。

4. 潜在并发症　母体自身疾病加重或胎儿畸形、早产、生长受限、胎儿窘迫、死胎、死产等。

三、护理目标

（1）焦虑和恐惧程度减轻，能对自身、胎儿及分娩过程和结局有客观的认识并能正确面对。

（2）了解与自身相关的高危妊娠知识，能在医生、助产士的监护指导下，定期进行孕期检查，并遵从告知的注意事项做好孕期自我管理。

（3）母体自身疾病得到控制，不能改变的不良妊娠结局能得到及时处理。

四、护理措施

对于高危妊娠患者，应在孕前、孕期、产时及产后有针对性地实施护理。

（一）妊娠前

指导育龄妇女进行孕前咨询，协助医生完成对备孕妇的病历采集、高危因素监测等。经医师确定可以怀孕者，指导育龄夫妇选择最佳怀孕时期，遵医嘱行各项相关检查和基础疾病治疗。

（二）妊娠期

1. 一般护理　给予孕妇健康合理的饮食指导，保证胎儿生长发育的需要。对于超重或肥胖妇女，帮助计算 BMI，告知适宜的体重增加范围，制定体重管理目标。给予孕期卫生、活动指导、健康知识、孕期保健宣教，使之能够应对孕期的各种生理变化。对有妊娠合并症、并发症的孕妇，根据疾病情况进行相关知识宣教告知和健康指导。有流产先兆者，指导卧床休息、呼吸锻炼、肢体活动等。

2. 监测母体健康状况　测量体温、脉搏、呼吸、血压、体重，宫高、腹围，观察活动耐受力。了解各项化验、超声、心电图等辅助检查结果，及时反馈医生。了解有无阴道出血、腹痛、头晕、眼花、心慌、气短等自觉症状。合并高血压、心脏病、糖尿病等疾病者，协助其正确留取血、尿标本，监测血糖、尿糖及尿蛋白等，了解孕妇疾病控制及药物使用情况等。严密监测高危因素的变化。

3. 胎儿宫内情况监护　听胎心、电子胎心监护，指导孕妇自数胎动。了解胎儿大小及宫内状态，及时发现胎儿生长受限，急、慢性胎儿宫内缺氧等情况，及时反馈医生。

4. 心理护理　讲解疾病和妊娠相关知识，使孕妇及家属了解自身及胎儿情况，提供下一步咨询检查选择。了解孕妇及家属的心理状态、焦虑的事项，给予有效解答，解除顾虑和恐惧，使其能积极主动地配合治疗和护理。鼓励家属积极参与，给予孕妇情感支持。

（三）分娩期

1. 对产妇的护理　监测产妇生命体征，了解产妇自觉症状，对有合并症、并发症的孕妇做好治疗观察和护理。吸氧，改善胎儿供养。观察宫缩及产程进展，给予适宜的减痛护理，适时完成接产准备。不能或不宜阴道分娩者，及时做好术前准备和手术配合。

2. 胎儿监护护理　按时听胎心，电子胎心监护，必要时全程胎心监护，有异常及时处理。胎膜已破者，观察羊水量、性状、颜色，听胎心音，先露未入盆者预防脐带脱垂。

3. 做好分娩及母婴急救的各项准备　包括物品、药品、团队人员准备。做好产程监护，配合医生适时完成产妇的接产工作。

4. 心理护理　减轻产妇的焦虑和疼痛，讲解分娩相关知识，教会产妇放松技巧，告知其临产期间进食、休息调节方法，鼓励产妇家属给予更多的关爱。

（四）产后

（1）监测产妇的各项生命指标，观察子宫收缩、阴道出血情况。做好合并症、并发症的进一步观察、治疗和护理。产妇出现重度子痫前期、心脏病、产后大出血等情况，新生儿需由儿科监护，保证产妇休息。早产、低出生体重、巨大儿、窒息等新生儿，需儿科监护、治疗。做好产妇的常规护理。

（2）健康宣教　对产妇进行有关产褥期及新生儿护理相关知识宣教。乳房护理，高危儿喂养及护理。产后健康检查的内容、时间及合并症的进一步治疗指导等。

五、护理评价

（1）孕妇能主动了解相关知识，积极配合孕期监护和治疗，分娩过程顺利。

（2）孕期焦虑、恐惧等不良心理状态得到疏解，能正确面对不良分娩结局。

（3）某些高危因素得到有效控制，母体未发生并发症，或并发症较轻。

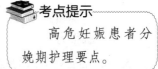

考点提示

高危妊娠患者分娩期护理要点。

本章小结

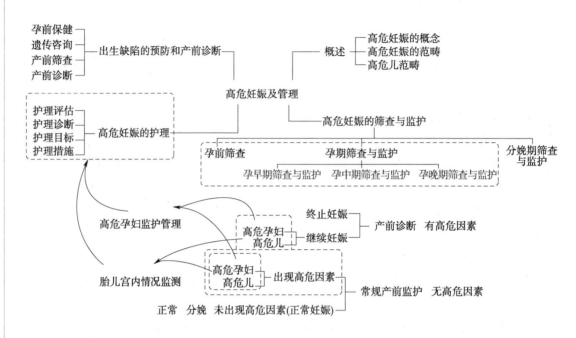

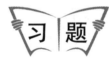

一、选择题

【A1／A2 型题】

1. 孕妇宫内孕 33 周，下列哪项不属于高危妊娠范畴

    A. 自然流产过 2 次   B. 随机血糖 11.3mmol/L   C. 34 岁

    D. 胎盘下缘距子宫颈内口 2cm   E. 双胎

2. 下列哪种情况，不建议进行产前诊断

    A. 年龄 38 周岁   B. 羊水过多   C. 有过 2 次不明原因的流产

    D. 妊娠 6 周时感冒发烧 1 周   E. 胎儿宫内窘迫

3. 胎儿宫内健康状况和生长发育监测方法不包括

    A. 胎动计数   B. 胎心电子监护   C. 了解孕产史

    D. 超声检查   E. 胎心听诊

4. 胎儿生物物理监测包括下面哪几项，除外

    A. 无应激试验   B. 孕妇血清人胎盘生乳素   C. 胎儿呼吸运动、胎动

    D. 肌张力   E. 羊水量

5. Manning 评分法的监测项目不包括

    A. 羊水量   B. NST   C. 胎动   D. 肌张力   E. 胎盘功能测定

6. 不属于高危儿范畴的有

    A. 母体子宫肌瘤剔除术后   B. 剖宫产儿   C. 双胎

    D. 胎龄 37 周，体重 2200g   E. 母亲患糖尿病

7. 预防胎儿神经管畸形补充叶酸的剂量一般为

    A. 4 ~ 8mg   B. 0. 4 ~ 0. 8mg   C. 5mg

    D. 0. 5mg   E. 1 ~ 5mg

8. TORCH 筛查不包括下列哪项

    A. 风疹病毒   B. 沙眼衣原体   C. 单纯疱疹病毒

    D. 巨细胞病毒   E. 弓形虫

9. 为早期识别高危妊娠孕妇，在第一次产前检查时，根据孕妇病史、体征及检查结果，按"高危妊娠评分指标"进行评分。低于多少分属高危妊娠范畴，应纳入高危妊娠监护管理。

    A. 90   B. 80   C. 70   D. 60   E. 50

10. 列检查哪项不专属于产科检查的项目

    A. 测量身高、体重   B. 测量宫高、腹围   C. 观察腹形

    D. 判断胎位   E. 测量骨盆大小

11. 高危妊娠孕妇常见的护理问题不包括下列哪项

    A. 知识缺乏   B. 疼痛   C. 紧张焦虑   D. 恐惧   E. 潜在并发症

12. 下列哪项不属于超声检查的疾病？

    A. 无脑儿   B. 脑膨出   C. 单腔心

    D. 血友病   E. 致死性软骨发育不良

13. 胎儿成熟度检查不包括下列哪项

    A. 计算胎龄   B. 测量宫高、腹围

    C. 超声测量胎儿各径线   D. 监测胎儿脐动脉和大脑中动脉血流

    E. 胎盘分级

14. 下列哪项提示胎儿有缺氧可能

    A. 胎动平均每小时 5 次   B. 平日每天胎动约 80 次，今日胎动约 50 次

    C. 胎心监护基线为中度变异   D. 平日胎心率基线为 110 次/分

    E. 平日每天胎动约 80 次，今日胎动约 30 次

15. 超声观察胎儿宫内健康状态，不包括

    A. 胎儿心率   B. 胎儿数   C. 胎动   D. 羊水   E. 胎盘成熟度

16. 下列情况不属于出生缺陷范畴的是

    A. 接产操作不当致新生儿锁骨骨折   B. 致死性软骨发育不良

    C. 苯丙酮尿症   D. 红绿色盲

    E. 先天性甲状腺功能减退

17. 患者，女，闭经 6 周，第一次来医院检查，需要评估的内容中不包括以下哪项

    A. 生命体征   B. 身高、体重   C. 超声检查

    D. 宫高、腹围   E. 心理状态

18. 患者，女，孕 10 周，首次 B 超检查需了解的项目不包括以下哪项

    A. 是否宫内妊娠   B. 胎儿是否存活   C. 子宫有无畸形

D. 胎儿数   E. 胎儿性别

19. 某女士到门诊咨询，宫内孕第几周应该预约进行胎儿颈项透明层厚度测量

A. 6 ~ 8^{+6}周   B. 8 ~ 10^{+6}周   C. 11 ~ 13^{+6}周

D. 14 ~ 16^{+6}周   E. 1 ~ 23^{+6}周

20. 护士在给孕妇做关于胎动计数的宣教时，你认为下列哪种说法不够准确

A. 随着孕周的增加至妊娠足月，胎动越来越强

B. 一般不在空腹时计数胎动

C. 胎动计数平均 ≥ 6 次/2 小时

D. 少于先前基础值 50% 者，提示胎儿有缺氧可能

E. 一般在孕 28 周后开始计数

二、思考题

1. 高危儿的范畴包括哪些？

2. 孕期筛查高危妊娠的《Nesbitt 评分指标》中，高危因素包括哪几大项内容？

（范继青）

扫码"练一练"

第十三章　妊娠合并症

第一节　妊娠合并心脏病

妊娠合并心脏病是产科严重的合并症，在我国孕产妇死因顺位中高居第二位，为非直接产科死因的第一位。先天性心脏病为妊娠合并心脏病的首位，占 35%～50%，其次为风湿性心脏病、妊娠高血压疾病性心脏病、围生期心肌病、病毒性心肌炎和各种心律失常等。妊娠、分娩和产褥期均可使心脏负担加重而诱发心力衰竭，心脏病对胎儿亦有较大影响。孕产期应加强监护与保健，以期获得良好的妊娠结局。

故事点睛

旁白：王丽，29 岁，先天性心脏病修补术 14 年，G_1P_0，宫内孕 36 周，因感冒，感觉心慌，活动后乏力，咳嗽气急，不能平卧，家属急送入院。护士小黄接诊该患者，查体：BP 120/80mmHg，T 38.5℃，P 120 次/分，R 22 次/分，心界向左侧扩大，心尖区闻及Ⅲ级粗糙收缩期杂音，肺底有细湿啰音，宫高 32cm，腹围 89cm，胎位 LOA，头先露，胎头高浮，胎心 158 次/分，下肢浮肿（＋）。

人物：由 3 位学生分别担任故事人物，进行即兴表演。

请问：

1. 王丽入院后，护士小黄需要做哪些工作？

2. 护理评估的内容有哪些？

3. 王丽及其家属向小黄咨询了关于分娩方式的问题，请问该如何进行指导？

4. 出院前小黄应该为产妇王丽及其家属做哪些健康教育？

一、概述

（一）妊娠、分娩对心脏病的影响

1. 妊娠期　妊娠期妇女循环血量于妊娠第6周开始增加，32～34周达高峰，较妊娠前增加30%～45%，此后维持在较高水平，产后2～6周逐渐恢复正常。总循环血量的增加引起心排出量增加和心率加快。妊娠早期主要引起心排出量增加，妊娠中晚期需增加心率以适应血容量增多，至妊娠末期心率每分钟平均约增加10次。随妊娠进展，子宫增大，膈肌上升使心脏向左向上移位，心尖搏动向左移位2.5～3cm，导致心脏大血管扭曲；又由于心排出量增加和心率增快，使心脏负荷进一步加重，易使患心脏病的孕妇发生心力衰竭而危及生命。

2. 分娩期　分娩期是孕妇血流动力学变化最显著的阶段，加之孕妇机体能量和氧的消耗增加，是心脏负担最重的时期。第一产程，每次宫缩250～500ml的血液被挤入体循环致回心血量增加，使心排出血量增加约24%。第二产程，除子宫收缩外，腹肌和骨骼肌的收缩使外周循环阻力增加，且分娩时由于产妇屏气用力使肺循环压力增加，腹腔压力增高，内脏血液向心脏回流量进一步增加，此时心脏前后负荷显著加重。第三产程，胎儿娩出后，腹腔内压力骤降，大量血液涌向内脏，回心血量锐减；待胎盘娩出后，胎盘循环停止，子宫收缩使子宫血窦内约有500ml血液突然进入体循环，使回心血量骤增，这两种血流动力学的急剧变化，使妊娠合并心脏病孕妇极易诱发心力衰竭。

3. 产褥期　产后3日内是心脏负担最重的时期。除子宫收缩使一部分血液进入体循环外，孕期组织间潴留的液体也开始回流到体循环，使体循环血量有一定程度的增加；而且妊娠期出现的一系列心血管变化尚不能立即恢复到孕前状态，加之产妇伤口和宫缩疼痛、哺乳、休息不佳均增加了心脏负担，需警惕心力衰竭的发生。

综上所述，妊娠32～34周、分娩期及产褥期最初3日内，是患有心脏病孕产妇，最危险时期，护理时应严密监护，避免心力衰竭的发生。

（二）心脏病对妊娠、分娩及胎儿的影响

心脏病不影响受孕。心脏病变较轻、心功能Ⅰ～Ⅱ级、既往无心力衰竭史且无其他并发症者，在严密监护下可以妊娠，必要时给予治疗。但有下列情况者一般不宜妊娠：心脏病变较重、心功能Ⅲ～Ⅳ级、既往有心力衰竭史、有肺动脉高压、严重心律失常、右向左分流型先天性心脏病、风湿热活动期、并发细菌性心内膜炎、急性心肌炎，因在孕期极易发生心力衰竭，故不宜妊娠。如已妊娠应在早期终止。

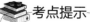

考点提示

妊娠合并心脏病发生心力衰竭最危险时期。

心脏病孕妇心功能良好者，母儿相对安全，多以剖宫产终止妊娠。但若有心功能不全，妊娠后流产、早产、死胎、胎儿生长受限、胎儿宫内窘迫及新生儿窒息的发生率明显增高，围生儿死亡率增高，是正常妊娠的2～3倍；某些治疗心脏病的药物对胎儿存在潜在的毒性反应，如地高辛可通过胎盘屏障到达胎儿体内，对胎儿产生影响；多数先天性心脏病为多基因遗传，据报道，双亲中任何一方患有先天性心脏病，其后代先天性心脏病及其他畸形的发生机会较对照组增加5倍，如室间隔缺损、肥厚性心肌病等均有较高的遗传性。

二、护理评估

（一）健康史

护士在孕妇就诊时，应详细了解其产科及与心脏相关疾病的病史。包括有无不良孕产

史、心脏病的类型、心功能状态及诊疗过程、有无心力衰竭史等。了解孕妇对本次妊娠的适应状况及遵医嘱行为，如用药情况、日常活动、休息与睡眠、营养与排泄等，动态观察孕妇的心功能状态和妊娠经过。

（二）身心状况

1. 了解心脏病的类型 包括先天性心脏病（分为左向右分流型、右向左分流型和无分流型）。风湿性心脏病，以单纯性二尖瓣狭窄为最常见，主动脉瓣病变较少见。妊娠高血压性心脏病，此类疾病指以往无心脏病史，在妊娠期高血压疾病的基础上，突然发生以左心衰竭为主的全心衰竭。围产期心肌病，指既往无心血管疾病史，发生在妊娠晚期至产后6个月之间的扩张性心肌病。心肌炎，为心肌本身局灶性或弥漫性炎性病变。

2. 判定心功能状态

根据病人所能耐受的日常体力活动，美国纽约心脏病协会（NYHA）将心功能分为4级。

Ⅰ级：一般体力活动不受限。

Ⅱ级：一般体力活动稍受限制，活动后心悸、轻度气短，休息时无自觉症状。

Ⅲ级：一般体力活动明显受限，休息时无不适，轻微日常活动即感不适、心悸、呼吸困难或既往有心力衰竭病史者。

Ⅳ级：不能进行任何体力活动，休息状态下即出现心悸、呼吸困难等心力衰竭症状。

此种心功能分级方案简便易行，但主要依据为主观症状，缺少客观检查指征。1994年美国心脏病协会（AHA）对NYHA的心功能分级方案进行修订后，采用并行两种分级方案。第一种是上述病人主观功能容量（functional capacity），第二种是客观检查手段的评估（心电图、负荷试验、X线、B型超声心动图等）评估心脏病变程度，分为4级。

A级：无心血管病客观依据。

B级：客观检查表明属于轻度心血管病病人。

C级：客观检查表明属于中度心血管病病人。

D级：客观检查表明属于重度心血管病病人。

其中轻、中、重的标准未做明确规定，由医师根据检查结果进行判定。分级将病人的两种分级结果并列，如病人无主观症状，但客观检查主动脉瓣中度反流，心脏扩大，则判定为Ⅰ级C。

3. 评估与心脏病有关的症状和体征 所患心脏病的时间、类型，既往治疗经过与心功能状态，如呼吸、心率、有无活动受限、发绀、心脏增大征、水肿、肝大等。尤其注意评估有无早期心力衰竭的临床表现，常表现为：①轻微活动后即出现胸闷、心悸、气短。②休息时心率超过110次/分，呼吸超过20次/分。③夜间常因胸闷而需坐起呼吸，或需到窗口呼吸新鲜空气。④肺底部出现少量持续性湿啰音，咳嗽后不消失。对于存在心力衰竭诱发因素的孕产妇，如感染、贫血、便秘等，更需及时识别心衰指征。其他评估内容如下。

（1）妊娠期 根据病情增加产前检查次数；评估胎儿宫内健康状况，如胎心、胎动计数；测量孕妇宫高、腹围是否符合妊娠月份；评估病人休息睡眠、活动、饮食及排便情况等。

（2）分娩期 评估宫缩及产程进展情况。

（3）产褥期 评估母体康复及身心适应情况，尤其评估产后出血和产褥感染的症状和体征，如生命体征，宫缩，恶露的颜色、量和性状，疼痛和休息，母乳喂养及出入量等，注意及时识别心衰先兆。

4. 心理 - 社会支持状况

心脏病患者由于缺乏相关知识，孕妇及其家属心理负担较重，妊娠后经常处于焦虑状态，担心自己的健康状况能否承受妊娠、胎儿是否健康、能否安全阴道分娩或是需要手术结束分娩等，甚至产生恐惧心理而不能合作。分娩期渴望医护人员或家属陪伴，若分娩顺利，产后母子平安，心功能好的产妇经休息后精神状态较佳，一般能够自己主动照顾新生儿；若分娩经过不顺利或婴儿发生意外，产妇容易抑郁。因此，应重点评估孕产妇及其家属的相关知识掌握情况、母亲角色的获得和心理状况。

（三）辅助检查

1. 心电图　可提示各种严重的心律失常，如心房颤动、三度房室传导阻滞、ST 改变和 T 波异常等。

2. X 线检查　显示心脏扩大，尤其个别心腔扩大。

3. 超声心动图（UCG）　可精确反应各心腔大小的变化、心瓣膜结构及功能情况。

4. 电子胎心监护、无应激试验、胎动评估　预测宫内胎儿储备能力，评估胎儿健康状况。

三、常见护理诊断/问题

1. 活动无耐力　与妊娠合并心脏病心功能差有关。

2. 自理能力缺陷　与心脏病活动受限及卧床休息有关。

3. 潜在并发症　心力衰竭、感染、洋地黄中毒。

4. 母乳喂养中断　与心功能不全，不能耐受母乳喂养有关。

四、护理目标

（1）孕产妇能够获得有关妊娠合并心脏病的知识，理解如何调整日常生活以适应妊娠，顺利度过妊娠、分娩、产褥期。

（2）孕产妇不发生感染、心力衰竭等并发症，能进行母乳喂养。

五、护理措施

（一）非孕期

根据所患心脏病的类型、病情严重程度及心功能状态、是否有手术矫治史等具体情况决定是否可以妊娠。不宜妊娠者，应在妊娠 12 周前行治疗性人工流产。妊娠超过 12 周者，终止妊娠危险性不亚于继续妊娠和分娩。因此应密切监护，积极预防心力衰竭，使之度过妊娠与分娩期。对顽固性心力衰竭病例，应与心内科医师配合，在严密监护下行剖宫产术终止妊娠。

（二）妊娠期

1. 加强孕期保健　定期产前检查或家庭访视，早期发现诱发心衰的各种潜在危险因素。妊娠 20 周前每 2 周产前检查 1 次，妊娠 20 周后，尤其在 32 周后，每周检查 1 次。重点了解心脏代偿功能情况及胎儿宫内情况，有无早期心力衰竭的征象。发现异常应立即入院治疗。孕期经过顺利者需在妊娠 36～38 周提前住院待产。

2. 预防心力衰竭

（1）充分休息　提供良好的家庭支持系统，保持情绪稳定，避免过度劳累；保证充足

睡眠，每天至少 10 小时睡眠且中午休息 2 小时，建议心脏病孕妇妊娠 30 周以后应绝对卧床休息，防止心衰与早产。休息时应采取左侧卧位或半卧位。

（2）合理饮食　心脏病孕妇比一般孕妇更应注意营养的摄取。指导孕妇摄入高蛋白、高维生素、低脂饮食，宜少量多餐。多吃水果蔬菜，防止便秘，以免加重心脏负担。适当限制食盐量，一般每日食盐量不超过 4～5g。整个孕期孕妇体重增加不超过 10kg。

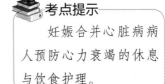

考点提示
　妊娠合并心脏病病人预防心力衰竭的休息与饮食护理。

（3）预防治疗诱发心力衰竭的各种因素　如感染（尤其是上呼吸道感染）、贫血、心律失常、发热、妊娠期高血压疾病等。

（4）健康教育与心理支持　①指导孕妇及其家属了解妊娠合并心脏病的相关知识，包括自我照顾、限制活动程度、识别早期心力衰竭的常见症状和体征，尤其是遵医嘱服药的重要性。②做好心理疏导，鼓励患者说出心理感受和关心的问题；鼓励家属陪伴，消除紧张情绪，协助并提高孕妇自我照顾能力。③告知孕妇及其家属妊娠的进展情况，胎儿的监测方法，产时、产后的治疗和护理方法，以减轻焦虑心理，安全度过妊娠期。

3. 急性心力衰竭的紧急处理　原则是减少肺循环血量和静脉回心血量、改善肺气体交换、增加心肌收缩力和减轻心脏前后负荷。

（1）体位　病人取坐位，双腿下垂，减少静脉血回流。

（2）吸氧　立即高流量鼻导管吸氧，根据动脉血气分析结果进行氧流量调整，增加肺泡内压，加强气体交换，对抗组织液向肺泡内渗透。

（3）遵医嘱用药　孕妇对洋地黄类药物耐受性较差，需注意其毒性反应。对妊娠晚期严重心力衰竭者，需与心内科医师联系，在控制心力衰竭的同时做好剖宫产的准备。

（4）其他　紧急情况下，可四肢轮流三肢结扎法，用橡胶止血带或血压计袖带适当加压四肢以阻断静脉血流，但动脉血仍可通过。每 5～10 分钟轮流放松一个肢体上的止血带，可有效减少静脉回心血量，以减轻心脏负担。

（三）分娩期

1. 经阴道分娩及处理　心功能 I～II 级、胎儿不大、胎位正常、宫颈条件良好者，在严密监护下可经阴道分娩。第二产程需给予阴道助产，防止心力衰竭和产后出血发生。

（1）第一产程　①心理支持：专人守护，安慰鼓励产妇多休息，宜采取左侧卧位，两次宫缩间歇期尽量完全放松，运用呼吸及放松技巧缓解不适。②严密观察产妇心功能变化：产程开始即应持续吸氧，或根据医嘱给予强心药物，同时观察用药后的反应。③严密观察产程进展及胎心变化：使用胎儿监护仪持续监护，每 15 分钟测产妇血压、呼吸、脉搏和心率各 1 次，每 30 分钟测胎心率 1 次。凡产程进展不顺利或心功能不全加重者，应及时做好剖宫产准备。产程开始后遵医嘱应用抗生素预防感染。

（2）第二产程　①避免产妇用力屏气增加腹压，行会阴侧切术，胎头吸引或产钳助产，尽量缩短第二产程。②分娩时采取半卧位，臀部抬高，下肢放低，尽量低于心脏水平，以免回心血量过多加重心脏负担，同时做好新生儿的抢救准备。③继续观察心功能变化，遵医嘱用药。

（3）第三产程 ①胎儿娩出后立即在产妇腹部放置沙袋，持续24小时，以防腹压骤降诱发心衰。②严密观察产妇生命体征、出血量及子宫收缩情况。为防止产后出血过多，可静脉或肌内注射缩宫素 10～20U，禁用麦角新碱，以防静脉压升高。③产后出血过多时，遵医嘱输血、输液，但需注意输注速度。

2. 剖宫产 心功能Ⅲ～Ⅳ级、胎儿偏大、宫颈条件不佳、合并其他并发症者，可选择剖宫产终止妊娠。不宜再次妊娠者，可同时行输卵管结扎术。剖宫产可行硬膜外麻醉，麻醉时不加肾上腺素；术中、术后应严格限制输液量，注意输液速度。

（四）产褥期

1. 预防心力衰竭

（1）产后72小时严密监测生命体征，及早识别早期心力衰竭的征象，嘱产妇继续卧床休息，取半卧位或左侧卧位，保证充足睡眠。在心功能允许的情况下，鼓励产妇早期下床适度活动，以防血栓形成。

（2）指导母乳喂养 心功能Ⅰ～Ⅱ级可以哺乳，指导正确的喂养方法，避免劳累。心功能Ⅲ级或以上者不宜哺乳，指导家属协助人工喂养，及时回乳但不宜用雌激素。

（3）一般护理和用药护理 指导少量多餐，清淡饮食，防止便秘，必要时给予缓泻剂，保持外阴清洁。遵医嘱预防性应用抗生素及心血管活性药物，严密观察不良反应，无感染征象时停药。制定自我照顾计划，逐渐恢复自理能力。

2. 增加母子互动，建立亲子关系 心脏病产妇既担心新生儿是否存在心脏缺陷，又不能亲自照顾，会产生愧疚、烦躁心理。因此，护理人员应详细评估其身心状况，如心功能状态尚可，增加母子互动，鼓励产妇适度地参加照顾新生儿。如果新生儿有缺陷或死亡，允许产妇表达其情感，给予理解和安慰，减少产后抑郁症的发生。

3. 做好出院指导，采取适宜的避孕措施 病情稳定而需绝育者，应于产后1周行绝育术。未做绝育术者要严格避孕。根据病情及时复诊，并加强随访。

六、护理评价

（1）孕产妇及家属能列举预防心衰的措施，未发生并发症。

（2）孕产妇及家属能积极配合治疗，适应妊娠，顺利分娩，母婴健康。

第二节 妊娠合并病毒性肝炎

病毒性肝炎是由多种肝炎病毒引起，以肝实质细胞变性坏死为主要病变的一组传染病，病毒性肝炎在孕妇中较常见，是妊娠期妇女肝病和黄疸最常见的原因。我国约8%的人群是慢性乙肝病毒（hepatitis B virus，HBV）携带者。根据病毒类型分为甲型、乙型、丙型、丁型、戊型肝炎等，其中以乙型肝炎最常见。由于妊娠妇女特殊的生理变化，病毒性肝炎对母儿健康危害较大，乙型肝炎在妊娠期容易进展为重型肝炎，是我国孕产妇死亡的主要原因之一。

故事点睛

　　旁白：罗女士，28 岁，孕 37 周，家属陪伴行常规产检。"乙肝两对半"检测：乙型肝炎表面抗原（HBsAg）阳性，乙型肝炎表面抗体（HBsAb）阴性，乙型肝炎 e 抗原（HBeAg）阴性，乙型肝炎 e 抗体（HBeAb）阴性，乙型肝炎核心抗体（HBcAb）阳性。孕妇及家属很担心，向门诊护士咨询。

　　人物：由 3 位学生分别担任故事人物，进行即兴表演。

　　请问：

　　1. 该孕妇最可能的临床诊断是什么？

　　2. 请说出该病例常见的护理诊断并制定相应的护理措施。

一、概述

（一）妊娠、分娩对病毒性肝炎的影响

　　妊娠期某些生理变化可使肝脏负担加重或使原有肝脏疾病的病情复杂化，从而发展为重症肝炎。

　　1. 妊娠本身并不增加肝炎病毒的易感性，但妊娠期由于早孕反应，母体摄入减少，体内蛋白质等营养物质相对不足；而孕妇新陈代谢率增高，营养物质消耗增多，肝内糖原储备降低，故肝脏抗病毒能力下降。

　　2. 妊娠期孕妇体内产生的大量内源性雌激素需经肝脏灭活，胎儿代谢产物也需经母体肝内解毒，从而加重肝脏的负担。妊娠期内分泌系统变化，可激活体内 HBV。

　　3. 妊娠期某些并发症、分娩期的体力消耗、酸性代谢产物增多和产后出血等，均可进一步加重肝损害。

（二）病毒性肝炎对妊娠、分娩的影响

　　1. 对孕产妇的影响

　　（1）病毒性肝炎发生在妊娠早期可使早孕反应加重；发生在妊娠晚期使妊娠期高血压疾病发生率增高，可能与体内醛固酮的灭活能力下降有关。

　　（2）孕产妇的死亡率高，分娩时因肝功能受损致凝血因子合成功能减退，易发生产后出血。重型肝炎的发生率高，妊娠合并重型肝炎病死率可高达 60%，在肝功能衰竭的基础上出现凝血功能障碍，如发生感染、上消化道出血等，极易诱发肝性脑病和肝肾综合征。

　　2. 对胎儿及新生儿的影响

　　（1）围生儿患病率及死亡率增高　妊娠早期患病毒性肝炎，胎儿畸形发生率高于正常妊娠的 2 倍。肝功能异常的孕产妇流产、早产、死胎、死产发生率和新生儿死亡率明显增加。

　　（2）慢性病毒携带状态　妊娠期内，胎儿由于垂直传播而被肝炎病毒感染，以乙型肝炎病毒多见。围生期感染的婴儿，部分将转为慢性病毒携带状态，容易发展为肝硬化或原发性肝癌。

（三）乙型肝炎病毒母婴传播

　　1. 宫内传播　HBV 通过胎盘引起的母婴传播。

2. 产时传播 是 HBV 母婴传播的主要途径，占 40%～60%。胎儿通过接触母血、阴道分泌物、羊水，或分娩过程中子宫收缩使胎盘绒毛破裂、母血进入胎儿血液循环引起，只要有 10^{-8} ml 母血进入胎儿体内即可使胎儿感染。

3. 产后传播 通过母乳喂养和接触母亲唾液传播。关于母乳喂养问题，多年来一直争议较多。近年来有证据显示，新生儿经主、被动免疫后，母乳喂养是安全的。

考点提示
病毒性肝炎对妊娠、分娩的影响以及乙型肝炎病毒的母婴传播途径。

二、护理评估

（一）健康史

评估有无与肝炎病人密切接触史或半年内曾输血、注射血制品史；有无肝炎病家族史等。重症肝炎者应评估其诱发因素，同时评估孕妇治疗用药情况以及家属对肝炎相关知识的了解程度。

（二）身心状况

1. 症状与体征 甲型病毒性肝炎的潜伏期为 2～7 周（平均 30 天），起病急、病程短、恢复快。乙型病毒性肝炎潜伏期为 1.5～5 个月（平均 60 天），病程长、恢复慢、易发展为慢性肝炎。临床上孕妇常出现不明原因的食欲减退、恶心、呕吐、腹胀、厌油腻食物、乏力和肝区叩击痛等消化系统症状。重型肝炎多见于妊娠晚期，起病急、病情重，常表现为畏寒发热、皮肤及巩膜黄染、尿色深黄、食欲极度减退、呕吐频繁、腹胀、腹水、肝臭气味，表现急性肾功能衰竭及不同程度的肝性脑病症状，如嗜睡、烦躁、神志不清，甚至昏迷。

2. 心理-社会支持状况 评估孕妇及其家属对疾病的认知程度和家庭支持系统是否完善。部分孕妇因担心感染胎儿，会产生焦虑、矛盾及自卑心理，应重点评估。

（三）辅助检查

1. 肝功能检查

（1）血清中 ALT 和 AST 升高，ALT 是反映肝细胞损伤程度最常用的敏感指标，1% 肝细胞发生坏死时，血清 ALT 水平即可升高 1 倍。

（2）血清总胆红素水平升高的水平，提示肝细胞的坏死程度。出现胆红素持续升高，而转氨酶下降的"酶胆分离"，提示重型肝炎的肝细胞坏死严重，预后不良。

（3）凝血酶原时间（PT）及凝血酶原时间百分活度（PTA）对测定病情进展及预后有较大价值。PTA 正常值为 80%～100%，近期进行性降低至 40% 以下为肝衰竭的重要诊断指标之一，<20% 提示预后不良。

2. 血清病原学检测及其临床意义

（1）甲型病毒性肝炎 急性期病人血清中抗 HAV－IgM 阳性有诊断意义。

（2）乙型病毒性肝炎 病人感染 HBV 后血液中可出现一系列有关的血清学标志物（表11－1）。

表 11－1 乙型肝炎病毒血清病原学检测及其意义

项目	血清学标志物及意义
HBsAg	HBV 感染的特异性标志，见于慢性肝炎、无症状病毒携带者
HBsAb	机体曾经感染过 HBV，但已具有免疫力，也是评价接种疫苗效果的指标之一

项目	血清学标志物及意义
HBeAg	肝细胞内有 HBV 活动性复制，具有转染性
HBeAb	血清中病毒颗粒减少或消失，传染性减低
抗 HBc – lgM	抗 HBc – lgM 阳性可确诊为急性乙肝
抗 HBc – lgG	肝炎恢复期或慢性感染

（3）丙型病毒性肝炎　血清中检测出 HCV 抗体多为既往感染，不可作为抗病毒治疗的证据。

（4）丁型病毒性肝炎　急性感染时 HDV – IgM 出现阳性。慢性感染者 HDV – IgM 呈持续阳性。

（5）戊型病毒性肝炎　急性期病人血清内可检测出高滴度的 HEV – IgM，恢复期血清内检测出低水平的 HEV – IgG。

3. 凝血功能和胎盘功能检查　凝血酶原时间，HPL 及孕妇血和尿雌三醇检测等。B 超检查胎儿发育情况及胎儿胎盘是否成熟等。

4. 影像学检查　主要是 B 型超声检查，必要时可行 MRI 检查，有助于了解病变性质和程度。

三、常见护理诊断/问题

1. 知识缺乏　缺乏有关病毒性肝炎感染途径、传播方式、母儿危害和预防保健等知识。

2. 营养失调（低于机体需要量）　与饮食、恶心、呕吐和营养摄入不足有关。

3. 潜在并发症　肝性脑病和产后出血。

四、护理目标

（1）孕产妇及家属能描述病毒性肝炎病程、感染途径和自我保健措施等。

（2）母儿在妊娠期、分娩期及产褥期维持良好的状态，无并发症发生。

（3）建立良好的家庭支持系统，减少孕妇负面情绪，促进母亲角色的获得。

五、护理措施

（一）加强围婚期生殖健康保健和孕前咨询

孕前重视未婚期生殖健康保健，做好婚前医学检查，夫妇一方患有肝炎时应使用避孕套以免交叉感染。已患肝炎的育龄妇女做好避孕；急性肝炎者应在痊愈后半年，最好 2 年后，在医师指导下妊娠。

（二）妊娠期

妊娠早期患急性肝炎者，若为轻型应积极配合治疗，可继续妊娠；慢性活动性肝炎患者，妊娠对母儿危害较大，积极治疗后应终止妊娠。

1. 妊娠期轻型肝炎　护理措施同非孕期肝炎病人，更需注意以下几方面。

（1）一般护理　与非孕期肝炎相同。增加休息，加强营养，给予高维生素、足量碳水化合物、高蛋白和低脂肪饮食。应用中西药进行保肝治疗，避免使用可能损害肝脏的药物并预防感染。有黄疸者立即住院，按重型肝炎处理。

（2）心理支持　建立良好的护患关系，鼓励病人倾诉，给予心理支持。详细讲解病毒性肝炎的相关知识以及相应的隔离措施，取得孕妇及其家属的理解和配合。评估孕妇在妊娠期母亲角色的获得情况，并及时给予支持和帮助。

（3）定期产前检查，防止交叉感染　①对肝炎孕妇应有专门隔离诊室，所有用物严格消毒。②定期对病人进行肝功能、肝炎病毒血清病原学检查。③积极治疗各种妊娠并发症，预防各种感染，以防加重肝损害。④加强母儿监护，适时终止妊娠。

2. 妊娠合并重型肝炎者　一旦发生重症肝炎，应立即住院治疗。

（1）保护肝脏，积极防治肝性脑病　遵医嘱给予保肝药物，如高血糖素 – 葡糖糖 – 胰岛素联合应用，可防止肝细胞坏死并促进肝细胞再生。输新鲜血浆，补充凝血因子。严格限制蛋白质的摄入量，每日低于 0.5g/kg；增加糖类，每日热量维持 7431.2kJ（1800kcal）以上。保持大便通畅，严禁肥皂水灌肠，遵医嘱口服新霉素或甲硝唑抑制大肠埃希菌，减少游离氨及其他毒素的形成和吸收。严密观察病人有无性格改变、行为异常和扑翼样震颤等肝性脑病前驱症状。

（2）预防凝血功能障碍和肾衰竭　遵医嘱补充凝血酶原复合物、纤维蛋白原和维生素 K_1 等。有 DIC 者，在凝血功能检测下遵医嘱应用肝素治疗，注意观察有无出血倾向，且量宜小不宜大；为预防产后出血，产前 4 小时至产后 12 小时内不宜使用肝素治疗。严密监测生命体征，并发肾衰竭者，按急性肾衰竭护理，严格限制入液量，记录出入量，一般每日入液量为前日尿量加 500ml 液体量，避免应用损害肾脏的药物。

（三）分娩期

1. 分娩方式的选择　临床研究证明经阴道分娩并不增加胎儿感染肝炎病毒的概率，故无产科手术指征的非重症肝炎者主张阴道分娩。重症肝炎积极控制 24 小时后迅速行剖宫产终止妊娠。

2. 监测凝血功能　为预防 DIC，分娩前数日肌注维生素 K_1，每日 20～40mg，提前备好新鲜血液。密切观察产妇有无口、鼻、皮肤、黏膜出血倾向，测定凝血酶原时间等。

3. 正确处理产程　经阴道分娩者，宫口开全后给予阴道助产，缩短第二产程，尽量避免软产道损伤。严格消毒隔离，胎盘娩出后立即静脉滴注或肌内注射缩宫素，防止母婴传播及产后出血。胎儿娩出后，取脐血做血清病原学和肝功能检查。

4. 预防感染并严格执行消毒隔离制度　产妇待产后应安排住隔离待产室，保持环境安静、清洁、舒适。产时严格消毒并应用广谱抗生素。凡病毒性肝炎产妇用过的医疗物品均需用 2000mg/L 含氯消毒液浸泡后再按有关规定处理。

（四）产褥期

1. 预防产后出血和感染　注意休息和营养，观察子宫收缩及阴道流血情况，加强基础护理，并继续遵医嘱给予对肝脏损害较小的广谱抗生素预防感染。同时开始评价母亲角色的获得，协助建立良好的亲子互动。

2. 指导母乳喂养　母血 HBsAg、HBeAg、抗 – HBc 三项及后二项阳性的产妇均不宜哺乳；乳汁中 HBV – DNA 阳性者不宜哺乳；目前主张新生儿接受免疫注射，母亲仅 HBsAg 阳性者可母乳喂养。对不宜哺乳者，口服生麦芽冲剂或乳房外敷芒硝回乳，不宜用雌激素等对肝脏有损害的药物，并指导产妇及其家属掌握人工喂养的知识和技能。

3. 新生儿免疫　我国《慢性乙型病毒性肝炎防治指南 2015 年版》指出，HBsAg 阳性母亲的新生儿，应在出生后 24 小时内尽早（最好在出生后 12 小时）注射乙肝免疫球蛋白（HBIG），剂量应不低于 100U，同时接种 10μg 重组酵母乙型肝炎疫苗。在出生后 1 个月和

6 个月再分别接种第 2 和第 3 针乙型肝炎疫苗，可显著加强阻断母婴传播的效果。

4. 出院指导　遵医嘱继续为产妇提供保肝护理，促进产后康复，必要时及时就诊。指导避孕，患肝炎妇女应在痊愈后半年，最好 2 年后再妊娠。

六、护理评价

（1）产妇及家属获得病毒性肝炎的相关知识，积极地面对现实。

（2）妊娠期及分娩期经过顺利，母婴健康。

第三节　妊娠合并糖尿病

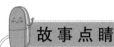

故事点睛

　　旁白：肖女士，35 岁，既往无糖尿病史，平时月经正常。妊娠早期有轻微早孕反应，其他无异常。现妊娠 26 周，由家属陪伴来院行 75g 葡萄糖耐量试验，空腹血糖 5.2mmol/L，服糖后 1 小时 11.5mmol/L，服糖后 2 小时 8.6mmol/L。孕妇及家属向门诊护士询问检查的结果。

　　人物：由 3 位学生分别担任故事人物，进行即兴表演。

　　请问：

　　1. 该病例最可能的临床诊断是什么？

　　2. 该病例护理评估的内容有哪些？

　　妊娠合并糖尿病包括两种情况，一种是妊娠前已有糖尿病，称为糖尿病合并妊娠；另一种是妊娠前糖代谢正常或有潜在的糖耐量减退，妊娠期才出现或首次发现糖尿病，又称妊娠期糖尿病（gestational diabetes mellitus，GDM）。妊娠合并糖尿病孕妇，90% 以上为 GDM，并且近年发病率有明显增高的趋势。GDM 患者糖代谢异常多数于产后恢复，但将来患 2 型糖尿病的机会增加。妊娠合并糖尿病孕妇的临床过程比较复杂，对母儿均有很大危害，属高危妊娠，须高度重视。

一、概述

（一）妊娠、分娩对糖尿病的影响

　　在妊娠早期，因胎儿摄取葡萄糖增加、肾血流量和肾小球滤过率增加以及雌孕激素增加等，使血糖水平随妊娠进展而下降。到妊娠中、晚期，因胎盘生乳素、雌激素、孕激素、皮质醇等激素的抗胰岛素作用，使胰岛素需要量增加，若孕妇胰岛功能不足，可使原有糖尿病患者的病情加重，隐性糖尿病显性化，既往无糖尿病的孕妇发生 GDM。

　　1. 妊娠期　妊娠早期由于早孕反应，进食量减少，孕妇空腹血糖低于非孕妇，易发生低血糖和酮症酸中毒。妊娠后血容量增加，血液稀释，胰岛素相对不足；妊娠中、晚期孕妇体内抗胰岛素样物质增加，胰岛素需求量相应增加，易发生血糖过高。

　　2. 分娩期　分娩时因子宫收缩消耗大量糖原，进食量少，若不及时减少胰岛素用量，更易发生低血糖和酮症酸中毒。另外，产妇情绪紧张和疼痛可引起血糖较大波动，使胰岛素用量不宜掌握，因此应密切观察血糖变化。

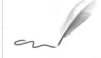

3. 产褥期 胎盘娩出后，胎盘分泌的抗胰岛素物质迅速消失，全身内分泌激素逐渐恢复到非孕水平，使胰岛素需要量相应减少，不及时调整胰岛素用量极易发生低血糖。

（二）糖尿病对妊娠、分娩的影响

妊娠合并糖尿病对母儿的危害及其程度取决于患者糖尿病病情及血糖的控制水平。病情较重或血糖控制不良者，对母儿影响较大，母儿近、远期并发症较高。

1. 对孕妇的影响

（1）自然流产 高血糖可使胚胎发育异常甚至死亡，自然流产发生率达15%～30%，多发生在孕早期，主要见于病情严重血糖未能控制者。

（2）妊娠期并发症 糖尿病孕妇妊娠期高血压疾病发病率为正常孕妇4倍以上，因糖尿病患者可导致小血管内皮增厚及管腔狭窄，组织供血不足，伴有肾血管病变时更易发生。

（3）感染 糖尿病孕妇抵抗力下降，易合并感染，最常见泌尿系统感染，也可发生产后子宫内膜炎和伤口感染，感染可加重糖尿病代谢紊乱，甚至诱发酮症酸中毒。

（4）羊水过多 发生率较非糖尿病孕妇高10倍，其原因可能与胎儿高血糖、高渗性利尿致胎尿排出增多有关。羊水过多又可增加胎膜早破和早产的发生率。

（5）糖尿病孕妇巨大儿发生率高，导致头盆不称、宫缩乏力发生率增加，剖宫产率升高。巨大胎儿经阴道分娩使难产机会增加，产程延长，易发生产后出血。

2. 对胎儿的影响

（1）巨大儿 发生率高达25%～40%。其原因为孕妇血糖高，胎儿长期处于母体高血糖状态所致的高胰岛素血症环境中，促进蛋白质、脂肪合成并抑制脂肪分解，促进胎儿宫内生长，导致躯干过度发育。

（2）胎儿畸形 胎儿畸形率高于非糖尿病孕妇，严重畸形发生率为正常妊娠的7～10倍，与受孕后最初数周血糖水平密切相关，是围生儿死亡的重要原因。以心血管畸形和神经系统畸形最常见。妊娠合并糖尿病患者应在妊娠期加强对胎儿畸形的筛查。

（3）早产 发生率为10%～25%。其原因为合并妊娠期高血压疾病、羊水过多、胎儿宫内窘迫等并发症时，需提前终止妊娠。

（4）胎儿生长受限 发生率为21%。妊娠早期高血糖可抑制胚胎发育，导致孕早期胚胎发育落后。糖尿病合并微血管病变者，胎盘血管出现异常，影响胎儿发育。

3. 对新生儿的影响

（1）新生儿呼吸窘迫综合征（NRDS） 高血糖刺激胎儿胰岛素分泌增加，形成高胰岛素血症，使胎儿肺表面活性物质产生与分泌减少，致使胎儿肺成熟延迟。

（2）新生儿低血糖 新生儿出生后仍存在高胰岛素血症，若不及时补充糖，易发生新生儿低血糖，严重时可危及新生儿生命。

（3）其他 低钙血症、低镁血症、高胆红素血症、红细胞增多症等的发生率均较正常妊娠新生儿高。

二、护理评估

（一）健康史

评估孕妇糖尿病史及家族史，既往病史与治疗经过；有无外阴阴道假丝酵母菌感染反复发作史，不明原因的反复流产史、死胎史、足月新生儿呼吸窘迫综合征儿分娩史、胎儿畸形史等；本次妊娠经过、病情控制和目前用药情况；有无巨大胎儿或羊水过多等潜在高危因素。注意评估有无肾脏、心血管系统和视网膜病变等合并症。

（二）身心状况

1. 症状与体征 妊娠期重点评估此次妊娠孕妇是否存在糖代谢紊乱综合征的表现，即多饮、多食、多尿"三多"症状，孕妇是否常发生皮肤瘙痒尤其是外阴瘙痒，是否出现视物模糊等；有无产科并发症，如低血糖、高血糖、妊娠期高血压疾病、酮症酸中毒和感染等；是否存在巨大儿或胎儿生长受限。分娩期重点评估孕妇有无低血糖及酮症酸中毒症状，如心悸、出汗、面色苍白，或恶心、呕吐、视物模糊、呼吸加快且带有烂苹果味等酮症酸中毒症状。监测产程进展、子宫收缩、胎心率和母体的生命体征等。产褥期主要评估有无低血糖或高血糖症状，产后出血及感染征兆；评估新生儿状况。

2. 糖尿病严重程度与预后评估 妊娠合并糖尿病的分期根据 White 分类法，分类依据包括患者发生糖尿病的年龄、病程以及是否存在血管并发症等（表 13 - 2）。

表 13 - 2 妊娠合并糖尿病的分类

分类	发病年龄（岁）、病程（年）、血管合并症或其他
A 级	妊娠期出现或发现的糖尿病
B 级	显性糖尿病，20 岁以后发病，病程 < 10 年
C 级	发病年龄 10～19 岁，或病程达 10～19 年
D 级	10 岁前发病，或病程 ≥ 20 年，或合并单纯性视网膜病
F 级	糖尿病性肾病
R 级	眼底有增生性视网膜病变或玻璃体积血
H 级	冠状动脉粥样硬化性心脏病
T 级	有肾移植史

3. 心理 - 社会支持状况 重点评估孕妇及其家属对妊娠合并糖尿病相关知识掌握的程度，孕妇是否担心饮食控制和用药会影响胎儿发育等而产生紧张、焦虑心理，社会支持系统是否完善等。

（三）辅助检查

1. 空腹血糖测定（FBG） 血糖是诊断糖尿病和监测糖尿病患者病情的重要指标。两次或两次以上的 FBG ≥ 5.8mmol/L 者，可诊断为 GDM。

2. 糖筛查试验 我国学者建议 GDM 常规糖筛查时间在妊娠 24～28 周进行。方法：将50g 葡萄糖溶于 200ml 水中，5 分钟内口服完，其后 1 小时血糖值 ≥ 7.8 mmol/L 为糖筛查阳性。应检查空腹血糖，空腹血糖异常者可诊断为 GDM。空腹血糖正常者再行葡萄糖耐量试验（oral glucose tolerance test，OGTT）。

3. 口服葡萄糖耐量试验 我国多采用 75g 糖耐量试验。方法：禁食 12 小时后，口服葡萄糖 75g（溶于 300ml 水中，5 分钟内服完），分别抽血查空腹、服糖后 1 小时、服糖后 2 小时的血糖水平，其诊断标准：空腹为 5.1mmol/L、1 小时为 10.0mmol/L、2 小时为8.5mmol/L。任何一时间点血糖值达到或超过上述标准诊断为 GDM。

4. 其他 包括眼底检查，24 小时尿蛋白定量，肝、肾功能检查等。另外，通过 B 超检查、胎儿成熟度测定及电子胎心监护，了解胎儿发育情况、胎儿成熟度等。

知识链接

妊娠期糖尿病的筛查和诊断标准

结合循证医学，根据美国国立卫生研究院（NIH）资助完成的最新高血糖与不良妊娠结局（HAPO）研究结果，国际 GDM 专家组推荐 GDM 的诊断标准为：孕期葡萄糖耐量试验时，葡萄糖负荷应采用 75g 葡萄糖，诊断标准为空腹血糖 5.1 mmol/L（92 mg/dl），服糖后 1h 为 10.0 mmol/L（180 mg/dl），服糖后 2h 为 8.5 mmol/L（153 mg/dl）。诊断标准降低的益处在于通过合理饮食指导降低轻度血糖升高导致的胎儿过度生长、巨大胎儿、肩难产和剖宫产的风险。

2016 美国糖尿病学会（ADA）糖尿病医学诊疗标准对妊娠期糖尿病的筛查和诊断。

（1）伴有危险因素的孕妇，首次产前就诊时用非妊娠的诊断标准筛查未诊断的 2 型糖尿病。（B）

（2）无糖尿病史的孕妇，妊娠 24～28 周筛查妊娠糖尿病（GDM）。（A）

（3）妊娠糖尿病的妇女，产后 6～12 周用 OGTT 及非妊娠的糖尿病诊断标准筛查永久性糖尿病。（E）

（4）有妊娠糖尿病病史的妇女应至少每 3 年筛查是否发展为糖尿病或糖尿病前期。（B）

（5）有妊娠糖尿病病史的糖尿病前期妇女，应接受生活方式干预或二甲双胍治疗以预防糖尿病。（A）

三、常见护理诊断/问题

1. 知识缺乏　与缺乏妊娠合并糖尿病的相关知识。

2. 有感染的危险　与糖尿病对感染的抵抗力下降有关。

3. 营养失调（低于或高于机体需要量）　与血糖代谢异常有关。

4. 有受伤受的危险（胎儿）　与巨大儿、畸形儿、胎肺成熟延迟有关。

5. 潜在并发症　低血糖、酮症酸中毒。

四、护理目标

（1）孕妇及其家属描述糖尿病知识、饮食控制及胰岛素使用的方法，并能保持良好的自我照顾能力，维持母儿健康。

（2）孕妇及其家属学会监测及控制血糖的方法。

（3）孕妇主诉焦虑程度减轻，不发生低血糖、酮症酸中毒，胎儿无产伤。

五、护理措施

（一）非孕期

妊娠前应寻求孕前咨询和详细评估糖尿病的严重程度，确定是否适宜妊娠。

（1）依据 White 分类法，病情达到 D、F、R 级，妊娠后易造成胎儿畸形、胎儿智力障碍、死胎等，并使原有的病情加重，不宜妊娠。应严格避孕，若已妊娠应尽早终止。

（2）器质性病变较轻、血糖控制良好者，可在积极治疗和密切监护下继续妊娠。

（二）妊娠期

妊娠合并糖尿病妇女妊娠期糖代谢复杂多变，应严格控制血糖在正常或接近正常的范围内，加强产前监护，预防并减少孕妇和围生儿并发症，确保母婴的健康和安全，适时终止妊娠。

1. 健康教育

（1）指导患者及其家属掌握有关糖尿病的知识、技能，如胰岛素的注射方法，药物作用的药峰时间，并能自行进行血糖或尿糖测试。教会孕妇掌握发生高血糖及低血糖的症状及紧急处理方法，鼓励其外出携带糖尿病识别卡及糖果，避免发生不良后果。并给予心理支持，使其主动参与并积极配合治疗。

（2）饮食治疗　糖尿病患者饮食控制十分重要，其控制目标是保证母儿的热量和营养需要；避免餐后高血糖或饥饿性酮症出现，保证胎儿宫内正常的生长发育，控制餐后 1 小时血糖值在 8mmol/L 以下。

（3）药物治疗　不推荐口服降糖药物治疗。对不能通过饮食控制和适当运动治疗的糖尿病孕妇，应用胰岛素治疗。胰岛素用量一般从小剂量开始，根据病情、孕期进展及血糖值加以调整，力求控制血糖在正常水平。

（4）预防感染　妊娠合并糖尿病患者血糖高，抑制了白细胞的吞噬能力，使机体对感染的抵抗力降低，同时又有利于某些细菌生长，导致孕产妇上呼吸道、泌尿生殖系统和皮肤均易感染。应注意指导孕产妇注意个人卫生，避免皮肤、黏膜破损；尤其要加强口腔、皮肤和会阴部清洁，防止泌尿和生殖系统感染。

2. 孕期母儿监护

（1）加强产前检查　妊娠早期每周检查 1 次至 10 周，妊娠中期每 2 周检查 1 次，妊娠 32 周后每周检查 1 次，一般妊娠 20 周时需及时增加胰岛素用量。

（2）母儿监护　因妊娠合并糖尿病患者的血糖水平与孕妇和围生儿并发症密切相关，除常规的产前检查内容外，应对孕妇进行严密监护，降低并发症的发生。①妊娠期血糖控制满意的标准：孕妇无明显饥饿感，空腹血糖控制在 3.3 ~ 5.6mmol/L；餐前半小时 3.3 ~ 5.8 mmol/L；餐后 2 小时 4.4 ~ 6.7mmol/L；夜间 4.4 ~ 6.7mmol/L。②肾功能、糖化血红蛋白监测和眼底检查：每次产前检查应做尿常规，15% 孕妇餐后可出现糖尿，尿糖易出现假阳性，所以尿常规检查多用于监测尿酮体和尿蛋白。每月测定肾功能及糖化血红蛋白，同时进行眼底检查。妊娠 32 周后每周检查一次，注意血压、水肿、尿蛋白等情况。

（3）胎儿宫内监测　①超声或血清学筛查胎儿畸形。②胎动计数。③电子胎心监护。④胎盘功能测定。

> **考点提示**
>
> 妊娠期糖尿病孕妇血糖控制满意标准。

3. 饮食控制　多数 GDM 患者仅需要通过控制饮食量与种类，便能控制血糖在满意范围。但避免过分控制饮食，以免导致孕妇饥饿性酮症和胎儿宫内生长受限。根据体重计算每日需要的热量，体重≤标准体重 10% 者，每日需 36 ~ 40 kcal/kg，体重标准者每日需 12 ~ 18 kcal/kg。通常建议分配的三餐及三次点心热量：早餐摄入 10% 热量，午餐、晚餐各 30%，点心（3 次）占 30%。妊娠早期糖尿病孕妇需要的热卡与孕前相同。妊娠中期后，每周热量增加 3% ~ 8%。其中糖类占 40% ~ 50%，蛋白质占 20% ~ 30%，脂肪占 30% ~ 40%，控制餐后 1 小时血糖值在 8mmol/L 以下，必要时与营养师共同制定营养配餐。

碳水化合物应选择血糖指数较低的粗粮，如玉米面、荞麦、薯类和杂豆类；蛋白摄入应使优质蛋白占每日总蛋白的50%以上，如鱼、蛋、肉、牛奶、黄豆制品等；烹调油宜选用植物油；可加餐少量核桃、杏仁等硬果类食物；选择含水分较多的茎叶类蔬菜、果瓜（需要进食但必须限量的水果有苹果、梨和橘子等），并相应减少主食量；提倡低盐饮食。同时每日补充钙剂1~1.2g，叶酸5mg，铁剂15mg和维生素等微量元素。

4. 适度运动　孕妇适度运动可提高对胰岛素的敏感性，改善血糖及脂代谢紊乱，利于糖尿病病情的控制和正常分娩。运动方式以有氧运动最佳，但以不引起心悸、宫缩和胎心率变化为宜，如散步、上臂运动和太极拳等。每日运动量和时间尽量保持恒定，以餐后1小时为宜，持续20~40分钟，以免发生低血糖。通过合理的饮食控制和适度的运动，使孕期体重增加控制在10~12kg内。先兆流产或合并其他严重并发症者不宜采取运动治疗。

5. 合理用药　口服降糖药，如磺脲类及双胍类均能通过胎盘，对胎儿产生毒性作用，故孕妇不宜采用口服降糖药物治疗。对通过合理饮食不能控制的妊娠期糖尿病孕妇，胰岛素是主要的治疗药物。胰岛素用量个体差异较大，尚无统一标准供参考。一般从小剂量开始，并根据病情进展、孕期进展和血糖值加以调整，力求控制血糖在正常水平，避免妊娠期糖尿病酮症酸中毒的发生。

6. 心理支持　妊娠合并糖尿病患者会因为无法完成"确保自己及胎儿安全顺利地度过妊娠期和分娩期"这一母性心理发展任务而产生焦虑、恐惧和低自尊反应，甚至造成身体意象紊乱。如果妊娠期和分娩期不顺利，担心影响胎儿和新生儿，孕妇会产生更大的心理压力。所以，护士应加强健康教育，鼓励其讨论面临的问题和心理感受，减轻其心理负担，并协助澄清错误的观念和行为，确保母婴安全。

（三）分娩期

1. 分娩时间的选择　原则是在控制血糖、确保母儿安全的情况下，尽量推迟终止妊娠的时间，可等待至妊娠38~39周。若血糖控制不良，伴有严重合并症或并发症，如重度子痫前期、伴心血管病变、胎儿生长受限和胎儿窘迫等情况，及早抽取羊水，了解胎肺成熟情况，遵医嘱给予地塞米松促进胎儿肺成熟后立即终止妊娠。

2. 分娩方式的选择　妊娠合并糖尿病本身不是剖宫产的指征。有巨大胎儿、胎盘功能不良、糖尿病情较重、胎位异常或其他产科指征者，应行剖宫产。若胎儿发育正常，宫颈条件较好，可经阴道分娩。经阴道分娩者应严密观察产程进展及胎心变化，有胎儿宫内窘迫或产程进展缓慢者行剖宫产。

考点提示

妊娠合并糖尿病分娩时机与分娩方式的选择。

3. 分娩时的护理

（1）注意休息，给予恰当饮食，加强胎儿监护，严密监测孕妇血糖、尿糖和尿酮体，及时调整胰岛素用量。

（2）临产时产妇的情绪紧张和疼痛可使血糖波动，严格控制产时血糖水平对母儿尤为重要。临产后采用糖尿病饮食，产时血糖水平不低于5.6mmol/L，一般按每4g糖加1U胰岛素比例给予静脉输液，提供热量，预防低血糖。经阴道分娩者，鼓励产妇左侧卧位，改善胎盘血液供应，应在12小时内结束分娩，以免产程过长增加酮症酸中毒、胎儿缺氧和感染危险。

（3）糖尿病孕妇在分娩过程中，仍需维持身心舒适，给予支持以减缓分娩压力。

（4）需剖宫产者做好术前准备，告知手术的必要性，使其配合治疗，尽量使术中血糖控制在6.67～10.0mmol/L。术后每2～4小时测一次血糖，直到饮食恢复。

4. 新生儿护理

（1）无论出生体重大小均视为高危新生儿，给予监护，注意保暖和吸氧。尽早哺乳，因为接受胰岛素治疗的糖尿病产妇，哺乳对新生儿不会产生不良影响。

（2）新生儿出生时取脐血检测血糖，30分钟内喂糖水防止低血糖，同时注意预防低钙血症、高胆红素血症及NRDS等。多数新生儿在出生后6小时内血糖值可恢复正常。

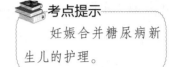
考点提示
妊娠合并糖尿病新生儿的护理。

（四）产褥期

（1）产褥期胎盘娩出后，母体内抗胰岛素激素迅速下降，需重新评估胰岛素的需要量，根据产妇血糖情况及时调整用量。一般产后24小时内胰岛素用量减至原用量的1/2，48小时减少至原用量的1/3，多数在产后1～2周，胰岛素用量逐渐恢复至非孕期水平。

（2）预防产褥感染。糖尿病患者抵抗力下降，易合并感染，应密切观察有无感染，如发热、子宫压痛、恶露异常等，并及时处理。轻症糖尿病产妇鼓励母乳喂养，尽早吮吸和按需哺乳。不宜哺乳者及时给予退乳并指导人工喂养。

（3）指导产妇定期复查，提供避孕指导。尤其GDM孕妇再次妊娠时，复发率高达33%～69%。远期患糖尿病概率增加，17%～63%GDM患者发展成为2型糖尿病，心血管疾病的发生率也高。糖尿病患者产后应长期避孕，建议使用安全套或结扎术，不宜采用避孕药及宫内避孕器具避孕。

六、护理评价

（1）孕妇顺利度过妊娠、分娩期，未发生低血糖、酮症酸中毒等并发症，母婴健康安全。

（2）孕妇能够列举妊娠期糖尿病知识、饮食控制和胰岛素使用的方法且有效地控制血糖，保持良好的自我照顾能力。

第四节　妊娠合并贫血

贫血（anemia）是妊娠期较常见的合并症，属高危妊娠。由于妊娠期血容量增加，并且血浆增加的比例多于红细胞（RBC），血液呈稀释状态，又称"生理性贫血"。贫血症由多种病因引起，通过不同的病理过程，使人体外周血红细胞容量减少，低于正常范围下限的一种常见的临床症状。常以血红蛋白（Hb）浓度作为诊断标准。妊娠期贫血的诊断标准不同于非孕妇女，WHO规定孕妇外周血Hb < 110g/L及血细胞比容 < 0.33为妊娠期贫血。我国一直沿用的诊断标准为Hb < 100g/L、RBC < 3.5×10^{12}/L或血细胞比容 < 0.30。WHO最新研究表明，50%以上孕妇合并贫血，以缺铁性贫血（iron deficiency anemia）最为常见，占妊娠期贫血的95%。

妊娠期贫血的程度可分为4度　轻度：RBC（3.0～3.5）$\times 10^{12}$/L，Hb 81～100g/L；中度：RBC（2.0～3.0）$\times 10^{12}$/L，Hb 61～80g/L；重度：（1.0～2.0）$\times 10^{12}$/L，Hb 31～60g/L；

极重度：RBC $< 1.0 \times 10^{12}$/L，Hb ≤ 30 g/L。

一、概述

（一）贫血对母体的影响

贫血在妊娠各期对母体均造成一定的危害。妊娠可使原有贫血病情加重，而贫血则使妊娠风险增加。由于贫血孕妇的抵抗力下降，对分娩、手术和麻醉的耐受力降低，孕妇容易产生疲倦感，从而影响孕妇在妊娠期的心理调适。重度贫血可导致贫血性心脏病、妊娠期高血压疾病性心脏病、产后出血、失血性休克和产褥感染等并发症，危及孕、产妇生命。

（二）贫血对胎儿的影响

孕妇骨髓与胎儿在竞争摄取母体血清铁的过程中，一般以胎儿组织占优势，铁通过胎盘由孕妇运至胎儿，为单向运输，因此胎儿缺铁程度不会太严重。若孕妇患重度贫血时，缺乏胎儿生长发育所需的营养物质和胎盘供氧，易造成胎儿生长受限、胎儿宫内窘迫、早产或死胎等不良后果。

二、护理评估

（一）健康史

评估既往有无月经过多、消化道疾病引起的慢性失血性病史，有无不良饮食习惯或胃肠功能紊乱导致的营养不良病史。

（二）身心状况

1. 症状 轻度贫血病人多无明显症状；严重贫血可表现为面色苍白、头晕、乏力、耳鸣、水肿、心悸、气短、食欲不振、腹胀、腹泻等症状。甚至出现贫血性心脏病、妊娠期高血压疾病性心肌病、胎儿生长受限、胎儿窘迫、早产、死胎和死产等并发症相应的症状。贫血可使孕产妇抵抗力低下，导致各种感染性疾病。

2. 体征 皮肤、黏膜苍白，毛发干燥无光泽易脱落，指（趾）甲扁干、脆薄易裂、反甲（指甲呈钩状），可伴发口腔炎、舌炎等。临产后，部分孕妇出现脾脏轻度肿大。

3. 心理 - 社会支持状况 重点评估孕妇因长期疲倦或相关知识缺乏造成的倦怠心理。同时评估孕妇及家人对缺铁性贫血疾病的认知情况，家庭支持系统是否完善等。

（三）辅助检查

1. 血象 外周血涂片为小红细胞低血红蛋白性贫血，Hb < 100g/L，血细胞比容 < 0.30，RBC $< 3.5 \times 10^{12}$ g/L，即可诊断为贫血，白细胞计数和血小板计数均在正常范围。

2. 血清铁测定 血清铁下降可出现在血红蛋白下降前，是缺铁性贫血的早期表现。正常成年妇女血清铁为孕妇血清铁 $7 \sim 27 \mu$mol/L。若孕妇血清铁低于 6.5μmol/L，可诊断为缺铁性贫血。

3. 骨髓检查 诊断困难时可做骨髓检查，骨髓象表现为红细胞系统呈轻度或中度增生活跃，以中、晚幼红细胞增生为主。骨髓铁染色可见细胞内外铁均减少，尤其以细胞外铁减少明显。

三、常见护理诊断/问题

1. 知识缺乏 缺乏妊娠合并贫血的保健知识及服用铁剂重要性的相关知识。

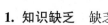

2. 活动无耐力 与贫血引起的疲倦有关。

3. 有胎儿受伤的危险 与母亲贫血、早产等有关。

四、护理目标

（1）护理对象能够获得并掌握有关知识，顺利度过妊娠期、分娩期，无并发症发生。

（2）孕产妇住院期间得到满意的生活照顾，活动耐力增加，气促、虚弱和疲倦症状得以改善。

五、护理措施

（一）预防

孕前应积极治疗慢性失血性疾病如月经过多，改变长期偏食等不良饮食习惯，适度增加营养。积极预防产后出血和感染。必要时补充铁剂，以增加铁的储备。

（二）妊娠期

1. 饮食护理 ①纠正偏食、挑食等不良饮食习惯。②制定合理的膳食计划，鼓励孕妇摄取高蛋白及含铁丰富的食物，如黑木耳、海带、紫菜、动物肝脏、蛋类、绿叶蔬菜、海带、紫菜、红枣、豆制品、芝麻酱等。

2. 正确服用铁剂 铁剂补充以口服给药为主，建议妊娠 4 个月后遵医嘱每日服用铁剂，如硫酸亚铁 0.3g，每日 3 次口服，同时服维生素 C 300mg 和 10% 稀盐酸 0.5～2ml，促进铁的吸收。铁剂对胃粘膜有刺激作用，可引起恶心、呕吐和胃部不适等症状。因此，口服者饭后或餐中服用以减轻胃肠道反应；服用铁剂后常有黑便，应给予解释；服用抗酸药时，需与铁剂交错时间服用。对妊娠晚期重度缺铁性贫血或严重胃肠道反应不能口服者，可采用深部肌内注射法，首次给药应从小剂量开始，常用制剂为右旋糖酐铁或山梨醇铁。

3. 加强母儿监护 产前检查时注意观察孕妇的自觉症状、皮肤黏膜颜色、水肿情况等；定期给予血常规检测，妊娠晚期应重点复查。注意胎儿宫内生长发育状况的评估，积极预防各种感染，避免加重心脏负担，诱发急性左心衰竭。

4. 心理支持和健康指导 告知孕妇及其家属贫血对母儿的影响，鼓励孕妇说出内心的感受，提供良好的情感和心理支持。注意休息和合理膳食，轻度贫血孕妇可适当减轻工作量；重度贫血者应在餐前、餐后、睡前和晨起时用漱口液漱口；重度口腔炎孕妇应做口腔护理，有溃疡者按医嘱局部用药。

（三）分娩期

中、重度贫血产妇临产前遵医嘱给予维生素 K_1、卡巴克洛（安络血）和维生素 C 等药物，并配血备用。严密观察产程进展，鼓励产妇进食并做好生活护理和心理支持；加强胎心监护，给予低流量吸氧；必要时阴道助产，以减少产妇体力消耗并缩短第二产程。产妇因贫血对出血的耐受性差，少量出血易引起休克，应积极预防产后出血。胎儿前肩娩出时，遵医嘱肌内或静脉注射缩宫素 10～20U 或麦角新碱 0.2mg。产程中严格无菌操作，产时及产后遵医嘱使用广谱抗生素预防感染。

（四）产褥期

1. 休息活动与病情观察 产妇应保证足够的休息及营养，避免疲劳。密切观察子宫收缩、阴道流血和伤口愈合情况，按医嘱补充铁剂，纠正贫血并继续应用抗生素预防和控制感染；定期复查血常规。

2. 指导母乳喂养 对于因重度贫血不宜哺乳者，耐心解释并指导产妇及家人掌握人工喂养方法。正确回乳，如口服生麦芽冲剂或芒硝外敷。

六、护理评价

（1）孕产妇能够积极应对缺铁性贫血对身心的影响，掌握自我保健措施。

（2）妊娠分娩经过顺利，母婴健康。

第五节　妊娠合并性传播疾病

性传播疾病（sexually transmitted diseases，STD）是指通过性行为或类似性行为传染的一组传染病。传统性病（也称经典性病）包括梅毒、淋病、软下疳、性病性淋巴肉芽肿及腹股沟淋巴肉芽肿5大性病。WHO提出的性传播疾病包括20余种疾病，病原体有细菌、病毒、螺旋体、支原体、衣原体、真菌、原虫及寄生虫8类。我国重点监测、需作疫情报告的性传播疾病有8种，其中梅毒、淋病、艾滋病列为传染病法中的乙类传染病，其余5种为非淋菌性尿道炎、尖锐湿疣、软下疳、性病性淋巴肉芽肿和生殖器疱疹。

表 13－3　性传播疾病的病原体及相关疾病

分类	病原体	疾病
细菌类	1. 淋病奈瑟菌	淋病
	2. 杜克雷嗜血杆菌	软下疳
	3. 肉芽肿荚膜杆菌	腹股沟肉芽肿
	4. 加德纳菌及动弯杆菌	细菌性阴道病
病毒类	5. 人乳头瘤病毒	尖锐湿疣
	6. 单纯疱疹病毒	生殖器疱疹
	7. 巨细胞病毒	巨细胞病毒感染症
	8. 甲型肝炎病毒	病毒性甲型肝炎
	9. 乙型肝病毒	病毒性乙型肝炎
	10. 人类免疫缺陷病毒	艾滋病
	11. 传染性软疣病毒	传染性软疣
螺旋体类	12. 梅毒螺旋体	梅毒
支原体类	13. 解脲支原体	生殖道支原体感染
衣原体类	14. 沙眼衣原体 H～K	生殖道衣原体感染
	15. 沙眼衣原体 L1～3	性病性淋巴肉芽肿
真菌类	16. 假丝酵母菌	外阴阴道假丝酵母菌病
原虫类	17. 阴道毛滴虫	滴虫阴道炎
寄生虫类	18. 人疥螨	疥疮
	19. 阴虱	阴虱病

传播方式有 ①性途径传播：包括接吻、触摸在内的性行为均可传播 STD，是主要的传播途径。②间接性接触传播：性病患者的分泌物中有大量病原体，接触被病原携带者或病人泌尿生殖道分泌物污染的衣服、用具、物品、被褥、便器等，也可能被间接感染。③医源性传播：艾滋病、梅毒、淋病、乙型肝炎、丙型肝炎、巨细胞病毒感染均可通过输

血传播，输注含有上述病原体的血液，其传染机率可高达 95%，而且潜伏期短，发病快，症状严重，合并症多。④职业性传播：由于防护措施不严，医务人员或防疫人员工作时被污染的器械损伤而感染。⑤垂直传播：孕妇一旦感染性传播疾病，若未能及时诊治，妊娠时可通过胎盘使胎儿感染，导致流产、早产、死胎、死产；或分娩时经产道传播；还可通过母乳感染新生儿。⑥其他媒介：不注意饮食卫生、食用污染的食物，环境卫生不良，昆虫叮咬等也可导致 STD 传播。

STD 是一种社会性疾病，不仅给患者造成不同程度的身体损伤，带来精神痛苦，还给配偶、子女、家庭带来不幸，无疑会给社会和国家造成严重损失。

【梅毒】

一、病因

梅毒（syphilis）是由苍白密螺旋体感染引起的慢性全身性性传播疾病。苍白密螺旋体在体外干燥环境中不易存活，一般消毒剂及肥皂水即可杀灭，但其耐寒力强。

二、传播方式

性接触直接传播是最主要的传播方式，约占 95%。未经治疗者在感染后 1 年内最具传染性，随着病期延长，传染性渐减弱，4 年后基本无传染性。梅毒孕妇螺旋体可通过胎盘屏障，感染胎儿，引起先天梅毒；新生儿可在分娩通过软产道时被感染。

三、对胎儿及婴幼儿的影响

梅毒螺旋体能通过胎盘传染给胎儿，引起流产、早产、死胎或先天梅毒。先天梅毒儿病情较重，早期表现为皮肤大疱、皮疹、鼻炎及鼻塞、肝脾肿大、淋巴结肿大；晚期先天梅毒多出现在 2 岁以后，表现为楔状齿、鞍鼻、间质性角膜炎、神经性耳聋等，病死率及致残率均明显增高。

四、治疗原则

早期明确诊断、及时治疗、用药足量、疗程规范。首选青霉素治疗。可选苄星青霉素或普鲁卡因青霉素，对青霉素过敏者，选用头孢类抗生素或红霉素治疗。

五、临床表现

梅毒潜伏期为 2~4 周。根据其病程分为早期梅毒和晚期梅毒。

早期梅毒　病程为两年内，包括：①一期梅毒，主要表现为硬下疳；②二期梅毒，主要表现为全身皮肤、黏膜损害，如梅毒疹等；③早期潜伏梅毒，二期梅毒症状可不经治疗而自然消失，进入潜伏状态，称为潜伏梅毒。

晚期梅毒　病程在 2 年以上，表现为永久性皮肤、黏膜损害，并可侵犯心血管、神经系统等重要脏器而危及生命。

六、护理措施

1. 孕妇护理　建议孕妇在首次产检时进行梅毒血清学筛查，高发地区或高危孕妇妊娠晚期和分娩前应再次筛查，以免延误治疗。对于患梅毒的孕妇，应给予正规治疗及提供相应的护理，使其了解治疗方案、用药目的、注意事项，取得配合，遵医嘱及时、足量、规范地完成治疗方案。

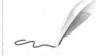

2. 随访指导 指导病人充分治疗后随访 2～3 年，第 1 年每 3 个月随访 1 次，以后每半年随访 1 次，包括临床表现和梅毒血清学试验。多数一期梅毒在 1 年内，二期梅毒在 2 年内，血清学试验转阴。少数晚期梅毒血清非螺旋体抗体滴度低水平持续 3 年以上，可诊断为血清学固定。

3. 健康教育 治疗期间应禁止性生活，作好隔离消毒，避免交叉感染。性伴侣应同时进行检查和治疗。治愈标准分为临床治愈和血清学治愈。临床治愈指各种损害消退及症状消失。血清学治愈指抗梅毒治疗 2 年内，梅毒血清学试验由阳性转为阴性，脑脊液检查为阴性。治疗后 2 年内避孕。

【获得性免疫缺陷综合征】

获得性免疫缺陷综合征（Acquired Immune Deficiency Syndrome，AIDS），又称艾滋病，是人类感染人类免疫缺陷病毒（Human Immunodeficiency Virus，HIV）后导致免疫缺陷，并发一系列机会性感染及肿瘤，严重者可导致死亡的综合征。1983 年，人类首次发现 HIV。目前，艾滋病已经从一种致死性疾病变为一种可控的慢性病，成为严重威胁世界人民健康的公共卫生问题。

一、病因

HIV 属于反转录病毒科慢病毒属中的人类慢病毒组，分为 1 型和 2 型。目前世界范围内主要流行 HIV-1。HIV 在外界环境中的生存能力较弱，对物理、化学因素的抵抗力较低。对热敏感，56℃ 30 分钟或 100℃ 20 分钟可将 HIV 完全灭活。巴氏消毒液及多数化学消毒剂的常用浓度均可灭活 HIV。但紫外线或 γ 射线不能灭活 HIV。

二、传播方式

HIV 主要存在于感染者和患者的血液、精液、阴道分泌物、乳汁中。主要传播方式有：①性接触传播，与已感染的伴侣发生无保护的性行为，包括同性、异性和双性性接触。②血液传播，静脉注射吸毒时，与他人共用被感染者使用过的、未经消毒的注射工具，是一种非常重要的 HIV 传播途径。③母婴传播，在怀孕、生产和母乳喂养过程中，感染 HIV 的母亲可能会传播给胎儿及婴儿。握手、拥抱、礼节性亲吻、同吃同饮、共用厕所和浴室、共用办公室、公共交通工具、娱乐设施等日常生活接触不会传播 HIV。

三、临床表现

HIV 感染分为急性期、无症状期和艾滋病期。

1. 急性期 通常发生在初次感染 HIV 后 2～4 周左右。临床主要表现为发热、咽痛、盗汗、恶心、呕吐、腹泻、皮疹、关节痛、淋巴结肿大及神经系统症状。多数患者临床症状轻微，持续 1～3 周后缓解。

2. 无症状期 可从急性期进入此期，或无明显的急性期症状而直接进入此期。此期持续时间一般为 6～8 年。但也有快速进展和长期不进展者。此期的长短与感染病毒的数量、型别，感染途径，机体免疫状况等多种因素有关。

3. 艾滋病期 为感染 HIV 后的最终阶段。主要表现为持续一个月以上的发热、盗汗、腹泻；体重减轻 10% 以上。部分患者表现为神经精神症状，如记忆力减退、精神淡漠、性格改变、头痛、癫痫及痴呆等。另外还可出现持续性全身淋巴结肿大，其特点为：①除腹股沟以外有两个或两个以上部位的淋巴结肿大。②淋巴结直径≥1cm，无压痛，无粘连。③持续时间 3 个月以上。

四、处理原则

目前尚无治疗治愈方法，重在预防。主要采用抗病毒和对症支持治疗。

五、护理措施

1. 消毒隔离　孕妇安置在隔离产房分娩，专人观察，有醒目的隔离标志，使用一次性备皮包和接生包。

2. 严格遵守传染病维护措施　进行诊疗和护理工作时必须戴手套；操作完成应立即洗手；在接触患者的分泌物、排泄物、血液、人体组织或黏膜时应戴双层乳胶手套；在进行容易发生血液、体液喷溅的操作时，应穿一次性围裙，戴口罩及护目镜；使用后的锐器放入利器盒内；使用过的物品，包括污染的棉球、棉签、纱布等应单独打包烧毁。患者的排泄物、痰液、残余剩饭倒入不透水的双层密闭袋中，做好标记后送出病房。

3. 注意自身预防　医护人员做检查操作时要小心，避免被用过的针头、器械刺伤，避免破损的伤口直接感染，工作衣帽被血渍或分泌物污染后应立即清洗和消毒。

4. 对症护理　高热时在患者头部、颈部、两侧腋窝及腹股沟处放置冰袋进行物理降温，嘱患者大量饮水，同时给予静脉补液。观察并记录排便的次数、量、颜色、气味及有无腹痛等，大便污染床褥、衣被时要及时更换擦洗，并注意保持肛门周围皮肤的清洁。艾滋病患者因长期发热、消瘦、皮肤营养差、抵抗力下降，容易并发皮肤感染，故应保持皮肤清洁，每日用温水擦浴、勤换衣服、受压部位的皮肤常用热水按摩，以促进血液循环，不能翻身者应定期协助更换体位。皮肤干燥者可涂油滋润，防止皮肤损伤引起感染。口角炎在HIV 感染者中十分常见，常伴有口腔念珠菌病及 EB 病毒引起的口腔毛状白斑，故应注意保持口腔的清洁卫生，饭前、饭后、晨起、睡前给予漱口。

5. 加强营养和支持疗法　患者因长期应用抗生素和化学制剂，常引起食欲不振、恶心、呕吐，加之胃肠道感染引起腹泻，故应根据患者的口味和嗜好给予高热量和高蛋白质饮食，不能进食者给予鼻饲营养素。

附：急性阑尾炎

急性阑尾炎（acute appendicitis）是妊娠期常见的外科合并症之一，发病率为 0.05% ～ 1%，以妊娠早中期多见。受妊娠反应和增大子宫的影响，妊娠期阑尾炎诊断较非妊娠期困难，误诊率较高，加之炎症不易被包裹局限，常发展到阑尾穿孔和弥漫性腹膜炎阶段，导致孕产妇和围生儿病死率增高。早期诊断和及时处理对预后有重要影响。

一、概述

（一）妊娠期阑尾位置的改变

妊娠初期，阑尾的位置与非孕期相似，阑尾的根部在右髂前上棘至脐连线中外 1/3 处（麦氏点），随妊娠周数增加，子宫增大，盲肠与阑尾的位置会向上、向外、向后移位。妊娠 12 周末位于髂嵴下 2 横指，妊娠满 20 周达髂嵴水平，满 32 周上升至髂嵴上 2 横指，足月时可达胆囊区。随着盲肠向上移位的同时，阑尾呈逆时针方向旋转，子宫将其推向外、上、后方，位置相对较深，常被增大的子宫所覆盖。产后 14 日才恢复到非孕时位置。

（二）妊娠期阑尾炎特点

妊娠并不诱发阑尾炎，但由于妊娠期阑尾炎位置的改变，阑尾炎发生有以下两个特点。

1. 诊断困难 原因：①早孕反应中的呕吐、恶心与阑尾炎的症状相似。②增大的子宫可导致阑尾移位，使腹痛不再局限于右下腹。③易与其他妊娠期腹痛性疾病相混淆，例如肾绞痛、胎盘早剥、子宫肌瘤变性、早产、肾盂肾炎等。④妊娠期的白细胞计数也有升高。⑤妊娠中、晚期阑尾炎的临床体征不典型。

2. 炎症易扩散 原因：①增大的子宫将腹壁与阑尾分开从而使腹壁防卫能力减弱。②孕期盆腔的血液及淋巴循环旺盛，组织蛋白溶解能力与毛细血管通透性增强。③增大的子宫妨碍大网膜游走，致使大网膜不能抵达感染部位发挥防卫作用，炎症被网膜局限包裹的可能性变小。④由于炎症波及子宫可诱发宫缩，宫缩又促使炎症扩散，导致弥漫性腹膜炎。⑤临床症状及体征不典型，易延误诊疗时机。

二、护理评估

（一）健康史

询问有无发热、腹痛、恶心、呕吐等症状，了解既往有无阑尾炎病史。

（二）身心状况

1. 症状与体征 妊娠不同时期，急性阑尾炎的临床表现有明显差异。

（1）妊娠早期 急性阑尾炎症状与体征与非孕期基本相同。表现为腹痛、恶心、呕吐，急性阑尾炎早期体温正常或轻度升高（<38℃）；右下腹有压痛、反跳痛及肌紧张，80%的病人有转移性右下腹痛。

（2）妊娠中、晚期 急性阑尾炎症状与体征与非孕期表现不同，增大的子宫致使阑尾的位置发生改变，但由于妊娠期阑尾位置的改变，临床表现常不典型，腹痛不典型或不明显。常无明显的转移性右下腹痛，当阑尾位于子宫背面时，疼痛有可能位于右侧腰部。增大的子宫将壁腹膜向前撑起，因此腹部压痛、反跳痛和腹肌紧张不明显。在妊娠期有生理性白细胞增加，故白细胞计数超过 $15 \times 10^9/L$ 才有诊断意义，也存在白细胞升高不明显者。

2. 心理 - 社会支持状况 孕妇因发热、腹痛等症状，出现紧张、焦虑情绪，部分孕妇及家属因担心急性阑尾炎可能造成母儿安危，而产生过度焦虑或恐惧心理。评估孕妇及家属对疾病相关知识的了解程度，心理反应及社会支持系统状况。

（三）辅助检查

1. 血常规 WBC $>15 \times 10^9/L$，有助于妊娠期阑尾炎诊断。

2. B超检查 了解阑尾、宫内胎盘及胎儿等情况。

三、常见护理诊断/问题

1. 体温过高 与炎症刺激有关。

2. 潜在并发症 阑尾穿孔、腹膜炎。

四、护理目标

（1）产妇感染得到控制，体温正常。

（2）产妇未发生阑尾穿孔、腹膜炎。

五、护理措施

（一）心理护理

由于女性对疼痛的耐受性差，在妊娠合并身体疾患这个特殊阶段，应以耐心、细心、和蔼的态度做好解释、安抚工作，为患者提供安静舒适的就医环境，缓解因疾病带来的焦虑、紧张情绪；针对胎儿健康状况的担忧，及时提供相关治疗信息，给予帮助。

（二）病情监测

严密观察胎心、胎动、腹痛、宫缩及阴道流血情况。指导孕妇做好胎动的自我监测，出现异常及时通知医师，严密监测生命体征，并做好记录。

（三）手术病人的护理

1. 体位　孕妇宜取左侧卧位或右侧臀部垫高 30°～45°，以减少术中对子宫的刺激，防止仰卧位低血压综合征的发生。术后患者一般平卧 6 小时后改为半卧位，以利于引流，也可减小腹壁张力，减轻切口疼痛。

2. 休息与活动　若胎心率正常，没有产科异常症状，鼓励其早期下床活动，避免肠粘连等并发症的发生。有引流的患者，活动时注意保持引流管的通畅，并妥善固定，防止管脱落和引流液的逆流。

3. 饮食护理　中、晚期妊娠的孕妇，腹壁张力较大，肠蠕动恢复后，需循序渐进地按照清淡流质、半流质、普食的顺序给予各种营养素齐全的高营养饮食。手术后机体的分解代谢大于合成代谢，出现明显的负氮平衡，又由于妊娠的因素，营养素的需求比一般手术病人多，需按其口味和饮食习惯烹调，确保营养素的摄入，以利于机体的恢复和胎儿的生长。

4. 用药护理　术后遵医嘱继续给予抗感染治疗。对继续妊娠者，术后 3～4 日内遵医嘱给予抑制宫缩药及镇静药保胎治疗。静脉用药时严格控制滴速，密切观察胎心及胎动，定时进行胎心监护。

（四）出院指导

详细制订出院后康复计划，提供家庭支持，做好孕产妇围生期保健工作。

六、护理评价

（1）产妇感染得到控制，体温恢复正常。

（2）产妇未发生阑尾穿孔和腹膜炎。

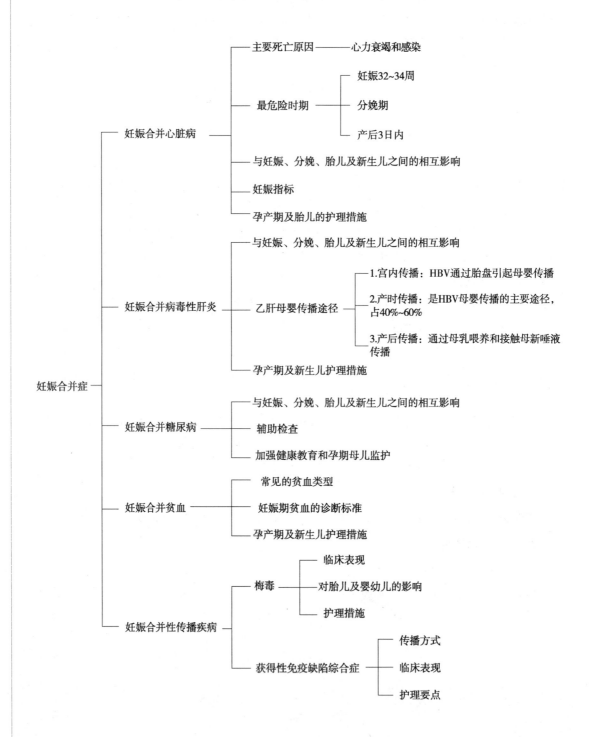

本章小结

妊娠合并症

- 妊娠合并心脏病
  - 主要死亡原因 —— 心力衰竭和感染
  - 最危险时期
    - 妊娠32~34周
    - 分娩期
    - 产后3日内
  - 与妊娠、分娩、胎儿及新生儿之间的相互影响
  - 妊娠指标
  - 孕产期及胎儿的护理措施
- 妊娠合并病毒性肝炎
  - 与妊娠、分娩、胎儿及新生儿之间的相互影响
  - 乙肝母婴传播途径
    - 1.宫内传播：HBV通过胎盘引起母婴传播
    - 2.产时传播：是HBV母婴传播的主要途径，占40%~60%
    - 3.产后传播：通过母乳喂养和接触母新唾液传播
  - 孕产期及新生儿护理措施
- 妊娠合并糖尿病
  - 与妊娠、分娩、胎儿及新生儿之间的相互影响
  - 辅助检查
  - 加强健康教育和孕期母儿监护
- 妊娠合并贫血
  - 常见的贫血类型
  - 妊娠期贫血的诊断标准
  - 孕产期及新生儿护理措施
- 妊娠合并性传播疾病
  - 梅毒
    - 临床表现
    - 对胎儿及婴幼儿的影响
    - 护理措施
  - 获得性免疫缺陷综合症
    - 传播方式
    - 临床表现
    - 护理要点

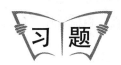

一、选择题

【A1/A2 型题】

1. 妊娠期心脏病患者中，下列不属早期心衰征象的是

    A. 轻微活动后即有胸闷、心悸、气短   B. 休息时心率大于 110 次/分钟

    C. 休息时呼吸大于 20 次/分钟   D. 肝脾大，有压痛

    E. 夜间常因胸闷而需坐起呼吸

2. 下列对妊娠合并心脏病孕妇的处理，正确的是

    A. 每日食盐量未超过 4~5g   B. 妊娠 6 个月起，服用铁剂及维生素

    C. 休息时，应采取左侧卧位   D. 定期吸氧

    E. 加强体育锻炼，增加机体的抵抗力

3. 妊娠期糖尿病对胎儿、新生儿的影响不包括

    A. 巨大儿发生率增加   B. 畸形儿发生率增加

    C. 死胎发生率高   D. 新生儿低胰岛素血症发生率高

    E. NRDS 发生率高

4. 妊娠合并糖尿病需使用药物治疗时应选用

    A. 优降糖   B. 消渴丸

    C. 胰岛素   D. 降糖灵

    E. 以上都可

5. 妊娠期糖尿病孕期母儿监护不正确的是

    A. 孕妇血糖监测   B. 超声波和血清学筛查胎儿畸形

    C. 为预防胎死宫内，指导孕妇胎动计数   D. 胎盘功能测定

    E. 控制饮食与口服降糖药

6. 妊娠期贫血对妊娠影响正确的是

    A. 贫血可致习惯性流产

    B. 轻度贫血对妊娠期孕妇及胎儿均有较大影响

    C. 重度贫血不易导致贫血性心脏

    D. 贫血易致产后出血，危及孕产妇生命

    E. 贫血一般不降低产妇的抵抗力

7. 妊娠合并病毒性肝炎，临近产期有出血倾向者可用

    A. 缩宫素   B. 维生素 K_1

    C. 维生素 C   D. 安洛血

    E. 维生素 D

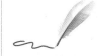

8. 某孕妇，妊娠 11 周，休息时仍胸闷、气短。心率 120 次/分，呼吸 22 次/分，心界向左侧扩大，心尖区有 Ⅱ 级收缩期杂音，性质粗糙，肺底有湿啰音，咳嗽后不消失，正确的是处理应是

  A. 立即终止妊娠   B. 限制钠盐摄入

  C. 加强产前检查   D. 控制心衰后继续妊娠

  E. 控制心衰后终止妊娠

9. 某孕妇，现孕 38 周，被确诊为心脏功能 Ⅲ 级，自然临产，下列护理措施，错误的是

  A. 第一产程注意镇静   B. 第二产程手术助产

  C. 第一产程沙袋压迫腹部   D. 积极推行母乳喂养

  E. 分娩住院时间应适当延长

10. 29 岁经产妇，前两次妊娠均合并妊高征、娩出的胎儿均为巨大儿，且娩出后不久均死亡。现又妊娠 30 周。血压 150/90 mmHg，尿蛋白（＋＋），该孕妇的医疗诊断为

  A. 肺结核   B. 糖尿病

  C. 慢性肾炎   D. 病毒性肝炎

  E. 心脏病

11. 孕妇，妊娠早期突发急性乙型病毒性肝炎，正确的是处理应是

  A. 人工流产   B. 注射乙肝疫苗

  C. 流产后雌激素回奶   D. 注射乙肝免疫球蛋白

  E. 继续妊娠，加强产前检查次数

12. 女，28 岁，G_1P_0，孕 9 周，伴有风湿性心脏病、二尖瓣狭窄和闭锁不全，出现下列哪种情况需要治疗性人工流产

  A. 心功能 Ⅰ 级合并缺铁性贫血   B. 心功能 Ⅰ 级合并合并急性气管炎

  C. 心功能 Ⅰ 级合并漏斗型骨盆   D. 心功能 Ⅱ 级

  E. 心功能 Ⅲ 级

【A3/A4 型题】

（13～14 题共用题干）

女，28 岁，G_1P_0，妊娠 8 周，食欲不振、呕吐较严重，皮肤、黏膜苍白，头发干燥无光泽，感头晕、乏力、气短。实验室检查：Hb < 50g/L，血细胞比容 < 0.30，血清铁 6.0 μmol/L。

13. 该患者正确的医疗诊断是

  A. 缺铁性贫血   B. 贫血性心脏病

  C. 再生障碍性贫血   D. 巨幼红细胞性贫血

  E. 特发性血小板性紫癜

14. 对该患者实施孕期健康教育，错误的是

  A. 加强孕期监护   B. 给予心理支持

  C. 重点评估胎儿宫内生长发育情况   D. 服用铁剂时，不需同服维生素 C

  E. 进食高铁、高蛋白、高维生素食物

（15～16 题共用题干）

女，29 岁，先天性心脏病，心功能 Ⅱ 级，现妊娠足月，入院待产。

15. 对该女士的护理中，错误的是
    A. 防止便秘　　　　　　　　　　B. 缩短第二产程
    C. 产褥期注意休息　　　　　　　D. 其婴儿必须人工喂养
    E. 胎儿娩出后立即腹部压沙袋

16. 该女士产后 24 小时内护理措施合适的是
    A. 协助产妇室内活动　　　　　　B. 给新生儿按需哺乳
    C. 嘱产妇绝对卧床休息　　　　　D. 教产妇学习新生儿护理
    E. 鼓励产妇进行自我护理

二、思考题

1. 请说出妊娠合并心脏病妇女最易发生心衰的时期。
2. 简述糖尿病对妊娠及分娩的影响。

扫码"练一练"

（柳韦华）

第十四章　异常分娩妇女的护理

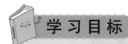

学习目标

1. 掌握　产力异常的识别与护理；缩宫素使用的护理。

2. 熟悉　异常分娩的分类；产力异常的处理原则。

3. 了解　骨产道异常、各种异常胎位及胎方位的护理评估及处理原则。

4. 具备初步识别各种异常分娩的能力。

5. 具有爱心和责任心，细心观察每一位产妇的产进展情况，运用沟通技巧协助产妇顺利度过分娩期。

异常分娩（abnormal labor），临床上习惯称为难产（dystocia）。影响分娩的主要因素包括：产力、产道、胎儿及产妇精神心理因素。这些因素在分娩过程中相互影响，任何一个或一个以上因素发生异常，或四个因素间相互不能协调，使分娩进展受到阻碍，称为异常分娩。顺产和难产在一定条件下可相互转化，如果处理不当，顺产可变为难产；相反，有可能发生难产者，经综合分析与判断，做出正确处理后，可能使难产转化为顺产。

第一节　产力异常

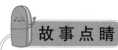

故事点睛

孕妇王某，34 岁，G_1P_0，孕期规律产检无异常。于 2017 年 6 月 7 日 12：30 因"妊娠 40^{+5} 周，规律宫缩 6 小时"入院待产。BP 130/80mmHg。产科检查：LOA，胎心 142 次/分，宫口开大 1.5cm，头先露，S^{-2}，胎膜已破，见羊水乳白色流出阴道外。估计胎儿体重 3400g，骨盆外测量正常。8 小时后检查发现宫口扩张 5cm，宫颈居中，胎头先露部位于 S^{-2}，LOA，宫缩 25 秒/6~7 分钟，收缩力弱，胎心率 138 次/分，羊水清。

人物：　由 3 位学生分别担任故事人物，进行即兴表演。

请问：

1. 该产妇护理评估的要点是什么？

2. 列出两个主要的护理问题。

3. 为该产妇提供哪些合适的护理措施？

产力是分娩的动力，以子宫收缩力为主，并贯穿于分娩全过程。在分娩过程中，子宫收缩的节律性、对称性及极性不正常或强度、频率有改变，称子宫收缩力异常，简称产力异常（abnormal uterine action）。临床上分为子宫收缩乏力（简称宫缩乏力）和子宫收缩过强（简称宫缩过强）两类，每类又分为协调性子宫收缩和不协调性子宫收缩（图 14 -1）。

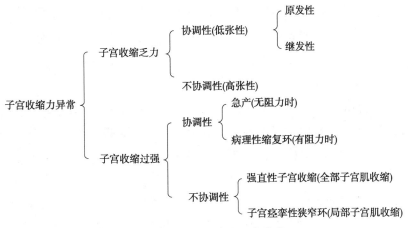

图 14-1　子宫收缩力异常分类

【子宫收缩乏力】

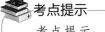
考点提示

考点提示：产力异常的分类。

子宫收缩乏力依据在产程中出现的时间不同分为：①原发性子宫收缩乏力：是指产程一开始就出现。②继发性子宫收缩乏力：是指产程开始时正常，在产程进展到某阶段（多在活跃期或第二产程）强度转弱，使产程延长或停滞，多伴有胎位或骨盆的异常。

一、病因

1. 子宫因素　是原发性宫缩乏力的主要原因，如子宫发育不良或畸形、子宫肌瘤、子宫肌壁过度伸展（如双胎妊娠、巨大胎儿、羊水过多等）、高龄或经产妇、子宫肌纤维变性等，使肌纤维失去收缩能力，影响收缩力。

2. 头盆不称或胎位异常　是继发性宫缩乏力的最常见原因。产程中头盆不称或胎方位异常，胎先露下降不畅，不能紧贴子宫下段及宫颈内口，而引起反射性子宫收缩。

3. 精神因素　初产妇，尤其是高龄初产妇，精神过度紧张、对疼痛不能耐受或对分娩怀有恐惧心理，使大脑皮层功能紊乱，睡眠减少，也会影响产程。

4. 药物影响　临产后使用大剂量镇静剂与镇痛剂，抑制了宫缩，如吗啡、氯丙嗪、硫酸镁、哌替啶、苯巴比妥钠等。

5. 其他　①产程时间过长、产妇疲劳，睡眠、进食少，第一产程后期过早使用腹压，或膀胱充盈影响胎先露下降等，均可造成宫缩乏力。②临产后，产妇体内雌激素、缩宫素、前列腺素、乙酰胆碱等分泌不足，影响子宫肌细胞收缩，导致子宫收缩乏力。

二、护理评估

（一）健康史

了解孕妇年龄、婚孕史、本次妊娠经历、产前检查过程；了解产妇精神状态，对分娩相关知识了解情况；注意评估与子宫收缩乏力相关因素。

（二）身体状况

1. 一般状况　评估产妇生命体征、精神状况、休息与睡眠、饮食与排泄情况，了解有无感染或体液不足等。

2. 专科评估　评估宫缩乏力的特点和类型。

（1）协调性宫缩乏力　又称低张性宫缩乏力，多为继发性。宫缩有正常的节律性、对称性和极性，但收缩力弱，宫腔内压力低于15mmHg，持续时间短，间歇期长且不规律，宫缩<2次/10分钟。当宫缩高峰时，宫体隆起不明显，用手指按压宫底部肌壁仍可出现凹陷。产妇没有明显腹痛，对胎儿影响不大。常见于中骨盆与骨盆出口平面狭窄、胎先露下降受阻、持续性枕横位或枕后位等头盆不称。

（2）不协调性宫缩乏力　又称高张性宫缩乏力，多见于初产妇。子宫收缩失去正常特性。宫缩节律不协调，宫缩间歇期子宫壁也不完全松弛；失去对称性，出现极性倒置，宫缩时宫底部收缩力弱，子宫下段收缩力强。此种宫缩不能使宫口扩

> **考点提示**
> 比较协调性和不协调宫缩乏力的异同。

张、胎先露部下降，属无效宫缩。产妇自觉下腹部持续疼痛、拒按、精神紧张、烦躁不安，产程延长或停滞，严重者出现脱水、电解质紊乱，肠胀气，尿潴留。可发生胎儿窘迫，严重时威胁胎儿生命。产科检查：下腹部有压痛，胎位触不清，胎心不规律，宫口早期扩张缓慢或停止扩张，潜伏期延长，胎先露下降延缓或停止。

3. 产程进展　通过阴道检查了解宫口扩张程度和先露下降情况，判断产程进展情况。宫缩乏力所致产程异常的情况有以下8种。

（1）潜伏期延长　从临产规律宫缩开始至宫口扩张3cm称潜伏期。初产妇潜伏期正常约需8小时，最大时限16小时，超过16小时称潜伏期延长。

（2）活跃期延长　从宫口扩张3cm开始至宫口开全称活跃期。初产妇活跃期正常约需4小时，最大时限8小时，超过8小时称活跃期延长。

（3）活跃期停滞　进入活跃期后，宫口不再扩张达2小时以上，称活跃期停滞。

（4）第二产程延长　第二产程初产妇超过2小时、经产妇超过1小时尚未分娩，称第二产程延长。

（5）第二产程停滞　第二产程胎头下降无进展达1小时，称第二产程停滞。

（6）胎头下降延缓　活跃期晚期至宫口扩张9~10cm，胎头下降速度初产妇<1cm/h，经产妇<2cm/h，称胎头下降延缓。

> **考点提示**
> 各类异常产程的判断标准。

（7）胎头下降停滞　活跃期晚期胎头停留在原处不下降达1小时以上，称胎头下降停滞。

（8）滞产　总产程超过24小时称滞产。

上述产程异常，可单独或合并存在。

知识链接

2014年中华医学会妇产科分会产科学组对新产程的临床处理达成以下专家共识。

1. 第一产程

（1）潜伏期延长　从临产规律宫缩开始至宫口扩张6cm称潜伏期。初产妇超过20小时，经产妇超过14小时，称潜伏期延长。但不作为剖宫产指征。

（2）活跃期停滞　指胎膜已破且宫口扩张6cm后，如宫缩正常，但宫口停止扩张达4小时或以上；或宫缩欠佳，宫口停止扩张达6小时或以上。活跃期停滞可作为剖宫产指征。

2. 第二产程

（1）第二产程延长

①初产妇　施行硬脊膜外神经阻滞麻醉，第二产程超过 4 小时；如无硬脊膜外麻醉，第二产程超过 3 小时，产程无进展（包括胎头下降、内旋转），均诊断为第二产程延长。

②经产妇　施行硬脊膜外神经阻滞麻醉，第二产程超过 3 小时；如无硬脊膜外麻醉，第二产程超过 2 小时，产程无进展（包括胎头下降、内旋转），均诊断为第二产程延长。

③由有经验的医生和助产士配合进行阴道助产是安全的。鼓励对阴道助产技术培训。

（2）当胎头下降异常时，在考虑阴道助产或剖宫产前，应对胎方位进行充分评估，必要时由有经验人员徒手旋转胎头至合适的胎方位。

4. 对母儿影响的评估

（1）对产妇的影响　①体力消耗：产妇休息不好，进食少，出现疲乏无力、肠胀气、排尿困难等，严重时可引起脱水、酸中毒、低钾血症。②产伤：产程时间长，宫颈受压时间长，可导致宫颈水肿、难以扩张或产时发生撕裂；第二产程延长，膀胱被压迫于胎先露部与耻骨联合之间时间过长，易形成膀胱阴道瘘或尿道阴道瘘。③产后出血：产后宫缩乏力影响胎盘剥离、娩出时子宫壁的血窦关闭，容易引起产后出血。④产后感染：产程进展慢、滞产、胎膜早破、产后出血、胎膜早破以及多次肛查或阴道检查增加了感染机会。

（2）对胎儿及新生儿的影响　不协调性宫缩乏力可致胎儿 – 胎盘循环障碍，胎儿供氧不足，易发生胎儿窘迫。协调性宫缩乏力容易造成胎头在盆腔内旋转异常，使产程延长，增加手术产机会，导致新生儿产伤、窒息、颅内出血、吸入性肺炎等并发症的发生率明显升高。

5. 疼痛程度　根据产妇的认知或病情选择合适的疼痛评分工具，如 0 ~ 10 数字评分法、脸谱法或文字描述法，评估产妇对疼痛的感受和承受程度。

（三）心理 – 社会支持状况评估

由于宫缩乏力，产程延长，特别是不协调性宫缩乏力产妇会因持续性腹痛、进食差、休息不好而出现情绪急躁，甚至痛苦不堪，对阴道分娩失去信心。家属因为担心母儿安危，也会显得焦虑不安，希望尽快解除产妇的痛苦。

（四）辅助检查

1. 宫缩及胎心监测　电子监护仪监测子宫收缩的节律性、强度和频率改变情况，区别协调性还是不协调性宫缩乏力；利用多普勒或胎心监测仪监测胎心变化。

2. 实验室检查　尿液检查可出现尿酮体阳性；血生化检查可提示电解质紊乱、二氧化碳结合力降低等。

3. 宫颈成熟度 Bishop 评分　利用 Bishop 评分了解宫颈成熟度，判断引产和加强宫缩的成功率。该评分法满分为 13 分，得分≥10 分均成功，7 ~ 9 分成功率约 80%，4 ~ 6 分成功率约 50%，若产妇得分≤3 分多失败，应改用其他方法。

三、常见护理诊断/问题

1. 疼痛　与不协调性子宫收缩致子宫肌纤维间歇期不能完全放松有关。

2. 有体液不足的危险 与产程延长、进食少致电解质紊乱有关

3. 疲乏 与宫缩乏力、产程延长、产妇体力消耗有关。

4. 焦虑 与担心自身和胎儿安全有关。

四、护理目标

（1）及时识别和处理不协调性子宫收缩，减轻疼痛。

（2）产妇水、电解质保持平衡。

（3）产妇在产程中保持良好的体力，疲乏减轻。

（4）焦虑缓解，情绪稳定。

五、护理措施

（一）治疗配合

1. 协调性宫缩乏力 有明显头盆不称，估计不能从阴道分娩者，应积极做好剖宫产的术前准备。估计可从阴道分娩者做好以下护理。

（1）第一产程

1）改善全身情况 提供舒适的环境，鼓励家属尤其是丈夫陪伴分娩，助产士采用温馨的话语、肢体语言给予产妇鼓励、安慰，缓解精神紧张。①休息与饮食：指导产妇在宫缩时运用呼吸减痛法，缓解疼痛；在宫缩间歇时充分放松身体，以蓄积体能；鼓励产妇多进易消化、高热量的流质或半流质；必要时遵医嘱静脉输液，补充营养，纠正电解质紊乱或酸碱平衡失调。及时提醒产妇排空膀胱和直肠。②体位与放松：产程中采取自由体位，并指导产妇使用分娩球、分娩凳，热敷按摩腰骶部缓解疼痛，温水泡脚或温水浴，运用各种体位提高舒适度，纠正异常胎方位。

2）加强子宫收缩 经改善全身情况 2 ~ 4 小时后仍宫缩乏力，排除头盆不称、胎位异常和骨盆狭窄，无胎儿窘迫者，遵医嘱加强宫缩。常用方法如下。

①人工破膜 宫口扩张 ≥3cm、胎头已衔接且产程进展缓慢者，可行人工破膜。破膜后，胎头直接紧贴宫颈，引起反射性子宫收缩。破膜前检查有无脐带先露。破膜应在宫缩间歇时进行，破膜后操作者的手留在阴道内等待 1 ~ 2 次宫缩，控制羊水缓慢流出，了解有无脐带先露，预防脐带脱垂。破膜同时观察羊水量、性状和胎心变化。

②缩宫素静脉滴注 适用于协调性宫缩乏力且产程延长、头盆相称、无胎窘者。瘢痕子宫慎用。先用 0.9% 生理盐水 500ml 静脉滴注，调节滴速为 4 ~ 5 滴/分钟，然后加入缩宫素 2.5U，摇匀。静脉滴注从 4 ~ 5 滴/分钟开始，根据宫缩强弱逐渐调整滴速，每 15 分钟观察宫缩、胎心、血压及脉搏。若子宫收缩不强，即每 15 分钟调整一次，每次增加 4 ~ 5 滴/分，使宫缩维持在持续 40 ~ 60 秒、间隔 2 ~ 3 分钟为宜。滴速通常不超过 60 滴/分钟。缩宫素静脉滴注过程中，应有专人严密观察宫缩、胎心、血压及脉搏变化，有效宫缩后观察宫口扩张及胎先露下降情况并及时记录。若发现血压升高，应减慢滴注速度；若宫缩过强，持续 1 分钟以上或胎心率异常，应立即停止静脉滴注缩宫素。外源性缩宫素半衰期是 1 ~ 6 分钟，停药后很快好转。缩宫素有抗利尿作用，水的重吸收增加，可出现尿少，警惕水中毒的发生。

③地西泮静脉推注 地西泮可松弛子宫平滑肌，软化宫颈，促进宫口扩张。适合于宫颈水肿和扩张缓慢者。通常剂量 10mg，静脉缓慢推注，与缩宫素联合应用效果更好。

扫码"看一看"

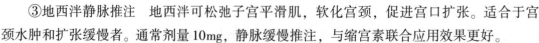

④其他 如刺激乳头，针刺穴位如合谷、三阴交、关元等，有增强宫缩的效果。

3）剖宫产的准备 有明显头盆不称，或经过上述处理，试产 2~4 小时产程仍无进展或出现胎儿窘迫征象，产妇体力衰竭时，应做好剖宫产的准备。

（2）第二产程 密切观察宫缩、胎心、胎先露下降情况。若无头盆不称，第二产程出现宫缩乏力时，也应加强宫缩。若胎头双顶径已经通过坐骨棘平面，等待自然分娩并做好阴道助产及新生儿抢救的准备。若胎头仍未衔接或出现胎儿窘迫征象时，应行剖宫产术。

（3）第三产程 预防出血和感染。①预防产后出血：当胎儿前肩娩出后，给予缩宫素 20U 静脉滴注或肌内注射。促进子宫收缩，减少产后出血。②预防感染：凡是破膜时间超过 12 小时、总产程超过 24 小时、肛查或者阴道检查操作过多者，应用抗生素预防感染。

产后留产房观察 2 小时，密切观察子宫收缩、阴道出血情况及生命体征。

2. 不协调性宫缩乏力

（1）促进子宫收缩恢复正常的节律性和极性。遵医嘱给予镇静剂哌替啶 100mg 或吗啡 10mg 肌内注射，或地西泮 10mg 静脉推注，使产妇充分休息。指导产妇宫缩时做深呼吸、腹部按摩，鼓励陪伴分娩，稳定情绪，减轻疼痛。经过处理多能恢复为协调性子宫收缩。若不协调宫缩乏力已被纠正，但宫缩较弱时，按协调宫缩乏力处理。在恢复为协调性宫缩之前，严禁应用缩宫素。

（2）若经上述处理，不协调性宫缩未能得到纠正，产程仍无进展，或伴有胎儿窘迫征象或头盆不称者，遵医嘱做好剖宫产或阴道助产准备，同时做好新生儿窒息抢救准备。

（二）心理护理

减少焦虑孕妇的心理状态可改善子宫收缩状态。所以医护人员必须重视评估孕妇的心理状况，提供心理支持。及时了解产妇需求并给予帮助和支持；将产程进展情况和护理计划与产妇、家属交流，以便取得理解与合作，使产妇能积极配合医护人员，增强分娩信心。

（三）健康教育

指导产妇自由体位，进食流质或半流质饮食，增加能量，并让产妇了解宫缩乏力与饮食及休息的关系；宫缩乏力、产程延长的产妇，易发生产褥感染，指导患者勤换内衣及每日擦洗外阴，保持清洁；教会患者观察恶露的性状，发现异常及时向医护人员报告。

六、护理评价

（1）产妇子宫收缩乏力得到纠正，疲乏缓解。

（2）焦虑缓解，情绪稳定。

（3）围产儿和产妇未发生并发症，或及时发现并发症并及时给予处理。

【子宫收缩过强】
一、病因

（1）产妇精神过度紧张，胎膜早破，产程延长及粗暴地、多次宫腔内操作等，可引起子宫壁某部肌肉呈痉挛性不协调性宫缩过强。

（2）缩宫素使用不当，如产妇对缩宫素过于敏感。剂量过大等。

（3）分娩发生梗阻或胎盘早剥血液浸润子宫肌层等，均可导致子宫强直性收缩。

（4）经产妇，软产道阻力小，或遗传因素等，可发生急产。

二、护理评估

（一）健康史

仔细阅读产前检查记录，了解本次妊娠情况及既往分娩经历，了解有无妊娠合并症，经产妇有无急产史。评估骨盆大小。了解临产后是否使用过缩宫素，有无产妇精神紧张、疲劳，有无宫内操作史。

（二）身体状况

1. 一般状况 评估产妇身高、体重、生命体征，精神状况、休息与睡眠、饮食与排泄情况等。

2. 专科评估 评估宫缩过强的特点和类型。

（1）协调性子宫收缩过强 特点为宫缩的节律性、对称性和极性均正常，仅宫缩力量过强（宫腔压力≥60mmHg）、过频（10分钟之内宫缩次数超过5次）。若产道无阻力、无头盆不

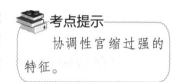

考点提示

协调性宫缩过强的特征。

称及胎位异常情况，初产妇宫口扩张速度≥5cm/h，经产妇宫口扩张速度≥10cm/h，胎儿可迅速通过产道娩出，造成急产，即总产程时间不足3小时，多见于经产妇。若产道有梗阻或瘢痕子宫，宫缩过强可导致子宫破裂。多见于初产妇。

（2）不协调性子宫收缩过强 ①强直性子宫收缩：特点为子宫强烈收缩，失去节律性，无宫缩间歇。常见于不恰当应用缩宫药物，如缩宫素静脉滴注剂量过大，米索前列醇等药物引产时。产妇表现为烦躁不安，持续性腹痛，腹部拒按。胎方位触不清，胎心音听不清。若合并产道梗阻，可出现病理性缩复环、血尿等子宫破裂先兆。②子宫痉挛性狭窄环：子宫壁局部肌肉呈痉挛性不协调性收缩形成的环状狭窄，持续不放松，称子宫痉挛性狭窄环。狭窄环可发生在宫颈、宫体的任何部位，多在子宫上下段交界处，也可在胎体某一狭窄部，以胎颈、胎腰处常见（图14-2）。阴道检查时可在宫腔位置触及较硬而无弹性的狭窄环，此环与病理缩复环不同，特点是不随宫缩上升。

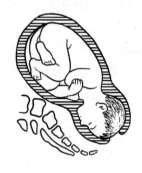
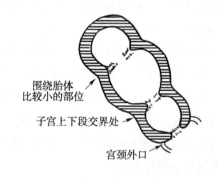

围绕胎体比较小的部位

子宫上下段交界处

宫颈外口

(a)狭窄环在胎颈处　　　　(b)狭窄环易发生部位

图14-2　子宫痉挛性狭窄环

3. 对母儿影响的评估

（1）对产妇的影响 协调性宫缩过强，若无产道梗阻，可发生急产。由于胎儿娩出过快可致宫颈、阴道以及会阴撕裂伤。由于助产士在接产前来不及消毒可致产褥感染。胎儿娩出后子宫肌纤维缩复不良，易发生胎盘滞留或产后出血。若有产道梗阻，则可发生子宫破裂，危机母儿生命。不协调宫缩过强，造成强直性子宫收缩或子宫痉挛性狭窄环，可致胎先露

考点提示

病理性缩复环与痉挛性狭窄环的区别。

下降受阻、胎盘嵌顿、产程延长及停滞、产后出血、产褥感染及手术产概率增加。

（2）对胎儿及新生儿的影响　急产及强直性子宫收缩使子宫胎盘血流减少、子宫痉挛性狭窄环使产程延长，均可导致胎儿窘迫、新生儿窒息，严重者发生死胎及死产。由于急产胎儿娩出过快，胎头在产道内受到的压力突然解除，可致新生儿颅内出血。接产时来不及消毒，新生儿易发生感染。若坠地可致骨折、外伤等。

（三）心理－社会支持状况

宫缩过频、过强，产程进展过快，产妇及家属毫无思想准备，产妇多有恐惧和无助感，担心胎儿和自身安危。

三、护理诊断

1. 疼痛　与宫缩过频、过强及产道裂伤有关。

2. 焦虑　与担心胎儿和自身安危有关。

3. 有感染的危险　与产道损伤、产程延长、失血过多机体抵抗力下降等因素有关。

四、护理目标

（1）产妇能运用常用的减痛技巧缓解疼痛。

（2）产妇能认识自己的焦虑情绪。

（3）能预防或尽早识别感染，给予积极处理。

五、护理措施

（一）产程监护

观察产妇精神状况、监测产妇生命体征；观察子宫收缩的频率、强度及胎心；严密观察宫口扩张、胎先露下降情况，是否破膜及羊水性状；如有产道梗阻，可在腹部见有一环状凹陷，即病理性缩复环，评估产妇膀胱是否充盈、有无血尿，有无肠胀气等。发现异常及时汇报医生。产妇有便意时，及时检查宫口扩张及先露位置，及时处理急产，减少母婴伤害。

（二）治疗配合

1. 协调性子宫收缩过强　提前做好接产及新生儿复苏准备。胎儿娩出时，勿使产妇向下屏气，控制胎头娩出速度，防止软产道及会阴的严重裂伤。若发生急产，会阴来不及消毒或胎儿已娩出，新生儿应肌注维生素 K_1 10mg，预防颅内出血，并尽早肌注精制破伤风抗毒素 1500U。产后仔细检查软产道，若有撕裂应及时缝合。对未消毒的接产，应给予抗生素预防感染。

2. 不协调性子宫收缩过强　一旦确诊为强直性宫缩，遵医嘱给予镇静剂如盐酸哌替啶，宫缩抑制剂如 25% 硫酸镁；若不协调性宫缩过强未能纠正，应做好剖腹产手术准备和新生儿复苏抢救准备。

（三）一般护理

鼓励产妇采取拉梅兹呼吸法，进高热量、易消化吸收的半流质或流质饮食，补充水和电解质，必要时静脉补充能量。

（四）预防产后出血和感染

产后密切观察生命体征、子宫收缩和阴道流血情况，遵医嘱给予缩宫剂和抗生素。

（五）心理护理

提供缓解疼痛、减轻焦虑的支持性措施，指导产妇深呼吸，嘱产妇不要屏气，帮助背部按摩，减轻紧张和焦虑；陪伴产妇并加强沟通交流。

（六）健康教育

1. 应以预防为主　有急产史的孕妇，应提前住院待产，住院后嘱其不要擅自离开病房，以防院外分娩。加强巡视，一旦产妇有临产症状，应卧床，有便意感时不能使用腹压。

2. 做好产后保健　产后要观察阴道流血量，有急产史者再次妊娠时应做好防范。产褥期注意个人卫生，保持会阴清洁。指导产妇产后 42 天到门诊复查，帮助选择合适的避孕措施。

六、护理评价

（1）减痛技巧运用得当，产妇舒适感增加。

（2）产妇的焦虑程度减轻，能配合产程护理。

（3）分娩经过顺利，母子平安出院。

第二节　产道异常

产道包括骨产道（骨盆腔）及软产道（子宫下段、宫颈、阴道、外阴），是胎儿经阴道娩出的通道。产道异常可使胎儿娩出受阻，临床上以骨产道异常多见。

一、护理评估

（一）健康史

了解产妇产前检查资料，骨盆各径线的测量值及妇科检查记录；询问既往内、外科疾病史，有无佝偻病、结核病史；询问分娩史，有无难产史和新生儿产伤史等。

（二）身体状况

1. 一般情况　测量孕妇身高，身高不足 145cm，应警惕均小骨盆。观察孕妇体型，步态有无跛足，有无脊柱及髋关节畸形，米氏菱形窝是否对称。

2. 腹部评估

（1）视诊　腹部形态，观察孕妇腹型，有无尖腹及悬垂腹（图 14-3）等。

（2）触诊　测量子宫高度及腹围，估计胎儿大小；四部触诊法判断有无胎位异常，如臀先露、肩先露；评估头盆关系，判断胎先露衔接情况。

3. 骨产道异常的评估

骨盆径线过短或形态异常，致使骨盆腔小于胎先露部，阻碍胎先露部下降，影响产程顺利进展，称狭窄骨盆（pelvis contraction）。

（1）骨盆狭窄的类型及表现

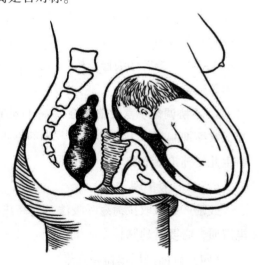

图 14-3　悬垂腹

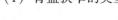

1）骨盆入口平面狭窄 骨盆入口平面横径正常，前后径短。常见两种类型：①单纯扁平骨盆：临床多见，表现骶岬向前下突出，骨盆入口呈横扁圆形（图14－4）。②佝偻病性扁平骨盆：骶岬向前突，骨盆入口前后径短，使骨盆入口呈横的肾形，骶骨变直向后翘，尾骨呈钩状突向骨盆出口平面，坐骨结节外翻，耻骨弓角度增大，骨盆出口横径变宽（图14－5）。

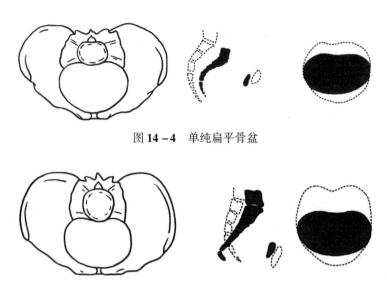

图14－4 单纯扁平骨盆

图14－5 佝偻病性扁平骨盆

2）中骨盆及骨盆出口平面狭窄 ①漏斗型骨盆：骨盆入口各径线值正常，中骨盆及出口横径短，两侧骨盆壁向内倾斜，形状似漏斗。常见于男型骨盆，其特点是中骨盆及骨盆出口平面均明显狭窄，坐骨棘间径、坐骨结节间径缩短，耻骨弓角度＜90°，坐骨结节间径与出口后矢状径之和小于15cm（图14－6）。②横径狭窄骨盆：即骨盆入口、中骨盆及骨盆出口三个平面的横径均狭窄，前后径稍长，坐骨切迹宽，入口平面呈纵椭圆形。中骨盆狭窄影响胎头内旋转，可形成持续性枕横位或枕后位，造成难产。

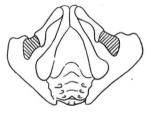

图14－6 漏斗型骨盆

3）骨盆三个平面狭窄 骨盆外形属女型骨盆，但骨盆入口、中骨盆及骨盆出口平面均狭窄，每个平面径线均小于正常值2cm或更多，称均小骨盆（图14－7），多见于身材矮小，体型匀称的妇女。

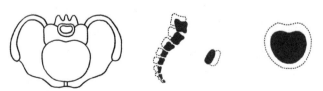

图14－7 均小骨盆

4）畸形骨盆 骨盆失去正常形态称畸形骨盆，如骨软化症骨盆、外伤及骨关节病所致的偏斜骨盆。

（2）估计头盆关系 正常情况下，部分初产妇在预产期前1～2周，经产妇于临产后胎头应入盆。若初产妇已临产，胎头仍未入盆，应行胎头跨耻征检查，估计头盆关系。具体方法：产妇排尿后仰卧，两腿

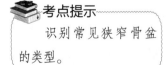

考点提示
识别常见狭窄骨盆的类型。

伸直，检查者将手放在耻骨联合上方，将浮动的胎头向骨盆腔方向推压。

1）若胎头低于耻骨联合平面，称胎头跨耻征阴性，表示头盆相称。

2）若胎头与耻骨联合前表面在同一平面，称胎头跨耻征可疑阳性，表示可疑头盆不称。

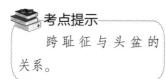

3）若胎头高于耻骨联合平面，称胎头跨耻征阳性，表示头盆明显不称（图14-8）。

对跨耻征阳性孕妇，双腿屈曲半卧位，再次检查胎头入盆情况，若胎头跨耻征转为阴性，提示骨盆倾斜度有异常，而非头盆不称。

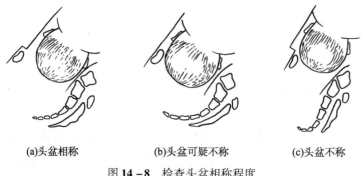

(a)头盆相称　　　　　(b)头盆可疑不称　　　　　(c)头盆不称

图14-8　检查头盆相称程度

4. 软产道异常的评估

软产道异常所致的难产少见，容易被忽视。应于妊娠早期常规行双合诊检查，了解软产道有无异常。

（1）外阴异常　常见外阴瘢痕、水肿、坚韧，外阴部肿瘤少见。

（2）阴道异常　常见阴道横隔或纵隔，评估隔膜的厚薄及质地是否影响分娩；阴道囊肿或肿瘤，阴道壁囊肿较大时，阻碍胎先露部下降。

（3）宫颈异常　宫颈水肿，多因持续性枕后位或滞产，宫口未开全而过早使用腹压所致；宫颈坚韧，多见于高龄初产妇，宫颈缺乏弹性或精神过度紧张，使宫颈不易扩张。宫颈瘢痕多由于宫颈手术或物理治疗所致。也有患宫颈上皮内瘤样变或子宫恶性肿瘤者。

（4）子宫异常　包括子宫畸形和子宫瘢痕。子宫畸形包括纵隔子宫、双子宫、双角子宫等。易发生子宫收缩乏力、产程异常、子宫破裂等，子宫瘢痕包括子宫肌瘤挖除术后或有剖宫产史、子宫角切除术后。

（5）盆腔肿瘤　包括子宫肌瘤和卵巢肿瘤。子宫肌瘤对分娩的影响取决于肌瘤的大小、位置和数目，是否影响胎先露衔接与下降。子宫肌壁间肌瘤影响子宫收缩。合并卵巢肿瘤者在分娩时易引起囊肿蒂扭转、破裂或感染。

5. 对母儿影响的评估

（1）对产妇的影响　产道狭窄影响胎先露部衔接和内旋转，容易发生持续性枕横位或枕后位、胎膜早破、宫缩乏力和产程延长；胎先露下降受阻致梗阻性难产，若不及时处理，可发生子宫破裂；胎头长时间嵌顿于产道内，压迫软组织引起局部缺血、水肿、坏死，可致生殖道瘘。

（2）对胎儿、新生儿的影响　产道狭窄和胎位异常易发生胎膜早破、脐带脱垂、早产、胎儿窘迫甚至死亡；产程延长、胎头受压和手术助产使新生儿窒息、颅内出血、产伤及感染的发生率明显增高。

（三）心理－社会支持状况评估

由于产前检查发现产道狭窄，孕妇和家属会过早地担忧，担心能否分娩、是否影响胎儿，常表现出紧张、焦虑，甚至恐惧的情绪。了解孕妇接受产前教育的情况，应评估孕妇和家属对选择分娩方式的态度。

（四）辅助检查

1. B 型超声　观察胎先露部与骨盆关系，通过测量胎头双顶径、胸围、腹围、股骨长，预测胎儿大小，判断胎儿能否通过产道。

2. 胎心监护仪　判断胎儿宫内情况。

二、护理诊断

1. 潜在并发症　子宫破裂、胎儿窘迫、新生儿产伤。

2. 焦虑　与担心母儿安危有关。

3. 知识缺乏　缺乏骨盆狭窄可能对母儿造成不良影响的相关知识。

三、护理目标

（1）产妇能描述焦虑状态，通过及时处理，焦虑程度能减轻。

（2）产妇对骨盆异常能接受并配合检查与产程处理。

（3）能识别并预防并发症的发生。

四、护理措施

（一）治疗配合

1. 骨产道异常

（1）骨盆入口平面狭窄　①有明显头盆不称，胎头跨耻征阳性者，估计足月活胎不能经阴道分娩者，遵医嘱做好剖宫产手术准备与护理。②轻度头盆不称、胎头跨耻征可疑阳性者，足月活胎体重低于 3000g，胎心率正常，应在严密监护下试产。试产处理及护理要点：专人监护，给予人工破膜或静脉滴注缩宫素，加强宫缩，保持良好体力，一般不用镇静剂、镇痛药。禁忌灌肠。试产 2~4 小时，密切观察产程进展及胎儿情况，如出现胎儿窘迫、子宫破裂先兆或胎头仍不能入盆，应及时通知医生，遵医嘱做好剖宫产的准备。

（2）中骨盆平面狭窄　若宫口已开全，胎头双顶径达坐骨棘水平或更低，应做好阴道手术助产及新生儿窒息抢救的准备；若胎头双顶径未达坐骨棘水平，或出现胎儿窘迫，应行剖宫产术结束分娩。

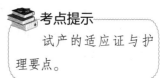

考点提示

试产的适应证与护理要点。

（3）骨盆出口平面狭窄　骨盆出口狭窄不应进行试产。若坐骨结节间径与出口后矢状径两者之和≥15cm 时，多数可经阴道助产结束分娩；若两者之和＜15cm，足月胎儿不易经阴道分娩，应行剖宫产术结束分娩。

（4）均小骨盆　若估计胎儿不大、胎位正常、头盆相称、宫缩好，可试产；反之若胎儿较大、有明显头盆不称、胎儿不能通过产道，应尽早行剖宫产术。

（5）畸形骨盆　畸形严重、明显头盆不称者，应及时行剖宫产术。

2. 软产道异常

（1）外阴瘢痕、水肿、坚韧及外阴部肿瘤者　分娩时应作预防性会阴切开术或剖宫产术；严重会阴水肿者，可在临产前局部应用50%硫酸镁湿热敷，临产后可在严格消毒情况下进行多点针刺皮肤放液，产后加强局部护理，预防感染。

（2）阴道异常　阴道横隔或纵隔，隔膜较薄者，分娩时隔膜自行断裂或被挤向一侧，不影响分娩；隔膜厚且坚韧，阻碍胎先露部下降时，则需剪断隔膜或行剖宫产术结束分娩。阴道尖锐湿疣者，妊娠期尖锐湿疣生长迅速，应尽早治疗，行剖宫产术。阴道囊肿阻碍胎先露部下降时，可行囊肿穿刺术；阴道内肿瘤阻碍胎先露部下降者，应行剖宫产术。

（3）宫颈异常　宫颈水肿者，嘱产妇抬高臀部，减轻胎头对宫颈的压力，也可在宫颈两侧注射0.5%利多卡因5~10ml，地西泮10mg静脉推注，待宫口近开全，用手将水肿的宫颈前唇上推，促使其逐渐越过胎头，多可经阴道分娩。若经处理无效，应行剖宫产术。宫颈坚韧者，可静脉推注地西泮10mg，也可在宫颈两侧注射0.5%利多卡因5~10ml。无效者行剖宫产术。

（4）子宫异常　子宫畸形合并妊娠临产时，严密观察产程，可适当放宽剖宫产指征。瘢痕子宫者，评估上次剖宫产指征，若因头盆不称剖宫产者，放宽本次剖宫产指征；若无头盆不称征象，严密观察产程，谨防先兆子宫破裂。

（5）盆腔肿瘤　影响胎先露下降者，行剖宫产术。

（二）一般护理

嘱产妇充分休息，左侧卧位，宫缩间歇期注意放松；鼓励进食，保证营养及水分的摄入，必要时遵医嘱补充液体、电解质、维生素C，以保持良好体力。

（三）病情观察

监测生命体征，观察产程进展，判断宫缩下降及宫口开大情况，注意宫缩强度，经常听胎心，发现异常及时汇报医生。

（四）心理护理

在分娩过程中，尽量陪伴、安慰产妇，提供心理支持，详细解答产妇及其家属提出的疑问，告知产程进展情况以及产道异常对胎儿的影响，消除其对未知的焦虑，保持情绪稳定；向产妇及其家属讲清阴道分娩的可能性及优点，增强其自信心和安全感，缓解恐惧心理，顺利度过分娩期。

（五）产后护理

（1）胎儿娩出后，遵医嘱使用缩宫素和抗生素，预防产后出血和感染。保持外阴清洁，勤换内裤，每日擦（冲）洗会阴2次，若有留置导尿管的患者，必须保证导尿管通畅，以防发生尿潴留。

（2）由于胎头在产道压迫时间过长或经手术助产者，新生儿均应按难产儿护理，严密观察有无颅内出血或其他症状，防止发生并发症。

（六）健康教育

（1）指导产妇及家属注意观察新生儿精神状况，应保持安静，发现新生儿异常情况立即通知医生；指导产妇采取合理的避孕措施，要求绝育者，择期行输卵管结扎术。

（2）加强孕期宣教，坚持定期产前检查，及早发现产道异常。尤其让孕妇及家属了解骨盆狭窄可能对母儿造成不良影响，提前入院待产。

五、护理评价

（1）能及时发现产道异常，给予及时处理。

（2）新生儿窒息被及时发现和处理。

（3）产妇能配合处理，母儿平安度过分娩期

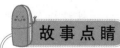

知 识 链 接

剖宫产术后再次妊娠阴道分娩

2015 年二胎政策放开后，原剖宫产产妇可以二次怀孕分娩了，中华医学会妇产科学分会产科学组提出了剖宫产术后再次妊娠阴道分娩（vaginal birth after cesarean，VBAC）管理的 2016 专家共识。

　　产前评估　充分评估孕妇及家属有阴道分娩的意愿，无上次剖宫产的指征；只有 1 次剖宫产，且是子宫下段横切口，伤口愈合好；两次分娩间隔≥18 个月；无头盆不称、纵式位、头位、B 超检查子宫前壁下段肌层要连续；估计胎儿小于 4000g 等。产时管理规范、医疗机构具备抢救 VBAC 并发症的条件及相应的应急预案实施 TOLAC。

　　产时管理　1. 备血、留置导尿、开放静脉通路，做好紧急剖宫产准备。2. 持续电子胎儿监护，观察胎心率变化，出现胎儿心动过缓、变异减速或晚期减速时，提示有子宫破裂的征兆。3. 注意产妇主诉，监测生命体征变化、子宫下段是否存在压痛。4. 产程进展缓慢，需要缩宫素静脉点滴加强宫缩时，尽量使用小剂量。5. 当产程停滞或胎头下降停滞时，可放宽剖宫产指征。6. 第二产程时间不宜过长，应适当缩短第二产程，必要时可行阴道手术助产，助产前需排除先兆子宫破裂。7. 发现胎心异常、先兆子宫破裂或子宫破裂等征象时应实施紧急剖宫产，尽快娩出胎儿，手术中新生儿科医师到场协助抢救新生儿。

　　产后要继续监测母体生命体征及出血情况。

第三节　胎儿性难产

故 事 点 睛

经产妇，33 岁，"孕 35^{+5}周，阴道少量流液 10 小时，轻微腹痛 4 小时"入院。产科检查：胎儿为臀先露，胎心 130~140 次/分；官口未开，阴道有少量流液，淡黄色，清亮。B 超检查提示：臀位，羊水偏少，双顶径 8.8cm。初步诊断：孕 35^{+5}周，臀位，胎膜早破。

人物：由 3 位学生分别担任故事人物，进行即兴表演。

请问：

1. 该产妇的护理评估要点以及需要完善的检查项目是什么？

2. 列举该产妇的主要护理诊断及实施的护理措施。

3. 如果该产妇在医院定期产检中发现臀位，我们可以用什么方法指导纠正臀位？

胎儿性难产是指胎儿异常导致的难产。胎儿异常包括胎位异常和胎儿发育异常。胎位异常（persistent occiput posterior position）是造成难产的常见原因。分娩时除枕前位是正常胎方位外，其余均为异常胎位，包括胎头位置异常、臀先露、肩先露等。其中以头先露的胎位异常最常见，有持续性枕后位、枕横位、胎头高直位、前不均倾位等。胎儿发育异常是指巨大儿、畸形儿等。

【持续性枕后位、枕横位】

一、护理评估

（一）健康史

详细查看产前检查资料，如身高、骨盆测量情况，有无骨盆狭窄、评估胎方位、胎儿大小，有无巨大儿可能，评估有无羊水过多、多胎妊娠、前置胎盘等。评估既往孕产史，有无头盆不称及难产史，有无巨大儿分娩史等。

（二）身体状况

1. 一般情况　评估产妇精神状态、有无过早出现排便感。由于胎儿枕骨持续位于骨盆后方压迫直肠，产妇自觉肛门坠胀及排便感，过早使用腹压，导致产妇精神疲惫、烦躁、不思进食。

2. 专科评估　在分娩过程中，胎头以枕后位或枕横位衔接。在下降过程中，胎头枕部遇强有力宫缩，绝大多数能转成枕前位而自然分娩。如果胎头枕骨持续不能转向前方，直至分娩后期仍位于母体骨盆后方或侧方，致使分娩发生困难者，称持续性枕后位或持续性枕横位（图 14 - 9）。阴道检查，枕后位时，胎头矢状缝位于骨盆斜径上，前囟在骨盆前方，后囟在骨盆后方；枕横位时，胎头矢状缝位于骨盆横径上，前、后囟分别在骨盆的两侧方，也可以借助胎儿耳郭及耳屏的位置及方向判定胎方位。若耳郭朝向骨盆后方，为枕后位；若耳郭朝向骨盆侧方，为枕横位。

产程中表现为产程延长，尤其是活跃期及第二产程延长，同时过早的排便会导致宫颈水肿、胎头水肿、产妇乏力等。产程延长及手术助产机会增加，胎儿宫内缺氧、新生儿窒息的发生率也会增加。

（三）心理 - 社会支持状况

产程延长会挫伤产妇阴道分娩的积极性，对阴道分娩产生恐惧感，同时担心产程时间长对胎儿不安全。

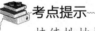
考点提示
持续性枕横位、枕后位的评估特点。

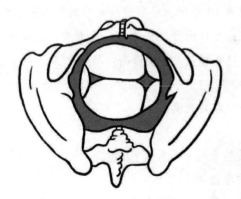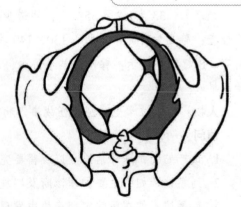

图 14 - 9　持续性枕横位、枕后位

（四）辅助检查

B超检查　观察胎方位，有助于预测胎儿大小。

电子胎心监护　监测宫缩及胎心情况。

二、护理诊断

1. 焦虑　与担心母儿安全有关。

2. 有受伤的危险（母儿）　与产程延长及手术产有关。

三、护理目标

（1）产妇能叙述焦虑的感受，接受检查与产程处理。

（2）分娩过程顺利，母婴安全。

四、护理措施

（一）治疗配合

1. 有头盆不称、胎儿窘迫、巨大儿及试产失败者，按照医嘱做好剖宫产术或阴道助产术的准备和护理。

2. 宫口扩张3~4cm后，排除头盆不称，可人工破膜，使胎头直接压迫宫颈而加强宫缩。若产力仍不佳，可以静脉滴注缩宫素。

3. 进入第二产程，若产程进展缓慢，当胎头双顶径达到坐骨棘平面或更低时，可行徒手将胎头枕部旋转至骨盆前方，等待宫缩后观察胎方位。若转至枕前位可等待自然分娩；若胎头未能转至枕前位，则转至枕后位，行产钳助娩。若胎头双顶径未降至坐骨棘平面，疑有头盆不称，则不宜中高位产钳，应行剖宫产术。

4. 配合做好预防新生儿窒息的抢救准备，出生后检查有无产伤，必要时给予抗生素和维生素 K_1，预防感染和颅内出血。

> **考点提示**
> 持续性枕横位、枕后位的产程处理要点。

5. 产后监测生命体征，注意观察宫缩及阴道流血情况。遵医嘱给予产妇缩宫素和抗生素，预防产后出血和感染。

（二）一般护理

分娩过程中，让产妇充分休息，鼓励产妇进食、饮水，必要时遵医嘱给予静脉补液，维持电解质平衡，以保持产妇良好的营养状况。指导产妇向胎儿肢体方向侧卧，利于胎儿枕部转向前方。

（三）产程监护

严密观察产程进展，掌握宫口扩张及先露下降情况。使用胎儿电子监护仪监测宫缩及胎心变化，给予吸氧，指导产妇左侧卧位或取舒适体位，协助接产过程。

（四）心理护理

建立良好的护患关系，提供陪伴分娩；向产妇及家属解释难产发生的原因及应对措施，缓解紧张、焦虑或恐惧情绪；鼓励体位纠正异常胎方位，积极试产，及时告知产程进展过程与状况；告知胎心监护仪监测胎心结合羊水性状对发现胎儿宫内窘迫的意义；不能经阴道分娩者，需向产妇及家属解释行剖宫产术或阴道手术助产的必要性，取得产妇理解和配合。

（五）健康教育

1. 指导产妇定期做产前检查，参加孕妇学校了解分娩经过及分娩机转，指导孕妇及家属正确认识难产及处理方法。

2. 指导产妇注意休息，加强营养，制订新生儿喂养和随访的计划，指导产妇和家属注意观察新生儿呼吸、面色和精神状况，发现异常及时处理。

五、护理评价

（1）及时识别异常胎方位，产妇配合处理。

（2）母婴安全度过分娩期。

【胎头高直位】

胎头以不屈不仰姿势衔接于骨盆入口，阴道检查见胎头矢状缝与骨盆入口前后径一致。包括高直前位（枕耻位）、高直后位（枕骶位）。

一、护理评估

（一）健康史

详细查看产前检查资料，如身高、骨盆测量情况，有无骨盆大小异常或各平面狭窄，评估胎儿大小。评估有无胎膜早破。评估产妇有无腹直肌分离、腹壁松弛。

（二）身体状况

1. 一般情况　评估产妇精神状态，有无因产程时间长而产生急躁情绪，评估产妇进食情况，有无脱水现象等。

2. 专科评估

（1）临产后宫颈扩张缓慢、先露下降无进展，产妇常感耻骨联合部位疼痛。

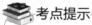
考点提示
　　胎头高直位专科评估特点。

（2）胎儿高直前位（图 14 - 10 - 1）时，胎背靠近腹前壁，不易触及胎儿肢体。阴道检查胎头矢状缝在骨盆前后径上，前囟在骶骨前，后囟在耻骨联合后；胎儿高直后位（图 14 - 10 - 2）时，胎肢体靠近腹前壁。阴道检查见前囟在耻骨联合后，后囟在骶骨前。

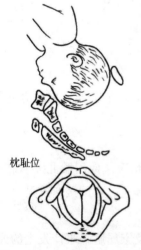
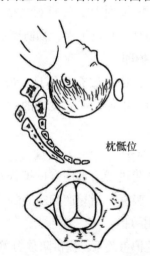

枕耻位　　　　　　　　　枕骶位

图 14 - 10 - 1　胎头高直前位　　　图 14 - 10 - 2　胎头高直后位

（三）心理 - 社会支持状况

宫颈扩张缓慢、先露下降无进展，使产妇对阴道分娩产生恐惧感，同时会担心胎儿不安全。

（四）辅助检查

B超检查可探见胎头双顶径与骨盆入口横径一致，胎头矢状缝与骨盆入口前后径一致。

二、护理诊断

1. 焦虑 与担心母儿安全有关。

2. 有受伤的危险（母儿） 与手术产有关。

三、护理目标

1. 产妇能叙述焦虑心理。

2. 产妇能正视异常，配合产程处理，母婴安全。

四、护理措施

（一）心理护理

提供陪伴分娩，减轻产妇心理压力；将检查结果及时告知产妇。不能经阴道分娩者，向产妇及家属解释剖宫产的必要性，取得产妇理解和配合。

（二）产程监护和处理

严密监护产程进展，掌握宫口扩张及先露下降情况。使用胎儿电子监护仪监测宫缩及胎心，指导产妇左侧卧位或取舒适体位。倾听产妇对宫缩痛的主诉。高直前位者，若骨盆正常、胎儿不大、产力强，应给予充分试产，加强宫缩促使胎头俯屈，若转为正常可经阴道分娩，若试产失败行剖宫产。试产过程中，加强母胎监测，谨防先兆子宫破裂的发生。高直后位者，一旦确诊应行剖宫产。

（三）产后观察

检查新生儿头皮水肿发生部位，高直前位的水肿位于新生儿枕骨正中，高直后位的水肿在新生儿两顶骨之间。

（四）健康教育

指导产妇注意休息与营养；指导产妇和家属注意观察新生儿面色、呼吸和精神状况，发现异常及时处理。

五、护理评价

母婴安全度过分娩期。

【不均倾位】

枕横位入盆的胎头前顶骨先入盆，胎头矢状缝向后靠近骶骨时，称为前不均倾位（图14-11）。若以后顶骨先入盆，胎头矢状缝向前靠近耻骨联合时，称为后不均倾位（图14-12）。

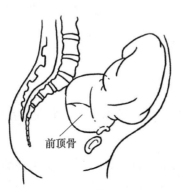 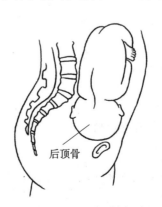

图 **14-11** 前不均倾 图 **14-12** 后不均倾

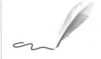

一、护理评估

（一）健康史

评估孕晚期胎头衔接情况，警惕 38 周后先露未入盆的初产妇。

（二）身体状况

1. 一般情况 评估精神及产妇进食状况，有无排尿障碍等。

2. 专科评估 前不均倾位产妇临产后胎头不易入盆。在临产初期在耻骨联合上方扪及胎儿前顶部。胎头下降困难，产程延长或停滞，产妇因胎儿前顶骨嵌于耻骨联合后方压迫膀胱，出血尿潴留及胎膜早破，阴道检查见宫颈前唇水肿，盆腔后半部空虚。

（三）心理 - 社会支持状况

产妇因产程延长极度疲惫、失去信心而产生急躁情绪，担心自身及胎儿的安危，对手术有紧张和恐惧心理。

二、常见护理诊断/问题

1. 焦虑 与产程时间长，产程无进展有关。

2. 胎儿有受伤的危险 与胎方位异常有关。

三、护理目标

（1）产妇能叙述焦虑心理。

（2）对出现的异常胎方位能及时发现，给予及时处理，母婴安全。

四、护理措施

一旦确诊前不均倾，应尽快协助剖宫产及新生儿窒息抢救准备。

五、护理评价

母婴安全度过分娩期。

> **考点提示**
> 不均倾位的概念和护理措施。

【臀先露】

臀先露（breech presentation）是最常见的异常胎位，占妊娠足月分娩总数的 3%～4%。胎儿以臀、足或膝为先露，以骶骨为指示点。

根据胎儿双下肢所取姿势的不同将其分为三类：①单臀先露或腿直先露：最多见，胎儿双髋关节屈曲，双膝关节伸直，以臀部为先露。②完全臀先露或混合臀先露，较多见，胎儿双髋关节及膝关节均屈曲犹如盘膝坐，以臀部和双足为先露。③不完全臀先露，较少见，以单足或双足，单膝或双膝或单足单膝为先露。膝先露是暂时的，产程开始后即转为足先露。

一、护理评估

（一）健康史

详细查看产前检查资料，如年龄、胎产次、骨盆测量情况，有无骨盆狭窄、巨大儿等。

（二）身体状况

1. 一般情况 妊娠晚期孕妇常感肋下或上腹部有圆而硬的胎头，胎动时季肋部有胀痛感。

2. 专科评估 子宫呈纵椭圆形，胎体纵轴与母体纵轴一致。四部触诊宫底部可触到圆而硬、按压时有浮球感的胎头；在耻骨联合上方可触到不规则、软而宽的胎臀。胎心在脐左（或右）上方听得最清楚。临产后阴道检查，若胎膜已破，可直接触及软而宽且不规则的胎足、胎臀、肛门、外生殖器等。应注意胎臀与颜面、胎足与胎手的鉴别。

（三）心理 – 社会支持状况

胎位异常可导致产程延长、宫缩乏力，胎膜早破可能导致脐带脱垂，产妇担心自身及胎儿的安危，对难产有紧张和恐惧心理。

（四）辅助检查

B 超检查 可准确探清胎臀的类型及胎儿大小、姿势、是否畸形等。

二、护理诊断

1. 恐惧 与难产或担心胎儿发育异常有关。

2. 有受伤的危险（围产儿） 与可能脐带脱垂、胎膜早破、产程延长及手术产有关。

三、护理目标

（1）孕妇接受并学会纠正异常胎位的方法。

（2）不发生或能及时发现脐带脱垂。

（3）母婴安全。

四、护理措施

（一）治疗配合

1. 加强妊娠保健 妊娠 30 周前多能自行转为头位。妊娠 30 周后仍为臀先露应采取以下方法矫正：①膝胸卧位：让孕妇排空膀胱，松解裤带，空腹时做膝胸卧位姿势（图 14 – 13），每日 2 次，每次 15 分钟，连续一周后复查。②激光照射或艾灸至阴穴：激光照射两侧至阴穴（足小趾外侧，距趾甲角 0.1 寸），也可用艾条，每日 1 次，每次 15 ～ 20 分钟，5 次为一疗程。③外倒转术：上述方法无效时，可于妊娠 36 ～ 37 周行外倒转术。因有发生胎盘早剥、脐带缠绕等严重并发症的可能，应慎重使用，最好在 B 型超声及胎儿电子监护仪监护下进行，以提高安全性。

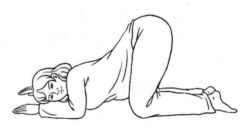

图 14 – 13 膝胸卧位

2. 分娩期护理 以对产妇和胎儿最小的损伤为原则决定分娩方式。①剖宫产：如有骨盆狭窄、软产道异常、估计胎儿体重超过 3500g、不完全臀先露、高龄初产妇、胎儿窘迫、瘢痕子宫、妊娠合并症或者有难产史者，均应选择择期剖宫产。

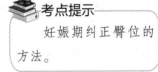

考点提示

妊娠期纠正臀位的方法。

②经阴道分娩：为防止胎膜早破、脐带脱垂，孕妇在待产过程中，宜左侧卧位休息，少活动，减少阴道检查；一旦胎膜破裂，立即抬高臀部，监测胎心，观察羊水的性状，并及时通知医师。在臀位阴道分娩过程中，如果宫口未开全，胎足已脱出阴道口，为使宫颈充分扩张，在外阴消毒后，助产士用手于宫缩时"堵住"阴道口，堵至宫口开全，防止后出胎头困难（图 14 – 14）。在堵臀的过程中，每隔 10 ～ 15 分钟监测胎心一次，做好新生儿窒息的抢救准备。临产后因先露部不能紧贴子宫下段及宫颈内口，常导致子宫收缩乏力，宫颈扩张缓慢，致使产程延长，手术产机会增多。产后出血、产褥感染及软产道损伤的机会也

会增加。

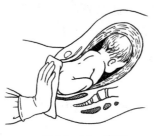

图 14-14　堵臀

3. 产后护理　新生儿出生后检查有无产伤；胎盘娩出后检查胎盘、胎膜的完整性及软产道损伤情况；遵医嘱给予缩宫素和抗生素，预防产后出血和感染。

（二）一般护理

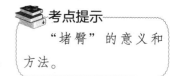考点提示

"堵臀"的意义和方法。

加强产前检查，及时发现并纠正不良胎位或终止妊娠，减少母儿并发症。分娩过程中，让产妇充分休息，鼓励产妇进食、饮水，必要时遵医嘱给予静脉补液，维持电解质平衡，以保持产妇良好的营养状况。正确指导产妇用力，避免体力消耗。

（三）产程监测

在产程中密切监测胎心变化，若发生胎膜早破立刻监测胎心，抬高床尾，慎防脐带脱垂，及时报告医生。做好新生儿窒息的抢救准备。

（四）心理护理

建立良好的护患关系，提供陪伴分娩；向产妇及家属解释臀位发生的原因及应对措施，缓解紧张、焦虑或恐惧情绪；及时告知产程进展过程与状况；不能经阴道分娩者，需向产妇及家属解释行剖宫产术或阴道手术助产的必要性，取得产妇的理解和配合，增强产妇的分娩信心。

（五）健康教育

1. 指导孕妇坚持定期产前检查，解释孕期矫正胎位的必要性，并指导孕妇采取正确卧位，提高成功率；臀位未能矫正者，应提前入院待产。

2. 指导产妇注意休息与营养，产妇和家属注意观察新生儿呼吸、面色和精神状况，发现异常及时处理。

五、护理评价

（1）矫正胎位方法正确。

（2）母婴安全度过分娩期

【肩先露】

肩先露（shoulder presentation）是对母儿最不利的胎位，胎体横卧于骨盆入口之上，先露部为肩，称肩先露。除死胎及早产儿胎体可折叠娩出外，足月活胎不可能经阴道娩出。若不及时处理，可导致忽略性肩先露（图 14-15），容易造成子宫破裂，威胁母儿生命。

一、护理评估

（一）健康史

详细查看产前检查资料，如年龄、胎产次、孕龄、骨盆测量情况，有无骨盆狭窄，有无前置胎盘，胎儿大小，羊水是否过多等。

（二）身体状况

1. 一般情况　评估产妇精神状态、有无过早出现排便

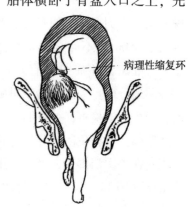

病理性缩复环

图 14-15　忽略性肩先露

感。由于胎儿枕骨持续位于骨盆后方压迫直肠，产妇自觉肛门坠胀及排便感，过早使用腹压，导致产妇精神疲惫、烦躁、不思进食。

2. 专科评估

（1）腹部外形为横椭圆形，子宫高度低于相同孕周，宫底部及耻骨联合上方空虚，腹部一侧触及胎头，另一侧触及胎臀。胎心在脐周围听诊最清楚。

（2）胎膜已破者，阴道检查触及胎儿肩胛骨、锁骨、肋骨或腋窝。若胎儿手已脱出阴道，可以"握手"的方法鉴别是胎儿的左手或右手，因为检查者只能和胎儿的同侧的手相握。

（三）心理－社会支持状况

胎位异常可导致产程延长、宫缩乏力，甚至可能出现先兆子宫破裂，产妇担心自身及胎儿的安危，对难产有紧张和恐惧心理。

（四）辅助检查

B超检查可准确探清胎产式和胎肩的位置。

二、护理诊断

1. 恐惧　与难产或担心胎儿发育异常有关。

2. 有受伤的危险　与内倒转和手术产有关。

三、护理目标

（1）产妇能表达心理想法。

（2）产时能及时发现异常，解决方法运用得当。

四、护理措施

1. 妊娠期护理　指导产妇定期产前检查，孕期发现肩先露，及时采取膝胸卧位、激光照射（或艾灸）至阴穴等方法矫正，上述矫正方法无效，试行外倒转术转成头位，并包扎腹部以固定；若失败应提前入院待产，决定分娩方式。

2. 分娩期护理　根据胎产次、胎儿大小、胎儿是否存活、宫口扩张程度、胎膜是否破裂、有无并发症等，综合决定分娩方式。

（1）足月活胎伴有产科指征，应在临产前选择剖宫产。

（2）初产妇，足月活胎，临产后行剖宫产。

（3）经产妇，足月活胎，首选剖宫产。若宫口已开至5cm以上，破膜不久，羊水未流尽，可在硬膜外麻醉下行内倒转术，转至臀先露，待宫口开全后助产娩出。

（4）双胎妊娠足月活胎，第二胎为肩先露，可行内倒转术后外固定腹部成纵产式。

（5）出现先兆子宫破裂或子宫破裂征兆时，无论胎儿死活，立即行剖宫产术。

五、护理评价

母婴安全度过分娩期。

【肩难产】

在分娩过程中，胎头娩出后，胎儿前肩嵌在母体耻骨联合上方，等待1~2次宫缩后，用常规方法仍不能娩出双肩者，称为肩难产（shoulder dystocia）。发生率依据胎儿体重而异，胎儿体重2500~4000g时发生率为0.3%~1%，胎儿体重4000~4500g时发生率为

3% ~12%，胎儿体重大于 4500g 时发生率为 8.4% ~14.6%，有 50% 的肩难产发生在正常体重的新生儿，事先无法预测。

一、护理评估

（一）健康史

详细查看产前检查资料，如年龄、胎产次、孕龄；既往有无肩难产史；有无妊娠期糖尿病、过期妊娠等。

（二）身体状况

1. 一般情况 第一产程活跃期延长，第二产程延长，产妇体力消耗大，易乏力。

2. 专科评估

评估宫高、腹围、先露高低、腹壁脂肪厚度、羊水多少，评估骨盆情况，有无骨盆狭窄；评估胎儿大小，估计胎儿体重超过 4500g 者，骨盆测量为中等大小，发生肩难产的可能性大。产妇第一产程活跃期延长，第二产程延长伴有"乌龟征"（胎头娩出后胎肩回缩，使胎儿颏部紧压会阴）。腹部检查，胎儿下降不明显，胎头娩出后，胎肩嵌顿于耻骨联合上方。阴道检查，阴道内空隙小，摸不到胎肩。

（三）心理 – 社会支持状况

产妇产程延长，心理焦虑，担心难产及胎儿安全。

（四）辅助检查

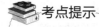
考点提示

肩难产的专科评估特征性表现。

B 超检查 测量胎头双顶径、胸径、双肩径，胎儿胸径大于胎头双顶径 1.6cm 者，有发生肩难产的可能。

二、护理诊断

1. 潜在并发症 胎儿窒息、产伤的可能。

2. 恐惧 与难产有关。

三、护理目标

（1）尽早发现肩难产，处理方法得当。

（2）产妇配合肩难产处理，母婴安全。

四、护理措施

1. 妊娠期护理 加强妊娠期营养与体重管理，避免胎儿过大。延期或过期妊娠者，应住院引产。

2. 分娩期护理 缩短胎头至胎肩娩出的间隔时间，是新生儿能否存活的关键。一旦诊断肩难产，按照以下方法配合处理。同时做好新生儿复苏抢救准备。

（1）**请求援助和会阴切开** 立即召集有经验的产科医生、麻醉师、助产士和新生儿科医生到场援助。并进行会阴切开。

（2）**屈大腿法** 让产妇双腿极度屈曲贴近腹部，双手抱膝，减小骨盆倾斜度，骶尾关节稍增宽，使嵌顿在耻骨联合上缘的前肩自然松解，同时适当用力向下牵引胎头，娩出前肩。

（3）**耻骨上加压法** 助手在耻骨联合上方触及前肩并向后下加压，使双肩径缩小，同时助产者牵拉胎头，相互配合，持续加压和牵引。注意不可用暴力。

（4）旋肩法　助产者以示指、中指伸入阴道紧贴胎儿后肩的背面，将后肩向侧方旋转，助手协助将胎头向同方向旋转，当后肩旋转至前肩位置时娩出。操作时胎背在母体右侧用左手，在左侧用右手。

（5）牵后臂娩后肩法　助产者沿骶骨伸入阴道，握住胎儿后上肢，使其肘关节屈曲至胸前，以洗脸的方式娩出后臂，从而协助后肩娩出。切忌抓胎儿上臂，以免骨折。

（6）四肢着地法　产妇转身，双手及双膝着地，改变骨盆径线，解除胎肩的嵌顿状态。

胎儿娩出后，检查软产道撕裂伤程度，逐层缝合并止血。警惕宫颈裂伤、膀胱麻痹、生殖道瘘和产褥感染。检查新生儿有无上肢骨折、臂丛神经损伤及颅内出血等。

> **考点提示**
> 处理肩难产的助产要点。

五、护理评价

（1）能迅速判断肩难产，并正确配合实施急救。

（2）母婴安全度过分娩期。

第四节　异常分娩的评估要点及处理原则

影响分娩的因素有产力、产道、胎儿及精神心理因素。分娩是一个动态过程，产力、产道、胎儿等任何一方面或两方面发生改变，均可导致分娩异常。所以要综合评估和处理，通过人为调节，可以转为正常。

一、异常分娩的评估要点

（一）母亲方面

1. 一般情况　评估产妇有无精神过度紧张、烦躁、过度通气，有无食欲减退，乏力，甚至出现尿潴留、肠胀气、电解质紊乱等。

2. 子宫收缩力　首要评估子宫收缩乏力还是过强。

（1）协调性子宫收缩乏力　为子宫具有正常的节律性、对称性和极性，但收缩力弱。子宫腔内压力≤15mmHg，持续时间短，间隔时间长而不规则，宫缩每10分钟少于2次。宫缩时手压宫底有凹陷。

（2）不协调性子宫收缩乏力　子宫收缩极性倒置，子宫收缩兴奋点来自于子宫下段的一处或多处。子宫收缩由下自上扩散，节律不规则，且宫缩时宫底不硬，而子宫下段硬，宫缩间隙子宫壁肌肉不能完全放松。此宫缩影响子宫颈口扩张及胎先露下降。

（3）协调性宫缩过强　子宫特性正常，但收缩力过强，宫腔压力≥60mmHg，宫缩频率达到10分钟5次以上。

（4）不协调性宫缩过强　子宫收缩失去节律性，但收缩力强，宫缩无间隙。

3. 宫口扩张及胎先露下降　产程进展的标记是宫口扩张及先露下降。临产后应密切观察产程进展，认真准确绘制产程图，产程曲线异常应警惕异常分娩的存在（评估内容见第十二章第一节）。

4. 胎膜早破　头盆不称或胎位异常时，先露部与骨盆之间有缝隙，前羊膜囊受力不均，宫缩时承受压力过大破裂。胎膜早破往往是异常分娩的先兆，应评估有无头盆不称或胎位异常。破膜后应查看羊水性状、立即听胎心，警惕脐带脱垂。

（二）胎儿因素

1. 胎头水肿和血肿　胎头先露因产程时间长或局部受压不均匀，先露部软组织易形成水肿，或牵拉使头皮骨膜下毛细血管发生破裂产生血肿。

2. 胎先露下降受阻　临产后，胎先露下降受阻，应评估有无骨盆狭窄、子宫收缩乏力、软产道异常、胎方位异常、胎儿过大或畸形。若潜伏期胎头迟迟不入盆，检查跨耻征是否阳性，警惕是否存在头盆不称或宫缩乏力。

3. 胎儿窘迫　临产后，产程延长，尤其是第二产程延长，会导致胎儿缺氧，胎儿代偿能力下降或失代偿。宫缩过强、过频会影响子宫胎盘血液供应。产程中评估有无胎心率异常，是否存在晚期减速、重度变异减速。

二、异常分娩的处理原则

当出现异常分娩时，应综合评估产妇的一般情况、产力、产道及胎儿情况，再决定分娩方式。决定阴道分娩的产妇，在产程中应不断评估，发现异常及时处理，决定是否改变分娩方式。

（一）一般处理

实行陪伴分娩，加强沟通交流，缓解产妇紧张情绪，必要时给予地西泮或盐酸哌替啶；鼓励产妇进食易消化的流质或半流质饮食，必要时静脉补充营养和电解质；尿潴留时给予导尿；为无法耐受产痛的产妇，实施无痛分娩或各种非药物性镇痛分娩措施，给予产妇阴道分娩信心。

（二）产力异常的处理

1. 子宫收缩乏力

（1）协调性子宫收缩乏力　寻找引起宫缩乏力的原因，检查是否有头盆不称的存在，如果有头盆不称，不能经阴道试产者，给予剖宫产。如果排除头盆不称，可以实施人工破膜、静脉滴注缩宫素加强宫缩。

（2）不协调性子宫收缩乏力　处理原则是恢复子宫收缩的对称性、极性。一般给予产妇镇静，充分休息后，可恢复为协调性子宫收缩。若不能恢复或出现胎儿窘迫，或伴有头盆不称、胎位异常者，剖宫产结束分娩。

2、子宫收缩过强

（1）协调性子宫收缩过强　以预防为主，有急产史者要提前住院，临产后提前做好接产及新生儿急救准备，产后仔细检查软产道裂伤情况。

（2）不协调性子宫收缩过强　处理原则是，无头盆不称者，给予宫缩抑制剂。无胎儿窘迫者，宫缩恢复正常后，可阴道分娩；处理后宫缩未缓解且出现胎儿窘迫者，立即行剖宫产。有头盆不称者，立即行剖宫产。

（三）产道异常的处理

有轻度头盆不称，尤其是入口平面临界狭窄者，要结合产力、胎方位、胎儿大小给予充分试产。试产过程中，密切观察产程进展，有无头盆不称、子宫先兆破裂、脐带脱垂等征象，如果有上述情况应立即行剖宫产结束分娩。

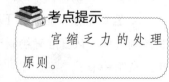

考点提示

> 宫缩乏力的处理原则。

有明显头盆不称者，对中骨盆狭窄，已出现持续性枕横位、枕后位者，可旋转胎头至枕前位，在试产时，若胎头 S ≥ +3，可行阴道分娩；若胎头 S ≤ +2，应行剖宫产。出口平面狭窄，测量坐骨结节间径加后矢状径之和，给予正确处理。

（四）胎儿及胎位异常的处理

产前 B 超提示的肩先露或脐带先露者行剖宫产。产程中发现的肩先露、高直后位、高直前位及前不均倾者，行剖宫产。对持续性枕横位或枕后位者，可徒手旋转胎头至枕前位继续试产。连体胎儿、巨大儿、胎儿窘迫短时间不能阴道分娩者，行剖宫产。双胎妊娠，第一胎是肩先露或臀位者，可考虑剖宫产；若阴道分娩出第一胎儿，第二胎为肩先露，行外倒转术不能成功改为联合转胎术仍不成功者，必要时考虑剖宫产结束分娩。

本章小结

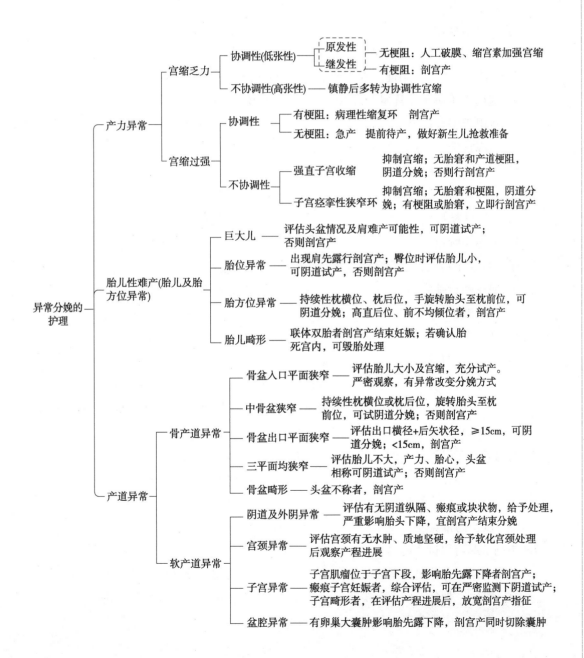

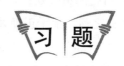

一、选择题

【A1/A2 型题】

1. 骨盆入口狭窄的临床表现，下列哪项不正确
   A. 胎膜早破
   B. 内旋转困难
   C. 产力异常
   D. 潜伏期过长
   E. 胎位异常

2. 下列哪种情况可以使用缩宫素
   A. 宫颈水肿
   B. 头盆不称
   C. 不协调宫缩乏力
   D. 协调性宫缩乏力
   E. 不协调性子宫收缩过强

3. 治疗宫缩乏力，应用催产素注意事项正确的是
   A. 适用于不协调性宫缩乏力
   B. 出现胎儿窘迫立即停药
   C. 适用于中骨盆狭窄
   D. 常用静脉推注
   E. 出现宫缩立即停止使用

4. 胎位异常不包括
   A. 左枕前位
   B. 臀位与横位
   C. 持续性枕后位
   D. 持续性枕横位
   E. 前不均倾位

5. 子宫收缩不协调，下列哪些处理是正确的
   A. 肌注哌替啶
   B. 温肥皂水灌肠
   C. 人工破膜
   D. 缩宫素引产
   E. 剖宫产

6. 使用缩宫素静滴时输注浓度配置是
   A. 5U 缩宫素加入 0.9% NaCl 250ml
   B. 2.5U 缩宫素加入 0.9% NaCl 1000ml
   C. 2.5U 缩宫素加入 0.9% NaCl 500ml
   D. 2.5U 缩宫素加入 0.9% NaCl 800ml
   E. 5U 缩宫素加入 0.9% NaCl 500ml

7. 骨盆外测量坐骨结节间径小于 8cm，进一步测量哪个径线
   A. 骶耻外径
   B. 骨盆出口后矢状径
   C. 骨盆出口前矢状径
   D. 坐骨棘间径
   E. 骶棘韧带宽度

8. 下列情况可以试产的是
   A. 头位，骨盆出口平面狭窄
   B. 臀位，骨盆出口平面狭窄
   C. 臀位，骨盆入口平面狭窄
   D. 头位，骨盆入口平面狭窄
   E. 臀位，中骨盆平面狭窄

9. 25 岁初产妇，妊娠 40 周，临产 9 小时，骨盆外测量正常，左枕后位，胎心 140 次/分，宫缩 10 ~ 15 秒/7 ~ 8 分钟，宫口开大 4cm，先露 S = 0，胎膜已破，羊水清，选择哪项处理最佳？

    A. 静脉滴注催产素   B. 肌注哌替啶

    C. 立即剖宫产   D. 等待自然分娩

    E. 静脉推注地西泮

10. 初产妇，孕 38 周，腹部检查，子宫呈椭圆形，儿头位于右侧腹，胎心在右脐旁闻及，136 次/分，子宫下段拉长压痛明显，宫缩时脐下可见环形凹陷，阴道检查宫口扩大 8cm，先露 S = 0，此时应该采取最适宜的方法是

    A. 外倒转术   B. 内倒转术

    C. 断头术   D. 剖宫产术

    E. 等待阴道分娩

11. 某孕妇身体矮小，匀称，骨盆测量数值如下：髂前上棘间径 22cm，髂嵴间径 24cm，骶耻外径 17cm，出口横径 7.5cm，对角径 11.5cm，此孕妇骨盆为

    A. 均小骨盆   B. 畸形骨盆

    C. 漏斗骨盆   D. 横径狭小骨盆

    E. 男性骨盆

12. 初产妇，宫口全开 1.5 小时，胎头已达到盆底，持续性左枕横位。哪项处理最佳

    A. 缩宫素静滴   B. 行会阴侧切术

    C. 人工协助胎头顺时针旋转 90°   D. 人工协助胎头逆时针旋转 90°

    E. 立即剖宫产

13. 低张型宫缩乏力，宫口开 2cm，先露 S^{-2}，首选

    A. 吗啡   B. 哌替啶

    C. 小剂量麦角新碱   D. 缩宫素静脉点滴

    E. 人工破膜

14. 妊娠 26 周，发现臀先露的孕妇采取的措施是

    A. 膝胸卧位   B. 激光照射至阴穴

    C. 外倒转术   D. 等待其自然转成头位

    E. 艾灸至阴穴

【A3/A4 型题】

(15 ~ 17 题共用题干)

女，28 岁，初产妇，妊娠 41 周，规则宫缩 10 小时入院。检查：髂棘间径 25cm，骶髂间径 20cm，坐骨结节间径 7cm，LOA，胎心 144 次/分。阴道检查：双侧坐骨棘内突，宫口开大 4cm，先露 S = 0，2 小时后产妇呼叫腹痛难忍，此时宫缩 60 秒/1 ~ 2 分钟，脐下有明显环形凹陷，子宫下段膨隆，压痛明显。

15. 此时产程受阻的原因是

    A. 宫缩乏力   B. 胎位异常

    C. 胎儿过大   D. 骨盆入口平面和中骨盆狭小

    E. 中骨盆和骨位出口平面狭小

16. 该产妇的临床诊断是

　　A. 子宫痉挛性狭窄环　　　　　　　　B. 漏斗型骨盆

　　C. 先兆子宫破裂　　　　　　　　　　D. 活跃期停滞

　　E. 胎儿窘迫

17. 立即采取的护理措施是

　　A. 吸氧，准备剖宫产　　　　　　　　B. 吸氧，准备行会阴切开术

　　C. 吸氧，准备行产钳助产术　　　　　D. 吸氧，应用止痛药物

　　E. 静脉滴注缩宫素，加速分娩

二、思考题

1. 请说出协调性子宫收缩乏力加强宫缩的方法。

2. 请说出协调性子宫收缩乏力治疗过程中缩宫素使用方法及护理措施。

扫码"练一练"

（赵如萍）

第十五章　分娩期并发症

学习目标

1. **掌握**　分娩期并发症的概念和护理措施。
2. **熟悉**　分娩期并发症的护理评估要点；产后出血的病因。
3. **了解**　分娩期并发症的病因和病理。
4. 学会运用护理程序为分娩期并发症妇女提供系统化整体护理。
5. 具有尊重产妇、热爱生命的人文职业素养，为产妇及其家庭提供护理和指导。

第一节　脐带脱垂

故事点睛

旁白：孕妇小刘，28岁，现停经38周，因阴道流液2小时在丈夫陪同下门诊就诊。石蕊试纸变色，找到羊水结晶，拟诊"G_1P_0，孕38周，胎膜早破"收住入院。产检：臀位，先露高浮，胎心142次/分。阴道检查宫口开2cm，扪及羊膜囊感。入院3小时后，产妇出现阴道大量流液，助产士小王听胎心发现胎心只有92次/分。

人物：由3位学生分别担任故事人物，进行即兴表演。

请问：

1. 助产士小王需要进一步做何检查？

2. 若检查宫颈口触及条索状物，有搏动感，小王应如何处理？

3. 助产士需向产妇及家属做哪些健康宣教？

　　脐带在胎膜未破时位于胎先露部前方或侧方，称为脐带先露或隐性脐带脱垂。脐带在胎膜破裂后脱出于宫颈口，降至阴道甚至阴道口外，称为脐带脱垂（prolapse of umbilical cord）（图 15－1）。发生率约1/300次分娩，是引起胎儿宫内窘迫、新生儿窒息、死胎及死产的重要原因之一。

一、概述

（一）病因

　　任何时候只要是骨盆入口未完全被胎儿填满，或先露部位没有完全固定在子宫颈，当胎膜破裂时，脐带便可能会滑入产道胎儿先露部位前。常见原因有：①头盆不称、胎头高浮。②臀先露、肩先露、枕后位等胎位异常。③胎儿过小或多胎妊娠第二胎儿娩出前。④羊水过多。⑤脐带过长、脐带附着异常。⑥低置胎盘。⑦人

考点提示

脐带脱垂的概念。

工破膜等。

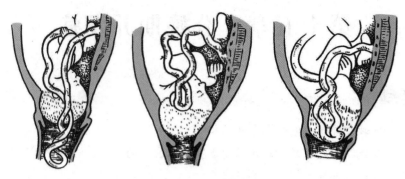

15－1 脐带脱垂

（二）对母儿的影响

1. 对母体的影响　对产妇无直接影响，但因急于抢救胎儿，致产妇剖宫产、产钳、胎吸、臀牵引等手术率明显增加，产妇产道损伤及感染机会相应增加。

2. 对胎儿的影响　发生在胎先露部尚未衔接、胎膜未破时的脐带先露，因宫缩时胎先露部下降，一过性压迫脐带致胎心率异常。胎先露部已衔接、胎膜已破者，脐带受压于胎先露部与骨盆之间，易引起胎儿缺氧，甚至胎心完全消失，以头先露最严重，肩先露最轻。若脐带血循环阻断超过 7 分钟，可胎死宫内。

二、护理评估

（一）健康史

注意评估是否存在易发生脐带脱垂的因素，如头盆不称、胎位异常、羊水过多、双胎妊娠等。详细询问此次妊娠经过，评估胎儿大小、脐带长度、胎盘位置等情况。

（二）身体状况

脐带受压不严重时，临床上无明显异常；如脐带受压严重，可出现胎心率异常。脐带先露者常于胎动、宫缩后胎心率突然变慢，改变体位、上推胎先露部及抬高臀部后迅速恢复。脐带脱垂者于自然破膜或人工破膜后出现胎心率异常，行阴道检查，可在阴道内或宫颈口内看到或触到有搏动的条索状物。若胎儿循环受阻时间过长，则脐带血管无搏动。

（三）心理－社会支持状况

当孕妇和家属得知发生脐带先露或脐带脱垂时，会感到惊慌失措，看到医护人员的紧急处理，他们会更加焦虑，担心孕妇和胎儿的安危。

（四）辅助检查

1. 胎心监护　以电子胎心监护仪、胎心多普勒超声或胎心听诊器监测或听诊胎心率至少完整的一分钟，并在子宫收缩末期和几次宫缩后再次监测。出现脐带脱垂时，电子胎心监护图形会出现胎心过缓，晚期减速，反复、严重的变异减速。对存在可能引起脐带脱垂因素的产妇临产后行胎心监护，可早期发现脐带受压。

2. B 型超声检查　在胎先露部一侧或其下方找到脐血流声像图有助于明确诊断。

三、常见护理诊断/问题

1. 有围生儿受伤的危险　与脐带受压、脐血流受阻影响胎儿氧气供给有关。

2. 有感染的危险　与手术、破膜后感染机会增加有关。

3. 焦虑 与担心胎儿安危有关。

四、护理目标

（1）胎儿顺利出生。

（2）产妇无感染发生。

（3）产妇主诉心理及生理上舒适感增加。

五、护理措施

（一）预防脐带脱垂

（1）妊娠晚期及临产后，超声检查有助于尽早发现脐带先露。

（2）对临产后胎先露迟迟未入盆、胎位异常、羊水过多和多胎妊娠者，临产后卧床待产，尽量不做或少做肛查或阴道检查，勤听胎心。

（3）掌握人工破膜的指征及时机，破膜应在宫缩间歇期，预计宫缩即将开始时进行，破膜后将手留置于阴道内等候 1~2 个宫缩，控制羊水流出的速度。

（二）脐带先露的护理

经产妇、胎膜未破、宫缩良好者，取头低臀高位，勤听胎心，同时给产妇吸氧，等待胎头衔接。宫口逐渐扩张，胎心仍保持良好者，可协助经阴道分娩。初产妇、足先露或肩先露者，做好剖宫产终止妊娠的护理配合。

（三）脐带脱垂的护理

发现脐带脱垂，胎心尚好，胎儿存活者，应争取尽快娩出胎儿并做好新生儿窒息的抢救准备。

（1）发现有脐带脱垂时，助产士将戴手套的手指置于阴道内，将胎先露部往上推，以缓解脐带受压。指导产妇采取膝胸卧位或将床调成头低臀高位，并以此体位将产妇移送产房或手术室，予吸氧，电子胎心监护仪严密监测胎心率，了解脐带受压是否缓解。

（2）若胎儿存活，宫口开全，胎先露部低于坐骨棘，行胎头吸引或产钳术、臀先露行臀牵引术。阴道助产有困难或宫口未开全，遵医嘱应用抑制子宫收缩的药物，以缓解或减轻脐带受压，配合医师行剖宫产术尽快结束分娩。待胎儿娩出，助产士置于阴道内的手再退出阴道。

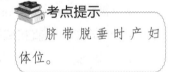

考点提示

脐带脱垂时产妇体位。

（3）若胎儿已死亡，脐带搏动停止，胎心音消失，则待宫口开全，配合医师行穿颅术终止妊娠。

（四）预防感染

行阴道检查或阴道手术助产时注意无菌操作。产后保持外阴清洁，使用消毒会阴垫，会阴擦洗每日 2 次。若破膜达到或超过 12 小时，按医嘱使用抗生素。

（五）心理护理

用婉转的语言将脐带脱垂对胎儿威胁的严重性及时告知产妇及家属，以取得他们的配合。解释治疗方案，给予心理支持，缓解焦虑。

（六）健康教育

（1）定期产前检查，及时发现与纠正异常胎位，纠正有困难，或骨盆狭窄者应提前住院待产。

（2）头盆不称、先露高浮、羊水过多、胎位异常者，于临产前应减少活动，防止胎膜早破。一旦发生胎膜破裂，应取头低臀高位，尽快就医。

（3）脐带脱垂无明显的外在征象，因此胎先露未完全入盆的孕妇发生胎膜破裂应卧床休息；胎儿先露部已完全固定，脐带脱垂的危险性很小，可鼓励产妇下床走动。

六、护理评价

（1）胎儿顺利娩出，新生儿健康。

（2）产妇未发生感染。

（3）产妇情绪稳定。

第二节 子宫破裂

故事点睛

旁白： 汪女士，28 岁，G_1P_0，因"停经 41^{+2} 周"入院。予缩宫素静脉点滴引产，宫口开全后 1 小时产程无进展，评估发现：胎头 S^{-2}，腹部呈葫芦状，子宫上下段交界处可见明显环状凹陷，逐渐上升。产妇烦躁不安，下腹疼痛难忍，少量阴道流血，排尿困难，导尿见血尿，听诊胎心率 180 次/分。小张是当天为其接生的助产士，汪女士丈夫陪产。

人物： 由 3 位学生分别担任故事人物，进行即兴表演。

请问：

1. 根据汪女士出现的情况，小张如何采取应对措施？

2. 小张应该为产妇及其家属做哪些健康宣教？

子宫破裂（rupture of uterus）是指在妊娠晚期或分娩期子宫体部或子宫下段发生破裂。易发生于经产妇，是直接威胁母婴生命的产科严重并发症。

一、概述

（一）分类

根据原因分为自发性破裂和损伤性破裂。自发性破裂分为三类：难产性破裂，药物性破裂，瘢痕性破裂。损伤性破裂分为助产手术损伤破裂、助产压腹损伤破裂及腹部外伤性破裂。根据发生的部位分为子宫体部破裂和子宫下段破裂；根据破裂的时间分为妊娠期破裂和分娩期破裂；根据破裂的程度可分为不完全性破裂（子宫肌层部分或全层裂开，但浆膜层完整，宫腔与腹腔未相通，胎儿及其附属物仍在宫腔内）和完全性破裂（子宫内膜层、肌层与浆膜层均断裂，使宫腔与腹腔直接相通）。

（二）病因

目前发达国家子宫破裂最常见的原因为剖宫产术后瘢痕破裂，我国最常见的原因为梗阻性难产和宫缩剂使用不当。可自然破裂，也可由于分娩前缩宫剂使用不当及分娩时手术创伤等引起损伤性破裂。

📖 考点提示

子宫破裂最常见的原因。

1. 瘢痕子宫 较常见原因。子宫壁原有瘢痕的孕产妇，在妊娠晚期或分娩期由于宫腔内压力增高可使瘢痕部位发生裂开。见于既往曾行剖宫产术、子宫肌瘤摘除术、宫角切除术、子宫成形术等妇女。

2. 胎先露下降受阻　骨盆狭窄、头盆不称、胎位异常（如忽略性横位）、胎儿异常（脑积水、联体儿）及软产道阻塞（如子宫下段或宫颈肿瘤、阴道横隔等）时，胎先露部下降受阻，为克服阻力引起强烈宫缩，导致子宫下段过分伸展变薄而发生子宫破裂。

3. 子宫收缩药物使用不当　胎儿娩出前不适当使用促子宫收缩的药物，如缩宫素、前列腺素等，或子宫对缩宫素非常敏感，引起子宫收缩过强，导致子宫破裂。

4. 创伤　多发生于阴道助产手术施术不适当或过于粗暴，如忽略性横位时强行内倒转术、宫颈口未开全时行产钳助产或臀牵引术、毁胎术等。对植入性胎盘强行剥离，分娩时施暴力腹部加压，妊娠晚期腹部受外伤等也是引起创伤性子宫破裂的原因。

5. 其他　子宫发育不良、畸形、多次刮宫等，使子宫肌层存在薄弱处，在妊娠晚期及分娩过程中，子宫压力升高使子宫薄弱部位裂伤甚至完全破裂。

（三）对母儿的影响

1. 对母体的影响　子宫破裂后可引起产妇腹腔内大量出血，若止血不及时，可引起失血性休克、凝血功能障碍、产后大出血；出血及破裂口的污染使感染发生率增加；破裂口感染、无法修补者需切除子宫；子宫破裂使羊水栓塞发生率明显增加；严重者可引起孕产妇死亡。

2. 对胎儿的影响　强烈的宫缩、子宫破裂、胎盘血流减少影响胎儿氧气的供给，可引起胎儿宫内窘迫，甚至胎死宫内。

二、护理评估

（一）健康史

了解产妇既往分娩史、手术史，此次妊娠骨盆测量及胎儿大小、胎儿发育状况等，有无胎位不正、头盆不称；此次分娩过程中是否使用过量的宫缩剂，是否有粗暴的宫内操作、腹部加压、阴道助产手术操作史等。

（二）身体状况

子宫破裂多见于分娩过程中，通常是一个渐进发展的过程。此过程多数可分为两个阶段：先兆子宫破裂和子宫破裂。

1. 先兆子宫破裂　临产后，当胎先露下降受阻时，强有力的子宫收缩使子宫下段逐渐变薄，而子宫上段更加增厚变短，在子宫体部和子宫下段之间形成明显的环状凹陷，称为病理性缩复环（图15-2）。不同于子宫痉挛性狭窄环，此环状凹陷可随着产程进展逐渐上升达脐平或脐上。由于子宫呈强直性收缩或痉挛性收缩过强，产妇烦躁不安，呼吸、心率加快，下腹剧痛难忍。胎儿先露部压迫膀胱，使膀胱充血，出现排尿困难及血尿。过频、过强的子宫收缩使胎儿血供受阻，胎心率改变或听不清。病理性缩复环、下腹部压痛、胎心率异常和血尿成为先兆子宫破裂的四大主要表现，其中以病理性缩复环最为典型。

2. 子宫破裂

（1）不完全性子宫破裂　多见于子宫下段剖宫产切口瘢痕裂开。常缺乏先兆子宫破裂的典型症状和体征，

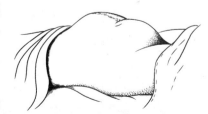

15-2　病理性缩复环

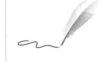

仅在不全破裂处有明显压痛。若破裂口累及两侧子宫动脉可导致急性大出血。破裂发生在子宫侧壁阔韧带两叶间，可形成阔韧带内血肿，查体可在子宫一侧扪及

逐渐增大且有压痛的包块，伴有胎心率异常。

（2）完全性子宫破裂　常发生于瞬间，产妇突然感到腹部撕裂样疼痛，子宫收缩骤然停止，腹痛暂时缓解。因羊水、血液进入腹腔，随之出现全腹疼痛，呈持续性加重。同时，产妇出现呼吸急迫、面色苍白、脉搏细弱、血压下降等休克征象。

> **考点提示**
> 生理性缩复环、痉挛性狭窄环、病理性缩复环的区别。

腹部检查：产妇出现全腹压痛、反跳痛，腹壁下可清楚扪及胎体，子宫位于侧方，胎心、胎动消失。阴道检查：产妇阴道有鲜血流出，下降中的胎先露升高甚至消失，曾扩张的宫口缩小。子宫体部瘢痕裂开时多为完全性，注意其先兆子宫破裂征象常不明显。

（三）心理-社会支持状况

产妇及家属因剧烈腹痛或大出血感到焦虑，甚至恐惧，因胎儿死亡或需切除子宫而感到悲哀。

> **考点提示**
> 1. 先兆子宫破裂的主要表现。
> 2. 完全性子宫破裂的症状和体征。

（四）辅助检查

1. 实验室检查　血常规检查可见血红蛋白值下降、白细胞计数增加，尿常规检查可见有红细胞或肉眼血尿。

2. B型超声检查　可显示胎儿与子宫的关系，确定子宫破裂的部位。

3. 腹腔穿刺　可证实腹腔内出血。

三、常见护理诊断/问题

1. 疼痛　与子宫收缩过强、过频及子宫破裂后液体刺激腹膜有关。

2. 组织灌注量不足　与子宫破裂后大量出血有关。

3. 有感染的危险　与多次阴道检查、大出血抵抗力下降等有关。

4. 预感性悲哀　与子宫破裂需切除子宫及胎儿死亡有关。

四、护理目标

（1）产妇子宫收缩过强受到抑制，疼痛减轻。

（2）产妇低血容量得到纠正和控制。

（3）产妇未发生感染。

（4）产妇情绪得到调整，悲哀程度减轻。

五、护理措施

（一）预防子宫破裂

（1）既往有剖宫产史、子宫手术史、难产史，产前检查发现骨盆狭窄、胎位异常者，做好分娩计划，必要时提前择期剖宫产终止妊娠。

（2）严格掌握促子宫收缩药物使用的指征和方法，合理使用缩宫素，遵循低浓度、低滴速、专人守护的原则。

（3）密切观察产程进展，一旦发现先兆子宫破裂的征象，立即报告医师并停止缩宫素的使用和一切操作。

（4）正确掌握产科手术助产的指征和操作规程，阴道助产术后需仔细检查软产道，发现损伤及时修补。

（二）先兆子宫破裂的护理

严密监测产程进展情况，及时发现导致难产的诱因，出现宫缩过强、下腹部压痛、胎心率改变或病理性缩复环时，应立即报告医师。立即停止使用缩宫素，遵医嘱抑制宫缩，如吸入麻醉或静脉全身麻醉、肌内注射哌替啶 100mg 等；密切监测产妇生命体征，吸氧，尽快做好剖宫产术前准备。

考点提示

先兆子宫破裂的治疗要点。

（三）子宫破裂的护理

（1）快速建立静脉通道，遵医嘱迅速输液、输血、吸氧、保暖、监测生命体征、记录液体出入量等抗休克护理。

（2）无论胎儿是否存活，均应在抢救休克的同时，尽快手术。根据破口大小、是否整齐、有无明显感染等情况，行破口修补术、子宫次全切除或全切除术。快速做好术前准备。

（3）术前、术后遵医嘱给予大量广谱抗生素预防感染。

考点提示

子宫破裂的治疗原则。

（四）心理支持

及时告诉产妇及家属相关治疗计划；鼓励产妇及家人表达其焦虑、恐惧与悲伤等情绪。对胎儿死亡者，认真倾听产妇内心感受，帮助产妇及家属度过悲伤期。选择适当的时机向产妇及其家属说明子宫破裂对再次妊娠的影响及下次妊娠的注意事项，帮助产妇和家属调整心态。

（五）健康教育

（1）加强育龄妇女的计划生育宣教，避免多次人工流产。

（2）剖宫产术、子宫肌瘤摘除术、子宫修补术后应避孕 2 年后再怀孕。

（3）宣传孕期保健知识，加强产前检查。有子宫破裂高危因素者，在预产期前 1~2 周入院待产。

考点提示

子宫手术后避孕时间。

六、护理评价

（1）产妇的血容量得到及时补充，手术经过顺利。

（2）出院时产妇白细胞计数、血红蛋白正常，伤口愈合好且无并发症。

（3）出院时产妇情绪较为稳定，饮食、睡眠基本恢复正常。

第三节　软产道损伤

故事点睛

旁白：钱女士，28 岁，初产妇，孕 39^{+2} 周，规律腹痛 1 小时由母亲和丈夫陪伴入院。1 周前超声检查估计胎儿体重 4100g。助产士小刘为其做入院检查。产检：宫高 38cm，腹围 105cm，胎心 140 次/分，先露头，宫缩 30s/（4~5）min，$S^{-2.5}$，宫口开 1cm，质地软，中位，宫颈管退缩约 50%。骨盆外测量径线正常。入院 B 超示：

BPD 10.0cm。入院后小刘密切观察产程进展，宫口开全40分钟后因胎头持续位于 S^{+1} 无下降，出现宫缩减弱，遵医嘱予缩宫素静滴，宫缩正常后适时上台接产，常规予会阴左侧切开术协助胎儿娩出。新生儿体重4150g，Apgar评分10分，5分钟后胎盘胎膜自娩完整，但发现阴道有较多鲜红色血液流出。

人物： 由4位学生分别担任故事人物，进行即兴表演。

请问：

1. 根据钱女士目前的状况，助产士小刘如何处理？

2. 若发现会阴切口有延撕，肛门括约肌部分断裂，小刘应怎么做？

3. 出院前小刘应该为产妇及其家属做哪些健康宣教？

软产道是指由子宫下段、宫颈、阴道、盆底及会阴等软组织形成的弯曲管道，在一定的张力和压力下可以伸展，使胎儿经由阴道娩出。当软产道承受的张力和压力超过其最大扩张限度或助产操作不当时，可导致软产道及邻近器官的损伤，即软产道损伤，最常见的是会阴阴道裂伤、宫颈裂伤。

单纯的会阴部损伤称会阴裂伤，而多数的会阴裂伤常伴有阴道下段的撕裂，将伴有阴道下段撕裂的会阴裂伤称为会阴阴道裂伤。

所有经阴道分娩者尤其是初产妇都有可能发生宫颈撕裂，多不超过0.5cm，无活动性出血，无须治疗。当裂伤超过1cm，伴有活动性出血需要修补缝合时称为宫颈裂伤。软产道严重裂伤可引起产后出血。

一、护理评估

（一）健康史

评估产妇既往是否有急产史，宫颈、阴道、会阴手术史。详细询问此次妊娠经过，注意评估有无巨大儿、胎位异常、会阴发育不良等易发生软产道损伤的高危因素。

（二）身体状况

1. 症状 宫颈撕裂裂口不超过1cm，常无活动性出血；撕裂过大、过深或累及血管可导致大量出血。会阴阴道裂伤常表现为胎儿娩出后阴道流出鲜红色血液，胎盘娩出后子宫收缩良好，阴道口仍持续有鲜血流出。

2. 体征 宫颈裂伤一般是横行裂伤，裂口常在宫颈口3点和/或9点处，撕裂有时可达穹窿部，宫颈环形裂伤较少见。会阴阴道裂伤，按裂伤程度分为4度：Ⅰ度裂伤是指会阴部皮肤及阴道口黏膜撕裂，未伤及肌层，出血一般不多；Ⅱ度裂伤指伤口已达会阴体筋膜及肌层，累及阴道后壁黏膜，常有较多出血；Ⅲ度裂伤指已伤及肛门外括约肌，直肠完整；Ⅳ度裂伤指肛门、直肠和阴道完全贯通，直肠肠腔外露，组织损伤严重，但出血可不多。

（三）心理-社会支持状况

损伤严重发生较多出血，产妇及家属常紧张、恐惧，担心生命受到威胁。损伤修补后的疼痛，活动、排便受限，担心术后愈合及不良影响，使产妇常感烦躁、焦虑。

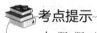

考点提示

会阴阴道裂伤的分度。

（四）辅助检查

查血常规、出凝血时间、血型等。

二、常见护理诊断/问题

1. 组织完整性受损 与软产道撕裂及愈合情况有关。

2. 有感染的危险 与失血、修补缝合手术操作及粪便污染有关。

3. 排便形态改变 与会阴阴道裂伤损伤肛门括约肌有关。

4. 焦虑 担心术后愈合及对性生活的影响。

三、护理目标

（1）损伤部位修补后正常愈合。

（2）产妇术后无感染症状，血象检查正常。

（3）产妇能自主控制排便。

（4）产妇能描述自己的焦虑，心理舒适感增加，感到自己被支持。

四、护理措施

（一）预防软产道损伤

（1）经阴道分娩者，分娩前应充分评估，发现软产道损伤的高危因素，做好预防和保护。

（2）正确保护会阴，行会阴切开时注意防止切口，根据情况适当做较长的切口。

（3）严密观察产力、产程进展，防止第二产程延长，避免宫颈受压时间过长致宫颈水肿，对急产者做好会阴保护。

（4）严格掌握阴道助产术的适应证和禁忌证，在宫颈口未开全前不可行阴道助产术。规范助产操作，避免宫颈裂伤。助产术后常规检查软产道。

（二）病情观察

产后注意观察外阴、阴道局部是否出现有波动感的血性包块，尤其产妇诉说有局部胀痛时；观察阴道出血量，及时发现软产道的血肿、裂伤。

（三）治疗配合

裂伤浅、可自然对合者可不缝。有活动性出血、深及黏膜下或皮下组织者，皆应按止血、对合组织结构关系的原则缝合。对于严重的软产道损伤应报告医师，协助医师做缝合修补手术。注意无菌操作。

（四）防止感染

术后保持会阴清洁干燥，每日用消毒溶液擦洗会阴2次。遵医嘱使用抗生素防止感染。

（五）饮食指导

指导产妇高蛋白、高维生素饮食，以利于创口愈合。会阴阴道Ⅲ、Ⅳ度裂伤的产妇予无渣半流质饮食3天（为保持5天内不排便，可同时服用复方樟脑酊2ml，或阿片酊0.5ml，每天3次）。术后第4天晚口服液体30ml，软化大便。

（六）健康教育

（1）重视孕期保健，定期产前检查，以便及早发现巨大儿、胎位异常、软产道异常等易引发软产道损伤的因素。

（2）宫口开全后配合助产士的指导，正确使用腹压。

（3）指导产妇产后锻炼肛门括约肌，适当进食粗纤维食物，避免腹泻和便秘；使用消毒会阴垫，及时更换；大便后及时清洗会阴；避免长时间侧卧于损伤侧，预防感染。

五、护理评价

（1）产妇软产道裂伤得到及时修补缝合，伤口愈合好。

（2）出院时产妇血象正常，无并发症。

（3）会阴Ⅲ、Ⅳ度裂伤的产妇学会肛门括约肌功能锻炼方法。

（4）产妇心理舒适度增加，无焦虑。

第四节 产后出血

故事点睛

旁白：秦女士，38岁，因"G_1P_0，孕40周，不规则宫缩伴见红2小时"入院待产。规律宫缩后由助产士小王为其导乐，产程中因宫缩乏力遵医嘱予缩宫素加强宫缩，阴道自然分娩一活男婴。胎儿娩出后无明显阴道流血，胎盘娩出后流血增多，呈间歇性，色暗红，有凝血块。

人物：由三名学生分别担任故事人物，进行即兴表演。

请问：

1. 助产士小王应做哪些检查来帮助判断阴道流血的原因？

2. 可能会有什么样的检查结果？根据检查结果小王应采取哪些应对措施？

3. 出院前小王应该为产妇及其家属做哪些健康宣教？

正常经阴道分娩的产妇平均失血量300～350ml。若胎儿娩出后24小时内阴道分娩者出血量超过500ml，剖宫产者出血量超过1000ml，称产后出血（postpartum hemorrhage，PPH）。出血量的测量是从胎儿娩出到产后24小时，包括3个时间段：胎儿娩出到胎盘娩出前、胎盘娩出到产后2小时、产后2小时到产后24小时。产后出血80%以上发生在产后2小时内，应留产房观察，注意出血征象，故又称为第四产程。产后出血是分娩期严重并发症之一，居我国产妇死亡原因首位。

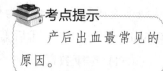

考点提示

产后出血的概念。

产后出血的原因主要有子宫收缩乏力、胎盘因素、软产道裂伤、凝血功能障碍4个方面。产后出血可由单一因素所致，也可多因素并存，这些因素互为因果或互相影响。

1. 子宫收缩乏力 产后出血最常见的原因，占产后出血总数的70%～80%。分娩过程中，当胎盘剥离后，必须靠子宫肌肉的收缩使胎盘部位的子宫内动脉关闭，以达止血效果。所以影响产后子宫肌收缩和缩复功能的因素均可引起产后出血。常见因素如下。

考点提示

产后出血最常见的原因。

（1）全身性因素 产妇精神过度紧张、体质虚弱或合并慢性全身性疾病等。

（2）产科因素 异常胎位梗阻性难产，致使产程延长，体力消耗过多；产科的并发症，如前置胎盘、胎盘早剥、妊娠期高血压疾病、胎膜早破、羊膜腔感染；合并贫血等。

（3）子宫因素 子宫过度膨胀，如双胎妊娠、巨大儿、羊水过多等，使子宫肌纤维过度伸展；产妇子宫肌纤维发育不良或病变，如子宫畸形或子宫肌瘤等；子宫肌壁的损伤，如剖宫产史、肌瘤剔除术后、产次过多过频等。

（4）药物因素 分娩过程中过多使用镇静剂、麻醉剂或宫缩抑制剂。

2. 胎盘因素 按胎盘剥离情况可分为以下类型。

（1）胎盘滞留 胎儿娩出后，胎盘剥离排出的时间一般不超过15分钟，若30分钟仍不排出，将影响胎盘剥离面血窦的关闭致出血过多。常见原因有①胎盘剥离不全：第三产程胎盘尚未完全剥离，过早按压子宫或牵拉脐带影响胎盘正常剥离。②膀胱充盈：阻碍已剥离胎盘下降，影响子宫收缩导致出血。③胎盘嵌顿：因子宫收缩剂应用不当，引起子宫颈内口形成痉挛性狭窄环，使已剥离的胎盘嵌顿于宫腔，多为隐性出血。

（2）胎盘植入 指胎盘绒毛在其附着部位与子宫肌层紧密相连。根据胎盘绒毛侵入子宫肌层的深度分为胎盘粘连、胎盘植入和穿透性胎盘植入。胎盘绒毛全部或部分黏附于子宫肌层表面，不能自行剥离，称为胎盘粘连。绒毛穿透子宫壁表层，植入子宫肌层，称为胎盘植入。绒毛穿透子宫肌层到达或超过子宫浆膜面称为穿透性胎盘植入。完全性粘连或植入者出血不多，部分胎盘粘连或植入因已剥离的部分血窦开放而未剥离的部分影响子宫收缩而致出血增多。常见原因有①子宫内膜损伤：多次人工流产史、宫腔感染等。②胎盘附着部位异常：胎盘附着于子宫下段、子宫角、子宫颈等。③子宫手术史：剖宫产史、子宫肌瘤摘除术后。

（3）胎盘胎膜残留 副胎盘、部分胎盘小叶或部分胎膜残留于宫腔，影响子宫收缩致出血。

3. 软产道裂伤

子宫收缩力过强、产程进展过快（急产）、胎儿过大、胎位异常、接产时未保护好会阴或阴道手术助产（如产钳助产、臀牵引术等）操作不当、软产道静脉曲张、会阴水肿、软产道组织弹性差时，均可致产后出血。

4. 凝血功能障碍

任何原发或继发的凝血功能异常均可引起产后出血，见于①产科并发症，如妊娠期高血压疾病、胎盘早剥、羊水栓塞、死胎等疾病，可引起弥散性血管内凝血而导致子宫大量出血。②孕前就已存在的疾病，如肝脏疾病、原发性血小板减少、再生障碍性贫血等，因凝血功能障碍可引起手术创伤处及子宫剥离面出血。

知识链接

产后出血原因

有学者用4个"T"概括产后出血的原因：Tone（张力）：主要指子宫收缩乏力；Tissue（组织）：指胎盘因素引起的产后出血；Trauma（损伤）：指会阴、阴道、宫颈等软产道裂伤；Thrombin（凝血）：指凝血功能障碍性疾病。

一、护理评估

（一）健康史

评估产妇有无与产后出血相关的健康史：①有无导致凝血功能障碍的合并症、并发症。

②分娩过程中产妇是否精神过度紧张，临产后有无过多使用镇静剂、麻醉剂。③有无产程过长或难产，产妇体力衰竭。④分娩过程中是否因子宫收缩过强而引起软产道裂伤。⑤分娩后胎盘剥离情况，娩出的胎盘胎膜是否完整。

（二）身体状况

产后出血的主要临床表现是阴道出血过多、失血性休克征象及近期或者远期并发症。

1. 评估阴道出血量 常见方法如下。

（1）面积法 按接血纱布血透面积粗略估计失血量，10cm×10cm（4层纱）约为10ml。

（2）称重法 失血量（ml）=［胎儿娩出后所有敷料湿重（g）-胎儿娩出前所有敷料干重（g）］/1.05。

（3）容积法 用专用的产后聚血器或弯盘收集阴道出血，然后用量杯测量出血量。

（4）休克指数法（shock index，SI） 休克指数=脉率/收缩压（mmHg）。SI=0.5，血容量正常；SI<0.9，估计失血量小于500ml；SI=1.0为轻度休克，失血量500~1500 ml（10%~30%）；SI=1.5，失血量1500~2500ml（30%~50%）；SI=2.0，失血量2500~3500ml（50%~70%）。

2. 评估阴道出血原因 可根据出血发生的时间与胎儿、胎盘之间的关系及出血特点等分析产后出血的原因，具体内容见表15-1。

表15-1 不同病因致阴道出血特点

原因	发生时间	出血特点	体征
宫缩乏力	胎盘娩出后	血液能自凝，间歇性，暗红色	子宫软、轮廓不清，摸不到宫底；按摩时子宫变硬，一旦停止子宫失去张力
胎盘因素	胎盘娩出前、后	血液能自凝	胎盘、胎膜残留；胎盘、胎膜剥离不全，胎盘滞留，胎盘嵌顿；胎盘粘连或植入
软产道裂伤	胎儿娩出后	血液能自凝，持续性，血色鲜红	宫颈裂伤多在宫颈两侧，个别裂至子宫下段；阴道、会阴裂伤；宫缩良好
凝血功能障碍	孕前或妊娠期已有出血倾向	血不凝，不易自止	子宫收缩好；娩出胎盘胎膜完整；产道无损伤；全身多部位出血、身体瘀斑

若阴道流血不多，但产妇有严重的失血症状和体征，且产妇诉说会阴部疼痛，应考虑隐匿性软产道损伤。

产妇产后无阴道流血或流血很少，需注意血液积存在宫腔或阴道内，腹部加压后，有血块或暗紫色血液自阴道内流出，称为隐性出血。如不及时发现，最终可导致产妇死亡。

3. 失血性休克 健康产妇失血量如不超过其血容量的1/10，可不引起休克表现。若产程延长，产妇有精神创伤和体力消耗，或合并有贫血、妊娠期高血压疾病、慢性疾病等，则对

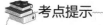

考点提示

产后出血原因的判断方法。

失血的耐受性降低，虽失血量＜500ml，也可出现休克。表现为头晕、心悸、心慌、面色苍白、脉搏细速、血压下降等。

4. 并发症

（1）贫血　由于急性失血，造成外周血红细胞容量减少，出现急性贫血的症状。表现为头晕、乏力、胸闷心慌、脉搏变快、皮肤黏膜苍白等。

（2）急性肾损伤　由于产后出血引起肾脏血流灌注不足，造成肾前性肾功能损伤。若低灌注持续，继而发展为急性肾小管坏死。表现为少尿、无尿、氮质血症等。

（3）希恩综合征　产后发生大出血、休克，腺垂体组织易缺氧、变性坏死，致腺垂体功能低下而出现一系列临床综合症状，称为希恩综合征。临床表现为闭经、无泌乳、性欲减退、毛发脱落、第二性征衰退、生殖器官萎缩及畏寒、嗜睡、疲劳、记忆力减退、厌食、恶心、呕吐等。

（三）心理－社会支持状况

发生产后出血，尤其凝血功能障碍引起的黏膜、皮肤、针眼出血时，产妇和家属常会感到惊恐，担心产妇安危，把全部希望寄托于医护人员，希望紧急救助。

（四）辅助检查

1. 实验室检查　抽血查血常规，出、凝血时间，纤维蛋白原、凝血酶原时间等。

2. 测量中心静脉压　中心静脉压＜2cmH$_2$O时，提示静脉回流不足，血容量不足。

二、常见护理诊断/问题

1. 组织灌注量不足　与大量阴道流血、失血过多有关。

2. 有感染的危险　与出血多、抵抗力降低及手术操作有关。

3. 恐惧　与大量失血担心自身安危有关。

4. 潜在并发症　失血性休克、希恩综合征。

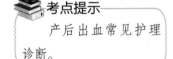
考点提示
　产后出血常见护理诊断。

三、护理目标

（1）积极采取止血措施，产妇出血症状得到控制，生命体征平稳。

（2）产妇住院期间未发生感染。

（3）产妇情绪稳定，积极配合治疗和护理。

四、护理措施

（一）预防产后出血

1. 产前预防　加强孕期保健，定期进行产前检查，及时治疗妊娠并发症、合并症，有高危因素不宜妊娠者，早孕时及时终止妊娠。对患有贫血、血液系统疾病、肝炎、双胎、羊水过多、妊娠期高血压疾病等孕妇，应转诊到有输血和抢救条件的医院入院待产。

2. 产时预防　第一产程：密切观察产程进展，消除产妇的紧张情绪，保证充分休息，合理使用子宫收缩药物，避免产程延长。第二产程：指导产妇正确使用腹压，防止胎儿娩出过急过快，适时适度做会阴切开。头位胎儿前肩娩出后、胎位异常胎儿全身娩出后、多胎妊娠最后一个胎儿娩出后，立即肌内注射缩宫素减少产后出血。第三产程：胎盘未剥离前，不可过早牵拉脐带或按摩、挤压子宫；胎盘娩出后仔细检查胎盘胎膜的完整性，测量出

考点提示
　产后出血产时预防。

血量。

3. 产后预防　产后2小时是发生产后出血的高危时段，胎盘娩出后2小时内，产妇留在产房监护，严密观察子宫收缩、宫底高度、阴道出血等情况，鼓励产妇及时排空膀胱。

（二）一般护理

（1）产妇宜卧床休息，注意保暖，病情缓解后指导产妇逐渐增加活动量，适应日常生活；保持病室安静、清洁、空气流通。

（2）加强营养，少量多餐，以富含蛋白质、维生素、铁元素，易消化的饮食为主。

（3）协助产妇及时排空膀胱，促进子宫收缩。

（三）病情观察

密切监测体温、脉搏、呼吸、血压等生命体征的变化，观察产妇面色、尿量、阴道出血量、子宫底高度、子宫体硬度及轮廓等，注意有无全身出血倾向；观察恶露的量、颜色、气味及会阴伤口情况，注意是否有感染征象。

（四）治疗配合

产后出血的治疗原则是针对出血原因迅速止血、补充血容量、纠正失血性休克、防止感染。

1. 子宫收缩乏力

（1）加强宫缩　是最迅速有效的止血方法。

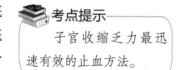
考点提示
　　子宫收缩乏力最迅速有效的止血方法。

1）按摩子宫　①腹壁单手按摩法：助产者一手置于宫底部，拇指在前壁，其余4指在后壁，均匀有节律地按摩宫底（图15-3）。②腹壁双手按摩法：助产者一手在产妇耻骨联合上缘按压下腹中部，将子宫向上托起，另一手握住宫体，使其超出盆腔，在子宫底部有节律地按摩（图15-4）。③腹部-阴道双手按摩法：助产者一手握拳置于阴道前穹隆，顶住子宫前壁，另一手屈掌自腹壁按压子宫底后壁使宫体前屈，双手相对紧压子宫并作节律地按摩（图15-5）。按压时间以子宫恢复正常收缩，并能保持收缩状态为止。按摩时应注意无菌操作，并配合使用宫缩剂。

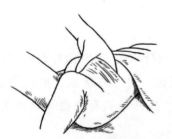　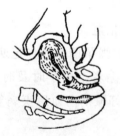

图15-3　腹壁单手按摩法　　图15-4　腹壁双手按摩法

2）根据医嘱应用子宫收缩剂　①缩宫素：是预防和治疗产后出血的一线药物。10U肌内注射、子宫肌层或宫颈注射，以后10~20U加入500ml晶体液中静脉滴注，常规速度250ml/h，约80mU/min。产后使用缩宫素没有禁忌，但注意避免快速静脉注射未稀释的缩宫素，导致低血压；无限制加大剂量并不会使治疗效果更佳，反而出现副作用，如高血压、水中毒、心血管系统不良反应，因此 24 小时总量应控制在 60U 以内。②卡贝缩宫素 100μg 静脉推注，常用于硬膜外麻醉或腰麻下剖宫产术后的产后出血。③麦角新碱：0.2～0.4mg，肌内注射（心脏病、高血压产妇禁用），静脉推注有较大的副作用，紧急情况下使用。④米索前列醇：200～600μg，顿服或舌下含服，恶心、呕吐、腹泻、寒战、体温升高是常见的不良反应。⑤卡前列素氨丁三醇：250μg 深部肌肉注射或宫体肌内注射，如无效可重复注射，总量不超过 2mg。使用过程中注意过敏反应。

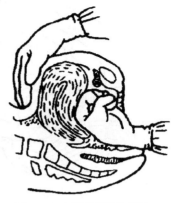

图 15-5　阴道双手按摩法

　　（2）宫腔填塞　①宫腔纱条填塞：多用于剖宫产术中。助手在腹部固定子宫，术者持卵圆钳将特制大纱条（长 1.5～2m，宽 6～8cm，4～6 层无菌不脱脂棉纱条）送入宫腔内，自宫底由内向外依次来回折叠填塞，纱布要填紧，宫腔内不留空隙，纱条尾端留于阴道内。填塞后预防性应用抗生素，24～48 小时内取出纱条，取出前应先使用宫缩剂。②宫腔球囊压迫：在超声的引导下将导管的球囊部分插入宫腔，球囊内注入无菌生理盐水 250～300ml。严密观察宫腔填塞后产妇的生命体征和液体出入量，注意宫底高度及阴道出血情况。

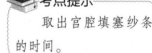
考点提示
　　取出宫腔填塞纱条的时间。

　　（3）盆腔血管阻断　①动脉结扎：包括子宫动脉结扎和髂内动脉结扎。②动脉栓塞术：行股动脉穿刺插入导管至髂内动脉或子宫动脉，注入新胶海绵颗粒栓塞动脉，栓塞剂经 2～3 周被吸收，血管复通。

　　（4）子宫切除术　经积极治疗无效，出血可能危及产妇生命时，应及时行子宫次全切除或全切除术。遵医嘱做好手术的准备、术中配合和术后护理。

　　2. 胎盘因素　因膀胱过度膨胀使已剥离的胎盘不能排出，可导尿后一手按摩子宫，另一手轻轻牵拉脐带协助胎盘娩出。对胎盘剥离不全或胎盘粘连者更换手套进入宫腔徒手剥离胎盘（图 15-6）。剥离困难者考虑胎盘植入的可能，忌强行剥离，做好子宫切除术的术前准备。胎盘娩出者，仔细检查胎盘、胎膜是否完整，存在胎盘、胎膜残留，配合医师行钳刮术或刮宫术。子宫狭窄环致胎盘嵌顿时，配合医师使用麻醉剂，待子宫狭窄环松解后手取胎盘。

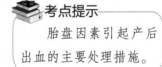
考点提示
　　胎盘因素引起产后出血的主要处理措施。

　　3. 软产道裂伤　对软产道出现活动性出血的裂伤部位，须按照解剖层次逐层缝合，彻底止血。软产道血肿应切开并清除血肿，彻底止血、缝合，必要时放置引流条。

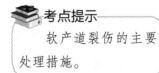
考点提示
　　软产道裂伤的主要处理措施。

　　4. 凝血功能障碍　遵医嘱尽快输新鲜全血、血小板、纤维蛋白原、凝血酶原复合物、凝血因子等积极止血外，还应注意对因治疗。如发生 DIC，按 DIC 处理。

　　5. 失血性休克的护理
　　（1）密切观察产妇生命体征、意识状态，及早发现休克征象。
　　（2）予产妇去枕平卧，保暖，吸氧。

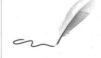

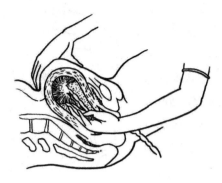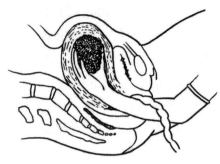

图 15 – 6　徒手取胎盘

（3）迅速开放静脉通道，遵医嘱及时快速输液、输血，补充血容量，纠正低血压。必要时遵医嘱予升压药物及肾上腺皮质激素，改善心、肾功能。

（4）记录液体出入量，如尿量少于 25ml/h，尿比重高，应积极快速补液。

（5）遵医嘱及时送检，做血气分析，查凝血功能等。

> **知识拓展**
>
> **产后出血的防治流程**
>
> 　　产后出血预防与处理指南（2014 年）将产后出血的处理分为预警期、处理期和危重期。产后 2 小时出血量达到 400 ml 且出血尚未控制者为预警线，应迅速启动一级急救处理，包括迅速建立两条畅通的静脉通道、吸氧、监测生命体征和尿量、向上级医护人员求助、交叉配血，同时积极寻找出血原因并进行处理；若继续出血，出血量达到 500～1500 ml，启动二级急救处理，进行抗休克和针对病因的治疗；出血量超过 1500 ml 时，应启动三级急救处理方案，进行多学科团队协助抢救。

（五）心理护理

产妇发生产后出血后，体质虚弱，缺乏生活自理能力，抵抗力下降，护理人员应主动关心产妇，尽量满足产妇生理及心理方面的需要，增加其安全感。指导产妇学会放松技巧，有利于病情的缓解。主动向产妇和家属解释病情和采取的治疗措施，减轻其紧张、焦虑心理。

（六）健康教育

与产妇及家属一起制定产后康复计划，包括加强营养，食用高蛋白、高维生素、富含铁剂的食物；适当活动，活动量以逐渐增加为宜；出血增加感染的机会，产妇需注意个人卫生；指导产妇学会观察子宫复旧及恶露情况，发现异常，及时就诊。

五、护理评价

（1）产妇生命体征平稳，血红蛋白正常，全身状况得到改善。

（2）出院时产妇体温、白细胞数、恶露等正常，无感染征象。

（3）产妇疲劳感减轻，情绪稳定。

第五节　羊水栓塞

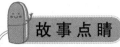

故事点睛

　　旁白：钟女士，34 岁，因"停经 37^{+5} 周，规则腹痛半小时"在丈夫陪同下入院。入院评估，既往体健，生育史 1－0－1－1，各项检查指标正常。宫口开 3cm 时进入产房，其丈夫陪产，助产士小张将为其接生。钟女士宫口开全时胎膜自破，羊水清，胎心正常。3 分钟后，钟女士突发四肢抽搐、面色青紫、神志不清，牙关紧闭伴呻吟。BP 80/30mmHg，P 112 次/分，血氧饱和度 65%。

　　人物：由 3 位学生分别担任故事人物，进行即兴表演。

　　请问：

　　1. 面对钟女士的突发状况，助产士小张该做出怎样的反应？

　　2. 钟女士丈夫十分紧张，小张该如何与其沟通？

　　在分娩过程中羊水进入母体血循环，引起急性肺栓塞、休克、DIC、肾衰竭等一系列严重症状的综合征，称羊水栓塞（amniotic fluid embolism，AFE），是产科一种少而凶险的并发症，发生在足月分娩者，产妇死亡率可高达 60%，甚至 70% 以上 。也可发生在妊娠早、中期的流产、引产或钳刮术中，因妊娠期早，羊水内容物少，病情较缓和。近年来研究认为，羊水栓塞主要是过敏反应，建议将其命名为"妊娠过敏反应综合征"

一、概述

（一）病因

　　羊水栓塞是由羊水中的有形物质（胎儿角化上皮、毳毛、胎脂、胎粪等）进入母体血液循环引起，与下列因素有关。

　　1. 羊膜腔压力增高　缩宫素或前列腺素制剂使用不当、梗阻性难产、急产时子宫收缩过强、多胎妊娠、羊水过多、巨大儿等，使羊膜腔内压力（100～175mmHg）明显超过静脉压，迫使羊水进入开放的静脉。

　　2. 子宫颈及子宫壁损伤处有开放的静脉或血窦　高龄初产妇、多产妇（易发生子宫损伤）、前置胎盘、胎盘早剥、胎膜早破、剖宫产、不完全子宫破裂、中期妊娠钳刮术等，羊水通过开放的血管进入母体血循环。

　　羊膜腔压力增高、胎膜破裂、子宫血管开放是羊水栓塞发生的基本条件，三因素同时存在时，发生羊水栓塞的危险很高。

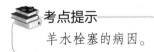

考点提示
　　羊水栓塞的病因。

（二）病理生理

　　羊水进入母体血液循环后，其中的有形物质阻塞肺小血管，并成为致敏原引起超敏反应，羊水中的促凝物质引起母体凝血机制异常而导致机体发生一系列病理生理变化。

　　1. 肺动脉高压　羊水中有形物质直接形成栓子进入肺循环阻塞小血管；羊水中促凝物质引起弥散性血管内凝血，血小板微血栓阻塞肺小血管，引起急性肺动脉高压。羊水中有

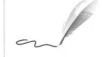

形物质可刺激肺组织产生前列腺素 $F_{2\alpha}$、5 – 羟色胺等血管活性物质，使肺血管反射性痉挛，加重肺动脉高压。羊水物质也可引起迷走神经反射性兴奋，进一步加重肺血管和支气管痉挛，肺部血液瘀滞，导致肺动脉高压或心脏骤停。肺动脉高压一方面使肺血管灌注明显减少，通气和换气障碍，肺组织缺血缺氧，导致肺水肿、严重低氧血症、急性呼吸衰竭；另一方面使右心排血受阻，可引起急性右心衰竭，左心回心血量减少，排血量明显减少，引起周围血循环衰竭，血压下降产生心源性休克的症状。

2. DIC 羊水中含大量促凝物质，入血后激活母体外源性凝血系统，在血管内形成大量微血栓（高凝期），引起休克和脏器功能损害。同时羊水中含有纤溶激活酶，可激活纤溶系统，加上大量凝血因子被消耗，血液由高凝状态迅速转入低凝状态，导致全身出血倾向，继而引起主要脏器功能衰竭。

3. 过敏性休克 羊水内的胎粪等作为引起 I 型超敏反应致过敏性休克。

4. 急性肾功能衰竭 因休克和弥散性血管内凝血的发生，使肾急性缺血而致急性肾功能衰竭。

二、护理评估

（一）健康史

了解产妇年龄及既往孕、产史，评估产妇是否为高龄产妇、多产妇、有无急产史；此次有无胎膜早破或人工破膜；是否有前置胎盘、胎盘早剥、剖宫产手术病史；有无宫缩过强或强直性宫缩；缩宫素使用情况等。

（二）身体状况

羊水栓塞常发生在胎儿娩出前后的短时间内，少数发生于临产前或产后 24 小时以后，起病急骤，病情进展迅速，典型者可表现为心肺功能衰竭和休克期、DIC 引起的出血期和肾功能衰竭期三个渐进阶段。应快速评估患者有无休克、出血不凝和肾衰竭等临床征象。

1. 心肺功能衰竭和休克期 在分娩过程中，尤其刚破膜不久，产妇突然出现寒战、气急、呛咳、烦躁不安，面色苍白、四肢厥冷、血压下降、脉搏细数、心率增快，继而出现呼吸困难、发绀，由于中枢神经严重缺氧，可出现抽搐、昏迷。肺部可闻及湿啰音。严重者无先兆症状，仅一声惊叫或打一哈欠后，即进入昏迷状态，血压下降或消失，数分钟内迅速死亡。

2. DIC 引起的出血期 度过心肺功能衰竭和休克期后，进入凝血功能障碍阶段，产妇表现为以子宫出血为主的全身出血倾向，如全身皮肤黏膜见出血点或瘀斑，不凝，阴道出血不止、针眼及切口渗血、消化道出血、血尿等。

3. 肾功能衰竭期 患者出现少尿、无尿、尿毒症征象。

典型羊水栓塞三个阶段通常按顺序出现（有时也可不完全出现），急性心肺功能衰竭的出现常十分迅速而严重，半数以上的产妇在 1 小时内死亡，仅 40% 的产妇能活至大出血阶段。少数产妇（10%）在阴道分娩或剖宫产后 1 小时内，不经心、肺功能衰竭阶段直接进入凝血功能障碍阶段，称为迟发性羊水栓塞。

考点提示

羊水栓塞三个阶段的临床表现。

（三）心理－社会支持状况

产妇常感到极度紧张、恐惧，家属面对突然出现的急重症感到无法理解、愤怒、焦虑、恐惧、无助。

（四）辅助检查

1. 血涂片找羊水有形物质 抽取下腔静脉血或右心房5ml血送检，若发现鳞状上皮细胞、脂肪球等可协助诊断。

2. 床旁胸部 X 线摄片 可见双肺弥散性点片状浸润影，向肺门周围融合，伴有轻度肺不张和右心扩大。

3. 床旁心电图或心脏彩色多普勒超声检查 提示右心房、右心室扩大，而左心室缩小、ST段下降。

4. 与 DIC 有关的实验室检查 提示凝血功能障碍。

5. 尸体解剖 可见肺水肿、肺泡出血，主要脏器的组织、血管中找到羊水的有形成分。

三、常见护理诊断/问题

1. 气体交换受损 与肺动脉高压、肺水肿有关。

2. 组织灌注量不足 与DIC及失血有关。

3. 有胎儿窘迫的危险 与羊水栓塞和母体循环受阻有关。

4. 恐惧 与病情急而凶险、危及产妇生命有关。

四、护理目标

（1）产妇呼吸困难和缺氧症状得到改善。

（2）产妇组织灌注量不足得到纠正，出血控制，能维持体液平衡。

（3）胎儿安全产出。

（4）产妇情绪稳定，配合治疗和护理。

五、护理措施

（一）预防羊水栓塞

羊水栓塞不是能完全预防的疾病，临床上应针对可能发生羊水栓塞的诱发因素加强防范，早期识别，及早抢救。

（1）严密观察产程，正确使用缩宫素，避免宫缩过强。若出现宫缩过强应停用缩宫素，酌情使用宫缩抑制剂。

（2）掌握人工破膜的时机，破膜应该在宫缩间歇期进行。

（3）剖宫产时手术操作忌粗暴，防止切口延长；胎儿娩出前尽量先吸尽羊水再娩出胎儿。

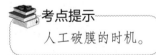

考点提示

人工破膜的时机。

（4）做钳刮术终止妊娠时，扩张宫颈应逐号扩张，防止宫颈裂伤；破膜待羊水流尽后再钳夹胎儿、胎盘组织。

（二）急救护理

羊水栓塞的主要治疗原则为：纠正呼吸循环衰竭、抗过敏、抗休克、防治DIC及肾衰竭、预防感染，病情稳定后立即终止妊娠。

1. 纠正缺氧 保持呼吸道通畅，取半卧位或头肩抬高卧位，面罩加压给氧，氧流量10L/min，必要时协助医师行气管插管或气管切开，正压给氧。

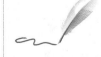

2. 抗过敏 糖皮质激素具有解除痉挛、稳定溶酶体、保护细胞及抗过敏作用，遵医嘱及早大量应用。首选氢化可的松 100 ~ 200mg 加于 5% 葡萄糖液 50 ~ 100ml 快速静脉滴注，再用 300 ~ 800mg 加入 5% 葡萄糖液 250 ~ 500ml 中静脉滴注，日量可达 500 ~ 1000mg。也可用地塞米松 20mg 溶于 25% 葡萄糖液 20ml 中缓慢静脉注射，之后再用 20mg 加入 5% 葡萄糖液 250ml 中静脉滴注。

3. 除解肺动脉高压 遵医嘱及时应用解痉药物，减轻肺血管和支气管痉挛。①盐酸罂粟碱：为首选药物，30 ~ 90mg 加入 10% ~ 25% 葡萄糖液 20ml 中缓慢静脉推注，日用量不超过 300mg。②阿托品：1mg 加入 10% ~ 25% 葡萄糖液 10ml 中静脉推注，每 15 ~ 30 分钟推注一次，直至产妇面色潮红症状缓解。心率 > 120 次/分者慎用。③氨茶碱：250mg 加入 25% 葡萄糖液 20ml 中缓慢静脉推注。④酚妥拉明：5 ~ 10mg 溶于 10% 葡萄糖液 100ml 中，以 0.3mg/min 的速度静脉滴注。上述药物可选 1 ~ 2 种应用，如盐酸罂粟碱与阿托品合用效果更佳。

4. 抗休克 补充血容量，遵医嘱合理应用血管活性药物。

（1）补充血容量 遵医嘱尽快输入新鲜全血和血浆补充血容量。扩容首选低分子右旋糖酐快速静脉滴注，每日用量 500 ~ 1000ml。有条件应测定中心静脉压，了解心脏负荷状况、指导输液量和速度，抽取血液检查羊水有形成分。

（2）升压药物 血容量补充后血压仍不升高，可遵医嘱选用多巴胺或间羟胺加于 5% 葡萄糖液静脉滴注，根据血压调整速度。

5. 纠正酸中毒 抗休克同时须注意纠正酸中毒。遵医嘱抽血送检行动脉血气分析及血清电解质测定，有酸中毒，用 5% 碳酸氢钠 250ml 静脉滴注。

6. 防治心力衰竭 遵医嘱使用毛花苷 C 0.2 ~ 0.4mg 或毒毛花苷 K 0.125 ~ 0.25mg 溶于 10% 葡萄糖液 20ml 缓慢静脉注射，必要时间隔 4 ~ 6 小时重复用药。

7. 防治 DIC 羊水栓塞早期高凝状态时应尽早使用肝素钠抗凝，输入新鲜全血、血浆、纤维蛋白原等补充凝血因子。发展到晚期纤溶阶段可使用纤溶抑制剂，如 6 - 氨基己酸、氨甲环酸或氨甲苯酸，用药同时补充纤维蛋白原（凝血因子Ⅰ）。

8. 防治肾衰竭 注意尿量。血容量补足后仍少尿、无尿者，可用呋塞米 20 ~ 40mg 静脉推注，或 20% 甘露醇 250ml 快速静脉滴注。

9. 预防感染 遵医嘱选用肾毒性小的抗生素预防感染。

（三）病情观察和产科监护

（1）密切监测生命体征 观察有无烦躁不安、寒战、气急、呛咳等羊水栓塞的前驱症状，注意有无发绀、呼吸困难、出血不止、不凝、尿量减少等现象，记录出入量。

（2）产科监护和处理 观察产程进展及胎儿情况。待病情稳定后尽快终止妊娠。第一产程发病者，行剖宫产术；第二产程发病者，在抢救产妇同时行阴道助产术；对不易控制的产后出血产妇，需做子宫次全切除。遵医嘱做好术前、术后护理。

（四）心理护理

镇定、冷静、有序地护理产妇，避免紧张、慌乱而加重产妇及家属的焦虑、恐惧心理；鼓励产妇，使其增强信心，积极配合医护人员；理解、安慰家属，向其介绍病情及可能出现的后果，需切除子宫时应向产妇及家属耐心解释，征得家属的同意。对于猝死的产妇，指导家属配合医师做好挽救新生儿的工作。

（五）健康教育

（1）指导孕妇加强产前检查，以便及时发现前置胎盘、胎盘早剥、双胎、巨大儿、羊水过多等并发症，告知羊水栓塞的危险性及对母儿的影响。

（2）介绍育婴知识和产后个人护理方法，嘱产妇保持会阴部清洁，避免感染发生。

（3）指导产妇产后加强营养，注意休息，逐渐增加活动量以促进身体恢复健康。需再次妊娠者，可在身心状态良好时再怀孕。子宫切除术后的产妇，应进一步解释子宫切除对其生理和心理的影响。

（4）产后42天复查尿常规及凝血功能，防止并发症的发生。

六、护理评价

（1）产妇胸闷、呼吸困难症状改善。

（2）阴道流血量减少，全身皮肤、黏膜出血停止，血压、尿量正常。

（3）胎儿、新生儿无生命危险，产妇出院时无并发症。

本章小结

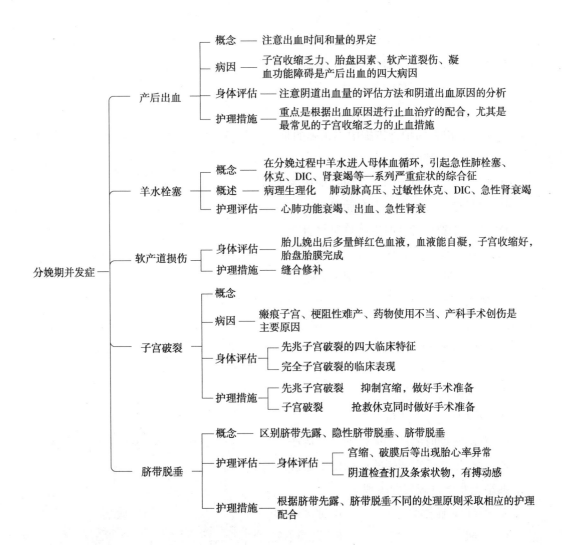

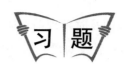

习 题

一、选择题

【A1/A2 型题】

1. 我国孕产妇死亡原因居首位的是
    A. 产后出血   B. 子宫破裂   C. 羊水栓塞
    D. 妊娠期高血压疾病   E. 产褥感染

2. 产后出血最常见的原因是
    A. 胎盘滞留   B. 凝血功能障碍   C. 软产道损伤
    D. 宫缩乏力   E. 胎盘粘连

3. 产后出血的原因中，首先考虑切除子宫止血的是
    A. 子宫收缩乏力   B. 软产道损伤   C. 胎盘植入
    D. 胎盘粘连   E. 凝血功能障碍

4. 在产后出血的预防措施中，错误的是
    A. 孕期加强监护，积极治疗贫血
    B. 胎头娩出前肌内注射缩素
    C. 胎儿肩娩出后立即肌内注射缩宫素
    D. 胎盘未完全剥离前不可过分牵拉脐带
    E. 产后观察 2 小时

5. 下列产后出血的护理措施中不正确的是
    A. 迅速建立静脉通道
    B. 因宫缩乏力引起的出血应立即按摩子宫
    C. 胎盘植入者行人工剥离胎盘术
    D. 软产道裂伤者及时准确修补缝合
    E. 凝血功能障碍者应及时治疗原发病

6. 头盆不称时引起子宫破裂的原因是
    A. 胎先露部下降受阻   B. 子宫收缩剂使用不当   C. 子宫损伤
    D. 子宫本身的病变   E. 尿潴留

7. 预防子宫破裂的措施，不包括
    A. 加强产前检查
    B. 正确使用缩宫素
    C. 及时纠正异常胎位
    D. 有剖宫产时的产妇应提前入院待产
    E. 对有先兆子宫破裂的产妇使用缩宫素加快产程

8. 典型先兆子宫破裂的表现为
    A. 病理性缩复环   B. 胎心改变   C. 腹痛
    D. 血尿   E. 烦躁不安

9. 会阴Ⅱ度裂伤是指

    A. 皮肤撕裂　　　　　　B. 皮肤黏膜撕裂　　　　C. 会阴体肌层撕裂

    D. 直肠前壁撕裂　　　　E. 肛门括约肌撕裂

10. 不符合羊水栓塞的临床表现是

    A. 出血　　　　　　　　B. 休克　　　　　　　　C. 肾衰竭

    D. 呼吸困难　　　　　　E. 阴道流血有凝血块

11. 女，孕33周，臀先露，胎先露高浮，胎心好，无宫缩，夜晚入睡前突感一阵阴道内流液急诊入院。医师将检查结果、治疗方案及可能的并发症告知家属，其中最严重的并发症为

    A. 胎儿窘迫　　　　　　B. 早产　　　　　　　　C. 产程延长

    D. 脐带脱垂　　　　　　E. 母亲宫腔内感染

12. 女，30岁，孕足月，先露为胎臀，未入盆，胎心142次/分，宫口开大6cm，3小时后破膜立即听胎心85次/分，在阴道口见一足及脱垂的脐带，此时护理方法恰当的是

    A. 取平卧位　　　　　　B. 给予镇静剂　　　　　C. 取膀胱截石位，抬高臀部

    D. 立即找医师处理　　　E. 取左侧卧位

13. 女，初产妇，胎儿娩出后5分钟，开始出现较多量活动性阴道出血，暗红色有血块，最可能的诊断是

    A. 宫颈裂伤　　　　　　B. 凝血功能障碍　　　　C. 产后宫缩乏力

    D. 胎盘部分剥离　　　　E. 阴道静脉破裂

14. 女，31岁，阴道自然分娩后因子宫收缩乏力引起产后出血，其首要的处理措施是

    A. 宫体注射缩宫素　　　B. 按摩子宫同时给予缩宫素

    C. 宫腔填塞纱布条　　　D. 结扎子宫动脉

    E. 切除子宫

15. 女，初产妇，孕39周，产程进展24小时，宫口开大5cm，静脉滴注缩宫素10U，宫缩持续不缓解，胎心率102次/分，脐上有压痛，腹部有一个环状凹陷，应考虑

    A. 子宫破裂　　　　　　B. 先兆子宫破裂　　　　C. 胎盘早剥

    D. 子宫收缩过强　　　　E. 高张性子宫收缩乏力

16. 女在待产过程中，突然发生先兆子宫破裂，下列护理措施中，应作为首选的是

    A. 抗休克，静脉输液、输血

    B. 行阴道助产，尽快结束分娩

    C. 停止一切操作，抑制宫缩

    D. 大量抗生素控制感染

    E. 继续观察，带自然分娩

(17~18题共用题干)

女，31岁，经产妇，既往无心脏病。急产分娩出一男婴，6分钟后，产妇突然出现烦躁不安、呛咳、呼吸困难、寒战、发绀、气急。

17. 首先考虑发生了

    A. 妊娠高血压　　　　　B. 子痫抽搐　　　　　　C. 急性肾衰竭

    D. 羊水栓塞　　　　　　E. 急性左心衰

18. 采取的预防措施，正确的是

    A. 人工破膜应在子宫收缩间歇期进行

    B. 积极预防发生早产

    C. 人工破膜宜在宫缩时

    D. 宫缩过强者，不应给予减弱子宫收缩药物以免影响产程进展

    E. 子宫破裂者不会发生羊水栓塞

（19～20 题共用题干）

孕妇，26 岁，妊娠足月临产，胎盘娩出后，产妇出现持续性阴道流血，量约 600ml。查体：子宫体柔软。

19. 分析其出血原因最可能是

    A. 软产道裂伤   B. 胎盘剥离不全   C. 子宫破裂

    D. 子宫收缩乏力   E. 凝血功能障碍

20. 可采取的止血措施是

    A. 按摩子宫   B. 缝合止血   C. 刮匙刮取残留组织

    D. 子宫切除   E. 麻醉松弛狭窄环

二、思考题

女，28 岁，初产妇，因"停经 38 周，阵发性腹痛 6 小时"于 2015 年 2 月 10 日入院，查体：生命体征稳定，一般情况好，心肺听诊无异常。产科检查：宫高 33cm，腹围 101cm，胎方位 LOA，胎心率 148 次/分，宫缩规律，25～30s/4～5min。骨盆外测量各径线值在正常范围，宫口开大 3cm，胎膜未破，胎头未入盆。辅助检查：B 超检查、血尿常规、CST 均无明显异常。

产妇送入待产室，因产妇宫缩不佳，予缩宫素静脉滴注，专人护理，1 小时后，宫缩时破膜，同时产妇出现呛咳、呼吸困难，血压测不到。

请问：

1. 诊断该产妇发生羊水栓塞，最初阶段的抢救原则是什么？

2. 实施最初阶段抢救的步骤是什么？

（潘爱萍）

扫码"练一练"

第十六章　新生儿与新生儿疾病

新生儿是人类发育的基础阶段，新生儿期是小儿由宫内完全依赖于母体的生活方式向宫外逐渐独立生活的过渡期，这个过程变化巨大。如果新生儿不能适应这种变化则会因各种疾病而影响其生长发育，甚至导致死亡。我们应充分认识这一时期的特殊性，掌握其特点，精心护理，帮助其顺利度过这一"非常"时期。

第一节　概　　述

一、新生儿的概念

新生儿（newborn，newborn infant）是指从脐带结扎至出生后满28日内的婴儿。出生后生命体征正常，无任何疾病状态的新生儿为正常新生儿（normal newborn infant），可能发生或已经发生某种危重情况且需要监护的新生儿为高危新生儿（high risk newborn infant）。我国围生期是指分娩前后的一个特定时期，即：从妊娠28周（胎儿体重≥1000g）至分娩后1周。在这一时期内的胎儿及新生儿称围生儿。

二、新生儿的分类

根据不同的标准，新生儿有不同的分类。

1. 根据胎龄分类

（1）足月儿（term infant）　指胎龄满37周未满42周的新生儿。

（2）早产儿（preterm infant）　指胎龄满28周未满37周的新生儿。

（3）过期产儿（postterm infant）　指胎龄达到或超过42周以上的新生儿。

2. 根据出生体重分类

出生体重是指出生后1小时内的体重。

（1）低出生体重儿（low birth weight infant，ELBWI）　指出生体重不足2500g的新生儿。以早产儿多见，也可见于小于胎龄儿或足月儿。其中出生体重不足1500g者称为极低出生体重儿，体重不足1000g者称为超低出生体重儿。

> **考点提示**
>
> 新生儿（足月儿、早产儿、过期产儿）、围生儿、高危儿的概念。

（2）正常体重儿（normal birth weight infant，NBWI） 指出生体重满2500g且不足4000g的新生儿。

（3）巨大儿（macrosomia） 指出生体重达到或超过4000g的新生儿。

3. 根据出生体重和胎龄的关系分类

（1）小于胎龄儿（SGA） 指出生体重在同胎龄儿平均出生体重的第10百分位以下的新生儿。胎龄足月而出生体重不足2500g的新生儿称为足月小样儿。

（2）适于胎龄儿（AGA） 指出生体重在同胎龄儿平均出生体重的第10至90百分位之间的新生儿。

（3）大于胎龄儿（LGA） 指出生体重在同胎龄儿平均出生体重的第90百分位以上的新生儿。

三、胎龄评估

根据初生新生儿的外貌表现、体格特征等进行胎龄临床快速评估（表16-1）。

> **考点提示**
> 正常体重儿、巨大儿、适于胎龄儿的概念。

表16-1 简易胎龄评估表（胎龄周数＝总分＋27）

体征	0分	1分	2分	3分	4分
足底纹理	无	前半部红痕不明显	红痕＞前半部，皱褶＜前1/3	皱褶＞前2/3	明显深的皱褶＞前2/3
乳头形成	难认，无乳晕	明显可见，乳晕淡，直径＜0.75cm	乳晕呈点状，边缘突起，直径＜0.75cm	乳晕呈点状，边缘突起，直径＞0.75cm	
皮肤组织	很薄，胶冻状	薄而光滑	光滑，中等厚度，皮疹或表皮翘起	稍厚，表皮皱裂翘起，手足最明显	厚，羊皮纸样皱褶，深浅不一
指甲		未达指尖	已达指尖	超过指尖	

四、新生儿常见症状的早期识别与护理

（一）发热

发热是新生儿常见症状之一。新生儿的正常体表温度（腋温）为36～37°C、核心温度（肛温）为36.5～37.5°C。当体表温度超过37°C或核心温度超过37.5°C即为发热。

引起新生儿发热的常见原因包括：非感染性因素（如脱水热，可发生在生后3～4天，因环境温度过高、衣被包裹过严或捂盖过多、水分摄入不足的母乳喂养的新生儿，体温可以升高至39～40℃），感染性因素（如菌血症、肺炎、化脓性脑膜炎、脐炎、尿路感染、肠炎等引起发热），引起新生儿代谢率升高的疾病（如骨骼肌强直、癫痫持续、甲亢等）和母亲分娩时接受硬膜外麻醉引起的新生儿发热。

通常采用体温计测量肛温、腋温、耳温、颌下温和腹股沟温。红外线耳式体温计通过测耳鼓膜及周围组织的红外线辐射了解体温，能较好代表新生儿核心温度。热敏电阻电子体温计可测量新生儿体表温度。

由于新生儿高热可以引起脱水和惊厥，甚至产生永久性脑损伤，故临床上建议针对新生儿发热还要进行耐受性评估（表16-2），必要时尽快转诊。

表 16 – 2　新生儿发热耐受性评估

项目	耐受性好	耐受性差
面色	热性面容	苍白、口周青紫
意识	反应好	嗜睡
哭声	有力	弱、呻吟
皮肤颜色	发红、皮肤灼热	发花、肢端凉
毛细血管充盈时间	正常	延长 > 3 秒

出现发热症状时，护士应首先查找原因，及时报告医生并配合处理。非感染性发热以物理降温为主。方法有：冰袋冷敷、温水浴或温水擦浴，水温低于患儿体温 2℃，擦浴部位为前额、枕部、颈部、腋下、腘窝、腹股沟、四肢、掌心。忌用酒精擦浴，慎用退热药物，注意补充水分，去除环境因素等。密切观察患儿的神智、面色、皮肤、呼吸、脉搏、尿量、体温（每隔 2 ~ 4 小时测体温一次，使用降温措施后 0.5 ~ 1 小时复测体温）变化，并做好记录。

（二）低体温

低体温是指新生儿肛温低于 35℃。

由于新生儿体表面积相对较大，皮下脂肪薄、血管多，易于散热，且新生儿体温调节中枢发育未完善，体温调节能力差，当环境温度降低，保暖措施不够或热量摄入不足时，容易发生低体温。另外，热量摄入不足、早产及低出生体重儿棕色脂肪生成不足、窒息或肺炎及其他感染性疾病也可导致出现低体温。

根据体温降低的程度不同，将低体温可分为轻症和重症。

1. 轻症　体温 30 ~ 35℃，患儿意识正常，皮肤冷，血压升高，心率加快。

2. 重症　体温 < 30℃，患儿处于神志不清，甚至昏迷状态，四肢或全身冰冷，可出现呼吸暂停，心率减慢，也可出现室颤而危及生命。

新生儿体表温度过低时，应及时测量肛温。发现患儿低体温，立即报告医生予以处理。对于低体温的处理关键是复温。患儿产热状况不同，应用的复温方法也不同。

一般主张逐步复温，体温越低，复温越需谨慎。轻症患儿，产热良好，使用被动外复温技术复温，即将患儿放置于预热至 30℃ 的暖箱或辐射台上，以每小时升高暖箱或辐射台温度 1℃ 的速度复温，在 6 ~ 12 小时内恢复正常体温。重症低体温或产热衰竭的患儿，先以温度高于患儿体温 1 ~ 2℃ 的暖箱或辐射台（不超过 34℃）开始复温，每小时提高暖箱或辐射台温度 1℃，在 12 ~ 24 小时内恢复正常体温。

（三）呼吸困难

是指新生儿由于各种原因引起的呼吸急促或深慢、节律不整、三凹征和鼻翼扇动等。它是新生儿期最常见的症状之一，如不及时处理，可危及生命。

引起新生儿呼吸困难常见的原因有肺部疾病（如呼吸窘迫综合征、肺炎、胎粪吸入综合征、气胸等）、呼吸道阻塞性疾病（如鼻孔闭锁、巨舌畸形、

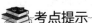 **考点提示**

发热和低体温的标准、分类、分度，以及复温的方法。

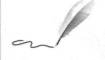

气管狭窄、喉痉挛、支气管狭窄等)、循环系统疾病(如失血性、心源性及感染性休克等)、神经系统疾病及代谢紊乱性疾病等。

呼吸困难常表现为呼吸急促(安静状态下超过60次/分);呼吸节律不规则(如呼吸暂停或呼吸衰竭)及呼吸困难的体征(吸气时出现肋间肌凹陷、剑突下凹陷和鼻翼扇动等肺顺应性下降的症状,或呼气时出现呻吟等)。

对已发生呼吸困难的患儿应及早识别,报告医生,查明原因,协助医生给予积极处理。

(四)呕吐

呕吐是新生儿期常见症状之一,一般分为内科性和外科性呕吐两大类。溢乳是一种生理现象,常于生后6个月左右消失,不属于真正呕吐。

内科性呕吐最常见,以呕吐奶汁和咖啡样物为主。呕吐物不含胆汁和粪便,常伴有消化道外的症状和体征,如青紫、呼吸困难、心动过速等。常见原因有胃黏膜受咽下羊水或服用药物等刺激、喂养不当、胃肠功能紊乱、感染、颅内疾病、低血糖、低血钙、功能性肠梗阻及先天性代谢性疾病等。

外科性呕吐以呕吐胆汁或粪便成分为主,多为喷射性,量多,有明显肠梗阻表现。多见于先天性肥厚性幽门狭窄、胃扭转或胃穿孔、肠狭窄或肠闭锁、先天性巨结肠、肛门及直肠闭锁、胎粪性肠梗阻及肠套叠、阑尾炎等。

呕吐症状轻者不须禁食,呕吐严重者在确诊前应禁食。遵医嘱予补液、洗胃、胃肠减压等对症处理。密切观察病情,记录呕吐的方式、次数、量、性质、气味、与进食的关系。观察腹部肠型,有无腹胀、包块等。做好患儿口腔护理和皮肤清洁。

(五)腹胀

新生儿腹胀表现为腹部局限性或全腹膨胀。腹胀原因很复杂,常伴有呕吐,因此需结合呕吐情况具体分析。

新生儿腹胀分为生理性腹胀、病理性腹胀、气腹和腹水四大类。

1. 生理性腹胀 因吃奶时咽下气体引起的腹胀常见,或肠内容物异常发酵产生大量气体所致,无其他症状则不需特殊处理。

2. 病理性腹胀 主要由于机械性肠梗阻等原因所致。

3. 气腹 若消化道穿孔,气体大量进入腹腔可引起气腹。

4. 腹水 当腹腔内游离液体积聚可形成腹水。

内科疾病引起的腹胀采取保守治疗,可予以禁食、胃肠减压、肛管排气。外科疾病引起的腹胀应及时外科治疗。

(六)呕血和便血

呕血和便血是消化道出血的重要表现,为新生儿期常见症状。

上消化道出血以呕血为主,下消化道出血则主要表现为便血。上消化道出血量超过3ml时可出现黑便。血液在胃内存留时间短或出血量大,呕血呈鲜红色或暗红色;存留时间长,呈咖啡色。出血部位高,呈黑色柏油便;出血量大,很快能通过肠道排出,可为红色血便;出血部位较低,在结肠以下,呈鲜红色血便。

呕血、便血的病情轻重取决于出血量、出血速度、出血原因和基础病的类型。当出血量超过全身血容量的1/5即可出现失血性贫血和(或)失血性休克。

全身性疾病、凝血功能障碍性疾病以及消化道疾病（如急性胃肠炎、新生儿坏死性小肠结肠炎、肠梗阻等）均可引起呕血及便血。由于分娩、哺乳时吞咽的母血或因插管、外伤引起鼻咽部或气管出血而引起的消化道出血症状属于新生儿假性呕血和（或）便血。此外，口服铁剂等也可引起药物性黑便。

当出现症状时应及时完善相关检查，密切观察生命体征和出血情况，备血，禁食，保持呼吸道通畅，加强口腔护理，保持安静。遵医嘱给予胃肠减压。

考点提示

1. 内科性和外科性呕吐的区别。

2. 新生儿腹胀的分类。

3. 呕血、便血的症状特点。

第二节　正常足月新生儿的生理特点

故事点睛

旁白：张女士，26 岁，5 天前因头盆不称剖宫产一足月健康男婴，今晨给新生儿沐浴时，发现该男婴乳房肿大，似可触及小硬结，张女士非常恐慌，认为孩子生病了，且脐带残端未脱落，担心出院后护理不当造成感染。小李是张女士病房的责任护士。

人物：由 2 位学生分别担任故事人物，进行即兴表演。

请问：

1. 该新生儿乳腺肿大情况是否正常，小李护士需要做哪些工作？

2. 小李护士应该对新生儿采取哪些护理措施？

3. 出院前小李护士应如何指导产妇观察和护理脐带？

一、概念

正常足月新生儿是指胎龄满 37 周且不足 42 周，出生体重大于等于 2500 克且不足 4000 克，无任何畸形或疾病的活产婴儿。

二、正常足月新生儿的特点

1. 外观特点　正常足月新生儿全身皮肤红润、皮下脂肪丰满、毳毛少；哭声响亮，头部约为身长的 1/4，头发浓密，耳舟成形，乳晕清楚，指、趾甲达到或超过指、趾端，足底纹遍及整个足底，男婴睾丸降入阴囊，女婴大阴唇能遮盖小阴唇。

2. 各系统生理特点

（1）呼吸系统　胎儿娩出时，在多种刺激下兴奋呼吸中枢，建立呼吸，肺泡张开，两肺逐渐膨胀。新生儿鼻腔狭窄，鼻黏膜娇嫩且富有血管及淋巴管，故轻微炎症时鼻腔黏膜即可发生充血、水肿，从而发生气道阻塞引起呼吸困难。由于新生儿胸廓呈圆桶状，肋间肌较薄弱，呼吸运动主要靠膈肌的升降，所以呈腹式呼吸。新生儿的呼吸中枢发育不完善，呼吸节律不规则，频率较快，为 40~60 次/分。

（2）循环系统　胎儿娩出后，血循环由胎儿血液循环转为成人血液循环。①胎盘－脐循环终止。②随着呼吸建立，肺膨胀，肺血管阻力降低，肺血流量增加。③肺静脉回流至左心房的血量增多，压力增高致使卵圆孔功能性关闭。④肺动脉血氧含量升高，动脉导管收缩而功能性关闭，促使体循环与肺循环分开。一般脐血管在血流停止后6~8周完全闭合，动脉导管大多于生后3个月左右解剖上闭合。新生儿心率波动范围较大，多在90~160次/分，心脏每分钟搏出量是成人的2~3倍，这与新生儿新陈代谢快、耗氧量高相适应。

（3）消化系统　新生儿唾液腺分泌量较少（一般要生后4个月才达成人水平），口腔黏膜柔嫩，容易损伤和感染，唾液中免疫球蛋白IgA含量甚微。因此易发生口炎，以鹅口疮多见。新生儿胃呈水平位，肌层发育差，贲门括约肌较松弛，幽门括约肌相对较发达，胃容量小，故易发生溢乳或呕吐。出生时，新生儿消化道含有多种消化酶，但胰淀粉酶缺乏，要到初生后4个月才能达到成人水平，故新生儿对淀粉类食物消化能力较弱，不宜过早喂淀粉类食物。新生儿绝大多数在生后12小时内开始排出胎粪，2~3天内排完。胎粪为墨绿色、黏稠、有黏液、无味，是胎儿肠道分泌物、脱落的上皮细胞、胆汁、吞入的羊水或产道的血液等的混合物。生后3~4天转为黄色粪便。若生后24小时未排便，应检查有无消化道畸形，如肛门闭锁等。

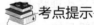

考点提示

新生儿心率波动范围、呼吸频率及呼吸类型。

（4）泌尿系统　新生儿肾单位的数量与成人相似，但肾脏功能，如滤过功能、调节功能及浓缩功能等发育未成熟。新生儿肾小球滤过功能仅为成人的1/4~1/2。肾浓缩功能差，排出同样溶质新生儿比成人多需2~3倍水分。新生儿肾脏排磷功能较差，故牛乳喂养儿易发生血磷升高和低钙血症。正常足月新生儿一般于生后24小时内开始排尿，如出生后48小时无尿，需查找原因。生后数日，因液体摄入量少，每日排尿仅4~5次，1周以后，进水量增多，膀胱容量小，每日排尿可达20余次。由于肾小球率过滤低，浓缩功能差，因此尿色清亮、淡黄，若新生儿液体摄入不足，尿液可呈深红褐色，尿布上可能会有红色沉淀，为尿酸结晶。

（5）血液系统　由于胎儿期处于相对缺氧状态，出生时红细胞和血红蛋白量较高，外周血红蛋白浓度为180~190g/L，其中胎儿血红蛋白占70%~80%，出生后由于建立呼吸，缺氧得到改善，胎儿血红蛋白寿命较短，数值逐渐下降，且逐渐被成人型血红蛋白取代。新生儿出生时白细胞值较高，以中性粒细胞为主，约占70%，淋巴细胞约占20%，至出生后第4~6天发生第一次交叉，中性粒细胞与淋巴细胞占比几乎相等，此后以淋巴细胞占优势。血小板出生时已达成人水平。由于胎儿肝脏内维生素K储存较少，凝血因子Ⅱ、Ⅶ、Ⅸ、Ⅹ活性低，有出血倾向，故胎儿出生后常规肌注维生素K_1。

考点提示

1. 新生儿溢乳的原因。

2. 消化酶分泌特点。

3. 首次排尿、排便时间及胎粪的性状。

（6）神经系统　新生儿脑相对较大，300~400克，占体重的10%~12%（成人仅占2%），脊髓相对较长，故腰穿时应在第4~5腰椎间隙进针。由于新生儿脑沟和脑回及神经髓鞘未完全形成，大脑皮层兴奋性低，睡眠时间长。大脑对下级中枢抑制能力较弱，因此新生儿常出现不自主和不协调的动作。新生儿出生时已具有部分神经反射，如觅食反射、吸吮反射、拥抱反射、握持反射及交叉伸腿反射。这些反射在生后数月内逐渐消失。正常足月新生儿可出现病理性反射，如巴氏征、克氏征、踝阵挛、面神经反射等；腹壁反射和提睾反射在生后前几个月不稳定。

考点提示

新生儿的原始神经反射。

（7）体温调节　足月儿体温调节中枢功能发育不完善，皮下脂肪薄，体表面积相对较大，导致散热快、保温能力差，寒冷时主要靠棕色脂肪代偿产热。因此，体温不稳定，应注意保暖，生后如不及时保温，可发生低体温、低氧血症、低血糖和代谢性酸中毒及硬肿症；如环境温度高、进水少及散热不足，体温骤然上升而导致脱水热。

（8）免疫系统　新生儿特异性免疫功能和非特异性免疫功能发育均都不成熟。新生儿通过胎盘可从母体获得 IgG，对部分传染病，如麻疹等有一定免疫力，但因缺乏 IgA 和 IgM，易患呼吸道及消化道的细菌感染性疾病，尤其是革兰阴性杆菌感

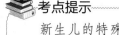

考点提示
　　新生儿免疫系统的特点。

染。新生儿由于皮肤黏膜柔嫩易损伤，脐残端为细菌侵入的门户，血 – 脑屏障不完善易发生脑膜炎，胃酸分泌不足杀菌力差，呼吸道纤毛运动差，故感染性疾病发病率高。

（9）常见的几种特殊生理状态

1）生理性体重下降　新生儿生后 2 ~ 4 天，由于进水量少、不显性失水及大小便排出，可使体重较出生时下降 6% ~ 9%，一般不超过 10%，多于生后 10 天左右恢复到出生时体

考点提示
　　新生儿的特殊生理状态。

重，属正常现象。早产儿体重下降幅度较正常足月儿大，恢复至出生时体重的时间长。

2）生理性黄疸　生理性黄疸的发生是由其特殊的胆红素代谢特点造成的。足月新生儿一般出生后 2 ~ 3 天出现，4 ~ 5 天最明显，7 ~ 10 天自然消退，最迟不超过 2 周。早产儿最长可至 3 ~ 4 周消退。

3）"马牙"和"螳螂嘴"　位于口腔上颚中线和齿龈部位的黄白色、米粒大小的颗粒，俗称"马牙"，为上皮细胞堆积或黏液腺分泌物积留所致，数周后可自行消退。"螳螂嘴"为两侧颊部隆起的脂肪垫，有利于吸吮乳汁。两者均为新生儿正常生理现象，不可擦拭或挑破，以免感染。

4）乳腺肿大　男婴或女婴，多在出生后 4 ~ 7 天出现乳腺肿大、蚕豆或鸽蛋大小、不红、不痛，可有少量乳汁样分泌物，为来自母体的雌激素中断所致，在出生后 2 ~ 3 周内自行消退，无须治疗，切忌挤压以免感染。

5）阴道流血（假月经）　部分女婴于出生后 5 ~ 7 天，阴道有少量血样分泌物流出，俗称"假月经"，无全身症状，持续 1 ~ 2 天可自止。系来自母体雌激素中断所致，一般不必处理。

6）新生儿红斑及粟粒疹　出生后 1 ~ 2 天，于头部、躯干及四肢皮肤出现的大小不等的多形红斑，俗称"新生儿红斑"；也可出现小米粒大小的黄白色皮疹，称为"新生儿粟粒疹"，系皮脂腺堆积形成，无须处理，切忌挤压以免感染。

第三节　正常新生儿的护理

一、护理评估

（一）健康史

了解母亲既往妊娠史，本次妊娠和分娩过程有无异常，了解有无特殊家族史；介绍新生儿的目前状态及可能存在的护理问题；检查新生儿各项记录是否完整，包括病历、新生儿脚印、手腕带等，核对新生儿出生信息，如出生时间、性别、体重、出生评分等。

（二）身体状况

1. 一般检查　检查新生儿有无体表畸形，观察新生儿发育、反应、肌张力、哭声等，

检查时注意保暖，了解新生儿大小便情况。

2. 生命体征

（1）体温　新生儿一般测腋下温度，正常值为 36.0～37.0℃，若体温低于 36.0℃，需注意评估引起新生儿低体温的相关因素，如有无室温过低、感染或窒息等；若体温超过 37.5℃，应注意是否存在室温过高、保暖过度或脱水等情况。

（2）心率　新生儿心率波动范围较大，通常在 90～160 次/分，若心率持续≥160 次/分或≤90 次/分应警惕先天性心脏病或呼吸窘迫综合征。

（3）呼吸　新生儿呼吸频率较快，为 40～60 次/分，分娩时母亲使用麻醉剂、镇静剂可使新生儿呼吸减慢，室温过高可使呼吸加快，持续呼吸过快可见于呼吸窘迫综合征或膈疝。

3. 身长、体重　身长测量是从新生儿头顶最高点至脚跟的距离，正常身高为 45～55cm；体重应在沐浴后测裸体重量，正常为 2500～4000g，体重≥4000g 为巨大儿，见于父母身材高大、过期妊娠或妊娠期糖尿病等；体重 < 2500g 为低出生体重儿，多见于早产儿或足月小样儿。

4. 皮肤、黏膜　正常新生儿皮肤呈粉白色，早产儿皮肤颜色深红。需观察皮肤有无损伤、黄染、青紫、苍白、脓疱、水疱、弥漫性或鳞屑状皮疹。观察口腔黏膜是否完整。检查有无胎记。

5. 头面部　观察头颅的外形、大小、形状，检查有无产瘤、血肿及头皮破损，检查囟门大小和紧张度，有无颅骨缺损；观察眼距及眼睛有无水肿和脓性分泌物，巩膜有无黄染或出血点；检查鼻有无粟粒疹及鼻翼扇动；观察口腔外观有无唇腭裂，口腔内有无鹅口疮。

6. 颈部　观察颈部对称性、活动度和肌张力。

7. 胸部　观察胸廓有无畸形，呼吸时有无三凹征；触诊两侧的锁骨是否连续、对称；心肺听诊了解心率及呼吸音情况。

8. 腹部　观察腹部外形是否正常，评估脐带情况；触诊肝、脾及听诊肠鸣音。

9. 脊柱及四肢　检查脊柱发育是否正常；评估四肢长短、形状、有无畸形（如指、趾畸形），检查活动度是否正常，有无骨折或关节脱位。

10. 肛门及外生殖器　检查肛门有无闭锁或肛裂；外生殖器有无异常；男婴睾丸是否已降至阴囊，女婴大阴唇是否完全遮盖小阴唇等。

11. 神经系统　通过观察肌张力及各种反射，了解新生儿神经系统的发育情况。正常新生儿在出生时就存在一些先天性的反射活动，如觅食、吸吮、吞咽等反射；有些反射可随发育逐渐减退，如拥抱反射、握持反射等。

（三）心理 - 社会支持状况

通过亲子互动，观察母亲与新生儿的沟通方式与效果，评估母亲是否有喂养及护理新生儿的能力。

（四）辅助检查

通过测量体重、身长、头围、胸围、腹围等评估新生儿的生长发育情况。

二、常见护理诊断/问题

1. 有窒息的危险　与分娩时吸入羊水、血液及喂养时呛奶、呕吐有关。

2. 有体温异常的危险　与环境温度过高、过低及体温调节中枢发育不完善有关。

3. 有感染的危险　与新生儿免疫功能不完善及皮肤、脐带、肺部感染有关。

三、护理目标

（1）新生儿心率、呼吸及体温等生命体征正常。

（2）新生儿未发生皮肤、脐带及肺部感染。

（3）新生儿体重增长正常。

四、护理措施

（一）维持正常体温

新生儿出生后应立即擦干全身，减少对流及蒸发散热导致体温降低。适宜的环境温度（中性温度）对新生儿非常重要。新生儿出生处理及复苏应置于预热好的辐射台上进行，保持新生儿皮温为 36.5℃。护理足月新生儿室内温度应保持在 24～26℃，空气湿度55%～65%。

中性温度　是使机体代谢、氧及能量消耗最低并能维持正常体温的环境温度。足月儿包被时为 24℃。新生儿的中性温度与胎龄、日龄和出生时体重有关。出生时体重越低或日龄越小，则中性温度越高。

（二）保持呼吸道通畅

新生儿出生后，应迅速清理口、鼻腔的黏液及羊水，保持呼吸道通畅，防止引起窒息或吸入性肺炎；保持舒适体位，仰卧位时应避免颈部过度前屈或后仰。哺乳后宜采取偏右侧卧位。

知 识 链 接

新生宝宝要不要"睡枕头"？

民间有一种说法：用硬枕头如大米、决明子、豌豆、书本等硬物能帮宝宝睡出好头型。

这样做有没有道理呢？正常情况下，新生婴儿的脊柱是直的，平卧时背和后脑在一个水平面上，而且宝宝的脑袋特别大，几乎与肩同宽，侧卧时也无不适。若此时枕枕头，将会使宝宝前颈部的脖子处于弯曲状态，而呼吸道的咽喉及气管正好位于前颈部，过度弯曲如橡皮管一样，会使弯曲部的呼吸道内径变狭窄，增加了呼吸时气流阻力，使呼吸费力。此外，更会使咽腔变窄，影响呼吸。当宝宝颈部过度弯曲时，即使呼吸不顺，也无力挣扎，时间稍久，呼吸的力量耗尽，就会无力呼吸而导致窒息，发生危险；再者，过硬的枕头还会硌伤宝宝头皮，影响颅骨发育。

（三）皮肤护理

新生儿出生 24 小时体温稳定后即可沐浴，每日或隔日 1 次。沐浴能清洁皮肤，促进舒适，增进母子间的情感，有利于评估新生儿身体状况。操作流程和注意事项详见第十九章第四节。

脐带残端一般在生后 7～10 日脱落。脱落前应每日观察脐带残端有无分泌物，脐轮有无红肿，沐浴后常规消毒。若有感染征象，及时报告医生及时治疗。脐部护理的操作流程

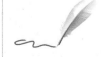

和注意事项详见第十九章第二节。

新生儿臀部护理，尿布透气性好，包裹松紧适度，排便、排尿后及时更换，保持臀部干燥，避免粪、尿长时间刺激皮肤出现尿布疹。大便后及时用温水洗净臀部，揩干涂护臀软膏，防止发生红臀。一旦出现红臀或尿布疹，可用红外线照射 10 ~ 20 分钟/次，每日 2 ~ 3 次。若臀部表皮糜烂、脱落，可用消毒植物油或鱼肝油纱布敷于患处。

（四）免疫接种

目前我国新生儿常规免疫接种卡介苗和乙肝疫苗。

1. 卡介苗接种　接种卡介苗是为了预防儿童结核病，目前常用的制剂为致病性牛结核杆菌经人工培养变为不致病的活菌疫苗。一般在出生后 12 ~ 24 小时内，于新生儿的左上臂三角肌下端外缘皮内注入 0.1ml（其中含 0.05mg 菌苗）。早产儿、难产儿，体温在 37.5℃以上（体表温度），以及合并有其他疾病的新生儿需暂缓接种卡介苗；疑有先天性免疫缺陷的新生儿绝对禁忌接种卡介苗；若为出生 2 个月后接种者，应先行结核菌素试验，阴性方能接种。

2. 乙肝疫苗接种　接种乙肝疫苗是为了预防儿童乙型肝炎。目前常用的制剂有重组酵母乙肝疫苗 5ug 和中国仓鼠卵母细胞乙型肝炎疫苗 10ug 两种。新生儿出生后 24 小时内、1 个月、6 个月各接种 1 次。于右上臂三角肌行肌内注射。乙肝疫苗接种后一般无不良反应，个别可出现局部轻度红肿、疼痛症状，可很快消退。

（五）疾病筛查

目前已广泛开展新生儿先天性代谢缺陷病的筛查，包括先天性甲状腺功能减退症、苯丙酮尿症等。

（六）健康宣教

向新生儿父母宣教新生儿的喂养、预防接种、疾病筛查及育儿方法等知识，告知注意新生儿及婴儿生长发育情况，定期进行体格检查，发现异常及时就诊。

附：早产儿

早产儿（preterm infant）是指胎龄满 28 周而未满 37 周，出生体重在 1000 ~ 2500g，身长小于 46cm 的活产婴儿，又称未成熟儿（premature infant）。早产儿因娩出过早，器官尚不够成熟，功能不健全，生活能力低，抵抗力差，死亡率明显高于正常足月产儿。而胎龄愈小，体重愈低，死亡率愈高。

1. 外观特点　早产儿皮肤薄嫩、色红、水肿发亮；毳毛多，胎脂丰富，皮下脂肪少；指（趾）甲软，未达指端；头相对较大，为身长的 1/3，囟门大，颅缝宽；耳壳软可折叠；头发稀少；足底跖纹少；乳晕不清，乳腺结节不能触及；男婴睾丸未降或未全降至阴囊，阴囊皱襞少，女婴大阴唇不能覆盖小阴唇。

2. 呼吸系统　早产儿哭声低弱或不哭，呼吸浅而不规则。由于呼吸中枢发育不成熟，常出现间歇性的呼吸暂停。早产儿咳嗽反射弱，呼吸道分泌物不易排出而引起梗阻。又因肺泡表面活性物质不足，易发生肺透明膜病。

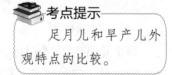

考点提示

足月儿和早产儿外观特点的比较。

3. 体温调节　早产儿体温中枢发育不成熟，体温调节功能差，常因环境温度改变而迅速升降。体表面积大，皮下脂肪少，散热快；而棕色脂肪少，又无寒战反应，产热不足，易发生低体温。因汗腺功能差，在高温环境中易引起体温升高。

4. 消化系统 早产儿吸吮能力弱，吞咽功能差，贲门括约肌松弛，胃容量小，极易引起溢乳，甚至呛入气管。各种消化酶不足，消化吸收能力差，易出现呕吐、腹胀和腹泻现象。生理性黄疸出现早，程度较重，消退晚。肝脏凝血因子合成少，血小板少，血管壁薄，易发生颅内出血。

5. 神经系统 早产儿神经系统发育不成熟，兴奋性低，呈嗜睡状。胎龄越小，各种反射越差。

6. 免疫系统 早产儿从母体中获得的 IgG 较少，其他免疫功能也不完善，抵抗力极低，易发生严重感染，且病情重、预后差。

第四节 新生儿常见疾病及护理

故事点睛

旁白： 孕妇李某，34 岁，G_1P_1，孕 39 周，自觉胎动减少两天，于今晨入院。胎心监测：胎心率 95 次/分，持续 10 分钟以上，NST 无反应型，基线变异频率 <5 次/分，OCT 频繁出现晚期减速。立即行剖宫产手术。娩出足月新生儿，羊水 III 度污染。全身青紫，不哭，呼吸不规则，心率 60 次/分，清理呼吸道无反应，肌张力减弱。

人物： 由 3 位学生分别担任故事人物，进行即兴表演。

请问：

1. 此时新生儿可能的诊断是什么，诊断依据是什么？

2. 请你根据新生儿的情况，协助医生进行紧急处理。

【新生儿窒息】

新生儿窒息（neonatal asphyxia）是指胎儿娩出后 1 分钟，仅有心跳而无呼吸或未建立规律呼吸的缺氧状态。为新生儿死亡及儿童智力伤残（脑瘫、智力低下等）的主要原因之一，是胎儿出生后常见的一种紧急情况，必须积极抢救和正确处理。

一、概述

凡是能造成胎儿、新生儿血氧浓度降低的因素都可引起新生儿窒息。发病机制主要为母体与胎儿之间血液循环和（或）气体交换障碍，导致胎儿缺氧，如缺氧状态未解改善，胎儿娩出后可导致新生儿窒息、呼吸衰竭继而引起循环、中枢神经系统、消化系统和代谢方面的改变。

1. 孕妇因素

（1）孕妇缺氧 如呼吸功能不全、严重贫血、一氧化碳中毒等。

（2）胎盘循环功能障碍 如充血性心脏病、妊娠期高血压疾病、慢性肾炎、低血压、糖尿病、过期妊娠及前置胎盘、胎盘早剥、胎盘老化等。

（3）孕妇年龄超过 35 岁，或不足 16 岁，多胎妊娠、吸烟、吸毒或被动吸烟史等。

2. 分娩因素

（1）脐带异常　如脐带受压、脱垂、绕颈、打结、过短和牵拉等，导致脐血流受阻或中断，易发生新生儿窒息。

（2）难产　各种手术助产，如使用产钳、臀位助产、胎头吸引，剖宫产，滞产，急产，产程延长等，导致胎头娩出时间延长，使脑部缺氧甚至颅内出血，引起呼吸中枢受损。

（3）药物使用不当　如麻醉剂、镇痛剂、缩宫素等。分娩过程中胎儿接近娩出时，应用麻醉剂如乙醚、镇静剂如吗啡，抑制呼吸中枢，引起新生儿窒息；缩宫素使用不当造成宫缩过强，引起胎儿缺氧。

3. 胎儿因素

（1）早产儿、小于胎龄儿、过期产儿、多胎、巨大儿等。

（2）胎儿宫内感染　导致肺炎或神经系统受损。

（3）各种先天性畸形　如肺发育不良、膈疝、心脏发育畸形等。

（4）呼吸道阻塞　如胎粪吸入，阻塞呼吸道影响气体交换。

二、护理评估

（一）健康史

了解有无胎儿窘迫的诱因；产程中产妇是否使用过麻醉剂、镇静剂，有无产程延长；是否为早产儿，是否存在胎儿宫内感染，胎儿是否有先天性心、肺疾患等。

（二）身体状况

1. 新生儿窒息的分度　Apgar 评分是临床评估新生儿出生时的生命状况、出生窒息程度和复苏效果的一种经典而简易的方法。分别在出生后 1 分钟、5 分钟和 10 分钟进行。根据分值可分为轻度窒息和重度窒息。

（1）轻度窒息　也称青紫窒息，Apgar 评分 4 ~ 7 分。新生儿面部与全身皮肤呈青紫色；呼吸表浅或不规律；心跳规则且有力，心率减慢（80 ~ 120 次/分）；对外界刺激有反应，喉反射存在；肌张力好，四肢稍屈。如果抢救不及时，可转为重度窒息。

（2）重度窒息　也称苍白窒息，Apgar 评分 0 ~ 3 分。新生儿皮肤苍白，口唇暗紫；无呼吸或仅有喘息样微弱呼吸；心跳不规则，心率 <80 次/分且弱；对外界刺激无反应，喉反射消失；肌张力松弛。如果抢救治疗不及时可致死亡。

出生后 1 分钟 Apgar 评分反映在宫内的情况，是出生当时情况，而 5 分钟以后的评分则反映复苏效果，与预后关系密切。评分越低，酸中毒和低氧血症越重，如 5 分钟的评分仍低于 3 分，则新生儿死亡率及日后发生脑部后遗症的概率明显增加。

2. 并发症　窒息导致的缺血缺氧可造成多器官功能受损。根据窒息的程度、持续的时间和不同组织对缺氧的易感性差异，常见的并发症如下。

（1）循环系统　缺血缺氧性脑病、颅内出血。

（2）呼吸系统　急性呼吸窘迫综合征、肺出血。

（3）心血管系统　持续性肺动脉高压、缺血缺氧性心肌损害。

（4）泌尿系统　急性肾小管坏死、肾功能不全。

（5）消化系统　应激性溃疡、坏死性小肠结肠炎。

（6）代谢紊乱　低血糖或高血糖、低钙血症或低钠血症等。

（三）心理、社会支持状况

父母因担心新生儿的生命安危及是否会留有后遗症而产生紧张、焦虑和恐惧，甚至有些家长会因为情绪激动导致医疗纠纷的发生。应及时评估家长对本病的认识程度、对后遗症康复的了解情况，以及家庭经济条件和承受能力。

> **考点提示**
>
> 新生儿窒息的概念、分度和表现。

（四）辅助检查

血气分析可见 $PaCO_2$ 升高、PaO_2 下降、pH 下降；血电解质和肾功能检查；头颅 B 超或 CT 有助于缺血缺氧性脑病及颅内出血的诊断。

知识拓展

新生儿窒息诊断和分度标准建议

2013 年中国医师协会新生儿专业委员会制定新生儿窒息诊断和分度标准建议：（1）产前具有可能导致窒息的高危因素。（2）1 分钟或 5 分钟 Apgar 评分 ≤7 分，仍未建立有效自主呼吸。（3）脐动脉血 pH < 7.15。（4）排除其他引起低 Apgar 评分的病因。

三、常见护理诊断/问题

1. 气体交换受损（新生儿） 与呼吸中枢抑制、损害或胎粪、羊水吸入致呼吸道阻塞有关。

2. 清理呼吸道无效 与呼吸道肌张力低下，未能建立规律呼吸有关。

3. 体温过低（新生儿） 与新生儿缺氧、体温调节功能差有关。

4. 有受伤的危险 与抢救操作有关。

5. 有感染的危险 与吸入分泌物、全身免疫力下降有关。

6. 焦虑（家长） 与病情危重及预后不良有关。

四、护理目标

（1）新生儿呼吸道通畅，气体交换正常。

（2）新生儿体温保持正常。

（3）新生儿损伤减至最小。

（4）新生儿未发生感染。

（5）父母焦虑减轻、情绪稳定。

五、护理措施

（一）新生儿复苏流程

助产士在观察产程中，要识别是否存有高危因素，有异常通知医生及时处理。新生儿复苏流程按照快速评估、初步复苏、正压通气、胸外按压、给药的顺序进行（详见第十九章第一节）。

（二）复苏后护理

复苏虽然成功，但窒息对新生儿造成的损害依然存在，因此，复苏后仍应密切观察，加强护理。

1. 保暖

2. 保持呼吸道通畅 随时吸出呼吸道分泌物，保持侧卧位，以防呕吐物吸入呼吸道，再度引起窒息或并发肺炎，根据新生儿情况适当延期哺乳。

3. 密切观察 观察新生儿面色、哭声、呼吸、心率、体温、液体入量，末梢循环，神经反射及大小便情况等。发现异常及时报告医生。

4. 继续给氧 直到出现皮肤红润，呼吸平稳为止。

5. 预防感染及颅内出血 遵医嘱给予抗生素，预防感染；给予维生素 C、维生素 K_1 预防颅内出血；同时注意保持绝对安静，取侧卧位，避免震动，暂不予沐浴，各种护理和治疗操作集中进行、动作轻柔。

（三）心理护理

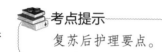
考点提示
复苏后护理要点。

抢救操作、有序，以免加重母亲的思想负担，同时作好产妇的心理护理，注意宫缩情况，避免情绪紧张引起产后出血，选择适宜的时间告之新生儿具体情况。

（四）健康教育

（1）积极做好产前监护，指导孕妇胎动计数的方法，发现问题及时处理。

（2）产妇临产后须严密观察产程，按时听取胎心，破水者观察羊水颜色、性状等，及时发现并积极处理胎儿窘迫。

（3）产妇临产后用药要考虑对胎儿的影响，如分娩前 4 小时内不应使用吗啡等对中枢神经系统产生抑制作用的药物。

（4）当胎儿娩出时应及时拭净其鼻腔、口腔、咽部的黏液和羊水，以免吸入呼吸道。

六、护理目标

（1）新生儿能维持有效呼吸、无缺氧症状。

（2）新生儿生命体征恢复正常。

（3）新生儿未发生损伤和感染。

（5）家长能配合医护人员进行早期康复干预。

【新生儿产伤】

产伤（birth injuries）是指在分娩过程中，因机械性因素对胎儿或新生儿的组织或者器官所造成的损伤。临床上多与难产相伴，可发生在身体的任何部位，且与胎儿大小、胎位、骨盆形态和接生方式有关。

一、概述

（一）头颅血肿

新生儿颅骨骨膜下血管破裂，血液积聚在骨膜下而形成血肿，称为头颅血肿。多见于异常分娩（胎位不正、头盆不称等）、阴道手术助产（产钳或负压吸引等）时，因头颅受到过度挤压，以致骨膜下血管破裂、血液积聚于骨膜下而发生。

（二）骨折

新生儿骨折大多数发生在难产中，也可发生于顺产或剖宫产。常见的有锁骨骨折、颅骨骨折、肱骨骨折和股骨骨折。新生儿骨折愈合快，引起永久畸形者少见。

1. 锁骨骨折　是产科骨折中最常见的一种，常发生于巨大儿肩难产、急产或活跃期胎儿下降过快的自然分娩中。骨折多发生于锁骨中外 1/3 交界处，此处锁骨较细，无肌肉附着。胎儿迅速下降时，前肩的肩胛部挤向产妇骨盆的耻骨联合处，肩部受宫缩压力及分娩牵拉易发生锁骨骨折。

2. 颅骨骨折　见于骨盆狭窄、器械助产（产钳、胎头吸引）过程中助产者牵引用力不当时。胎头在骶岬处受压时，枕前位、枕横位可发生后顶骨骨折，枕后位可发生枕骨骨折；若胎头在骨盆出口处受压，枕前位发生额骨骨折，枕横位发生颧骨骨折。产钳位置不当可压迫局部颅骨，造成颅窝底骨折。

3. 肱骨骨折　多因臀位牵引术或手术产时，胎儿上肢娩出困难、助产者未按操作规程或手术者动作粗暴所致。常为肱骨中段和上 1/3 段。

4. 股骨骨折　多见于臀位牵引或内倒转术时牵引下肢用力不当造成。常为股骨上中段骨折。

（三）神经损伤

1. 面神经麻痹　多由产钳压迫面神经或面神经周围有血肿压迫而引起。以周围性面神经麻痹最常见。

2. 臂丛神经麻痹　多由臀位分娩时旋转或牵引头部，或头位分娩时过度牵拉胎头致臂丛神经损伤引起。

二、护理评估

（一）健康史

了解胎龄、出生体重；分娩经过，包括胎位、分娩方式、阴道助产方式等；评估患儿肢体活动情况、吸吮力强弱、有无哭闹、口角溢乳等表现。

（二）身体状况

1. 头颅血肿　血肿多位于顶部，偶见于枕、额部，一侧多见。一般在出生后 2～3 日出现，血肿以颅骨边缘为界，不越过骨缝。血肿外覆盖的头皮颜色不变。血肿消失较慢，完全吸收需 2～4 个月。胎儿经产道娩出常发生先露部皮下组织水肿，需与头颅血肿鉴别（表 16-3）。

表 16-3　头颅血肿与胎头水肿的鉴别

项目	头颅血肿	胎头水肿
部位	顶骨骨膜下	先露部皮下组织
范围	不超过骨缝	不受骨缝限制
局部特点	波动感	凹陷性水肿
出现时间	产后 2～3 天	娩出时即存在
消失时间	2～4 个月	产后 2～4 天

2. 新生儿骨折

（1）锁骨骨折　分为不完全骨折（即青枝骨折）和完全性骨折。大部分患儿无明显症状（青枝骨折），极易漏诊。仔细观察可见患侧自主活动少，被动活动时哭闹。常规触诊发现双侧锁骨不对称。局部软组织肿胀，有压痛，发生移位时，有摩擦感，拥抱反射减弱或消失。

（2）颅骨骨折　颅骨骨折最常见的是线性骨折。其次是凹陷性骨折。单纯的顶骨线性骨折大多不会合并其他损伤，无症状。但颅底的线性骨折可能损伤下部的血管系统，严重者可危及生命。新生儿颅骨凹陷性骨折常发生于产钳助产时，如较浅，常无症状，较深者可出现相应症状。如额部或顶部较深的骨折，可有前囟饱满、患侧瞳孔扩大或局部受压的神经症状。

（3）肱骨骨折　常为横形骨折，移位明显，患侧上肢活动受限。

（4）股骨骨折　常为斜形骨折。患侧下肢局部肿胀严重，活动受限。由于屈肌收缩，使近侧断端向前移位，造成向前成角畸形，患肢缩短。

> **知识链接**
>
> **骨折的分类**
>
> 骨折可以分为不完全骨折和完全骨折，不完全骨折又分为线性骨折和青枝骨折；完全骨折分为横行骨折、斜形骨折、粉碎性骨折、凹陷性骨折等。线状骨折一般没有移位，属于比较轻微的骨折。

3. 肌肉和神经损伤

（1）面神经麻痹　多在生后第 1～2 日出现，患侧鼻唇沟平坦，眼睑不能闭合，啼哭时口角向健侧歪斜，哺乳时乳汁从口角溢出。

（2）臂丛神经麻痹　可分为上臂型、前臂型和全臂型三类。

①上臂型　此型最常见，由 C_5～C_7 神经根受损所致。出生后即表现为肩关节内收、内旋、下垂、不能外旋；前臂处于旋前的姿势，手腕及手指屈曲；受累侧拥抱反射不能引出。当膈神经受损时则出现膈肌麻痹。

②前臂型　较少见，由 C_8、T_1 神经根受损所致。主要为手的瘫痪，手内肌、手腕和手指屈肌无力。若 T_1 神经根的交感神经纤维同时受损，可出现患侧的眼睑下垂、瞳孔缩小及同侧面部无汗（霍纳综合征）。

③全臂型　所有臂丛神经根均受损，临床表现为全上肢松弛，反射消失。可同时存在胸锁乳突肌血肿、锁骨或肱骨骨折。

> **考点提示**
>
> 新生儿产伤的常见类型和症状特点。

（三）实验室及其他检查

X 线摄片、CT 或 MRI 有助于骨折的诊断。

三、常见护理诊断/问题

1. 肢体活动障碍（新生儿）　与患肢骨折和神经损伤造成的运动障碍有关。

2. 焦虑　与担心患儿安危有关。

四、护理目标

（1）患儿损伤程度减轻，肢体功能和面部表情恢复正常。

（2）父母焦虑减轻，对治疗和预后有信心。

五、护理措施

（一）头颅血肿

1. 处理原则　一般不需要治疗，血肿可自行吸收而不留痕迹。

2. 一般护理　保持患儿安静，减少移动和刺激。勿揉挤局部，不穿刺，以防感染。

3. 对症护理　观察血肿情况，对血肿大、发展快者可冷敷。注意失血征象，遵医嘱给维生素 K_1 10mg 肌内注射，每日 1 次，共 3 天，以防血肿增大。表皮若有擦伤，给以局部处理，预防感染。并发脓肿则须切开引流，应用抗生素。因血肿较大而并发贫血或高胆红素血症者，应给予对症处理。

（二）新生儿骨折

1. 处理原则　①锁骨骨折：一般无须外固定，可在患侧腋下放一棉垫，用绷带将患儿上肢固定于胸侧。②颅骨骨折：不需处理。③肱骨骨折：可在患侧腋下放一棉垫，使肘关节处于直角位，用绷带缚于胸前。④股骨骨折：可在移位纠正后，用小夹板固定或悬垂皮肤牵引。一般经固定 2 周后即可愈合，预后良好。

2. 对症护理　遵医嘱保持好固定位置，以免移位。

（1）指导产妇护理患儿，避免患侧肢体受压及患侧肢体过度外展、前屈、后伸及上举，锁骨骨折患儿不能从腋下将其抱起。

（2）指导产妇采用环抱式或健侧卧位姿势哺乳，减少患肢移动。

（3）患儿沐浴时脱衣服先脱健侧，再脱患侧，穿衣服则先穿患侧，再穿健侧，动作轻柔。必要时用温水擦浴，擦浴过程中注意观察局部有无肿胀、压痛，患侧肢体的血液循环及活动情况，每日轻柔按摩远端肢体。

（三）神经损伤

1. 处理原则

（1）面神经麻痹　轻者无须治疗，数周后可自行痊愈，也可采取理疗等促进其恢复。

（2）臂丛神经麻痹　采用夹板将上肢固定于外展、外旋、前臂肘关节屈曲的位置，1 周内不能活动，7～10 天后可进行理疗。多数患儿预后较好，若 3～6 个月不能恢复，考虑手术探查，修补损伤的神经。部分患儿可留有不同程度的后遗症。

2. 对症护理

（1）面神经麻痹　眼睑不能闭合时可用眼罩或涂眼膏，以保护患侧角膜。

（2）臂丛神经麻痹　注意患肢保温，禁忌使用热水袋保暖；患儿保持患肢呈松弛状态，将患臂置于外展、外旋、肘部屈曲位。1 周后开始进行按摩及被动运动，以防肌肉萎缩。

（四）心理护理

产伤常导致产妇和家属紧张、焦虑，担心孩子日后功能恢复情况。在护理工作中应做好解释说明，并指导使用正确的护理措施，促进新生儿早日康复。

（五）预防性护理

新生儿产伤对新生儿及家庭影响较大，要以预防为主，倡导温柔分娩，减少人为因素造成的产伤。

（1）做好孕期健康指导，孕妇要正常饮食、坚持活动，避免体重增加过多，胎儿过大。

（2）避免不必要的人工破膜。胎膜完整和自然破裂者，发生产瘤和头颅血肿的概率和程度明显低于胎膜早破者。

（3）软产道的挤压不是造成产伤的主要原因。接产过程中避免用力挤压按揉胎头。协助胎头俯屈时，要叠厚纱布并主要用大鱼际着力，避免手指直接压迫胎头。

（4）产程中鼓励产妇活动，支持非平卧位分娩。第二产程中不要指导产妇过早的用力。

（5）严格执行自然娩肩法，胎头娩出后，要耐心等待至少一次自然宫缩（1~2分钟），等待胎肩自行完成内旋转后，前肩自然娩出。若等待2次宫缩仍未见胎肩娩出，需评估有无肩难产的可能，并协助医生诊断处理。切忌盲目过早用力牵拉。处理肩难产时要规范有序进行，不可过度、过大用力，禁止侧向加压牵拉。这是造成锁骨骨折、臂丛神经损伤最主要的人为因素。

（6）任何情况下禁止加腹压助娩胎儿。肩难产处理时，耻骨上加压的动作要由高级医师谨慎地进行。动作要点是协助胎肩侧转入盆，而不是向下、向耻骨方向加压。

（7）臀位阴道助娩者应严格按照分娩机转操作，避免后出胎头困难，预防新生儿产伤、骨折、颅内损伤。

六、护理评价

（1）患儿疼痛缓解，损伤愈合，功能恢复。

（2）患儿家长了解病情，理解原因，配合治疗。

> **考点提示**
> 新生儿产伤的处理原则和护理要点。

【新生儿黄疸】

黄疸（jaundice）是新生儿期最常见的疾病。由于血中胆红素增高而出现皮肤、巩膜或其他器官、组织的黄染，分生理性和病理性两类。通常新生儿血清胆红素浓度超过5mg/dl（成人超过2 mg/dl）即可出现肉眼可见的皮肤、黏膜黄染。若血清非结合胆红素过高，通过血-脑屏障可引起胆红素脑病（即核黄疸）。

一、概述

（一）新生儿胆红素代谢特点

大多数新生儿黄疸为生理性黄疸，主要由新生儿胆红素代谢特点所致。

1. 胆红素生成过多　一是因为胎儿在宫内由于低氧环境而呈现红细胞代偿性增多，出生后血氧含量增高，过多的红细胞迅速破坏而使血胆红素增多；二是新生儿红细胞寿命短，足月儿约80天，早产儿低于70天，而成人为120天；三是因为其他来源的胆红素较多。

2. 血浆白蛋白联结胆红素能力不足　胆红素进入血液循环，与白蛋白联结后，被运送到肝脏进行代谢。新生儿白蛋白含量低，摄取胆红素能力差。

3. 肝细胞处理胆红素能力差　新生儿肝细胞内Y、Z蛋白少，对未结合胆红素结合能力差；肝细胞微粒体内葡萄糖醛酸基转移酶量及活力均不足，未结合胆红素转变为结合胆红素受限；肝脏排泄胆红素的功能不足。

3. 胆红素肝肠循环增多　新生儿刚出生时肠道正常菌群未建立，不能把由肝脏进入肠道的胆红素转变为粪胆原，又由于新生儿肠道内β-葡萄糖醛酸苷酶活性高，将肠道内已结合的胆红素又水解为葡萄糖醛酸和未结合胆红素，未结合胆红素又经肠壁重吸收进入肝脏，因而胆红素肝肠循环增多，进入血循环的胆红素增多。

（二）新生儿黄疸分类

1. 生理性黄疸　由于新生儿胆红素代谢的特殊性，50%~60%的足月儿和80%以上的

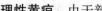

早产儿于生后 2~3 日出现黄疸，第 4~6 日达高峰，一般情况良好，足月儿持续 7~10 日自然消退，最迟不超过 2 周，早产儿消退较慢，可延迟到 3~4 周。

2. 病理性黄疸（高胆红素血症）　在某些诱因的作用下或患有某些疾病时，黄疸会加重，而成为病理性黄疸，有下列表现之一时应考虑病理性黄疸：①黄疸出现早，24 小时内即出现。②黄疸持续时间长，足月新生儿 2 周以后，早产儿 3~4 周以后黄疸仍未消退。③黄疸进行性加重或黄疸消退后又复现。④黄疸程度重，血清胆红素浓度足月儿超过 221μmol/L（12.9mg/dl），早产儿超过 255μmol/L（14.9mg/dl）；或血清胆红素每日升高超过 85μmol/L（5mg/dl）。⑤血清结合胆红素超过 34μmol/L（2mg/dl）。

过多的未结合胆红素透过血脑屏障会使脑细胞受损而变性、坏死，导致胆红素脑病或称核黄疸。胆红素脑病多见于生后 4~7 天，一般于重度黄疸高峰后 12~48 小时出现症状，临床将其分为 4 期。

（1）警告期　表现为嗜睡、反应低下、吸吮无力、原始反射减弱等，偶有尖叫。此期持续 12~24 小时。

（2）痉挛期　出现抽搐、角弓反张，可伴有发热。轻者仅有双眼凝视，重者出现呼吸暂停、肌张力增高、双手紧握，甚至角弓反张。此期持续 12~48 小时。

（3）恢复期　抽搐次数极少，角弓反张逐渐消失，肌张力逐渐恢复。此期约持续 2 周。

（4）后遗症期　胆红素脑病患儿可发生手足徐动、眼球运动障碍、听觉障碍及牙釉质发育不良等后遗症。此外，也可留有脑瘫、智力低下、抽搐等严重后遗症。

胆红素脑病一旦发生则可遗留严重后遗症，因此，病理性黄疸应尽快查明原因并应及早治疗。

（三）诱发因素

1. 感染因素　新生儿肝炎、新生儿败血症、尿路感染等。

2. 非感染因素　新生儿溶血症（胎儿与母亲 ABO 血型不合或 Rh 血型不合）、新生儿先天性胆道闭锁、遗传性疾病（如

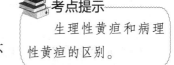

考点提示

生理性黄疸和病理性黄疸的区别。

红细胞 6 - 磷酸葡萄糖脱氢酶缺陷）、药物性黄疸、母乳性黄疸、颅内出血、头颅血肿、缺氧、饥饿等。

二、护理评估

（一）健康史

评估母亲本次妊娠史，临产前有无感染和胎膜早破，家族有无能导致血胆红素升高的遗传性疾病；评估新生儿娩出前有无宫内窘迫、娩出后有无窒息、产伤及是足月儿还是早产儿；评估新生儿出生后喂养情况，有无感染及使用药物。除此，还应评估开始出现黄疸的时间、持续时间及有无进行性加重。

（二）身体状况

病理性黄疸由于病因不同，黄疸出现的时间、严重程度及症状、体征均有不同。

1. 新生儿败血症及其他感染　由于细菌、病毒的侵入加快红细胞的破坏，损害肝细胞所致。除黄疸外，还伴有全身中毒症状，有时可见感染灶。

2. 新生儿肝炎　黄疸多出现在出生后 2~3 周或更晚，或生理性黄疸消退后黄疸又出现，患儿尿液深黄，粪便颜色变浅或灰白色，伴有厌食、呕吐、肝脏肿大。

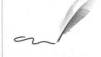

3. 新生儿溶血症 Rh 溶血症黄疸于出生 24 小时以内出现，以重度为主。ABO 溶血症黄疸于出生后第 2~3 天出现者更多，以轻、中度为主；伴有不同程度的贫血及肝脾肿大。

4. 新生儿先天性胆道闭锁 生理性黄疸未全消退而于 2 周后又进行性加重，粪便由浅黄变为灰白色，肝脏进行性增大，质硬而光滑，一般不伴有其他症状。

5. 母乳性黄疸 是一种病因不明的非溶血性高非结合胆红素血症，大约有 1% 母乳喂养儿可发生母乳性黄疸。足月儿多见，常与生理性黄疸重叠，新生儿出生后 2 周黄疸持续不退，新生儿一般情况良好，个别可以引起胆红素脑病。可能与母乳中的 β-葡萄糖醛酸苷酶进入患儿肠内，使肠道内非结合胆红素生成增加有关。母乳性黄疸须在排除病理性黄疸后才能诊断。一般停止母乳喂养 3~5 天，黄疸可消退，恢复母乳喂养，黄疸不会反弹。

（三）辅助检查

1. 胆红素浓度监测

（1）血清总胆红素（total serum bilirubin，TSB）测定　目前在新生儿黄疸的风险评估及处理中均按照 TSB 作为计算值，TSB 是诊断高胆红素血症的"金标准"。

（2）经皮胆红素水平（transcutaneous bilirubin，TCB）测定　系无创性检查，可动态观察胆红素水平变化，以减少有创穿刺的次数。TCB 是常规的筛查方法。

2. 其他实验室检查

（1）血常规检查　新生儿溶血症患儿红细胞计数及血红蛋白均降低，而网织红细胞显著增加；白细胞总数增高（$> 20 \times 10^9/L$）或降低（$< 5 \times 10^9/L$）应考虑感染性疾患、败血症等。

（2）血型（ABO 和 Rh 系统）　抗体测定检查母亲的血型，初判是否存在血型不合性溶血。

（3）尿常规检查　尿胆红素阳性提示结合性胆红素增高；有红细胞、脓球、白细胞增多，提示泌尿系统感染。

（4）肝功能检查　肝细胞损害时转氨酶升高；碱性磷酸酶升高提示肝内胆管发育不良或肝内毛细胆管缺如。

（5）其他　如检测血浆蛋白和凝血酶原、甲胎蛋白（AFP）、血培养等。

3. 影像学检查 超声、计算机断层摄影（CT）、磁共振胰胆管造影（MRCP）等有助于胆道疾病的诊断。

（四）心理-社会支持状况

由于黄疸持续不退、加重或有某些疾病存在，引起家长的焦虑、恐惧和担忧；亦可因为对病理性黄疸有关知识认识不足，忽视疾病的存在或不能很好地和医生、护士合作。

三、常见护理诊断/问题

1. 知识缺乏 家长缺乏有关新生儿黄疸的相关知识。

2. 潜在并发症 胆红素脑病（核黄疸）。

> **考点提示**
> 病理性黄疸的常见诱因。

四、护理目标

（1）家长理解新生儿黄疸相关知识。

（2）尽快消退黄疸，预防或及时发现胆红素脑病。

五、护理措施

（一）一般护理

（1）注意新生儿喂养、保暖，防止低血糖、低体温。

（2）加强对新生儿皮肤、口腔、脐部的清洁护理，避免感染。

（3）维持患儿的水、电解质平衡，防止酸中毒。

（二）严密观察

1. 密切观察黄疸的进展情况 观察黄疸发生的时间、发展速度、程度及血清胆红素测定值的变化。

2. 注意观察有无胆红素脑病的早期表现 当患儿出现吸吮力弱、喂养困难、嗜睡、拥抱反射减弱、肌张力减低时，应及时报告医生。

3. 其他 观察有无贫血及贫血程度。

（三）用药护理

遵医嘱纠正代谢性酸中毒，使用肝酶诱导剂，输入血浆、白蛋白，观察药物反应及疗效。

1. 纠正代谢性酸中毒 应用碳酸氢钠提高血 pH 酸碱度，以利于非结合胆红素与白蛋白的结合。

2. 肝酶诱导剂 增加肝脏摄取非结合胆红素的能力，常用苯巴比妥。

3. 血浆、白蛋白 增加胆红素和白蛋白结合，减少血中游离胆红素。

（四）蓝光疗法

蓝光疗法简称光疗，是降低血清非结合胆红素简单而有效的方法，其原理、操作和注意事项详见第十九章第六节。

（五）换血疗法

此方法常用于严重新生儿溶血症所致的高胆红素血症，是降低血清胆红素最快、最有效的方法。它可及时清除患儿血清中特异的血型抗体、致敏的红细胞，减轻溶血，防止因胆红素过高而发生的胆红素脑病。换血前后护士应协助医生做好相应的准备和配合工作。

（六）健康教育

（1）耐心解答家长提出的问题，消除家长的焦虑心理 向家长说明本病的发病原因不同，预后也不相同；介绍相关的治疗作用，让家长积极配合治疗护理，使患儿尽快康复。

（2）消除家长的恐惧心理 对曾因新生儿溶血症有过死胎、流产史的家庭，应告知家长再次怀孕后做好产前检查及宫内治疗的重要性，以解除他们的恐惧心理。

六、护理评价

（1）家长理解相关知识并积极配合治疗。

（2）黄疸消退，未出现胆红素脑病。

【新生儿寒冷损伤综合征】

新生儿寒冷损伤综合征又称为新生儿硬肿症，是指新生儿期由受寒、早产、感染、缺氧等多种因素引起的低体温和多器官功能的损伤，严重者引起皮肤及皮下脂肪变硬、水肿的一种疾病。早产儿发病率最高。

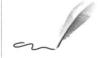

一、概述

（一）病因

主要发病因素为寒冷、感染、早产和窒息。

（二）发病机制

（1）新生儿体温调节中枢发育不完善，且体表面积相对大，皮下脂肪薄，故散热多，尤其是早产儿。

（2）新生儿皮下脂肪中饱和脂肪酸含量多，其熔点高，在寒冷时易凝固。

（3）新生儿以棕色脂肪代谢产热，受寒、感染、缺氧可使棕色脂肪产热过程受到抑制。早产儿棕色脂肪含量少，更容易发生低体温。

新生儿患硬肿症时，由于低体温、缺氧、酸中毒等原因，使血流缓慢，血流量减少，组织灌注不足及缺氧，引起肾功能衰竭、DIC、肺出血及多器官功能衰竭。

新生儿硬肿症主要致死原因是肺出血、呼吸衰竭、循环衰竭。

二、护理评估

（一）健康史

了解新生儿胎龄、分娩方式、体重、喂养及保暖等情况，评估有无早产、感染、缺氧、寒冷等致病因素存在。

（二）身体状况

绝大多数患儿在生后不久或生后 7～10 天发病，以寒冷季节或早产儿多见；夏季发病多由严重感染、重度窒息引起。主要表现如下。

（1）体温不升，核心体温（距肛门口 5cm 处的温度）常低于 35℃，重症者可低于 30℃。患儿一般食欲差或拒乳，反应低下，哭声微弱，吸吮困难，呼吸浅表，心率慢，心音低钝。

（2）皮肤发凉、皮下脂肪变硬，按之如硬橡皮样，硬肿发生的顺序为：小腿外侧，大腿，渐至整个下肢、臀部、面颊及上肢，甚至波及全身。因硬肿，患儿可出现活动受限、吸吮困难及呼吸功能障碍。

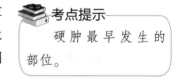

考点提示

硬肿最早发生的部位。

（3）多伴有水肿，压之轻度凹陷。

（4）多器官功能衰竭　严重者可发生心力衰竭、休克、急性肾衰竭等多脏器衰竭，还可并发 DIC 及肺出血等。

（三）辅助检查

血常规测定，一般白细胞无明显变化，合并感染者白细胞总数及中性粒细胞可升高；测血 pH 酸碱度，有酸中毒时 pH 酸碱度下降；疑有 DIC 时可出现凝血活酶时间延长、纤维蛋白原降低；可疑肾衰竭时，测定血肌酐。

（四）心理-社会支持状况

家长对本病及预后不了解常表现为焦虑、恐惧。

三、常见护理诊断/问题

1. 体温过低　与受寒、早产、缺氧、感染有关。

2. 有感染的危险　与抵抗力下降有关。

3. 知识缺乏　家长缺乏本病的护理知识。

4. 营养失调（低于机体需要量）　与吸吮无力，热能摄入不足有关。

5. 潜在并发症　肺出血、DIC。

四、护理目标

（1）住院 12～24 小时内，患儿体温逐渐恢复正常。

（2）患儿住院期间不合并感染。

（3）患儿能维持良好的营养状态，体重开始增长。

（4）患儿住院期间不发生并发症。

五、护理措施

（一）体温过低的护理

1. 复温　是护理本病的重要措施，持续低体温对患儿机体损害很大。复温要求详见本章第一节新生儿常见症状的早期识别与护理。有条件时可用恒温水浴、远红外保暖床等方法复温。无上述设备者，可用热水袋、电热毯、热炕或置于母亲怀中保暖，但应注意防止烫伤、闷捂。

2. 保证供给足够热量及水分　是恢复和维持正常体温的重要措施。无吸吮能力者可遵医嘱采用滴管、鼻饲或静脉补充营养；病情好转能吸吮者，可以喂乳，以母乳为首选。

3. 供给氧气　氧气可以使棕色脂肪分解产热，有助于升高体温。吸入的氧气必须加温、加湿。

（二）密切观察病情

复温过程中可用低温体温计每 2 小时测肛温一次，体温正常 6 小时后，每 4 小时测一次；定时监测呼吸、心率的变化，并做好记录；观察患儿的一般状况、反应、哭声、吸吮力、尿量等情况；监测暖箱内温度、湿度，并及时调整，做好记录。以上结果如有异常及时报告医生处理。

（三）预防 DIC

（1）严密观察有无出血倾向及肺出血表现，如有异常应立即通知医生，同时做好抢救的准备工作。

（2）遵医嘱使用药物　早期可预防性给予维生素 K_1，对可能发生 DIC 者，可在实验室检查监测下慎用肝素治疗。有出血倾向或已有出血者，可用止血药进行治疗。

（四）预防感染

硬肿症患儿应与感染患儿分开，护士应做好消毒隔离工作，防止交叉感染，同时密切观察有无感染的征象。

（五）健康教育

指导新生儿家长预防硬肿症发生的有关知识，教会家长简易保暖的方法。鼓励母乳喂养，保证足够的热量。

六、护理评价

（1）患儿体温恢复正常，未出现并发症。

（2）患儿营养状态良好，体重开始增长。

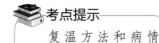

考点提示

复温方法和病情观察。

本章小结

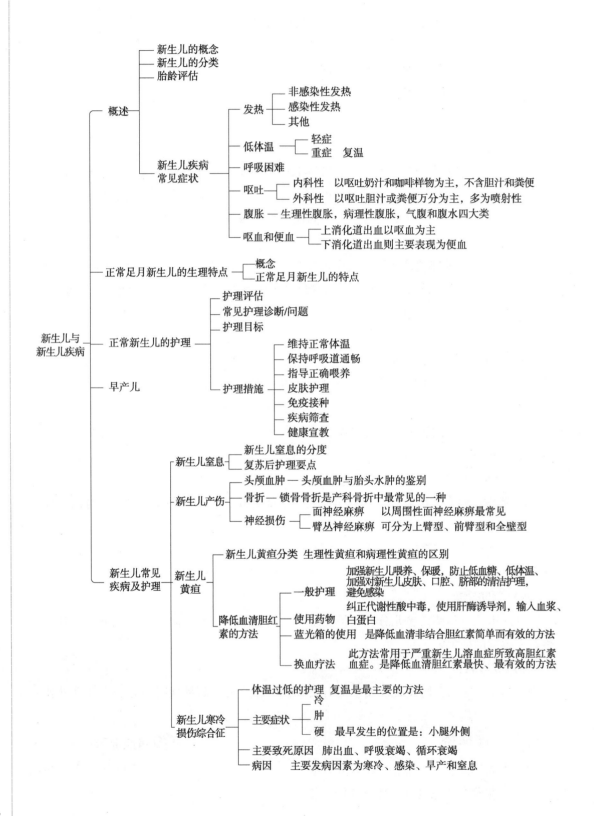

新生儿与新生儿疾病

概述
— 新生儿的概念
— 新生儿的分类
— 胎龄评估
— 新生儿疾病常见症状
　　├ 发热 ─ 非感染性发热 / 感染性发热 / 其他
　　├ 低体温 ─ 轻症 / 重症　复温
　　├ 呼吸困难
　　├ 呕吐 ─ 内科性　以呕吐奶汁和咖啡样物为主，不含胆汁和粪便 / 外科性　以呕吐胆汁或粪便万分为主，多为喷射性
　　├ 腹胀 ─ 生理性腹胀，病理性腹胀，气腹和腹水四大类
　　└ 呕血和便血 ─ 上消化道出血以呕血为主 / 下消化道出血则主要表现为便血

正常足月新生儿的生理特点
— 概念
— 正常足月新生儿的特点

正常新生儿的护理
— 护理评估
— 常见护理诊断/问题
— 护理目标
— 护理措施
　　├ 维持正常体温
　　├ 保持呼吸道通畅
　　├ 指导正确喂养
　　├ 皮肤护理
　　├ 免疫接种
　　├ 疾病筛查
　　└ 健康宣教

早产儿

新生儿常见疾病及护理

新生儿窒息
— 新生儿窒息的分度
— 复苏后护理要点

新生儿产伤
— 头颅血肿 ─ 头颅血肿与胎头水肿的鉴别
— 骨折 ─ 锁骨骨折是产科骨折中最常见的一种
— 神经损伤 ─ 面神经麻痹　以周围性面神经麻痹最常见 / 臂丛神经麻痹　可分为上臂型、前臂型和全壁型

新生儿黄疸
— 新生儿黄疸分类　生理性黄疸和病理性黄疸的区别
— 降低血清胆红素的方法
　　├ 一般护理　加强新生儿喂养、保暖，防止低血糖、低体温、加强对新生儿皮肤、口腔、脐部的清洁护理，避免感染
　　├ 使用药物　纠正代谢性酸中毒，使用肝酶诱导剂，输入血浆、白蛋白
　　├ 蓝光箱的使用　是降低血清非结合胆红素简单而有效的方法
　　└ 换血疗法　此方法常用于严重新生儿溶血症所致高胆红素血症。是降低血清胆红素最快、最有效的方法

新生儿寒冷损伤综合征
— 体温过低的护理　复温是最主要的方法
— 主要症状 ─ 冷 / 肿 / 硬　最早发生的位置是：小腿外侧
— 主要致死原因　肺出血、呼吸衰竭、循环衰竭
— 病因　主要发病因素为寒冷、感染、早产和窒息

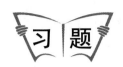

一、选择题

【A1/A2 型题】

1. 新生儿期是指
    A. 从脐带结扎到整 28 天
    B. 从脐带结扎到整 30 天
    C. 从脐带结扎到出生后 28 天内
    D. 从胎儿娩出到整 28 天
    E. 从胎儿娩出到整 1 个月

2. 巨大儿是指
    A. 出生体重大于 2500g
    B. 出生体重大于等于 3500g
    C. 出生体重大于 3500g
    D. 出生体重大于等于 4000g
    E. 出生体重大于 4000g

3. 母体的免疫球蛋白可通过胎盘转移给胎儿的是
    A. IgM
    B. IgG
    C. IgA
    D. IgD
    E. IgE

4. 新生儿生理性体重下降的时间是
    A. 出生后 1 周内
    B. 出生后 1~3
    C. 出生后 10~14 天
    D. 出生后 1~10 天
    E. 出生后 2~4 天

5. 护士在护理婴儿时，哪项心理沟通方式适用于护理婴儿
    A. 因势利导
    B. 多做游戏
    C. 搂抱与抚摸
    D. 适时鼓励
    E. 社会交流

6. 婴儿易发生溢乳的原因是
    A. 婴儿胃较垂直
    B. 婴儿胃容量小
    C. 婴儿胃排空时间短
    D. 婴儿常发生胃肠逆蠕动
    E. 胃贲门括约肌发育不完善

7. 新生儿假月经出现在生后
    A. 1~3 天
    B. 3~5 天
    C. 5~7 天
    D. 7~9 天
    E. 9~11 天

8. 早产儿的适中温度一般在
    A. 24~26℃
    B. 26~28℃
    C. 28~30℃
    D. 30~32℃
    E. 32~36℃

9. 新生儿寒冷损伤综合征皮肤硬肿发生的顺序

A. 下肢—臀部—面颊—上肢—全身   B. 臀部—面颊—下肢—上肢—全身

C. 上肢—臀部—面颊—下肢—全身   D. 面颊—臀部—上肢—下肢—全身

E. 面颊—下肢—臀部—上肢—全身

10. 患儿，女，出生 8 小时，对婴儿提供的护理措施，下列说法不正确的是

  A. 入室后了解 Apgar 评分情况   B. 持续仰卧位，颈部前屈

  C. 观察排尿、排胎便时间   D. 密切观察呼吸和面色等生命体征

  E. 选择母乳喂养

11. 产妇，24 小时前顺产一活男婴，现咨询新生儿喂养知识，下列关于新生儿喂养护理，说法错误的是

  A. 正常足月新生儿一般生后半小时可开奶

  B. 以按需哺乳为原则

  C. 母乳喂养的新生儿也需额外补充水分

  D. 足月儿体重每日增加 15～30g 表明喂养充分

  E. 母乳分泌不足时，可指导母亲进行混合喂养

12. 妇女，在给其 1 个月大女儿更换尿布时发现其会阴部红色疹子，以下关于新生儿尿布疹的说法错误的是

  A. 新生儿出现尿布疹时可用爽身粉

  B. 皮肤可出现红色小丘疹

  C. 臀部皮肤在尿布的摩擦和尿便刺激下容易发炎

  D. 可将臀部暴露于阳光和空气中

  E. 局部保持干燥

13. 护士在向产妇进行新生儿疫苗接种知识宣教，以下关于新生儿出生后需要接种的疫苗，说法错误的是

  A. 卡介苗   B. 乙肝疫苗

  C. 在左上臂注射接种卡介苗   D. 乙肝疫苗一共打 2 针

  E. 卡介苗接种后，会形成小脓包，有红肿的情况

14. 产妇，女，孕 40 周，新生儿体重 3800g，新生儿娩出后发现右侧锁骨骨折。新生儿锁骨骨折最常见的原因是

  A. 助产士手法不当   B. 骨盆狭窄

  C. 胎位不正   D. 巨大儿

  E. 剖腹产

15. 女，孕 37 周，行胎头吸引术阴道助产，新生儿出生后发现有头颅血肿，针对头颅血肿处理正确的是

  A. 头颅血肿 1 天即可消失，不必观察   B. 避免刺激

  C. 穿刺抽血   D. 不用止血药物

  E. 局部按摩可促进吸收

16. 新生儿，出生时重度窒息，经气管插管吸净羊水、黏液，并加压给氧，经抢救复苏后不正确的护理是

  A. 注意保暖

B. 间断给氧

C. 静脉补液维持营养

D. 观察患儿面色、呼吸、心率、体温、液体出入量

E. 尽早哺乳

二、思考题

1. 请简述新生儿的特殊生理现象。

2. 根据体温降低的程度不同，将新生儿低体温分类，并简述复温原则。

（杨小玉　夏小艳）

扫码"练一练"

第十七章 异常产褥

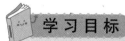

学习目标

1. **掌握** 产褥感染、产后抑郁症的相关概念及身体状况评估和护理要点。
2. **熟悉** 产褥感染、产后抑郁症常见护理诊断/问题和护理目标。
3. **了解** 产褥感染、产后抑郁症的病因和病理。
4. 能针对产褥感染、产后抑郁症妇女的症状实施护理。具有观察病情、心理护理和分析问题的综合素养。
5. 具有尊重产妇、热爱生命的人文职业素养，能对产妇及其家庭提供优质护理和全面指导。

第一节 产褥感染

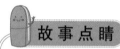
故事点睛

旁白： 小花女士，27岁，在妊娠38周时，因产程较快，在家中分娩一女婴。于产后第9天，出现寒战、发热、小腹胀痛，恶露有臭味，自行口服头孢类抗生素3天，效果不明显，在丈夫的陪同下到医院就诊。

人物： 由3位学生分别担任故事人物，进行即兴表演。

请问：

1. 小花女士最可能发生了什么情况？
2. 为确诊应行哪些检查？
3. 确诊后应给予小花哪些护理措施？

产褥感染（puerperal infection）是指分娩及产褥期生殖道受病原体侵袭，在产褥期引起的局部或全身的炎症变化。其发病率为1%～6%。产褥感染与产后出血、妊娠合并心脏病及严重的妊娠期高血压疾病，是导致我国孕产妇死亡的四大原因。产褥病率（puerperal morbidity）是指分娩24小时以后的10日内，每日测口温4次，间隔时间4小时，有2次达到或超过38℃。产褥病率最常见的原因是产褥感染，此外还包括生殖道以外的其他感染，如泌尿系统感染、上呼吸道感染、乳腺炎、血栓性静脉炎等。

一、概述

（一）感染诱因

女性生殖道对感染有自然防御功能，但分娩时由于软产道的扩张及损伤使病原体易于入侵体内；另外产妇由于贫血、营养不良、合并慢性疾病使自身抵抗力低下，加上宫腔或阴道操作、胎膜早破、产程延长等原因，容易发生产褥感染。

（二）感染病原体

产褥感染的病原体有需氧菌、厌氧菌、支原体、衣原体等，种类繁多且常为混合感染，许多非致病菌在特定环境下也可以致病。厌氧菌是产褥感染最常见的病原体。

1. 需氧菌 链球菌是外源性产褥感染最常见的病原菌，其中溶血性链球菌感染时能产生致热外毒素及溶组织酶使病变迅速扩散，严重者可致败血症；寄居在阴道、肠道的大肠埃希菌、变形杆菌属、克雷伯菌属能产生内毒素，是菌血症和感染性休克最常见的病原菌；金黄色葡萄球菌多为外源性感染，且容易引起伤口严重感染。

2. 厌氧菌

（1）革兰阳性球菌 消化链球菌和消化球菌存在于正常阴道中。当产道损伤、胎盘残留、局部组织缺氧坏死时，细菌迅速繁殖，若与大肠杆菌混合感染，产生异常恶臭气体。

（2）杆菌属 常见的厌氧性杆菌有脆弱类杆菌。与其他细菌混合感染，形成脓肿，产生大量脓液，有恶臭味，还可引起化脓性血栓性静脉炎，形成感染性血栓，脱落后随血循环到达身体其他部位形成脓肿。

（3）芽孢梭菌 主要是产气荚膜梭菌，产生外毒素，毒素可溶解蛋白质引起产气及溶血。轻者为子宫内膜炎、腹膜炎、败血症，重者引起溶血、黄疸、血红蛋白尿，急性肾衰竭、循环衰竭，气性坏疽而死亡。

3. 支原体和衣原体 解脲支原体和人型支原体均存在女性生殖道，感染症状多不明显；近年沙眼衣原体感染发病率增多，多无明显症状。

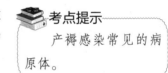
考点提示
产褥感染常见的病原体。

（三）感染途径

1. 内源性感染 正常孕妇的生殖道内或其他部位寄生的病原体，多数并不致病，但当机体抵抗力下降、出现感染诱因时可致病。

2. 外源性感染 由外界的病原体侵入生殖道引起的感染。可通过医务人员消毒不严或被污染的衣物、用具、各种手术诊疗器械或妊娠晚期不洁性交、盆浴等因素引起。

二、护理评估

（一）健康史

评估引起产妇产褥感染的病因。了解妊娠、分娩经过，有无营养不良、慢性疾病、孕期贫血、胎膜早破、产程延长、滞产、产科手术操作、产后出血等诱发因素的存在；了解产妇个人卫生习惯等。

（二）身体状况

1. 症状和体征 发热、疼痛、异常恶露是产褥感染的三大主要症状。产褥早期出现发热的最常见原因是脱水，但在 2～3 天低热后出现高热，应考虑感染的可能。因为感染部位、程度、扩散范围不同，临床表现也不同。

（1）急性外阴、阴道、宫颈炎 以局部红、肿、热、痛为主，全身反应轻，体温多不超过38℃。以葡萄球菌和大肠杆菌感染为主。外阴伤口感染表现为局部疼痛、灼热、伤口红肿、

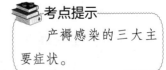
考点提示
产褥感染的三大主要症状。

有脓性分泌物。阴道与宫颈感染表现为黏膜充血、溃疡、脓性恶露增多。感染部位较深时，可导致阴道旁结缔组织炎。宫颈裂伤感染深部蔓延时，引起盆腔结缔组织炎。

（2）子宫感染　包括急性子宫内膜炎、子宫肌炎，是最常见的病理类型，两者常同时伴发。子宫内膜炎一般发生在产后 3～4 天，表现为低热，下腹痛，恶露多、混浊有臭味。子宫肌炎，表现为腹痛，恶露增多呈脓性，子宫压痛明显，复旧不良，可伴有头痛、寒战、高热，体温可高达 40℃，心率加快，白细胞增多等全身感染症状。

（3）急性盆腔结缔组织炎和急性输卵管炎　病原体经淋巴、血行扩散至宫旁组织从而引起盆腔结缔组织炎，如累及输卵管可致输卵管炎。表现为持续高热、寒战、一侧或双侧下腹疼痛伴肛门坠胀感。妇科检查示子宫复旧不全，可触及宫旁结缔组织增厚或边界不清的实性包块，压痛明显。严重者侵及整个盆腔，可形成"冰冻骨盆"。患者白细胞持续增高，中性粒细胞明显增多，核左移。

（4）急性盆腔腹膜炎及弥漫性腹膜炎　是在上述病变基础上，炎症继续发展扩散而成。临床表现为全身中毒症状明显，如寒战、高热、恶心、呕吐、腹胀等。腹部压痛、反跳痛，肌紧张多不明显。腹膜面分泌大量渗出液，可在直肠子宫陷凹形成局限性脓肿，若脓肿波及肠管、膀胱时，可出现腹泻、里急后重和排尿困难。急性期治疗不彻底可发展成盆腔炎性疾病后遗症而导致不孕。

（5）血栓性静脉炎　病变单侧多见，多发生于产后 1～2 周，常表现为盆腔血栓性静脉炎与下肢血栓性静脉炎两类。盆腔血栓性静脉炎常继发于子宫内膜炎，临床表现为寒战、高热反复发作，症状可持续数周。下肢血栓性静脉炎，病变多在股静脉、腘静脉及大隐静脉，表现为弛张热，下肢持续性疼痛，局部静脉压痛或触及硬索状物，使血液回流受阻，引起下肢水肿，皮肤发白，习称"股白肿"。病变轻时，无明显阳性体征，彩色超声多普勒检查可协助诊断。

（6）脓毒血症及败血症　是产褥感染最严重的阶段。表现为寒战、持续高热，体温达 40℃ 以上，全身明显中毒症状，甚至出现感染性休克，可危及生命。

（三）辅助检查

1. 血液检查　白细胞计数升高，尤其是中性白细胞计数升高明显；血沉加快。血清 C 反应蛋白 >8mg/L 有助于早期感染的诊断。

2. 病原体及药敏试验　通过宫腔分泌物、脓肿穿刺物、后穹隆穿刺液进行细菌培养和药物敏感试验，必要时做血培养和厌氧菌培养。

3. 影像学检查　B 型超声、彩色多普勒超声、CT、MRI 等检查手段，能够对感染形成的炎性包块、脓肿、静脉血栓做出定位和定性诊断。

（四）心理 - 社会支持状况

了解产妇的情绪及心理情况，评估产妇及其家属是否有焦虑、沮丧等情绪。

三、常见护理诊断/问题

1. 焦虑　与担心疾病预后及母子分离有关。

2. 体温过高　与生殖道感染有关。

3. 疼痛　与炎症反应有关。

四、护理目标

（1）产妇情绪稳定，焦虑消失或明显减轻。

（2）产妇感染得到控制，体温正常。

（3）产妇疼痛消失或减轻，舒适感增强。

五、护理措施

1. 一般护理

（1）休息和卧位 患者卧床休息，取半卧位或将床头抬高以利恶露引流排出、使得盆腔炎症局限。如为血栓性静脉炎，应延长卧床时间，减少活动以防栓子脱落。

（2）营养和排泄 增强机体抵抗力，给予高热量、高蛋白、高维生素、易消化的食物。病情严重或贫血者，多次少量输入新鲜血或血浆。保证足够的液体摄入，纠正水、电解质紊乱。保持大、小便通畅，减轻盆腔充血，以利于子宫复旧。

（3）心理支持 向产妇及家属讲述病情变化，耐心解答产妇及家属的疑问，消除其心理焦虑。指导产妇自我护理技巧，提供母婴接触的机会，鼓励家属为产妇提供有力的社会支持。

2. 局部护理

（1）外阴伤口护理 保持外阴清洁干燥，取健侧卧位，及时更换会阴垫。每日用0.05%聚维酮碘擦洗外阴2次，大、小便后及时擦洗。每日红外线照射2次，每次15～20分钟。感染严重者应及时拆除缝线，脓肿已形成者给予切开引流；产妇用物及时消毒、更换。严格做好床边隔离措施，防止交叉感染。

（2）下肢血栓性静脉炎 抬高患肢，局部保暖、湿热敷，以增加血液回流，减轻肿痛，用支架支撑衣被等覆盖物，防止摩擦引起疼痛。

3. 用药护理 未能确定病原体时，可根据临床表现及临床经验，遵医嘱选用广谱高效抗生素，之后根据细菌培养和药敏试验结果，调整抗生素的种类和剂量。中毒症状严重者，可短期加用肾上腺皮质激素，提高病人机体应激能力。注意抗生素使用的时间间隔，维持血液中有效的药物浓度，同时注意药物是否影响哺乳，血栓性静脉炎应用肝素治疗期间注意监测凝血功能。

4. 术前准备和护理 配合医生做好伤口清创术、清宫术、脓肿引流、阴道后穹隆穿刺术的准备和操作工作。

5. 病情观察 密切观察产妇生命体征变化，每4小时测量体温一次。观察腹痛、子宫复旧、会阴伤口情况，注意恶露的量、性状及气味，发现异常及时报告医生。对体温超过39℃者应给予物理降温。

6. 健康教育 加强孕期指导，临产前2个月禁止盆浴及性生活。及时治疗外阴炎、阴道炎、宫颈炎等慢性疾病。产程中避免多次阴道检查、严格无菌操作、正确掌握手术指征。避免发生胎膜早破、滞产、产道损伤、产后出血等诱因。对可能发生产褥感染者，应预防性应用抗生素。指导产妇出院后，保持外阴部清洁，便后及时清洁会阴，勤换会阴垫。学会识别异常恶露。产褥期内避免盆浴、阴道冲洗和性生活。按时复诊，如有异常及时就诊。对治疗期间不易哺乳者，指导其定时挤奶维持泌乳，待感染控制后可继续哺乳。

六、护理评价

（1）产妇情绪稳定，焦虑消失或减轻。

（2）产妇感染得到控制，体温恢复正常。

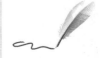

（3）产妇疼痛消失或减轻，舒适感增强。

第二节　产褥期抑郁症

产褥期抑郁症（postpartum depression，PPD）是指产妇在产褥期出现抑郁症状，是产褥期非精神病性精神综合征中最常见的一种类型。一般产后4周内第一次发病（既往无精神障碍史），大多数在3~6个月内自行恢复。若症状严重，可延长至产后1~2年，甚至迁延不愈，发展为慢性抑郁状态或者周期性精神病。发病率为10%~20%。产后抑郁不仅影响产妇的生活质量，还影响婴幼儿的认知、情绪和行为发展，给社会和家庭带来很大负担。

一、概述

产褥期抑郁症病因不明，目前认为可能与下列因素有关。

（一）神经内分泌因素

目前认为产后24小时体内雌、孕激素水平的迅速下降严重影响了产妇的情绪，这与雌、孕激素具有稳定精神神经的作用有关。

（二）社会因素

产妇对婴儿的期待；对即将承担母亲角色尚不适应，既新鲜又恐惧的心理；对照料婴儿的一切事物都需从头学起的无助等，都会对产妇造成心理压力，导致过度紧张及情绪紊乱。此外，睡眠不足、身体疲惫、对自己现状不满、缺少他人关怀和支持等心理问题也是导致产褥期抑郁症的重要原因。

（三）心理因素

具有敏感（神经质）、自我为中心、情绪不稳定、社交能力不良、好强求全、固执、内向等个性特征的产妇容易出现产后心理障碍。此外，孕期压力大、对母亲角色认同缺陷的产妇容易出现产褥期抑郁症。

（四）遗传因素

通过对家族遗传史及双胎的追踪性研究发现，一级亲属中有情绪异常相关性疾病的女性发生产褥期抑郁症的概率明显增高。

（五）分娩因素

分娩经历给产妇带来紧张、恐惧，非计划妊娠、产时和产后并发症、难产、手术产等增加了产褥期抑郁症的风险。

二、护理评估

（一）健康史

评估分娩后精神状态，了解既往是否有心理、精神疾病等病史。评估本次妊娠过程和产程进展情况，有无难产、滞产、手术产及产后并发症，评估新生儿情况、家庭关系和社会支持系统等因素。

（二）身心状况

注意了解产妇产褥期精神症状及体征，评估产妇及家属的心理状态，是否有精神过度紧张、惊慌失措、恐惧等情况。

1. 情绪改变　患者最突出的症状是持久的情绪低落，表现为表情忧郁、无精打采、困倦、易流泪和常哭泣。患者常用"郁郁寡欢"、"空虚"、"孤独"、"凄凉"、"沉闷"、"与他人好像隔了一堵墙"之类的词来描述自己的心情。患者经常感到心情压抑、郁闷，常因小事大发脾气。在很长一段时期内，多数时间情绪是低落的，即使期间有几天或 1~2 周的情绪好转，很快又会陷入抑郁状态。尽管如此，患者抑郁程度一般并不严重，情绪反应依然存在，几句幽默解嘲的警句或一场轻松的谈话，能使之破涕为笑，心情暂时好转。患者本人也能够觉察到自己情绪上的不正常，但往往将之归咎于他人或环境。

2. 认知改变　对婴儿健康过分焦虑；担心不能照顾好婴儿；自暴自弃，自罪感；对身边的人充满敌意，与家人、丈夫关系不协调。

3. 行为改变　不情愿喂养婴儿；主动性降低，创造性思维受损；严重者有自杀意念或伤害婴儿的行为。

4. 生理改变　易疲倦；入睡困难、早醒；食欲下降；性欲减退乃至完全丧失。

（三）辅助检查

可用产褥期抑郁量表等对产妇的心理状态进行评估，评估产妇心理障碍的严重程度。

1. 爱登堡产后抑郁量表（EPDS）　是应用最广泛的自评量表，用于初级筛查。包括 10 项内容，4 级评分。最佳筛查时间在产后 2~6 周。当总分≥13 分者可诊断为产褥期抑郁症，但不能评估病情的严重程度（表 17-1）。

表 17-1　Edinburgh 产后抑郁量表

在过去的 7 日			
1	我能够笑并观看事物有趣的方面			
	如我总能做到那样多	0 分	现在不是那样多	1 分
	现在肯定不多	2 分	根本不	3 分
2	我期待着享受事态			
	如我曾做到那样多	0 分	较我原来做得少	1 分
	肯定较原来做得少	2 分	全然难得有	3 分
3	当事情做错，我多会责怪自己			
	是，大多时间如此	0 分	是，有些时间如此	1 分
	并不经常	2 分	不，永远不	3 分
4	没有充分的原因我会焦虑或苦恼			
	不，总不	0 分	极难得	1 分
	是，有时	2 分	是，非常多	3 分
5	没有充分理由我感到惊吓或恐慌			
	是，相当多	3 分	是，有时	2 分
	不，不多	1 分	不，总不	0 分

续表

在过去的 7 日				
6	事情对我来说总是发展到极点			
	是，在大多数情况下我全然不能应付	3分	是，有时我不能像平时那样应付	2分
	不，大多数时间我应付得相当好	1分	我应付与过去一样好	0分
7	我难以入睡，很不愉快			
	是，大多数时间如此	3分	是，相当经常	2分
	并不经常	1分	不，根本不	0分
8	我感到悲伤或痛苦			
	是，大多数时间如此	3分	是，相当经常	2分
	并不经常	1分	不，根本不	0分
9	我很不愉快，我哭泣			
	是，大多数时间	3分	是，相当常见	2分
	偶然有	1分	不，绝不	0分
10	出现自伤想法			
	是，相当经常	3分	有时	2分
	极难得	1分	永不	0分

知识链接

EPDS 是目前国内外广泛应用的心理量表，其英文原版是 1978 年编制的，1987 年重新修订。1998 年香港中文大学的 Lee 等编译成中文版的 EPDS，并对该表进行修订。EPDS 量表为自评量表，共 10 个条目，分别涉及心境、乐趣、自责、焦虑、恐惧、失眠、应付能力、悲伤、哭泣和自伤等。其测量要求是：不只是受试者今天的感觉，而是过去七天的感受。根据症状出现的频率每个条目的描述分为 4 级：从未、偶尔、经常和总是。按其所显示的症状严重程度从无到极重，分别赋值 0~3 分，即：0 分（从未）、1 分（偶尔）、2 分（经常）、3 分（总是），得分范围 0~30 分。EPDS 量表各个条目的用词与通用的抑郁筛查标准一样，并未特别指定用于产后时期，所以 EPDS 量表除用于产妇外，也可用于对孕妇和初为人父者进行筛查。

2. 产后抑郁筛查量表（PDSS） 是一种自评量表，共有 7 个因子，35 个条目，5 级评分，一般以总分≥60 分作为筛查产后抑郁症的临界值。

知识链接

PDSS 是 2000 年由 Beck 等人编制而成的专用于筛查产妇的一种量表，并不能作为临床诊断，该量表要求在一段时间内反复测量来确诊产后抑郁症。PDSS 量表的编制是通过以下定义：产后的心境障碍在分娩后第一年间的任何时候都有可能发生，失控的情绪、思想和行为是患有产后抑郁症妇女的基本问题，其症状包括积极心态和兴趣的消失、不能集中精力、感到孤独、没有安全感、焦虑、睡眠及饮食困难、犯罪感、羞愧感、强迫思考和有伤害自己和孩子的想法。

三、常见护理诊断/问题

1. 个人应对无效 与情绪抑郁、心理沮丧有关。

2. 睡眠形态紊乱 与焦虑、恐惧有关。

3. 有暴力行为的危险 与产后精神状态异常有关。

四、护理目标

（1）产妇情绪稳定，能配合护理人员和家人采取有效的应对措施。

（2）产妇睡眠正常。

（3）产妇没有出现暴力行为。

五、护理措施

加强对产妇的照顾是缓解产褥期抑郁症最有效的方法。

（一）饮食指导

重视产后营养，鼓励进食高蛋白、高热量的食物，多食新鲜的鱼肉、虾肉、蔬菜及水果等，忌食辛、辣等刺激性食物，避免摄入过多碳水化合物，造成产妇情绪波动。

（二）活动和休息

提供温馨、舒适的环境，让产妇多休息，保证足够的睡眠。助产人员鼓励产妇白天适当活动，一般正常分娩后 6~8 小时就可以坐起，24 小时后可以下床适当活动，如在室内走动等，还可以在床上做一些简单的、活动量小的康复体操，或做一些轻微的家务劳动。

（三）心理支持

心理治疗是产褥期抑郁症的重要治疗方法。包括心理支持与咨询、同伴治疗、团体治疗、音乐治疗、人际心理治疗、社会干预等。

（1）正确评估产妇的心理状况。尽可能让产妇说出心中的焦虑，正确进行情感的宣泄。使产妇保持良好的情绪，认识到产褥期生理变化对情绪的影响，让产妇有充分的思想准备。一旦情绪波动较大，尽量自我克制，同时要善于调节，鼓励产妇听音乐、与周围的人聊天等。

（2）积极向产妇宣传和普及产褥期的心理卫生知识。及时进行母乳喂养指导，给产妇讲解新生儿正常的生理发育过程，尽量减轻照顾孩子的压力。出院后，在做好常规产后访视、产后检查、了解生殖器官恢复状况的同时，也应注意观察产妇的心理变化，以便及时发现问题，适时开导产妇，保持产妇心理卫生健康。

（3）对产妇的丈夫、公婆、父母等家庭成员进行相关心理卫生方面的宣教，做好家庭成员间的相互沟通，建立温馨的家庭氛围，关心产妇的心理感受，对刺激产妇情绪的敏感话题应尽量避免。

（四）用药护理

药物治疗适用于中度产褥期抑郁症及心理治疗无效者。尽量选择毒副作用小、特别是不通过乳汁排泄的抗抑郁药。临床常首选 5－羟色胺再吸收抑制剂，如帕罗西丁、盐酸舍曲林、西酞普兰等。治疗分为急性治疗期、巩固治疗期和维持治疗期，治疗的药物剂量和用药持续时间根据患者具体情况而定，因人而异，治疗方案应个体化。停药时，药物剂量边观察边减少，逐渐停药。

（五）防止意外发生

做好安全防护。提供舒适、安静、安全的环境，杜绝出现自杀物品，如刀、绳、玻璃等。生活设施应安全，不能用可能为自杀工具的设施。避免外界对病人的不良刺激与影响，限制与其他抑郁患者接触，以防止抑郁情绪的相互感染。

（六）健康教育

积极预防重度产褥期抑郁症，加强妊娠期、分娩期及产褥期的健康教育。首先通过提供必要的教育，认识产褥期抑郁症的早期症状和体征，有助于早发现、早处理；鼓励家属注意观察产妇的身体变化、饮食营养、睡眠等状况，同时要以亲切温和的态度与语言和产妇交流，以调节不良情绪，使产妇在分娩后处于最佳的心理状态。

六、护理评价

（1）产妇应对措施有效。
（2）产妇失眠情况改善。
（3）产妇无暴力行为的发生。

第三节　急性乳腺炎

急性乳腺炎（acute mastitis）是乳腺的急性化脓性感染，是乳腺管内和周围结缔组织炎症，多发生于产后哺乳期的妇女，初产妇更为多见。其发病率为 10%～33%，好发于产后 3～4 周，往往是单侧乳房发病。临床表现为乳房红、肿、热、痛，寒战，高热，心率加快等。约 10% 的乳腺炎产妇在短期内形成脓肿，多数由金黄色葡萄球菌、副流感嗜血杆菌、流感嗜血杆菌、链球菌、大肠埃希菌沿淋巴管入侵所致。

一、病因与发病机制

（一）乳汁淤积

乳汁淤积（milk stasis）是最常见的原因。乳汁是细菌理想的培养基，当乳头发育不良（过小或内陷）妨碍正常哺乳，或乳汁过多、婴儿吸乳过少、乳管不通畅等导致乳汁不能完全排空时，会出现乳汁淤积，有利于入侵细菌的生长繁殖。

（二）细菌入侵

入侵的细菌主要是金黄色葡萄球菌，少数为链球菌。侵入途径有两种，主要通过乳头破损或皲裂处入侵，沿淋巴管扩散到乳腺实质，形成感染病灶；另一种是细菌直接侵入乳腺管，上行至乳腺小叶而致感染，如婴儿患口腔炎或口含乳头睡眠时可致此种感染。

（三）机体免疫力下降

产褥期产妇局部及全身免疫力下降，为病原体入侵机体创造了条件。乳头部潮湿、温度升高，更易造成细菌感染。如免疫力良好，则病变停留在轻度炎症或蜂窝织炎期；如免疫力较低，易致感染扩散，形成脓肿，甚至引起脓毒症。

二、护理评估

（一）健康史

评估产妇一般状况和孕育情况。评估是否有乳汁淤积的危险因素，有无乳头发育不良、乳汁过多或乳管不通畅等情况。

（二）身心状况

1. 急性单纯性乳腺炎 起初常有乳头皲裂,哺乳时乳头刺痛,伴有乳汁淤积或结块,有时可有1~2根乳腺管阻塞不通。继而出现乳房局部肿胀、疼痛,伴有压痛,结块或有或无,皮肤不热或微热,皮肤颜色不红或微红,全身症状不明显,可伴有寒战、发热、头痛、胸闷、烦躁易怒、食欲差。

2. 急性化脓性乳腺炎 乳房局部出现红、肿、热、痛,出现较明显的硬结;腋下淋巴结肿大、触痛。有全身症状,表现为寒战、高热、头痛,伴有白细胞计数升高,严重时可合并菌血症或脓毒症。

3. 脓肿形成 乳房出现跳痛,局部皮肤红、肿、透亮,肿块中央变软呈波动感。若为浅表脓肿常可穿破皮肤,形成溃烂,或者乳汁自创口处溢出而形成乳漏。若为深部脓肿可出现全乳房肿胀、疼痛、发热,而局部皮肤红肿及波动不明显,有时一个乳房内可同时或先后存在数个脓腔。深部脓肿还可穿向乳房和胸大肌间的脂肪,形成乳房后位脓肿,严重者可发生脓毒症。

（三）辅助检查

1. 血常规 白细胞总数及中性粒细胞计数增加。并发脓毒症时,中性粒细胞数常在 $8×10^9/L$ 以上,白细胞总数常在 $15×10^9/L$ 以上。

2. 细菌学检查

（1）脓液涂片 脓肿穿刺抽取脓液行细菌涂片检查,一般可见革兰阳性球菌,亦可行抗酸染色查抗酸杆菌,以确定致病菌种类。

（2）脓液培养及药敏试验 指导临床选用抗生素。

3. 局部穿刺抽脓 对有乳房深部脓肿、炎症明显但无波动者,可行穿刺抽脓技术,以确定乳房深部脓肿的位置。

4. 血液细菌培养 急性乳腺炎并发脓肿时,一般隔一天抽血做细菌培养1次,直到结果阴性为止。抽血时间最好选择在预计出现寒战、高热前,以提高培养阳性率。对临床表现极似菌血症而血培养多次阴性者,应考虑存在厌氧菌感染的可能,可做厌氧菌培养。

5. X线钼靶摄片 乳房皮肤肿胀增厚,间质增生、扭曲,血管阴影明显增加,应用抗生素后炎症明显改善。

6. B型超声检查 为无损伤检查的首选。声像特点:①乳汁潴留,为无回声的小暗区。②炎性肿块,边界不清,内部回声增厚增强,光点不均匀。③脓肿形成,声像显示内部不均匀的液体暗区,边缘模糊,肿块局部有增厚,或有分层现象,脓肿后方回声增强。

三、常见护理诊断/问题

1. 体温过高 与感染有关。

2. 疼痛 与乳汁淤积、乳房炎症、肿胀有关。

3. 知识缺乏 缺乏哺乳卫生及预防乳房炎症的知识。

四、护理目标

（1）产妇体温正常。

（2）产妇疼痛消失。

（3）产妇了解哺乳卫生知识。

五、护理措施

（一）病情观察

定时测量体温、脉搏、呼吸，了解血白细胞计数及分类的变化，必要时做血培养及药敏试验。

（二）休息指导

提供安静舒适的环境，保证产妇充足的休息与睡眠。

（三）饮食指导

鼓励产妇多进清淡、易消化、营养丰富的食物。增加液体摄入量，至少 $2 \sim 2.5L/d$。

（四）乳房保健指导

（1）用温开水清洁乳头，保持乳头清洁、干燥。忌用酒精、肥皂水擦洗，以免加重局部皮肤皲裂。

（2）乳汁淤积早期，可继续哺乳，增加哺乳次数。给予局部湿冷敷，以减少乳汁分泌。

（3）乳房肿胀明显或有肿块形成者，可局部热敷以利于炎症消散，每次热敷 $20 \sim 30$ 分钟，3 次/天，严重者可用硫酸镁湿热敷。

（4）疼痛者，可用绷带或乳托将乳房托起，以减轻疼痛。

（5）促使乳汁排出（吸吮或用吸乳器），凡需切开引流者应停止哺乳。

（五）心理指导

鼓励和帮助产妇，使其精神愉快、消除紧张、焦虑情绪。

（六）处理与配合

1. 局部处理　①热敷、药物外敷或理疗，以促进炎症的消散。外敷药可用金黄散或鱼石脂软膏。②红外线穿透性强，可达乳房组织深部，红外线照射效果优于湿热敷方法。③患侧乳房暂停哺乳者，应及时排空乳汁。

2. 抗感染　早期、足量应用抗生素，用药途径可口服、肌内注射或静脉滴注。首选青霉素类抗菌药，或根据细菌培养和药物敏感试验结果选用抗菌药。避免使用对婴儿有不良影响的抗菌药，如四环素、氨基糖苷类、磺胺药和甲硝唑等，如须应用，应暂停哺乳。

3. 终止乳汁分泌　感染严重、脓肿引流后或并发乳瘘者应终止乳汁分泌。常用终止乳汁分泌的方法：①芒硝250g 分装两纱布袋内，敷于两乳房并包扎好，湿硬时更换。②生麦芽 $60 \sim 90g$，水煎服用，每天 1 剂，连服 $2 \sim 3$ 天。③口服雌激素，200mg，每天 3 次，连服 3 天。④肌内注射苯甲酸雌二醇4mg，每天 1 次，至乳汁分泌停止。但目前不推荐雌激素回乳，虽溴隐亭可在适宜人群中应用，但应注意其潜在的副作用，如增加心肌梗死、脑血管血栓、癌症及抑郁发病率的风险等。

4. 手术处理　脓肿形成后，及时行脓肿切开引流。注意事项：①切口呈放射状，以免损伤乳管；如为乳晕部脓肿可沿乳晕边缘作弧形切口；乳房深部或乳房后脓肿可在乳房下作弓形切口。②分离多房脓肿的房间隔膜，以利于引流。③为确保引流通畅，引流条应放在脓腔最低部位，必要时另加切口做对口引流。

（七）健康教育

1. 病因或诱因的消除 指导产妇正确哺乳，双侧乳房轮流哺喂，一侧乳汁吸尽，再吸另一侧，以防乳汁淤积，保持乳头干燥和清洁。

2. 正确哺乳 指导产妇应采取正确的哺乳姿势，以防止乳头破损和皲裂。如已发生破损者，必要时应暂停哺乳，使用吸奶器排空乳房。

六、护理评价

（1）产妇体温正常。

（2）产妇疼痛感消失。

（3）产妇掌握哺乳及卫生知识。

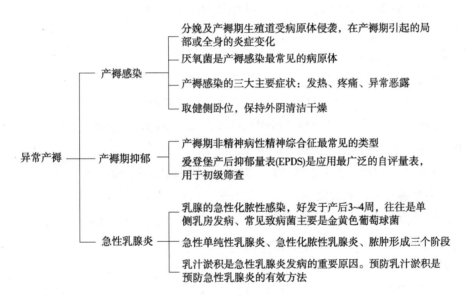

本章小结

异常产褥
- 产褥感染
  - 分娩及产褥期生殖道受病原体侵袭，在产褥期引起的局部或全身的炎症变化
  - 厌氧菌是产褥感染最常见的病原体
  - 产褥感染的三大主要症状：发热、疼痛、异常恶露
  - 取健侧卧位，保持外阴清洁干燥
- 产褥期抑郁
  - 产褥期非精神病性精神综合征最常见的类型
  - 爱登堡产后抑郁量表(EPDS)是应用最广泛的自评量表，用于初级筛查
- 急性乳腺炎
  - 乳腺的急性化脓性感染，好发于产后3~4周，往往是单侧乳房发病、常见致病菌主要是金黄色葡萄球菌
  - 急性单纯性乳腺炎、急性化脓性乳腺炎、脓肿形成三个阶段
  - 乳汁淤积是急性乳腺炎发病的重要原因。预防乳汁淤积是预防急性乳腺炎的有效方法

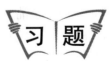

习 题

一、选择题

【A1/A2 型题】

1. 发生产褥病率的最主要原因是

　　A. 乳腺感染　　　　　B. 上呼吸道感染　　　　　C. 产褥感染

　　D. 泌尿系统感染　　　E. 手术切口感染

2. 主要引起产褥感染的病原体是

　　A. 需氧菌　　　　　　B. 厌氧菌　　　　　　　　C. 真菌

D. 衣原体   E. 支原体

3. 产褥感染的诱因不包括

    A. 妊娠合并严重肺结核   B. 孕期加强活动   C. 孕期贫血及营养不良

    D. 前置胎盘   E. 产后出血

4. 产褥感染，最常见的病变是

    A. 急性输卵管炎   B. 急性盆腔结缔组织炎   C. 盆腔腹膜炎

    D. 急性子宫内膜炎   E. 血栓性下肢静脉炎

5. 引起产褥感染的病因不包括

    A. 产道本身存在细菌   B. 妊娠末期性交

    C. 产褥期进行盆浴   D. 医务人员的手、呼吸道以及各种手术器械的接触

    E. 缩宫素的使用

6. 关于产褥感染，下列正确的说法是

    A. 多为单种细菌感染

    B. 是分娩时或分娩后由生殖道感染所引起的

    C. 指分娩时及产褥期生殖道受病原体感染，引起局部和全身的炎性变化

    D. 是指产后 24 小时至 4~5 日两次体温达到或超过 38℃

    E. 感染来源多为产妇自体感染

7. 产褥感染的概念是

    A. 分娩 24 小时后的 10 日内体温连续 2 次达到或超过 38℃

    B. 分娩 24 小时后的 30 日内体温连续 2 次达到或超过 38℃

    C. 分娩及产褥期因生殖道感染所引起的局部或全身的炎性变化

    D. 分娩后至子宫内膜完全修复时发生的感染

    E. 分娩后 3 日内体温超过 38.5℃，但在 24 小时内降至正常

8. 产后发生感染时产妇宜取

    A. 平卧位   B. 仰卧位   C. 半卧位

    D. 俯卧位   E. 左侧卧位

9. 急性乳腺炎最主要的病因是

    A. 乳汁淤积   B. 细菌入侵   C. 雌激素分泌增加

    D. 雄激素分泌增加   E. 性激素分泌紊乱

10. 关于产褥感染的处理原则，不正确的是

    A. 正确选用有效的抗生素

    B. 禁用宫缩剂，避免感染扩散

    C. 半卧位以利引流

    D. 加强营养以增强抵抗力

    E. 清除宫腔残留物

11. 诊断产褥感染的依据不包括

    A. 产后 10 日宫底脐下四指

    B. 产后 10 日血性恶露多且臭

    C. 产后宫缩痛

D. 子宫内膜炎

E. 子宫有压痛

二、思考题

如何加强与产褥期抑郁症患者的沟通？

（孙自红）

扫码"练一练"

第十八章　产科常用手术及护理配合

学习目标

1. 掌握　产科常用手术的适应证、禁忌证、注意事项及护理要点。

2. 熟悉　会阴切开及缝合术、软产道裂伤缝合术、胎头吸引术、产钳助产术、臀位阴道分娩助产术的操作程序、术前准备、术中监护和抢救配合。

3. 了解　肩难产助产术、人工剥离胎盘术、外倒转术的处理过程。

4. 学会运用相关知识，做好各项手术前准备、术中配合及产妇监护，做好产妇及新生儿的观察护理。

5. 具有尊重产妇、热爱生命的人文职业素养，具备助产士的专业能力，能为产妇、新生儿及其家庭提供安全护理服务。

第一节　会阴切开及缝合术

故事点睛

旁白：产妇王女士，宫内孕第一胎 39^{+2} 周临产，骨盆检查无异常，估计胎儿体重约3800g，现宫口已开全，头先露，S^{+3}。会阴冲洗，观察产妇会阴体部，宫缩间歇时皮肤红，无皱褶，宫缩时，胎头拨露约2cm，会阴体出现很多裂纹。

人物：2名学生分别担任故事人物中的产妇、助产士。

请问：

1. 该患者生产时会阴部可能发生什么情况？

2. 助产士接产时应如何处理，需要做哪些准备？

3. 表演助产士与产妇的沟通。

会阴切开术（episiotomy）是产科常用技术之一。目的是 ①避免分娩时会阴软组织严重撕裂伤。②减少会阴阻力，缩短第二产程。③减轻胎头受压，利于胎儿娩出。④便于阴道手术助产操作等。常用的手术方式包括会阴正中切开和会阴侧斜切开。WHO不推荐常规行会阴切开术，应严格把握会阴切开指征。

一、适应证

（1）会阴体过长、过短，会阴组织发育不良伸展性差、瘢痕，外阴阴道炎、水肿，急产时会阴未充分扩张，胎儿过大等，阴道分娩会阴严重撕裂不可避免。

（2）胎儿窘迫，产妇合并心脏病、严重的高血压疾病等，不宜过度及长时间用力需要缩短第二产程。

（3）胎儿生长受限、早产等，胎头不能耐受长时间受压。

（4）胎头吸引、产钳助娩、臀位牵引、肩难产处理等阴道手术助产时，为增加操作空间。

二、禁忌证

1. 绝对禁忌证　梗阻性难产，估计胎儿不能经阴道分娩者；生殖器疱疹、湿疣等不宜经阴道分娩者。

2. 相对禁忌证　初产妇会阴条件好胎儿较小；经产妇前次阴道分娩会阴完好或会阴伤口愈合良好；人免疫缺陷病毒感染者。

三、术前准备

（一）评估告知

（1）评估产妇生命体征，有无阴道分娩及会阴切开的禁忌证。

（2）评估产程进展、会阴条件、胎儿大小、有无胎儿窘迫。

（3）确定会阴切开的方式、切开的时机及切口大小。

（4）了解产妇有无药物过敏史。

（5）产妇知情同意并签字。

（二）准备

1. 环境准备　接产环境温度24～26℃，湿度50%～60%，双人同时分娩的产房，两床之间须有遮挡，注意保护产妇隐私。减少人员走动。

2. 物品准备　会阴皮肤消毒用物；接产包；无菌手套；麻醉用物（7号腰麻穿刺针头、20 ml注射器、局麻药品如0.5%利多卡因10 ml或0.5%～1%的普鲁卡因20 ml）；会阴切开及缝合用物（会阴切剪、持针器、针线、脐带剪、有及无齿镊子各1把）；有尾纱、纱布若干；0.9%氯化钠注射液500 ml等。

3. 产妇准备　排空膀胱，取膀胱截石位，外阴消毒。会阴局部麻醉选用普鲁卡因药物时，应提前做好皮肤敏感试验。

4. 术者准备　衣帽整齐，戴口罩，外科洗手，穿手术衣，戴无菌手套。

四、手术步骤

（一）阴部神经阻滞麻醉及表面皮肤浸润麻醉

1. 麻醉目的　松弛盆底肌肉组织，减轻疼痛。

2. 麻醉方法　铺无菌接产台，①术者用20ml注射器抽吸麻药，连接麻醉针头排出空气，宫缩间歇时，一手示指深入阴道，触及切开侧（常规为左侧）坐骨棘和骶棘韧带（图18-1）。②另一手持麻醉针在该侧坐骨结节与肛门连线中点处，先注射一个皮丘，然后垂直进针，在阴道内手指的引导下向坐骨棘尖端的内侧约1cm处进针，当穿过骶棘韧带时有一突破感，停止进针。③抽吸注射器无回血，推注麻药1/2～2/3量，然后边推注边退针

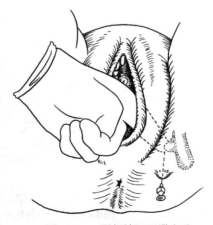

图18-1　阴部神经阻滞麻醉

至皮下，沿准备切开部位做表面皮肤扇形浸润麻醉（图 18 - 2）。④注射完毕，退出针放于手术台远处。⑤取纱布一块，在麻醉处皮肤轻轻按揉使麻药扩散。⑥阴道内的手指退出。

根据需要，可行双侧阴部神经阻滞麻醉。

（二）会阴切开

1. 切开时机 根据宫缩强度、产道及盆底软组织的弹性和产程进展情况而定。一般在胎儿娩出前 5 ~ 10 分钟，会阴明显膨隆，胎头拨露 3 ~ 4 cm 时进行。手术助产时，在手术实施前完成。切开不宜过早或过迟。过早，伤口暴露时间长，出血多，增加感染机会；过迟，则失去了切开的意义。

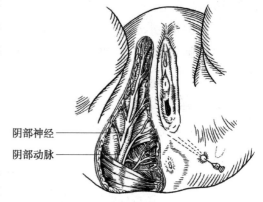

阴部神经——

阴部动脉——

图 18 - 2 表面扇形浸润麻醉

> **考点提示**
> 会阴切开的时机。

2. 切开方法

（1）左侧斜切开 术者于宫缩间歇时，将左手示指、中指伸入阴道与胎先露之间，撑起左侧阴道壁，右手将切剪张开，一叶置于阴道内，另一叶置于阴道外（图 18 - 3），左手食中指并拢，抵住阴道内剪叶，防止剪叶移位并保护胎先露。剪刀切面与会阴皮肤垂直，剪开起点为会阴后联合中点偏左上方 0.5 cm 处，剪尖向左外侧与会阴后联合呈 45°角，在宫缩达高峰时剪开。如果会阴高度膨隆，剪尖应向左外侧与会阴后联合呈 60° ~ 70°角，避免角度过小而误伤直肠或缝合困难。切开时，要一次全层切开，使会阴皮肤与黏膜切口内外大小一致。切口长度可根据产妇阴裂大小、会阴组织弹性、胎儿大小、耻骨弓角度、是否手术等情况调整，一般为 4 ~ 5 cm。切开后，将切剪放于手术台远处，同时左手翻转放于耻骨联合下方，控制胎先露，防止宫缩时胎儿急速娩出。切口用拧干的盐水纱布压迫止血，有小动脉出血，可钳夹止血并用丝线或可吸收缝线结扎。

（2）正中切开 术者于宫缩间歇时，将左手示指、中指伸入阴道与胎先露之间，撑起会阴体部，右手将切剪张开，一叶置于阴道内，另一叶置于阴道外，左手食中指并拢，抵住阴道内剪叶，于宫缩时，自会阴后联合处向肛门方向垂直剪开 2 ~ 3 cm，或切开会阴体长度的 1/3 ~ 1/2（图 18 - 4）。切开后处理同侧斜切开。

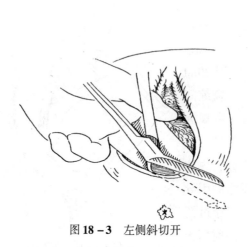

图 18 - 3 左侧斜切开

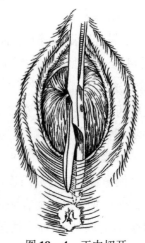

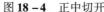

图 18 - 4 正中切开

（3）两种会阴切开方式的优缺点比较见表 18 - 1。

表 18-1　两种会阴切开方式的优缺点比较

切开方式	切开条件	优点	缺点	注意要点
侧斜切开	适用于： ①胎儿较大 ②阴道手术助产时 ③助产人员经验不足者	不受会阴体长度限制	①切开的组织厚，出血较多 ②术后伤口肿胀、疼痛较正中切开重 ③愈后瘢痕较大	切开后注意用纱布压迫止血，必要时结扎血管止血
正中切开	适用于： ①会阴体较长 ②胎儿不大 ③有经验的助产士助产时	①剪开的组织薄，出血少，易于缝合 ②术后组织肿胀少，疼痛较轻 ③愈后瘢痕小	切口可能延长，甚至造成肛门括约肌撕裂或直肠壁损伤	以下情况不宜采用： ①会阴体过短 ②胎儿过大 ③急产 ④手术助产时 ⑤助产士经验不足

（三）切开伤口缝合术

1. 伤口评估　胎儿和胎盘娩出后，检查胎盘、胎膜是否完整，按摩子宫收缩良好，常规检查切口有无延伸，有无宫颈裂伤及阴道其他部位裂伤、擦伤、血肿，肛门括约肌是否完整、直肠有无损伤等。如有其他部位损伤，需先按组织解剖结构进行缝合，最后缝合切开伤口。

2. 清洁暴露伤口　用灭菌生理盐水冲洗伤口，清洁消毒会阴皮肤，取无菌巾重新覆盖手术台，形成新的无菌操作区域。将有尾纱放入阴道内上推子宫颈，尾端留于阴道口外用组织钳夹住，方便取出尾纱。

3. 分层缝合　按照阴道黏膜及黏膜下组织、肌层、皮下脂肪组织和皮肤的顺序，分层依次缝合。

（1）缝合阴道黏膜及黏膜下组织　以左手示指、中指撑开阴道壁，暴露切口顶端，用2-0号可吸收缝合线在切口顶端上方0.5~1cm处起针打结，防止回缩的血管出血形成血肿。然后连续或间断缝合黏膜及黏膜下组织直到处女膜环，对齐缝合处女膜，打结（图18-5）。缝合中注意切口边缘对合整齐，针距均匀，疏密适当，2针间距0.8~1.0cm，进针点距切口边缘约0.5cm，两侧对称，缝针不能穿透直肠壁，缝线下不留死腔。缝线松紧适度，过紧会造成组织缺血，过松会形成肉芽、血肿，影响伤口愈合。

（2）缝合肌层　取出尾纱，清除阴道内积血，检查缝合处有无松线，伤口有无渗血、血肿，伤口较深时需经肛门检查有无缝线穿透直肠黏膜。检查处女膜环口大小是否适度，过窄（小于两横指）可能会造成阴道口狭窄，影响以后性生活。以上检查发现异常，须拆开重缝；无异常，清洗伤口，清洁切口两侧皮肤，开始缝合肌层。用2-0号可吸收线自切口外侧顶端开始向阴道口方向间断缝合，符合解剖关系（图18-6）。

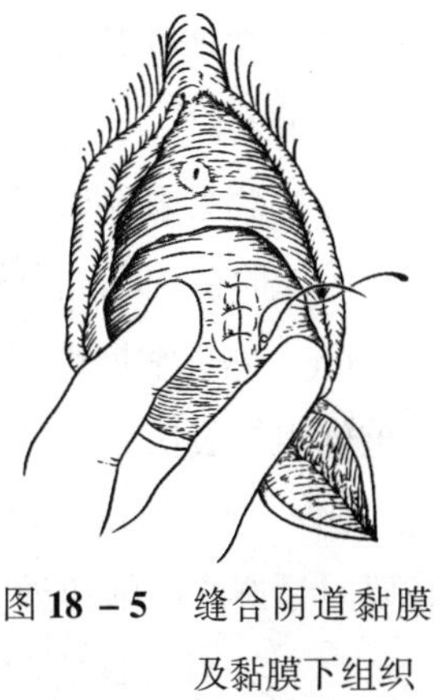

（3）缝合皮下脂肪层　用2-0号可吸收线间断缝合，切口上下对齐、薄厚均匀，使切口宽约1cm，便于行皮内缝合（图18-7）。伤口较浅、皮下脂肪层较薄时，肌层、皮下缝合可合并为一

图18-5　缝合阴道黏膜及黏膜下组织

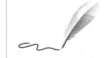

步完成。

（4）缝合皮肤　用3-0号可吸线连续埋藏缝合或4号丝线间断缝合。缝合中避免缝线牵拉过紧，以免术后伤口水肿，引起局部不适或疼痛。埋藏缝合术后不需拆线，瘢痕小（图18-8）。

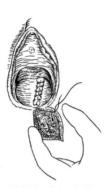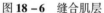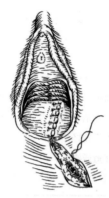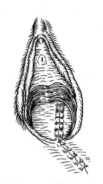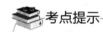

图18-6　缝合肌层　　　图18-7　缝合皮下脂肪层　　　图18-8　缝合皮肤

（5）缝合后处理　常规行肛诊，检查有无缝线穿透直肠黏膜。与阴道内手指对合，检查有无阴道壁血肿等。若无异常，清洁产妇会阴皮肤，清点接产缝合器械、纱布等，整理用物。协助产妇取舒适的体位。

五、注意事项

（1）阻滞麻醉穿刺定位要准确，避免反复穿刺引起血肿、感染等并发症。

> **考点提示**
> 会阴切开伤口缝合的注意事项。

（2）操作过程中，注意保护胎先露部，防止麻醉针头刺伤到胎儿。

（3）麻醉注药前，常规回抽活塞，无回血方可注药，避免将麻药注入血管。

（4）会阴切开，在宫缩时一次剪开，避免形成多个切口。

（5）切剪用后放于手术台远处，避免损伤新生儿。

（6）会阴切开后，控制好胎先露，避免胎儿急速冲出产道。

（7）缝合伤口前彻底清洗伤口，预防子宫内膜异位种植。

（8）缝合时阴道内填塞有尾纱，不可填塞纱布，以防遗留阴道内。

（9）缝合后发现缝线穿透直肠黏膜，必须拆除重缝。

六、护理措施

（1）接产前认真了解产妇一般情况、营养状况、有无贫血，观察产妇会阴条件，有无外阴阴道炎症。了解胎儿大小等，判断是否需要行会阴切开。

（2）需要会阴切开者，术前告知产妇切开目的、意义，操作步骤，对母体的影响及不切开的风险，让其充分知情，理解选择，并签署知情同意书。

（3）熟练掌握助产技术，适时、适当地保护会阴，避免不必要的会阴切开，避免发生严重软组织裂伤。

（4）缝合伤口过程中，观察产妇的生命体征，了解产妇感受，疼痛较重时给予麻醉，必要时请麻醉医师协助。

（5）产后每日监测产妇体温、脉搏，观察恶露性状，会阴擦洗2次/日，24小时后会

阴冲洗 2 次/日，观察伤口有无红、肿、渗血、脓性分泌物、硬结等，了解产妇主诉（有无肛门憋胀感等）。发现感染征兆，及时配合医生拆线、清创、暴露、引流处理。必要时遵医嘱应用抗生素。

（6）伤口水肿疼痛严重者，48 小时内以硫酸镁湿敷或冷敷，48 小时后采用湿热敷，或进行超短波或红外线照射局部理疗，1 次/日，每次 15 分钟。

（7）做好健康宣教和指导，告知产妇及家属注意事项，保持会阴部清洁干燥的方法。如健侧卧位、勤换护垫、排便后从前向后擦并清洗等。指导产妇产后进行盆底肌肉功能锻炼或理疗，促进盆底肌肉功能尽快康复。

第二节　软产道裂伤缝合术

阴道分娩时，发生的子宫下段、宫颈、阴道、外阴、骨盆底软组织以及邻近器官，如膀胱和直肠的裂伤，统称为软产道裂伤。常见软产道裂伤有会阴阴道裂伤、子宫颈裂伤及子宫下段裂伤。裂伤后如不及时缝合，会导致产妇疼痛、出血、感染，影响正常生理功能，甚至大出血休克。

【会阴阴道裂伤缝合术】

一、裂伤分度

会阴阴道裂伤分为四度。

Ⅰ度：会阴部皮肤和（或）阴道黏膜裂伤。

Ⅱ度：会阴部皮肤、黏膜裂伤达皮下组织和肌层。

Ⅲ度：在Ⅱ度裂伤基础上，肛门括约肌部分或全部断裂。

Ⅳ度：在Ⅲ度裂伤基础上，撕裂累及直肠阴道壁、直肠壁及黏膜。

二、术前准备

（一）术前评估

（1）评估软产道裂伤部位、裂伤程度及出血情况

（2）了解产妇生命体征和心理状态，取得其配合。

（二）准备

1. 环境准备　产房接产环境及温、湿度适宜。

2. 物品准备　阴道拉钩、卵圆钳、伤口缝合用物同会阴切开缝合术。

3. 产妇准备　同会阴切开缝合术。出血多者建立静脉通路。

4. 术者准备　同会阴切开缝合术。裂伤严重时，由有经验的上级医师缝合，必要时请麻醉医师到场。

三、缝合步骤

胎儿、胎盘娩出后，常规检查胎盘、胎膜是否完整，按摩子宫促进子宫收缩。术者两手示指、中指深入阴道，分开阴道壁，检查宫颈、阴道，了解裂伤部位、深度。当产妇子宫有瘢痕，阴道分娩后，怀疑有子宫下段破裂时，需探查子宫下段的完整性，有裂伤时，由产科医生开腹手术缝合。

(一) I 度裂伤缝合

(1) 阴蒂、尿道口周围，小阴唇皮肤黏膜裂伤表浅，渗血经压迫止血后不再出血者可以不缝合。裂伤较深时，根据情况间断缝合对齐。

(2) 阴道黏膜大面积擦伤不宜缝合时，可阴道放置自制油纱卷压迫，防止阴道壁粘连。油纱卷做法：根据产妇阴道宽窄深浅，将 3~5 块纱布卷成直径 3~5 cm、长 6~7 cm 的圆柱，纱布卷外用灭菌凡士林纱布完全包裹。放置油纱卷前先为产妇留置导尿管，预防尿潴留。油纱卷放置后 12 小时后取出，导尿管取出时间同油纱卷。

(3) 阴道黏膜裂伤，用 2-0 号可吸收线间断或连续缝合。

(4) 外阴皮肤裂伤，用 3-0 号可吸收线做皮内埋藏缝合或 4 号丝线间断缝合。

(二) II 度裂伤缝合

多为会阴盆底浅层肌肉裂伤，也可深达肛提肌及筋膜。裂口可为多处，且裂缘不规整，缝合时需按生理解剖结构逐层进行修复缝合。

缝合方法：术者左手示指、中指深入阴道，分开裂伤部位的阴道壁，充分暴露伤口，若有活动出血应先结扎止血。缝合方法同会阴切开伤口的缝合。黏膜及黏膜下组织用 2-0 号可吸收缝线连续或间断缝合，肌层、皮下组织间断缝合，皮肤用 3-0 号可吸收线连续包埋缝合或 4 号丝线间断缝合。缝合毕，常规指肛检查，了解有无缝线穿透直肠壁，肛门内手指与阴道内手指对合检查有无血肿。裂伤较深时，可在助手协助下，术者将左手示指伸入产妇肛门内，引导缝针紧贴手指上方通过，避免穿透直肠黏膜。

(三) III 度裂伤缝合

需由产科医师进行缝合。

缝合方法：产妇取膀胱结石位。①彻底清洁伤口。②用两把组织钳，又称鼠齿钳（Allis），分别自肛门断裂处的凹陷内钳住肛门括约肌向外牵拉使两断端对合（括约肌断裂后自然回缩），见肛门周围皮肤出现轮状皱褶后，用 1 号或 2 号可吸收线缝合括约肌，使两断端对合紧密（图 18-9）。避免"8"字缝合缝线牵拉过紧影响组织供血。③括约肌缝合后，术者将示指深入产妇肛门内，告知其用力收缩，手指感觉肛门收缩有力后，清洗消毒会阴及肛门，更换手套，操作台重新更换或覆盖无菌巾。④缝合盆底肌肉、筋膜，阴道壁肌层、黏膜，皮下组织及皮肤。方法同会阴切开缝合术。

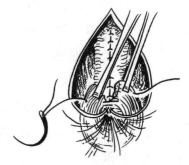

图 18-9 缝合肛门括约肌

(四) IV 度裂伤缝合

需由产科医师或泌尿肛肠外科专科医师缝合。

用灭菌生理盐水及甲硝唑溶液彻底清洗伤口，先用 3-0 号或 2-0 号可吸收线间断缝合直肠前壁撕裂处（图 18-10）。再按 III 度裂伤缝合方法缝合肛门括约肌、盆底肌肉、筋膜、阴道壁肌层、黏膜、皮下组织及皮肤。

四、注意事项

会阴、阴道裂伤修复术后常见并发症有伤口裂开、感染、血肿、肛门功能不全、性交困难、泌尿道阴道瘘和直肠阴道瘘等，因此修复缝合过程中应注意以下事项。

（1）缝合裂伤原则是先内后外（先宫颈、穹隆、阴道上段，然后再依次向外缝合裂伤），先急后缓，即出血明显部位先结扎止血或缝合。

（2）缝合裂伤尽可能恢复组织解剖结构，避免造成阴道口和肛门狭窄、组织错位，影响正常生活。

（3）缝合后常规指肛检查，了解有无血肿，有无缝线穿透直肠壁，如有穿透应即刻拆除，重新缝合。

（4）直肠、肛门裂伤缝合前应彻底清洗消毒伤口，缝合后再次清洗消毒，并加强术后会阴部及肛门的清洁护理，配合用药预防感染。

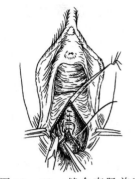

图 18 - 10　缝合直肠前壁裂伤

五、护理措施

会阴Ⅲ、Ⅳ度裂伤缝合术后，遵医嘱指导产妇禁食 3 天或食用无油渣半流质饮食，服止泻药控制排便，3 日后服用缓泻剂或润滑剂软化粪便。排便后，观察肛门括约肌功能恢复，无异常，改为普通饮食。

其他同本章第一节。

考点提示

软产道裂伤分度，缝合注意事项及术后护理。

【宫颈裂伤缝合术】

宫颈裂伤有纵向和横向裂伤。纵向裂伤以 3、9 点处较常见。多见于急产、活跃期胎先露下降过快、宫口未开全即行阴道手术助产等。裂伤严重时可向下延伸至穹隆或阴道上段，向上延至子宫下段、宫体，甚至累及子宫动脉引起大出血或形成阔韧带、腹膜后血肿。宫颈横向裂伤包括宫颈部分断裂或完全环形断裂（罕见），宫颈环形断裂多因产程进展缓慢，胎头位置过低宫颈长时间受压所致。

一、术前准备

（一）术前评估

急产、手术助产后，或不明原因阴道流出鲜血时，需检查宫颈有无裂伤。

宫颈检查方法：助手协助扩开阴道，暴露宫颈，术者用 2 把卵圆钳钳夹宫颈向外牵拉，自宫颈 12～2 点处开始顺时针分段查看宫颈一周，特别是 3、9 点处，如有裂伤，需了解裂伤部位、深度、出血情况。同时查看穹隆及阴道上段 1 周，检查有无裂伤及血肿。

（二）准备　同阴道裂伤缝合。

二、缝合步骤

将两把卵圆钳分别夹于裂口两侧，向下牵引，暴露裂口顶端。用 2 - 0 号可吸收线先在裂伤的顶端上方（前方）0.5～1 cm 处缝合第一针，纵向裂伤时向宫颈外口做连续或间断缝合（图 18 - 11），在距宫颈外口 0.3～0.5 cm 处打结。横向裂伤需将裂口完全缝合。术毕检查伤口有无渗血。

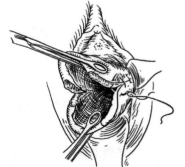

图 18 - 11　宫颈裂伤缝合

三、注意事项

（1）宫颈纵向裂伤小于1cm且无活动性出血，不需缝合；若超过1 cm不出血也要缝合。

（2）裂伤深达穹隆、子宫下段，甚至子宫破裂，阴道缝合困难时，应行开腹缝合。

（3）伤及子宫动静脉及其分支，引起严重的出血或形成阔韧带内血肿时，需开腹探查。

（4）缝合的第1针需在裂伤顶端上（前）方0.5～1 cm处，防止因血管回缩而不能有效止血。

> **考点提示**
> 宫颈裂伤缝合注意事项

（5）宫颈纵向裂伤缝合的最后1针应在距宫颈外口边缘0.3～0.5 cm处打结，避免造成宫颈管狭窄。

第三节 胎头吸引术

胎头吸引术是将胎头吸引器置于胎头上，利用负压原理吸住胎头，通过牵引吸引器，协助胎头娩出的方法。

一、适应证

（1）宫缩乏力、持续性枕横位或枕后位导致第二产程延长者。

（2）产妇有重度子痫前期、心脏病、重症肌无力、有自主反射障碍的脊椎损伤或增殖性视网膜病等合并症、并发症及子宫瘢痕，不宜过度屏气用力，需缩短第二产程者。

（3）轻度胎儿窘迫，需要即刻结束分娩者。

二、禁忌证

（1）骨盆异常（产道梗阻或畸形）、胎位异常（面先露、额先露、横位、臀位等）、头盆不称，胎儿不能或不宜经阴道分娩者。

（2）宫口未开全、胎膜未破、胎先露位置高，胎头最大横径未达坐骨棘水平以下者。

（3）严重胎儿窘迫，估计短时间内不能经阴道分娩者。

（4）胎龄不足34周；胎儿凝血功能障碍（如血友病、同种免疫性血小板减少症等）；胎儿成骨不全、胎儿刚进行过头皮采血等。

三、术前准备

（一）评估告知

（1）了解产妇孕期情况及产程过程，确定有无胎头吸引禁忌证。

（2）听胎心，观察宫缩，检查会阴、阴道、宫口开大情况，了解胎头下降位置和胎方位。

（3）告知产妇及家属胎头吸引的目的、方法、风险等，取得其知情同意并签字。

（二）手术准备

1. 环境准备 接产环境舒适，温、湿度适宜。

2. 物品准备 接产用物；阴部神经阻滞麻醉用物；会阴切开及缝合用物；胎头吸引用物（胎头吸引器、一次性连接管、电动负压吸引器、润滑剂）（图18－12）；新生儿复苏抢救用物等。（如使用一次性简易胎头吸引器，则不需要连接管及电动吸引器）。检查各用物完好备用状态。

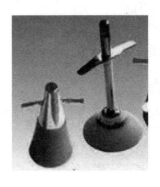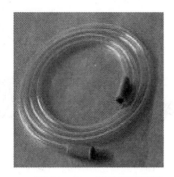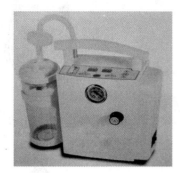

图 18 – 12　胎头吸引用物

3. 产妇准备　产妇取膀胱截石位，外阴消毒、铺巾，排空膀胱。必要时建立静脉通路。

4. 术者准备　术者衣帽整齐、戴口罩，外科洗手，戴无菌手套。术者为有经验的产科医生和助产士，必要时请高一级产科医生、新生儿科医生、麻醉医生到场。

四、手术步骤

1. 阴道检查　再次确认宫口已开全，确定胎儿为枕先露，胎头骨质部已达坐骨棘水平以下 3 cm，确定胎方位，排除禁忌证，胎膜未破者予以破膜。

2. 会阴准备　行双侧阴部神经阻滞麻醉，必要时行左侧会阴切开。

3. 放置吸引器　①将吸引器出气管端与连接管连接，胎头端外缘涂润滑剂。术者左手示指、中指分开两侧小阴唇，伸入阴道并向下撑开阴道后壁，右手将吸引器胎头端下缘沿阴道后壁送入到胎头顶骨后部，在胎儿头部前、后囟之间与胎头顶部紧贴（图 18 – 13）。②检查吸引器与胎头衔接处 1 圈，确定衔接紧密，无阴道壁、宫颈或脐带夹于其中，无囟门位于吸盘内。调整吸引器横柄方向与胎头矢状缝方向一致（图 18 – 14）。

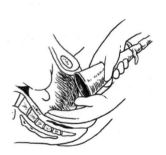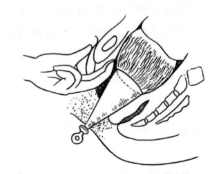

图 18 – 13　放入胎头吸引器胎头端　　　　图 18 – 14　检查吸引器与胎头衔接 1 圈

4. 抽吸负压　负压连接管一端连接吸引器牵引柄，另一端交与台下助手，与电动负压吸引器连接。根据胎头位置高低、牵引难易度调节吸引器压力，一般为 280 ~ 350 mmHg。达到需要的压力后，夹闭连接管（图 18 – 15），保持负压状态，测试牵引无松动，开始牵引。

5. 牵引　宫缩时指导产妇屏气用力，术者一手握住吸引器柄部，根据分娩机转向下向外牵引胎头（图 18 – 16）。宫缩间歇时暂停牵引，待宫缩再次启动后，随分娩机转继续牵引。胎头矢状缝与母体骨盆前后径不一致时，需边牵引边转动胎头成为枕前位。牵引时间一般 10 ~ 15 分钟，最长不超过 20 分钟。术者另一手适当保护会阴。

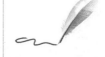

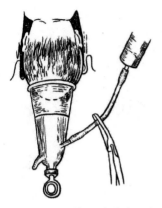
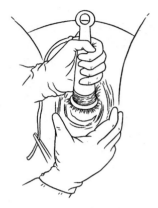

图 18－15　子宫肌瘤分类示意　　　　图 18－16　牵引胎头

如为枕横位或枕后位，可在助手帮助下，先转动胎头（助手在腹部协助转动胎体）再牵拉。确定胎头可以娩出时，松开夹钳或分离连接管，解除负压，取下吸引器，按分娩机转协助胎儿娩出。

6. 胎儿娩出后　常规新生儿出生处理或复苏，继续完成接产的后续工作。

7. 记录　术后详细记录胎头吸引术的过程，吸引压力，牵引次数，娩出时间，新生儿出生记录及全身检查情况等。

五、并发症

（1）产妇软产道损伤、阴道壁血肿，产后出血等。

（2）新生儿头皮擦伤、撕裂伤，头颅血肿、颅内出血等。

六、注意事项

（1）严格掌握手术适应证、禁忌证。

（3）操作前检查吸引器有无损坏、漏气，连接管与吸引器连接是否紧密。

（4）吸引器放于胎头位置应避开前、后囟，位于矢状缝上，两侧对称使压力均匀。吸引器与胎头衔接处避免夹入阴道壁、宫颈或脐带。

（5）牵引在宫缩时进行。牵引前测试吸引器无松动，牵引时用力要均匀，避免左右晃动，避免拧转吸引器胎头部位。

（6）牵引时间最长不超过 20 分钟，负压不超过 350 mmHg，防止胎头损伤。

（7）牵引过程中如出现漏气滑脱，需检查原因后重新放置，滑脱超过 2 次需改为产钳助产或剖宫产。

七、护理措施

（1）做好术前评估和物品、人员、环境准备。电吸引器测试完好，调压正常。新生儿急救物品、药品齐全，完好、备用。

（2）巡回人员配合术者连接电动吸引器，需要时协助术者转动胎体，及时听胎心或持续胎心监护。监测产妇生命体征，根据需要建立静脉通路。

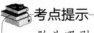
考点提示

胎头吸引术的禁忌证、注意事项、护理措施。

（3）胎儿娩出后及时配合进行新生儿出生处理或复苏抢救。新生儿由新生儿科监护。

（4）术后常规检查软产道有无损伤。

（5）产后严密监测产妇生命体征，重视产妇主诉，观察子宫收缩，预防产后出血，预防产后尿潴留，给予健康指导等。

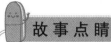**知识链接**

一次性使用简易胎头吸引器

一次性使用简易胎头吸引器自带掌控负压泵，通过按压手柄产生真空负压。吸引器的杯体放置位置同传统胎头吸引器。牵引时配合产妇用力，根据分娩机转，调整牵拉角度和力度，可以协助产妇顺利娩出胎儿。该器具使用方便，单人便可操作、压力控制范围有明确显示，对胎儿损伤小。

第四节　产钳助产术

故事点睛

旁白：产妇王女士，宫内孕第一胎 39^{+2} 周临产，骨盆检查无明显异常，估计胎儿体重约 3700g，现宫口已开全 1 小时 30 分，胎先露，头，ROA，S^{+2}，胎头拨露 1 小时无明显进展，胎心 100 次/分，羊水 Ⅱ 度。

人物：3 名学生分别担任故事人物中的产妇、助产士、医生。

请问：

1. 助产士应如何处理？

2. 有可能实施何种助产方式，原因是什么？

3. 助产士术中如何配合？

产钳助产术是利用产钳牵引胎头，协助胎儿娩出的常用产科手术。目的是缩短第二产程，减少产妇用力，帮助胎头娩出。

产钳助娩时，根据胎头位置高低，分为高位、中位、低位及出口产钳助产术。目前常用的为低位及出口产钳助产术。高、中位产钳助产术因对母婴的损伤较大，并发症较多，现多已被剖宫产术取代。产钳助产术还可用于剖宫产及臀位阴道分娩儿头娩出困难时。本节主要介绍头位阴道分娩时低位及出口产钳助产术。

产钳结构如图 18 – 17 所示。

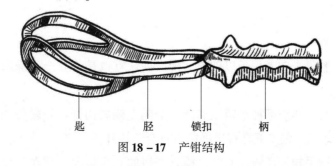

　匙　　　　胫　　　　锁扣　　　柄

图 18 – 17　产钳结构

一、适应证

（1）宫缩乏力，致第二产程延长者。

（2）产妇有合并症、并发症、子宫瘢痕或某些特殊情况不宜或不能用力时，需缩短第二产程。

（3）胎儿窘迫，宫口已开全，需即刻结束分娩者。

（4）胎头吸引助产术失败者。

（5）剖宫产或臀位儿头娩出困难时。

二、禁忌证

（1）骨盆异常（狭窄或畸形）、胎位异常（横位）、绝对或相对头盆不称等，胎儿不能经阴道分娩者。

（2）宫口未开全，胎头未衔接，胎方位异常（枕后位、额先露、高直位等）。

（3）严重胎儿窘迫，估计短时间内不能经阴道分娩者。

（4）死胎或胎儿畸形引产（娩出困难时可行碎胎术）。

三、术前准备

（一）评估告知

（1）了解产妇孕期情况及产程过程，确定有无产钳术禁忌证。

（2）听胎心，观察宫缩，检查会阴、阴道、宫口开大情况，了解胎方位、胎头最大横径是否已达坐骨棘平面或以下、产钳能否正确放置。

（3）告知产妇及家属产钳助产的目的、方法、风险、失败后的补救方案等，取得其知情同意并签字。

（二）手术准备

1. 环境准备 接产环境舒适，温、湿度适宜。

2. 物品准备 接产用物、阴部神经阻滞麻醉用物、会阴侧切及缝合用物、产钳（以低位产钳为例）、润滑剂、导尿管等。新生儿复苏抢救用物。

3. 产妇准备 取膀胱截石位，外阴消毒、铺巾，导尿排空膀胱。必要时建立静脉通路。

4. 术者准备 戴帽子、口罩，外科洗手，戴无菌手套。术者为具备产钳助产资格并掌握产钳助产技能的高年资医生，能够处理紧急情况，如肩难产、新生儿窒息、产后出血等。需要时，上级产科医生、新生儿科医师和麻醉医师能及时到场，产钳助产失败时能立即实施剖宫产手术。

四、手术步骤

1. 阴道检查 胎膜未破者先予以破膜。再次确认宫口是否开全，确定胎儿先露位置和胎方位，排除禁忌证。

2. 会阴准备 行双侧阴部神经阻滞麻醉，会阴左侧斜切开。先露位置高，不能保证助娩成功时，应先行试牵，先露下降有进展后再行会阴切开。

3. 产钳准备 助手扣合产钳左右叶，检查产钳的对合情况，并在产钳勺部外侧涂抹润滑剂。

4. 放置产钳

（1）放左叶产钳　术者右手润滑后四指并拢伸入产妇阴道沿左侧盆壁，触到胎儿耳部，如胎头位置不是正枕前或枕后，需将胎头转为枕前或枕后位，固定胎头，助手将产钳左叶递与术者，术者左手以执笔式握持产钳手柄，使钳叶垂直向下，钳勺凹面在胎儿侧，将产钳勺部顺术者右手掌面缓缓送入阴道（图18－18），钳叶置于胎儿颊部（枕前位为胎儿左颊部；枕后位为胎儿右颊部），放平产钳，使钳柄与地面平行，助手扶持钳柄，防止产钳移位。

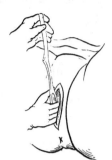

图18－18　放置产钳左叶

（2）放右叶产钳　术者右手不动或更换左手伸入阴道，引导右叶产钳（图18－19）置入胎儿另一侧颊部（置入方法同左叶），抽出阴道内手，将两钳叶柄平行交叉扣合（图18－20）。检查钳柄是否与地面平行，两侧钳勺与胎头之间有无阴道软组织或脐带夹入，胎头矢状缝是否垂直并对称的位于两钳叶中间。无异常，为放置正确（图18－21）。扣合不畅或钳柄与地面不平行或两钳叶与矢状缝不对称，需调整或重新放置。枕横位手转胎头困难时，可使用枕横产钳转动胎头助娩。

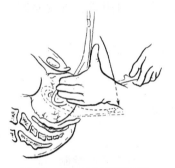

图18－19　放置产钳右叶

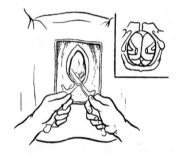

图18－20　扣合产钳

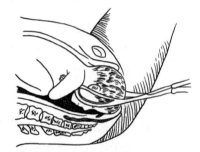

图18－21　产钳放置的正确位置

5. 牵引　助手站术者一侧做好保护会阴准备。术者坐稳，双手握住钳柄，双臂稍弯曲，双肘紧贴胸部，缓慢用力试牵引（宫缩时）。产钳无滑动，配合产妇用力，沿骨盆轴方向向下向外、水平向外牵引产钳（图18－22），当胎头枕部露于耻骨弓下，再向上缓缓提拉牵引协助胎头仰伸，助手在牵引同时根据会阴扩张情况适当保护会阴。一次宫缩未牵出，可待下次宫缩时再牵。等待期间需稍松产钳减轻对胎儿的压力。宫缩间歇期注意监测胎心。牵引困难，胎头不随产钳向下移动时，应详细检查，重新评估，决定分娩方式，切忌强行牵引。

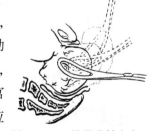

图18－22　沿骨盆轴方向牵引产钳

6. 取下产钳　当胎头即将着冠时，配合产妇用力，边牵引边取下产钳。取下产钳的时机不宜过早或过晚，需根据宫缩、术者经验及胎儿大小决定。产钳先取下右叶再取下左叶，使钳叶轻轻滑出，避免产钳与胎头同时娩出。产钳取下过早，会使胎头娩出时间延长，取下过晚（随胎头一起娩出），会导致产道撕裂加重，甚至Ⅲ度裂伤。

7. 胎儿娩出后　产钳取出后，随即协助胎头及胎体娩出。常规新生儿出生处理或复苏。继续完成接产的后续工作。

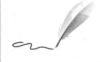

8. 记录　术后详细记录产钳手术过程，牵引是否顺利，胎儿娩出时间，新生儿出生记录及全身检查情况等。

五、并发症

1. 产妇并发症　软产道裂伤、阴道壁血肿、产后会阴痛、尿潴留和尿失禁、感染、伤口裂开等。远期可能出现尿失禁、大便失禁、膀胱或直肠膨出、盆腔器官脱垂、生殖道瘘等。

2. 新生儿并发症　面部皮肤压痕和撕裂伤、外眼部创伤、面神经损伤、颅内出血、颅骨骨折、帽状腱膜下出血、视网膜出血、神经损伤等。

六、注意事项

> **考点提示**
> 产钳助娩术的禁忌证及注意事项。

（1）严格掌握手术适应证、禁忌证。

（2）术前及扣合产钳后监测胎心变化，出现异常及时查找原因。

（3）枕横产钳助娩后，常规导尿，检查有无尿道及膀胱损伤。

（4）牵引时用力要均匀，速度不宜过快，避免左右晃动产钳。

（5）先露位置高时，需先试牵引，有进展再行会阴切开术。若牵引困难，查找原因，避免会阴切开后又行剖宫产。

（7）术中，助手与术者应有效沟通，密切配合，避免对母、婴造成意外损伤。

七、护理措施

（1）做好术前评估和物品、人员、环境准备。新生儿急救物品齐全、完好、备用。手术前确认产妇及家属知情同意并签字。

（2）术中巡回人员积极协助术者转动胎体，矫正胎方位。随时听胎心或持续胎心监护。监测产妇生命体征，根据需要建立静脉通路。

（3）术后严密检测产妇生命体征，观察子宫收缩，重视产妇主诉，预防产后出血，预防产后尿潴留，给予健康指导等。

（4）胎儿娩出后及时配合医生做好新生儿出生处理，必要时配合医生进行新生儿复苏。新生儿由新生儿科监护。

（5）胎儿娩出后，仔细全面进行新生儿查体，发现产伤及时处理。

知识拓展

各类产钳分类标准

出口产钳

（1）不需要分开阴唇即可见到胎儿头皮。

（2）胎儿颅骨骨质部最低点已达到骨盆底。

（3）胎头达到会阴体部。

（4）矢状缝位于骨盆前后径上，或为左枕前、右枕前位，或为左枕后、右枕后位。

（5）胎头旋转不超过45°，旋转至枕前位或枕后位均可实施，不必强求枕前位。

低位产钳

（1）胎头颅骨骨质部最低点位于+2 cm或以下，但未达骨盆底。

（2）胎方位应旋转至枕前位，包括旋转≤45°至枕前位或枕后位，以及旋转≥45°至枕前位。

中位产钳

（1）胎儿颅骨骨质部最低点在+2 cm以上，但在坐骨棘以下。

（2）胎方位应旋转至枕前位，包括旋转≤45°至枕前位或枕后位，以及旋转≥45°至枕前位。

（3）中位产钳风险较大，技术要求高，容易失败，只在紧急情况下使用。

高位产钳

（1）腹部可扪及2/5或以上的胎头，且颅骨骨质部最低点位于坐骨棘水平以上

（2）高位产钳已经废弃。

注：1. ACOG：美国妇产科医师协会

2. 产钳助产术的分类参照ACOG 2001年、2015年指南 [1－2] 类别说明

第五节　臀位阴道分娩助娩术

臀位阴道分娩包括臀位自然分娩、臀位助娩和臀位牵引术。臀位自然分娩是指胎儿自然娩出，不做任何牵拉。臀位助娩术是在产力的作用下，胎儿自然娩出至脐部后，助产人员协助胎肩及胎头娩出的过程（最常见）。臀位牵引术是指胎儿娩出过程全部由助产者按分娩机转牵引完成（胎儿损伤大）。

【臀位助娩术】

一、适应证

（1）孕周≥36周、单臀或完全臀先露、估计胎儿体重2000～3500 g。

（2）产道无异常、无其他剖宫产指征。

（3）死胎或估计胎儿出生后难以存活者。

二、禁忌证

（1）产道异常，胎儿不能经阴道分娩者。

（2）B型超声检查提示胎头过度仰伸、脐带先露、膝先露。

（3）胎儿体重大于3500 g、胎儿窘迫者。

（4）高龄初产，瘢痕子宫，有难产史、妊娠合并症等不适于阴道分娩者。

三、术前准备

（一）评估告知

（1）了解产妇孕期检查情况，有无阴道分娩禁忌证，估计胎儿大小，观察产妇会阴条件，了解胎心率等。

（2）阴道检查宫口是否开全、胎儿先露部及位置，了解羊水情况。

（3）告知产妇及家属臀位分娩的方法、风险、失败后的补救方案等，取得其知情同意并签字。

（二）手术准备

1. 环境准备 接产环境，温、湿度适宜。

2. 物品准备 接产用物，麻醉用物，新生儿急救用物，后出儿头产钳。

3. 产妇准备 取膀胱截石位，外阴消毒，导尿排空膀胱。

4. 术者准备 有经验的产科医师或助产士，戴帽子、口罩，外科洗手，戴无菌手套。必要时请上级医师、麻醉医师、新生儿科医师到场。

四、操作步骤

1. 堵外阴 目的是在产力和外堵力的共同作用下迫使胎儿臀部下坐呈全臀先露，使产道充分扩张。足先露时防止胎儿足部在宫口未开全以前过早娩出产道。

堵外阴方法 臀位胎儿先露部拨露于阴道口，会阴消毒，助产者戴无菌手套，用一折叠多层的消毒巾覆盖阴道口，每次宫缩时用手掌抵住阴道口处的先露部，间歇时放松（图18－23）。在堵外阴过程中注意胎心变化，每10～15分钟听一次胎心，有异常及时处理。

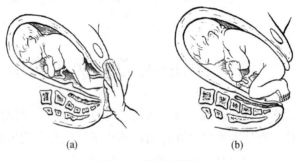

（a）　　　　　　　　　　　（b）

图18－23　堵外阴

2. 娩出胎臀 会阴膨隆饱满，手掌感觉压力较大时，在宫缩间歇期检查宫口是否已开全，确认胎儿臀部已下降到阴道口时，再次消毒会阴，铺巾，根据情况行阴部神经阻滞麻醉和（或）会阴切开，指导产妇在宫缩时屏气用力协助胎儿下肢及胎臀娩出。单臀先露时，胎臀娩出后，需按胎儿下肢屈曲方向牵出胎足。

3. 娩出胎体、胎肩 胎臀娩出后，助产者用无菌巾包裹胎儿臀部及下肢，指导产妇用力的同时，将双手握住胎儿两侧髋骨，协助胎体继续下降，见胎儿前肩到达耻骨联合下方时，助产者协助胎肩旋转，以示指和中指顺胎儿前肩滑至胎儿肘关节弯曲处，以猫洗脸方式将胎儿上肢钩出，同法牵出另一上肢使胎肩娩出（图18－24）。

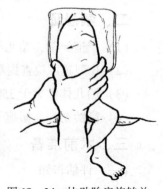

4. 娩出胎头 胎肩娩出后，使胎背向上，胎头矢状缝与骨盆出口前后径一致，胎体骑跨在助产者的左前臂上，助产者将左手中指置于胎儿口中，右手五指分为两部分，分别置于胎儿颈部两侧肩上，按骨盆轴方向向下、向外牵拉。当胎儿枕部到达耻骨联合下缘时，将胎体上举，使其下颌、口、鼻、眼、额依次娩出（图18－25）。

图18－24　协助胎肩旋转并
牵出胎儿上肢

5. 胎儿娩出后　常规新生儿出生处理或复苏。继续完成接产的后续工作。

6. 记录　术后详细记录臀位助产的过程、胎儿娩出时间、新生儿出生记录及全身检查情况等。

五、注意事项

（1）堵臀时间要适当，过早放开，产道不能充分扩张，后出胎头困难；放开过晚，胎儿受压时间过长，使局部水肿加重，胎儿发生缺氧。

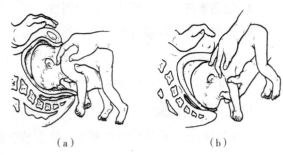

（a）　　　　　　　　　（b）

图 18-25　牵出胎头

（2）除死胎外，胎儿脐部娩出后，一般在 2~3 分钟内娩出胎头，最长不应超过 8 分钟。

（3）牵拉胎儿髋部时，不可牵拉胎儿腰、腹部，避免损伤胎儿腹腔脏器。

（4）牵出上、下肢时，按关节屈曲方向顺势牵引，防止造成胎儿肱骨、股骨骨折和产妇软产道撕裂。

（5）新生儿查体时注意有无锁骨及胸锁乳突肌损伤。

【臀位牵引术】

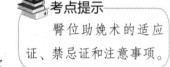

考点提示

　臀位助娩术的适应证、禁忌证和注意事项。

一、适应证

（1）宫口已开全，胎儿窘迫或脐带脱垂，臀牵引优于剖宫产者。

（2）第二产程延长，胎心良好，胎儿肢体已在盆底仍不能自然娩出者。

（3）双胎妊娠，第一胎已娩出，第二胎臀位自然娩出困难者。

（4）产妇有合并症，须即刻结束分娩，且不宜剖宫产时。

（5）横位内倒转术后。

（6）无剖宫产手术条件时。

二、禁忌证

（1）产道异常，胎儿不能经阴道娩出。

（2）宫口未开全。

（3）胎儿体重大于 3500g、胎儿窘迫、脐带先露。

（4）B 超提示胎头过度仰伸、膝先露。

（5）高龄初产，瘢痕子宫，有难产史、妊娠合并症等有剖宫产指征者。

三、术前准备

（一）术前评估

（1）了解产妇孕期检查状况，有无臀位牵引术指征和禁忌证。

（2）检查宫口是否开全、胎儿先露部及位置，了解胎心率及羊水情况。

（3）告知产妇及家属臀位牵引的方法、风险、失败后的补救方案等，取得其知情同意并签字。

（二）手术准备

1. 环境准备　接产环境，温、湿度适宜。

2. 物品准备 接产用物，麻醉用物，新生儿急救用物，后出胎头产钳。

3. 产妇准备 取膀胱截石位，外阴消毒、铺巾，排空膀胱。

4. 术者准备 有经验的产科医师和助产士，戴口罩、帽子，外科洗手，戴无菌手套。必要时请上级医师、麻醉医师、新生儿科医师到场。

四、手术步骤

1. 阴道检查 确认宫口已开全，确定胎先露部及位置，双侧阴部神经阻滞麻醉，行会阴侧斜切开增加手术操作空间，未破膜者予以破膜。

2. 牵引下肢

（1）足先露时，术者握住胎儿双足或单足缓慢向外牵引，边牵引边使胎儿转为骶前位（图18－26）。

（2）单臀先露时，助产者示指勾住胎儿两侧腹股沟，必要时使用臀钩，沿骨盆轴方向缓慢向下、向外牵引（图18－27）。

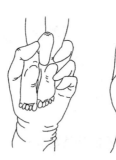
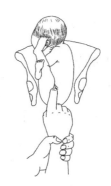

图 18－26　牵出胎足　　　　　图 18－27　牵出胎臀

（3）胎臀位于耻骨联合下方时，以骶左前或骶右前方向牵出胎臀。

3. 牵引胎体、胎肩 胎臀娩出后，用治疗巾包裹胎臀及胎儿下肢，双手握住胎儿两侧髋部，向下、向外牵拉胎体（图18－28），脐部露出后，向外牵拉松缓脐带（图18－29），继续牵拉胎体，待胎儿前肩到达耻骨联合下方时，助产者以示指和中指顺胎儿前肩滑至胎儿肘关节弯曲处，以猫洗脸方式将胎儿上肢钩出，协助胎肩旋转，同法牵出另一上肢，使胎肩娩出（图18－30）。

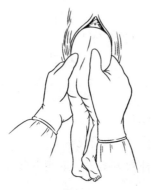
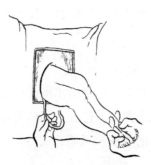
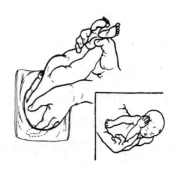

图 18－28　牵出胎体　　　　图 18－29　松缓脐带　　　　图 18－30　娩肩

4. 胎头娩出、新生儿出生处理、记录等同臀位助娩术。

五、并发症

（1）产妇软产道损伤，子宫收缩乏力、产后出血，产褥感染发生率较臀助娩高。

（2）新生儿窒息、脑瘫、肌肉损伤、骨折、围产儿死亡率较臀助娩高。

六、注意事项

（1）宫口未开全不可过早人为牵引。

（2）臀牵引对胎儿损伤较大，术前做好新生儿急救准备。

（3）胎儿脐部娩出至胎头娩出最长不应超过8分钟。

（4）牵拉胎儿髋部时，不可牵拉胎儿腰、腹部，避免损伤胎儿腹腔脏器。

（5）牵拉胎体时，动作持续轻柔，避免损伤胎儿脊柱。牵拉上、下肢时，按关节屈曲方向顺势牵引，防止造成胎儿肱骨、股骨骨折和产妇软产道撕裂。

七、护理措施

（1）做好术前评估和物品、人员、环境准备。新生儿急救物品齐全、完好、备用。手术前确认产妇及家属知情同意并签字。

（2）术中严密监测胎心变化。监测产妇生命体征，根据需要建立静脉通路。

（3）术后严密监测产妇生命体征，观察子宫收缩，重视产妇主诉，预防产后出血，预防产后尿潴留，给予健康指导等。

（4）胎儿娩出后及时配合做好新生儿出生处理，必要时配合医生进行新生儿复苏。新生儿由新生儿科监护。

（5）胎儿娩出后，仔细全面进行新生儿查体，发现产伤及时处理。

第六节 肩难产助产

胎头娩出后，胎儿前肩嵌顿于耻骨联合后上方，用常规方法不能娩出胎儿双肩时，称为肩难产。肩难产是一种不可预测和预防的产科急症，国内有报道其发生率约为0.15%，其中约60%以上为正常体重胎儿。体重超过4000 g的胎儿，肩难产的发生率约为正常体重胎儿的10倍。

一、肩难产的高危因素

巨大儿、有肩难产史、妊娠期糖尿病、过期妊娠、孕妇骨盆结构异常、第一产程活跃期延长、使用胎头吸引器或产钳助产者应警惕肩难产的发生。

二、肩难产的判断

（1）胎头拔露进展缓慢，产瘤较大，宫缩间歇胎头回缩至阴道内较高位置。胎头娩出后，面部肥大、青紫，胎颈回缩使胎头紧压会阴（龟缩征），排除胸部和颈部畸形，可以确定为肩难产。

（2）胎头娩出后，等待一次自然宫缩使胎肩自然娩出。经过两次自然宫缩，胎肩仍未自然娩出或未发生旋转时，应怀疑有肩难产可能。

三、对母、儿的影响

1. 对产妇的影响 产后出血、软产道裂伤、膀胱麻痹、子

考点提示

臀位牵引术的禁忌证和注意事项。

宫破裂、生殖道瘘、产褥感染等并发症发生率高。

2. 对新生儿的影响 臂丛神经损伤最常见，多为一过性，可能为产力对胎儿的推力不均匀所致。锁骨骨折、胎儿窘迫、新生儿窒息、颅内出血，甚至死亡。

四、肩难产急救处理

1. 请求帮助 一旦可疑发生肩难产，立即启动肩难产急救流程，增加急救人员，如有经验的产科医生、助产士、麻醉医生和儿科医生等。

2. 会阴切开 排空膀胱，行会阴侧切开，增加阴道内操作空间。

3. 娩肩方法

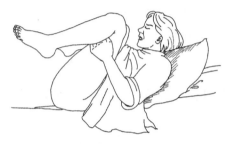

图 18-31 屈大腿

（1）屈大腿 产妇双手抱膝，双大腿屈曲外展贴近腹部两侧，以减小骨盆倾斜度，使腰骶部前凸变直，解除对胎儿前肩的嵌顿，给予适当用力向下牵引胎头，使前肩娩出（图18-31）。可同时配合耻骨上加压法。

（2）耻骨上加压法 助手在耻骨联合上方触到胎儿前肩部位，向胎儿胸侧推压，使前肩内收，缩小胎肩径，术者同时旋转胎肩至与骨盆斜径一致，适当用力牵引胎头，娩出胎肩（图18-32）。加压可以采用震动样持续用力，不能使用暴力，时间30~60秒。

（3）旋肩法

①Rubin法 术者一手沿阴道后壁进入到胎儿前肩后方、用力向胎儿前胸方向推动肩胛骨，使胎肩内收并旋转至骨盆入口斜径上（图18-33）。同时指导产妇用力，协助胎儿娩出。

②Woods法 术者以示、中指伸入阴道，放于胎儿后肩前方，向耻骨联合方向推动旋转后肩，同时由助手协助将胎头同向旋转，当后肩逐渐旋转至前肩位置时，使胎儿双肩径位于骨盆斜径上，娩出胎肩。常与Rubin手法配合使用。

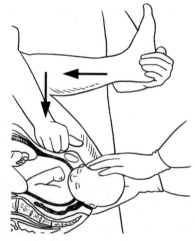

图 18-32 耻骨上加压法

③反向Woods法 示、中指放于胎儿后肩肩胛处，向前推动胎儿后肩，使胎肩旋转至骨盆斜径上（图18-34）。

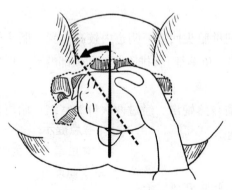

图 18-33 Rubin 法

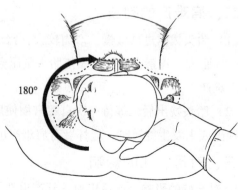

图 18-34 反向 Woods 法

（4）牵后臂娩后肩法（Remove 手法）　术者一手沿阴道后壁伸入阴道，握住胎儿后上肢，使其肘关节屈曲于胸前，以洗脸式牵出胎儿后臂，后肩顺势娩出（图 18－35）。此时胎肩径已转至骨盆斜径，牵引胎头使前肩娩出。

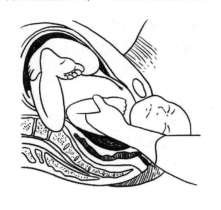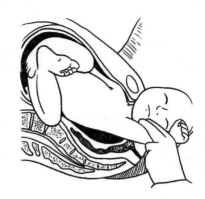

(a)握住胎儿上肢　　　　　　　　　　　(b)牵扯出后臂

图 18－35　牵后臂法（Remove 手法）

（5）四肢着床法　协助产妇翻转使双手和双膝着床（手膝位），通过重力作用或这种方法产生的骨盆径线改变可能会解除胎肩嵌顿。使用以上娩肩方法可同时配合此体位（图 18－36）。

（6）后腋窝软绳牵引法　术者一手持纱布条，从胎儿后肩背侧送入，经腋窝绕出到腋前，轻拉纱条两端使后肩娩出，协助前肩娩出。

（7）胎头复位法　当以上方法无法娩出胎肩时，若胎心尚好，在宫缩抑制剂或麻药的作用下，将胎头以正枕前或枕后位回纳入阴道改行剖宫产术（目前国内无案例报道）。

（8）耻骨联合切开　上述方法都失败，迫不得已时。

（9）胎儿锁骨切断法　主要用于死胎。

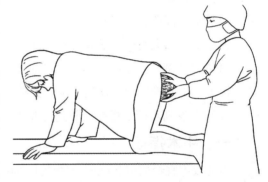

图 18－36　四肢着床法

4. 记录　详细记录抢救经过。包括：肩难产诊断依据、与家属谈话记录、参与抢救人员姓名及到达时间、处理过程、用药、胎心情况、胎头娩出时间、胎儿娩出时间、新生儿出生情况以及产妇的情况等。

五、注意事项

（1）胎头娩出后，至少等待一次自然宫缩，减少肩难产的误诊。

（2）根据产妇情况，各项肩难产的处理方法可协同应用。可首先协助产妇取四肢着床法，然后尝试其他操作。

（3）确定肩难产后，指导产妇不要屏气用力，防止胎肩嵌顿加重。不可腹部加压或按压宫底，以免加重胎肩嵌顿和引起胎儿产伤。耻骨上加压法应慎重选用，易造成新生儿产伤。

（4）发现肩难产，各方人员配合默契，及时与家属进行有效沟通。抢救后做好各项记录。

（5）日常做好接产人员肩难产处理模拟培训和团队配合演练。

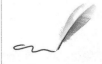

六、护理措施

（1）接产前仔细评估产妇情况，观察产妇产程进展，做好各项急救准备，急救用品完好备用，通讯畅通。

（2）正确判断是否出现肩难产，并熟练掌握肩难产处理流程。

（3）肩难产处理过程中随时监测胎心变化，与团队人员密切配合。

（4）胎儿经阴道娩出后，仔细检查产道和新生儿有无损伤。

（5）分娩过程中给予产妇心理安慰，安抚产妇紧张情绪，鼓励产妇积极配合抢救。针对产妇及家属的疑问、焦虑与恐惧提供必要的帮助和照护。

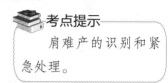

考点提示

肩难产的识别和紧急处理。

第七节　剖宫产术

剖宫产术是指妊娠≥28周，经切开腹壁及子宫壁取出胎儿及其附属物的手术。剖宫产手术在处理难产、妊娠合并症和并发症，降低母、儿死亡率和病率中，起了重要作用。但WHO在全球剖宫产率的调查报告中指出，阴道助产和剖宫产的产妇发生严重并发症及死亡的危险度明显高于阴道自然分娩者。因此应严格掌握剖宫产指征，规范进行术前准备、手术步骤及术后管理。

根据手术时机剖宫产术分为择期剖宫产术和急诊剖宫产术。

（1）择期剖宫产术指具有剖宫产手术指征，孕妇及胎儿状态良好，在有计划、有准备的前提下，于分娩发动前择期手术。无特殊情况，一般建议孕39周后实施手术。

（2）急诊剖宫产术指在威胁到母儿生命的紧急情况下，实施的剖宫产术。

一、手术指征

不能或不宜经阴道分娩的病理或生理状态。

（一）母体因素

（1）产道异常、外阴疾病、绝对头盆不称、相对头盆不称经阴道试产失败者。

（2）孕妇有严重合并症及并发症，如心脏病、呼吸系统疾病、重度子痫前期、子痫、急性脂肪肝、血小板减少、重度肝内胆汁淤积症等。

（3）生殖道严重感染性疾病，如严重淋病、尖锐湿疣。

（4）瘢痕子宫，如两次及以上剖宫产手术后再次妊娠，既往子宫肌瘤剔除术穿透宫腔者。

（5）部分或完全前置胎盘、前置血管；胎盘早剥胎儿有可能存活，重度胎盘早剥无论胎儿是否存活，应即刻剖宫产。

（6）妊娠合并肿瘤，如宫颈癌、巨大宫颈肌瘤、子宫下段肌瘤。

（7）孕妇要求剖宫产，在与产妇有效沟通、风险告知、提供心理咨询及分娩镇痛等措施，并提供次选方案后，考虑尊重产妇意愿。并详细记录。

（二）胎儿因素

1. 胎儿窘迫　指妊娠晚期因合并症或并发症所致的急、慢性胎儿窘迫；分娩期急性胎儿窘迫，短时间内不能经阴道分娩者。

2. 脐带脱垂　胎儿有可能存活，但不能迅速经阴道分娩者。

3. 胎位异常　如初产妇单胎足月臀位，估计胎儿体重≥3500 g 或足先露、横位等。

4. 双胎或多胎妊娠　第 1 个胎儿为非头位；复杂性双胎；连体双胎；三胞胎及以上多胎妊娠。

5. 巨大儿　妊娠期糖尿病孕妇估计胎儿体重≥4250 g 者。

6. 其他　面先露、胎头过度仰伸等。

二、术前准备

1. 环境准备　开腹手术环境。

2. 物品准备　剖宫产手术包、吸引器、氧气、监护仪、母婴急救物品等。

3. 患者准备

（1）术前谈话，详细介绍剖宫产手术的指征和必要性。介绍术前、术中、术后母儿可能出现的并发症，签署知情同意书。

（2）完善各项生化、心电图、B 超等检查。备皮、备血、留置导尿管。预防感染，做好选用的抗生素皮试。

（3）进行术前评估讨论，确定手术方式和麻醉方式等。

（4）麻醉师与孕妇及家属谈话并签署麻醉知情同意书。

（5）监测孕妇生命体征及胎心情况，根据麻醉要求进行饮食指导。

4. 术者准备　戴帽子口罩，外科洗手，戴无菌手套。

三、手术体位

手术采用仰卧或左侧倾斜 10°～15°卧位。

四、麻醉方式

麻醉方式包括椎管内麻醉（蛛网膜下腔麻醉及硬膜外阻滞的联合麻醉，或连续硬膜外阻滞麻醉）、全身麻醉或局部浸润麻醉等。

五、手术方式

1. 子宫下段剖宫产术　为最主要的手术方式。

2. 子宫体部剖宫产术　缺点为出血多，术后易与腹腔脏器粘连，感染、再次妊娠子宫瘢痕裂开风险大，非特殊情况极少采用。

3. 腹膜外剖宫产术手术　操作均在腹膜外进行，手术需分离腹膜，较复杂，严重宫腔感染者较适用此方式。母婴紧急情况时不宜使用。

六、手术步骤（以子宫下段剖宫产为例）

（1）常规消毒皮肤、铺巾。

（2）以腹壁横切口或纵切口方式逐层切开腹壁进入腹腔（图 18－37）。

（3）探查子宫体情况，了解有无子宫右旋，子宫下段伸展情况及有无胎盘附着，胎头位置、大小等，放入盐水纱垫保护肠管。

（4）切开子宫，子宫下段形成良好时，不推荐剪开膀胱腹膜反折，下推膀胱。子宫切口多选择子宫下段中上 1/3 处横切口（有前置胎盘、胎盘植入时应避开，酌情选择切口位置），切口长约 10 cm，钝性分离打开子宫（图 18－38）。注意避免损伤宫旁及韧带内血管。

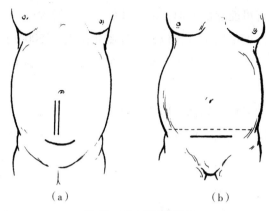

（a）　　　　　　　　（b）

图 18 - 37　腹壁切口

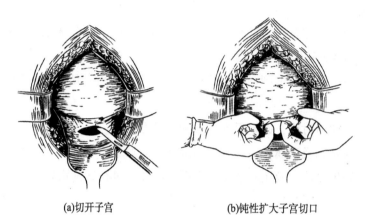

(a)切开子宫　　　　　　(b)钝性扩大子宫切口

图 18 - 38　子宫横切口

（5）撕开胎膜，吸出羊水，一手入宫腔娩出胎头，娩出困难时可使用产钳。清理胎儿口、鼻腔黏液，胎体相继娩出。

（6）胎儿娩出后，取 10 ~ 20 U 缩宫素子宫壁肌内注射或 10 U 缩宫素加入到 500 ml 晶体液中静脉滴注。促进子宫收缩，减少出血。

（7）胎儿娩出 5 分钟后或有明显活动性出血仍无胎盘剥离征象时，可手取胎盘。仔细检查胎盘、胎膜完整性。

（8）缝合子宫切口（图 18 - 39）。

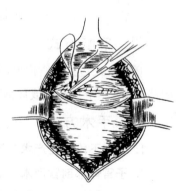

图 18 - 39　缝合子宫切口

（9）清理腹腔，检查有无活动性出血，清点纱布和器械，缝合腹壁。

（10）手术结束后填写手术记录，记录手术全过程。

七、注意事项

（1）子宫切口应避开胎盘附着部位，钝性撕开切口时避免损伤子宫动脉，切口大小应根据胎头大小决定。

（2）胎头娩出困难时需查找原因，必要时使用产钳，若胎头嵌入骨盆过深，可握住胎足以臀位娩出。

（3）胎盘娩出后，认真检查，清理宫腔，防止胎盘残留。有感染可能者用甲硝唑冲洗宫腔，预防宫腔感染。

（4）缝合子宫时，缝针不可穿透内膜层，防止子宫内膜异位。缝合切口两侧角应外延 0.5 ~ 1

cm，防止出血或形成血肿。按组织解剖层次对齐缝合各层组织，缝线松紧适度、不留死腔。

（5）缝合腹壁前，认真清点物品，防止遗漏于腹腔；认真清洗腹腔及腹壁伤口，清除羊水及积血，以防术后感染、粘连及子宫内膜异位种植。

（6）术后常规阴道检查，必要时用示指扩张宫颈，按压宫底排出子宫腔内积血。

八、术后护理

（1）监测生命体征，按压宫底，了解宫底高度、子宫收缩强度及出血量；观察腹部伤口敷料有无渗血、渗液。

（2）遵医嘱用药促进子宫收缩、预防产后出血、预防感染。

（3）教会产妇减轻疼痛方法，如翻身、咳嗽时如何减轻腹壁牵拉和震动等。必要时遵医嘱指导产妇用药，有镇痛泵者给予使用指导。

（4）预防感染。每日会阴擦洗、冲洗，保持会阴部清洁干燥，留置导尿管期间，做好护理和指导，预防上行感染。

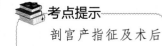

考点提示

剖宫产指征及术后护理。

（5）根据麻醉方式给予饮食、活动指导。

（6）健康宣教，做好母婴护理指导，出院指导等。

第八节　人工剥离胎盘术

胎儿娩出后，徒手剥离并取出滞留于宫腔内胎盘的方法，称人工剥离胎盘术。正常胎盘娩出时间为胎儿娩出后的 5～15 分钟，不应超过 30 分钟。当超过 30 分钟胎盘仍未排出，或胎盘部分剥离，不到 30 分钟阴道出血已达 200 ml 时，需行人工剥离胎盘术，协助娩出胎盘，减少产后出血的发生。

一、适应证

（1）胎儿娩出后 15～30 分钟，经一般处理，胎盘仍未排出者。

（2）胎儿娩出后，胎盘部分剥离，阴道活动性出血达 200 ml 者。

（3）某些难产手术，胎儿娩出后，需立即娩出胎盘者。

二、术前准备

1. 术前评估

（1）评估产妇身体状况、精神状态、出血情况、能否耐受剥离胎盘手术等。

（2）了解宫口有无闭合，胎盘位置、是否部分剥离、有无植入等。

（3）了解产妇心理状态，告知人工剥离胎盘的目的，取得产妇配合。

2. 手术准备

（1）环境准备　接产环境，温、湿度适宜。

（2）用物准备　无菌产包、导尿包、无菌手套，药物包括阿托品、哌替啶、缩宫素、晶体及胶体溶液等。

（3）产妇准备　膀胱截石位，重新消毒外阴，排空膀胱，建立静脉通道，备血。

（4）术者准备　衣帽整齐，戴口罩，外科洗手，穿手术衣，戴无菌手套。

必要时请上级医师及麻醉医师到场。

三、手术步骤

（1）根据产妇情况，采用恰当的麻醉镇痛方式。可遵医嘱肌内注射哌替啶 100 mg 镇痛。宫颈内口紧者，可宫颈或肌内注射阿托品 0.5 ~ 1mg，松弛宫颈。必要时请麻醉师给予药物松弛宫颈。

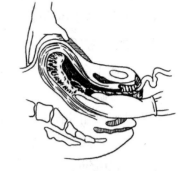

（2）术者一手在腹壁紧握并下压子宫底，另一手手指并拢成圆锥形，沿脐带伸入宫腔，触及胎盘边缘，手指伸直，四指并拢，手背紧贴子宫壁，掌面朝向胎盘母体面，以手指侧缘自胎盘边缘钝性将胎盘与子宫壁分离（图 18 – 40）。待整个胎盘全部剥离后，握住胎盘并取出。

（3）胎盘娩出后，立即肌内注射缩宫素 10 ~ 20U，或加入晶体液中静脉滴注。检查胎盘、胎膜是否完整，必要时刮宫，清除残留于子宫腔的胎盘胎膜。

图 18 – 40　手掌尺侧缘钝性分离胎盘

（4）记录手术过程及胎盘、胎膜、出血等情况。

四、注意事项

（1）术前建立静脉通道和配血，做好大出血的急救准备。

（2）术中积极了解产妇感受，给予恰当的镇痛，取得产妇的配合。

（3）徒手剥离胎盘应一次完成，避免手反复进出宫腔增加产妇痛苦和感染机会。

（4）剥离胎盘时，应触清胎盘与子宫壁的接触面，切忌强行剥离或用手指抓挖子宫壁，防止子宫破裂。如发现胎盘与子宫壁之间无明显界线，可能为植入性胎盘，应停止操作，不可强行剥离。

（5）术后及时使用宫缩剂预防出血，应用抗生素预防感染。

五、护理措施

（1）术前做好手术的各项准备，保持静脉通路顺畅。

（2）术中严密观察产妇生命体征、阴道出血、子宫收缩情况，做好输血准备。

（3）观察产妇的反应，注意有无突然剧烈腹痛。

（4）给予产妇心理安慰，解除产妇恐惧，指导产妇配合。

（5）术后遵医嘱用药，给予产妇健康指导。

> **考点提示**
> 人工剥离胎盘术的适应证和注意事项。

第九节　外转胎位术

外转胎位术（简称外倒转术）是胎儿为臀位时，为利于阴道自然分娩，在 B 型超声监护下，医生用两只手在孕妇腹部连续推动胎儿，使之转为头位的过程。

外倒转术目前主张在 36 ~ 37 周进行。主要因为：①在此孕周之前胎儿有可能自己转为头位。②此孕周羊水量还比较充足，有空间使胎儿在宫内旋转。③术中一旦发生胎膜早破、胎盘早剥或脐带缠绕，可以及时娩出胎儿。

一、适应证

（1）单胎臀位或者横位，胎儿体重 <3500 g，B 型超声检查胎儿无畸形，无胎头过度仰伸。

（2）胎膜未破有适量羊水。

（3）无阴道分娩禁忌证。

（4）先露未入盆或虽已入盆但能退出者。

（5）能在腹壁清楚触及胎体者。

二、禁忌证

（1）有妊娠合并症或并发症。

（2）产前出血、前置胎盘。

（3）羊水过少、脐带缠绕、多胎妊娠等。

（4）瘢痕子宫。

（5）孕妇存在各种不宜阴道分娩的因素。

三、术前准备

1. 评估告知

（1）了解孕妇的孕、产史，本次妊娠孕期检查情况，目前孕周。B超查看胎儿大小、胎方位、胎心率、羊水量、脐带有无缠绕、胎盘位置。了解有无妊娠合并症及并发症等。

（2）告知孕妇外倒转术的目的、方法，术后注意事项，术中可能发生的并发症及补救措施。缓解患者紧张情绪，取得其知情同意。

2. 手术准备

（1）环境准备　环境舒适，温/湿度适宜，遮挡保护隐私。有急救通道。

（2）物品准备　产科检查床、B超机、胎心监护仪、利托君（或硝苯地平）10 mg、抢救物品及药品、腹带等。

（3）孕妇准备　排空膀胱，仰卧屈膝，头部抬高，双腿稍外展，露出腹壁。

（4）术者准备　衣帽整齐，洗手。

四、手术步骤

1. 松缓腹壁　术前半小时服用硝苯地平或利托君10 mg，或全程静脉滴注利托君，抑制宫缩。

2. 确定胎儿各部位置　B超检查再一次查看胎儿宫内情况，判别臀位类型，先露部衔接情况，胎头在子宫底部的位置及胎方位。术者以四步触诊手法结合B超确定胎儿各部位。骶后位者，嘱孕妇向胎儿背部方向侧俯卧位15~30分钟，使胎方位尽可能自然转为骶前位后再操作。

3. 转动胎儿

（1）操作者面向孕妇足部，双手四指并拢，分别置于胎臀两侧，向深部移动靠拢，将胎臀全部置于两手掌之间，托起胎臀离开骨盆入口平面（图18－41），用指关节力量将胎臀向母体髂骨翼方向推移，并使其坐落于母体一侧的髂骨翼上。

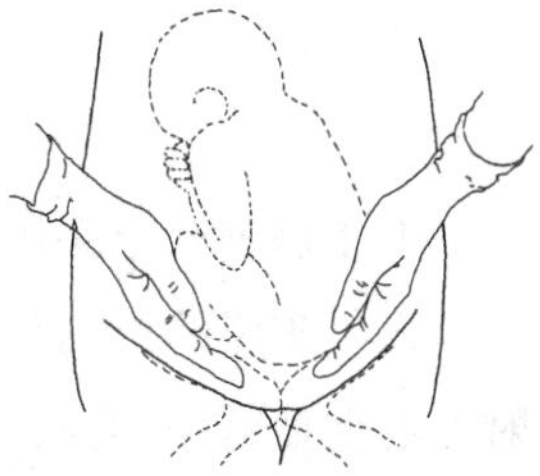

图18－41　将胎臀全部置于两手掌之间

胎头与胎背在母体纵轴同一侧者，将胎臀推向胎儿腹侧的母体髂骨翼；胎头与胎背不在同一侧者，将胎臀推向胎背一侧的母体髂骨翼。先露部已进入骨盆入口平面者，先协助孕妇胸膝卧位15分钟，使先露浮出骨盆入口，实施上述操作。胎头不能退出骨盆入口者，由助手戴无菌手套，自阴道穹隆部，上推胎先露，与操作者配合，共同使胎臀移至入口平面以上至髂骨翼。

（2）操作者一手固定胎臀，另一手用指关节的力量迫使胎头俯屈下行移动到腹壁一侧的脐平面附近，固定住胎头（图18-42）。固定胎臀的手，托起胎臀向上、向腹壁的另一侧脐平面附近推移，同时用手固定，保持胎头俯屈，胎体弯曲，使胎头、胎臀分别越过子宫横径。

（3）胎儿躯干伸直时，胎头与胎臀分别移向骨盆腔和宫底，转为头位（图18-43）。

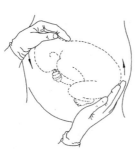
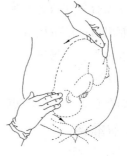
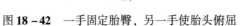

图18-42 一手固定胎臀，另一手使胎头俯屈　　　图18-43 胎儿躯干伸直，转为头位

4. 术后观察及处理　转胎成功后，观察有无宫缩及其他异常情况，胎心监护仪监测胎心率。胎头未入盆者，给予包裹腹部，固定胎位，并查找未入盆原因，进行处理。

5. 记录　操作过程、转胎结果、产妇以及胎儿的情况等。

五、注意事项

（1）外倒转术常见并发症有胎盘早剥、脐带缠绕、胎膜早破、早产等，术前应充分告知孕妇及家属，取得其知情同意。

（2）腹壁厚、腹壁紧张、子宫敏感者，勿勉强进行转胎术。

（3）操作中动作轻柔，边转动边固定胎位。注意观察孕妇情况，孕妇感觉疼痛时，应停止操作或终止转胎。

> **考点提示**
> 外转胎术的禁忌证和注意事项。

（4）操作过程中严密监测胎心率，有异常立即停止，并行胎心监护。出现威胁母儿生命的并发症时需紧急剖宫产。

（5）转胎术后，孕妇静卧并连续胎心监护20~30分钟，无异常方可离院。

（6）教会孕妇自我监护胎儿方法，告知其按时产检，发现胎动异常，腹痛或阴道出血、流液，及时到医院急诊就诊。

第十节　人工破膜术

人工破膜术是采用人工的方法使胎膜破裂的手术。

人工破膜的目的是观察羊水量、颜色及性状，诱发宫缩用于引产，临产者破膜后可反射性的促使宫缩加强，促进产程进展。多数人工破膜术用于临产产程中；用于引产时，一般破膜后1~2小时内出现宫缩，2小时后仍无宫缩者应结合小剂量缩宫素静脉滴注以提高引产成功率。

一、适应证

无阴道分娩禁忌证者。

（1）孕妇需要引产。

（2）可疑胎儿窘迫时，人工破膜后观察羊水量、性状及颜色，判断有无胎儿缺氧，指导临床处理。

（3）产程延长或停滞，胎膜未破，无明显头盆不称或胎位异常者。

（4）宫口开全，胎膜仍未自然破裂者。

二、禁忌证

不能或不宜经阴道分娩者。

（1）骨盆、胎位异常，有明显头盆不称、产道梗阻不能经阴道分娩者。

（2）完全性及部分性前置胎盘或前置血管，严重胎盘功能不良，脐带先露或脐带隐性脱垂等。

（3）急性生殖道感染性疾病，如未经治疗的疱疹感染活动期。

（4）初产妇臀位估计阴道分娩困难者。

（5）软产道异常，如宫颈浸润癌等不宜经阴道分娩者（阴道分娩已不可改变者除外）。

（6）孕妇患严重合并症或并发症，不能耐受阴道分娩者。

三、术前准备

1. 评估

询问病史，了解孕期检查情况，有无阴道分娩禁忌证，了解近期胎儿宫内情况，羊水量，了解宫颈 Bishop 评分值。胎心听诊，测量孕妇生命体征，临产者了解宫缩及宫口开大情况。告知孕妇目的，取得配合。

2. 手术准备

（1）环境准备　环境舒适，温、湿度适宜，私密性好。

（2）物品准备　会阴冲洗用物、多普勒胎心仪、无菌手套、无菌垫、有齿组织钳（破膜钳）、纱布等。

（3）孕妇准备　排空膀胱，取膀胱截石位，消毒外阴。

（4）术者准备　衣帽整齐，洗手，戴口罩，戴无菌手套。

四、手术步骤

（1）操作者一手示指、中指伸入阴道，了解软产道及骨产道有无异常，了解宫口扩张大小，然后手指伸入宫颈内了解有无脐带和先露情况，稍扩张子宫颈。另一手持破膜钳，在阴道内手指引导下，于宫缩间歇期钳破胎膜，手指抵住先露，使羊水缓缓流出，观察羊水的颜色、性质和量。等候一次宫缩，证实无脐带脱出，将阴道内手退出图（18-44）。

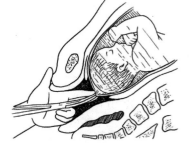

图 18-44　钳破胎膜

（2）羊水过多者人工破膜时，一般采用高位破水。选用 7 号长针头刺破胎膜，使羊水缓慢流出（每小时 500 ml 的流速）。避免羊水大量、急速流出，使脐带脱垂及腹压骤然减低导致胎盘早剥或诱发心衰。破膜后腹部放置重约 500 g 的沙袋或以腹带包扎腹部。羊水过少无前羊膜囊者，可用手指剥离胎膜 1 周并上推胎头，破膜后用手指扩张破口利于羊水流出（图 18-45）。

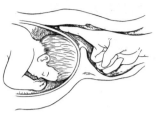

图 18 - 45　手指剥离胎膜 1 周

（3）破膜后即刻听胎心，观察羊水性状、量及颜色，观察产妇面色、神志、心率及呼吸，了解产妇有无不适主诉，观察有无宫缩及宫缩频率等。

（4）若产妇无异常，安置舒适体位。

（5）整理用物，记录破膜时间及羊水情况。

（6）向产妇及家属健康宣教，告知其破膜后的注意事项。

五、注意事项

（1）破膜前做好患者评估，严格掌握适应证及禁忌证。

> **考点提示**
> 人工破膜术的禁忌证及破膜的注意事项。

（2）破膜前、后及时监测胎心，观察胎心率变化。

（3）钳破胎膜在两次宫缩间歇期进行，以防诱发羊水栓塞。

（4）羊膜腔压力很大、破膜后羊水流出过快时，可握拳置入阴道内使羊水缓慢流出。

（5）破膜时组织钳不要完全扣合，避免损伤阴道及宫颈，避免损伤胎儿。

（6）破膜后若出现宫缩过频、胎儿窘迫、血性羊水、羊水栓塞征兆等，立即予以处理或急救。

六、护理措施

（1）破膜后即刻听诊胎心，观察羊水性状和量，观察产妇生命体征、有无宫缩及宫缩质量，记录破膜时间及观察的结果。

（2）严密观察产程进展，了解先露下降情况及产妇主诉，有异常及时向医生反馈并配合处理。

（3）协助产妇进食水、排二便等，做好生活护理，保持产妇会阴部清洁，及时更换会阴垫。

（4）宫口开全者，做好接产准备。

（5）告知产妇破膜后注意事项及分娩相关知识，减轻产妇的紧张、焦虑。

知 识 拓 展

Bishop 评分

Bishop 评分法是目前公认的评估宫颈成熟度常用的方法。宫颈评分 ≥6 分提示宫颈成熟，评分越高，引产成功率越高。评分 <6 分提示宫颈不成熟，引产前需要促宫颈成熟。

Bishop 宫颈成熟度评分法

指标	分数			
	0	1	2	3
宫口开大（cm）	0	1~2	3~4	≥5
宫颈管消退（%）（长 2~3cm 为未消退）	0~30	40~50	60~70	≥80
先露位置（坐骨棘水平=0）	-3	-2	-1~0	+1~+2
宫颈硬度	硬	中	软	
宫口位置	朝后	居中	朝前	

本章小结

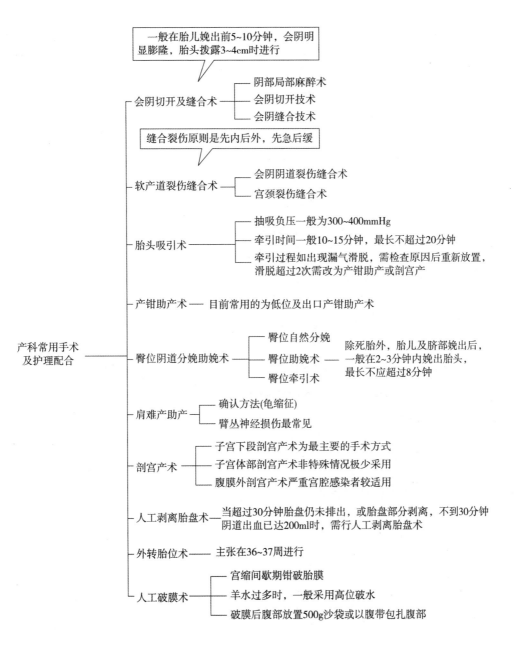

产科常用手术及护理配合

- 会阴切开及缝合术
  - 一般在胎儿娩出前5~10分钟，会阴明显膨隆，胎头拨露3~4cm时进行
  - 阴部局部麻醉术
  - 会阴切开技术
  - 会阴缝合技术

- 软产道裂伤缝合术
  - 缝合裂伤原则是先内后外，先急后缓
  - 会阴阴道裂伤缝合术
  - 宫颈裂伤缝合术

- 胎头吸引术
  - 抽吸负压一般为300~400mmHg
  - 牵引时间一般10~15分钟，最长不超过20分钟
  - 牵引过程如出现漏气滑脱，需检查原因后重新放置，滑脱超过2次需改为产钳助产或剖宫产

- 产钳助产术 —— 目前常用的为低位及出口产钳助产术

- 臀位阴道分娩助娩术
  - 臀位自然分娩
  - 臀位助娩术 —— 除死胎外，胎儿及脐部娩出后，一般在2~3分钟内娩出胎头，最长不应超过8分钟
  - 臀位牵引术

- 肩难产助产
  - 确认方法(龟缩征)
  - 臂丛神经损伤最常见

- 剖宫产术
  - 子宫下段剖宫产术为最主要的手术方式
  - 子宫体部剖宫产术非特殊情况极少采用
  - 腹膜外剖宫产术严重宫腔感染者较适用

- 人工剥离胎盘术 —— 当超过30分钟胎盘仍未排出，或胎盘部分剥离，不到30分钟阴道出血已达200ml时，需行人工剥离胎盘术

- 外转胎位术 —— 主张在36~37周进行

- 人工破膜术
  - 宫缩间歇期钳破胎膜
  - 羊水过多时，一般采用高位破水
  - 破膜后腹部放置500g沙袋或以腹带包扎腹部

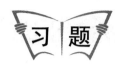

一、选择题

【A1/A2 型题】

1. 以下哪种情况不必行会阴切开术

   A. 产妇孕期反复阴道炎治疗后，胎头拨露时会阴体表面出现细裂纹

   B. 产妇合并病毒性心肌炎，现宫口开全，心率 120 次/分，无头盆不称

   C. 第一胎宫口开全 30 分钟，现胎心 100 次/分，估计胎儿体重 3500 g

   D. 产妇第二胎，估计胎儿体重 3500 g，第一胎分娩时会阴有 Ⅰ 度裂伤

   E. 产妇重度子痫前期，宫口开全需产钳助娩

2. 择期剖宫产术一般建议在孕多少周后实施

   A. 41 周   B. 40 周   C. 39 周

   D. 38 周   E. 37 周

3. 以下什么情况需要实施急诊剖宫产术

   A. 孕妇第二胎，现孕 38 周，第一胎孕 38 周时胎死宫内

   B. 胎盘 1/2 剥离，孕妇血压 75/50 mmHg，心率 120 次/分

   C. 孕妇 39^{+6} 周坚决要求剖宫产

   D. 孕妇 39 周，估计胎儿 4500 g

   E. 孕妇现孕 38 周，查血压 150/90 mmHg，尿蛋白（+）

4. 会阴切开的绝对禁忌证为

   A. 初产妇会阴条件好，胎儿较小

   B. 生殖器疱疹、湿疣

   C. 经产妇前次阴道分娩会阴完好

   D. 人免疫缺陷病毒感染者

   E. 胎儿体重小于 2500 g

5. 胎头吸引时，负压一般为多少 mmHg

   A. 100～200   B. 200～300   C. 300～400

   D. 400～450   E. 450～500

6. 关于会阴切开术，以下哪项不准确

   A. 切开伤口出血可不予处理，待胎儿娩出后再予以止血

   B. 侧斜切开角度以 45 度角为宜

   C. 放入切剪时需撑开阴道壁，以免伤及胎儿

   D. 切开会阴时应一次剪开，避免形成多个切口

   E. 取得知情同意

7. 胎头吸引牵引时间最长不应超过多少分钟

   A. 5   B. 10   C. 15

   D. 20   E. 25

8. 胎头吸引出现几次滑脱需改为产钳助产或剖宫产

    A. 1　　　　　　　　　　B. 2　　　　　　　　　　C. 3

    D. 4　　　　　　　　　　E. 5

9. 臀位分娩时，除死胎外，胎儿脐部娩出至胎头娩出最长不应超过几分钟

    A. 10　　　　　　　　　　B. 8　　　　　　　　　　C. 6

    D. 4　　　　　　　　　　E. 2

10. 产钳手术助产时，以下哪项正确

    A. 放置产钳的顺序是先放右叶，再放左叶

    B. 取下产钳时是先下左叶，再下右叶

    C. 牵引产钳顺序为水平向外、向下向外

    D. 胎头位置较高时先试牵引，有进展再行会阴切开

    E. 牵引困难，可左右晃动产钳，帮助胎头下降

11. 人工破膜后，应观察事项中不包括哪项

    A. 观察产妇心率　　　　　　B. 听胎心　　　　　　C. 羊水颜色、性状和量

    D. 宫缩　　　　　　　　　　E. 是否为部分性前置胎盘

12. 人工剥离胎盘适应证不包括哪项

    A. 胎儿娩出后 10 分钟，无胎盘剥离征象，为尽快结束接产工作

    B. 胎儿娩出后 10 分钟，胎盘部分剥离，阴道活动性出血 200 ml

    C. 胎儿娩出后 30 分钟，经一般处理，胎盘仍未排出

    D. 剖宫产胎儿娩出后 5 分钟无胎盘剥离征象

    E. 剖宫产胎儿娩出后子宫出血明显

13. 羊水过多者人工破膜引产时，哪项叙述不正确

    A. 选用长针头刺破胎膜，使羊水缓慢流出

    B. 每小时羊水流出一般不应超过 500 ml

    C. 羊水流出过快时，可手握拳堵住子宫颈口减慢羊水流出速度

    D. 破膜后腹部放置沙袋或腹部包扎腹带

    E. 钳破胎膜，使羊水尽快流出以减低产妇腹部张力缓解不适

14. 发现肩难产后，处理不正确的是

    A. 启动应急预案，增加医护人员

    B. 给产妇吸氧

    C. 指导产妇使劲屏气向下用力

    D. 根据需要，协助产妇取四肢着床位

    E. 安慰产妇，使其配合医护紧急处理

15. 阴部神经阻滞麻醉的注意事项不包括

    A. 严格无菌操作

    B. 避免反复穿刺引起血肿、感染等并发症

    C. 防止针头穿过阴道壁刺到胎儿或刺入直肠

    D. 避免麻药注入血管

    E. 穿刺针达到坐骨棘内侧后，阴道内手退出固定注射器，另一手推注麻药

16. 人工剥离胎盘术的注意事项哪项不正确

    A. 术前应建立静脉通道和配血，做好大出血的急救准备

    B. 术中注意观察产妇的生命体征和感受

    C. 术者避免将手反复进出宫腔增加产妇痛苦和感染机会

    D. 剥离胎盘找不到缝隙时，可用手指一点点抓挖，将胎盘取出

    E. 术后预防出血，预防感染

17. 胎头吸引术禁忌证不包括

    A. 头盆不称   B. 胎儿凝血功能障碍

    C. 胎儿成骨不全   D. 胎先露在 S^{-1}

    E. 胎儿 35 周

18. 关于会阴切口缝合哪项不正确

    A. 缝合前仔细检查软产道

    B. 阴道内可填塞有尾纱便于查看伤口

    C. 助产者经验丰富，缝合切开伤口后可不用肛查

    D. 缝合阴道黏膜的起针点要在顶端上 0.5～1cm 处

    E. 阴道壁出现血肿，需切开清除血块后再缝合

19. 哪项不是外转胎术的禁忌证

    A. 高血压疾病患者   B. 羊水过少

    C. 双胎，一胎头位一胎横位 D. 脐带绕颈 2 周

    E. 本次为第二胎，5 年前生产的第一胎

20. 下列哪项不是臀位牵引术的禁忌证

    A. 胎足先露   B. 膝先露   C. 脐带先露全

    D. 宫口未开   E. 子宫肌瘤剔除术后

二、思考题

产妇，26 岁，宫内孕第一胎足月，第二产程 2 小时，胎头娩出后，发现胎儿面部肥大，胎头紧压会阴体，两次宫缩后未见胎头外旋转。

请问：

1. 可能出现了什么情况？

2. 有哪些处理方式？

3. 接产前应做好哪些评估和准备？

（范继青）

第十九章　新生儿常用护理操作技术

学习目标

1. 掌握　新生儿常用护理操作技术的目的、操作方法和注意事项。

2. 熟悉　新生儿窒息复苏术、新生儿沐浴和抚触、脐带护理、母乳喂养指导等各项操作流程。

3. 了解　光疗箱、暖箱等相关仪器、设备的使用原理、保养方法。

4. 学会对新生儿常见症状的观察和护理，运用护理程序为母婴提供系统化的整体护理。

5. 具有热爱生命的人文职业素养，用爱心、细心和责任心为新生儿、产妇及其家庭提供护理和健康指导。

第一节　新生儿窒息复苏技术

一、目的

帮助新生儿建立有效的呼吸、循环，减少窒息引起的并发症，降低新生儿的病死率。

二、方法

（一）复苏前准备

1. 环境准备　按产房或手术室要求设置，温度25~28℃，相对湿度50%~60%，新生儿辐射保暖台预热。

2. 物品准备　新生儿辐射保暖台（提前打开预热，足月儿预热温度32~34℃，早产儿预热温度根据其中性温度设置，或遵医嘱）、脉搏血氧饱和度仪、电动负压吸引器（调节压力≤100mmHg）、给氧设备、新生儿喉镜、气管插管、面罩（足月儿和早产儿不同型号）、复苏气囊、听诊器、吸痰管或吸耳球、胎粪吸引管、注射器等抢救物品以及肾上腺素、生理盐水等药物。

3. 操作者准备　着装规范，清洁双手，配戴口罩、帽子，每次分娩时至少有1名熟练掌握新生儿复苏技术的医护人员在场。

（二）复苏步骤

复苏步骤见新生儿窒息复苏流程图（图19-1）。

1. 快速评估

（1）胎儿娩出后，立即快速评估以下4项指标　①是否足月。②羊水是否清。③有无哭声或呼吸。④肌张力是否好。

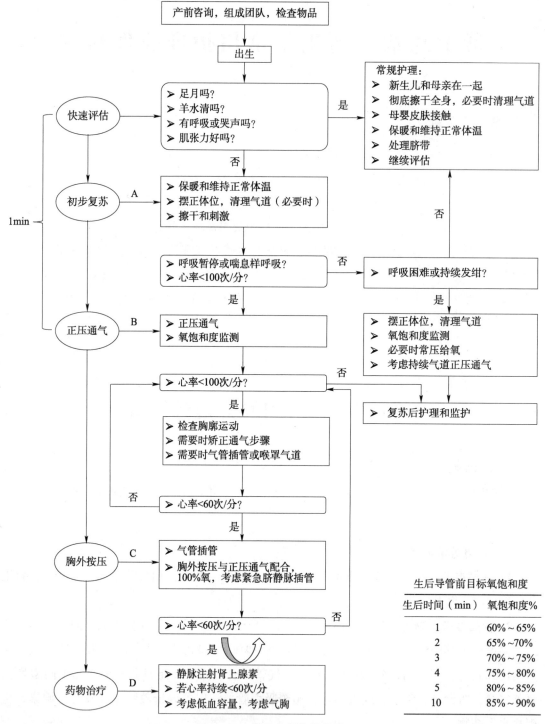

图 19-1 新生儿复苏流程图

（2）以上 4 项均为"是"，快速擦干新生儿身体，进行常规护理，与母亲皮肤早接触。如果 4 项中有 1 项为"否"，则进行初步复苏。

（3）当羊水有胎粪污染时，进行有无活力的评估，决定是否需气管插管吸引胎粪。新生儿有活力的定义是：呼吸规则或哭声响亮；肌张力好；心率 >100 次/分。以上 3 项中有 1 项不好者为无活力。

2. 初步复苏

（1）保暖　新生儿用预热的毛巾包裹后放在辐射保暖台

考点提示

新生儿有活力的表现。

上，注意头部擦干保暖，早产儿可将其头部以下躯体和四肢放入塑料袋中或盖塑料薄膜，减少热量散失。

（2）摆好体位　新生儿仰卧，头轻度向后仰伸，呈鼻吸气位，肩部用毛巾垫高 2 ~ 3cm。

（3）清理呼吸道　必要时用吸痰管或吸耳球吸净口、鼻腔黏液，先吸口咽后吸鼻腔，每次吸引时间低于 10 秒，压力不超过 100mmHg。

（4）羊水胎粪污染时的处理（图 19 - 2）　先评估新生儿有无活力，有活力时继续完成初步复苏。如果新生儿没有活力，立即气管插管并用胎粪吸引管吸引胎粪（如不具备气管插管条件，在快速清理口、鼻后开始正压通气）。

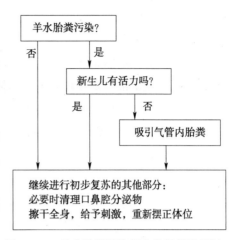

图 19 - 2　羊水胎粪污染新生儿复苏流程图

（5）擦干和刺激　用预热的毛巾快速、彻底擦干新生儿身上的羊水和血迹，撤掉湿毛巾。如果新生儿此时仍没有呼吸或哭声，用手轻拍或手指轻弹其足底或摩擦背部 2 次以诱发自主呼吸（图 19 - 3，图 19 - 4），以上步骤应在 30 秒内完成。

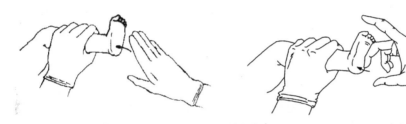

图 19 - 3　轻拍及轻弹足底

（6）评估

1）重新摆正新生儿体位，评估新生儿呼吸、心率和肤色，当心率 > 100 次/分、自主呼吸建立、皮肤黏膜转红时，注意新生儿保暖，加强观察。

2）新生儿有呼吸暂停或喘息样呼吸，心率 < 100 次/分，要求在"黄金一分钟"内实施有效的正压通气。如心率 > 100 次/分，有呼吸困难、持续发绀时，应清理气道，监测脉搏血氧饱和度，可常压给氧或给予持续气道正压通气，特别是早产儿。

3. 气囊 - 面罩正压通气

（1）足月儿可使用空气复苏，早产儿开始给 21% ~ 30% 浓度的氧，用空氧混合仪根据血氧饱和度调整给氧浓度，以达到氧饱和度目标值。正压通气要在脉搏血氧饱和度监测仪的监测指导下进行。

（2）操作者将脉搏血氧饱和度监测仪探头安置在新生儿右上肢上、右手腕或手心表面，测量导管前血氧饱和度数值。气囊面罩覆盖新生儿口、鼻，使下颌下缘置于面罩边缘之内，操作者大声计数，控制正压通气频率在 40 ~ 60 次/分，吸呼比为 1 : 2，通气压

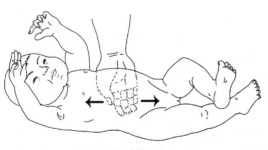

图 19 - 4　摩擦后背

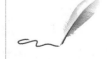

力在 20 ~ 25cmH$_2$O（1cmH$_2$O = 0.098kPa）（图 19 - 5）。

（3）复苏操作持续 30 秒钟，有效的正压通气表现为胸廓起伏良好，心率迅速增快。

（4）评估及处理

1）如果新生儿面色转红润，心率 >100 次/分，呼吸恢复正常，则保暖处理，加强观察。

2）当心率 <100 次/分时，需矫正通气操作步骤：摆正体位，使新生儿口张开，清理气道分泌物，重新密闭面罩，适当调节正压通气的压力。经 30 秒有效正压通气后，如有自主呼吸且心率 >100 次/分，逐步减少至停止正压通气，根据脉搏血氧饱和度值决定是否常压给氧。

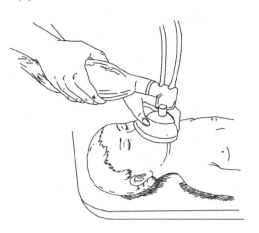

图 19 - 5　面罩正压通气

3）如心率 <60 次/分，应给予气管插管正压通气并开始胸外心脏按压，给氧浓度要提高到 100%。插管型号及插管深度见表 19 - 1、19 - 2。

表 19 - 1　不同气管导管内径适用的新生儿出生体重和胎龄

导管内径（mm）	出生体重（g）	胎龄（周）
2.5	<1000	<28
3.0	1000 ~ 2000	28 ~ 34
3.5	2000 ~ 3000	34 ~ 38
3.5 ~ 4.0	>3000	>38

表 19 - 2　不同出生体重新生儿气管导管插入深度

出生体重（g）	插入深度（cm）
1000	6 ~ 7
2000	7 ~ 8
3000	8 ~ 9
4000	9 ~ 10

注：插管深度是指新生儿上唇至气管导管管端的距离。新生儿体重 <750g 者，插管深度为 6cm。

4. 胸外心脏按压

（1）为新生儿气管插管后，将气管插管与复苏气囊连接，一名操作者负责正压通气，另一名操作者负责胸外心脏按压，两人相互配合进行。

（2）按压方法　胸外心脏按压的位置在胸骨体下 1/3（两乳头连线中点下方，剑突之上），按压深度为胸廓前后径的 1/3。

1）拇指法　双手拇指端按压胸骨（根据新生儿体型不同，双拇指重叠或并列），双手环抱胸廓支撑背部（图 19 - 6）。

2）双指法　右手示、中两个手指尖放在胸骨体下 1/3，左手支撑背部（图 19 - 7）。

因拇指法能产生更高的血压和冠状动脉灌注压，操作者不易疲劳，可以在新生儿头侧进行，不影响脐静脉插管，是胸外心脏按压的首选方法。双指

考点提示

新生儿复苏时胸外按压和人工呼吸的比例。

法目前临床已较少使用。

3）胸外心脏按压和正压通气的比例应为 3∶1，按压频率为 90 次/分，即每分钟完成 90 次按压和 30 次正压通气，达到每分钟约 120 个动作。每个动作约 1/2 秒，在 2 秒内完成 3 次胸外按压和 1 次正压通气，持续 45～60 秒钟。

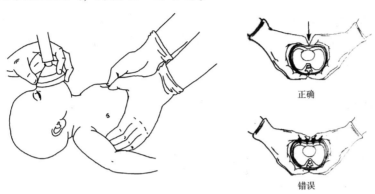

图 19 – 6　胸外按压（拇指法）

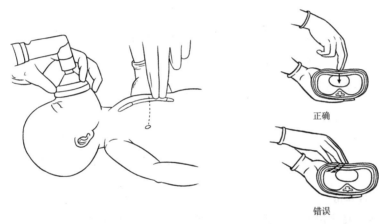

图 19 – 7　胸外按压（双指法）

（3）再次评估心率　如心率仍低于 60 次/分，除继续胸外心脏按压外，考虑使用药物。

5. 药物

（1）肾上腺素　在 45～60 秒的正压呼吸和胸外心脏按压后，如心率仍持续低于 60 次/分，应立即给予 1∶10000 肾上腺素。从气管插管内快速给药，用量 0.5～1ml/kg，挤压气囊 2 次，帮助药物弥散；或经脐静脉导管给药，用 0.1～0.3ml/kg。必要时，3～5 分钟重复一次。同时继续胸外心脏按压和正压通气。每操作进行 30 秒，评估心率一次，根据心率的数值变化进行下一步复苏操作。

（2）扩容剂　如复苏效果不好，新生儿脉搏细弱，皮肤苍白，有低血容量、休克的情况存在，应经脐静脉导管给予扩容治疗，首选生理盐水，按照 10ml/kg 计算，5～10 分钟缓慢静脉推入，必要时可重复扩容一次。

> **考点提示**
>
> 新生儿复苏时给予肾上腺素药物的浓度和剂量。

三、注意事项

（1）新生儿复苏物品和药品准备齐全，单独存放，功能良好。

（2）胸外心脏按压要与正压通气相配合，必须 2 人操作，操作者要大声计数，保证通气的频率，同时注意新生儿胸廓要有起伏，保证有效的通气。

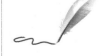

（3）复苏抢救中各步骤一定要依次进行，不能随意颠倒，应严格完成前一步后，再考虑进行后一步。否则达不到复苏的最佳效果。

（4）复苏过程中要注意保暖和体位，但也要避免高温辐射引起呼吸抑制，增加新生儿脑出血的危险。

（5）新生儿窒息的复苏应由产科及儿科医生、护理人员合作进行，评估贯穿于整个复苏过程中，每30秒评估一次，以便快速决策，采取进一步措施。停止抢救需遵医嘱进行，目前资料支持心跳停止10分钟后复苏的新生儿可能死亡，或存活后有严重残疾。

知识链接

目前有较充分的研究证据支持，在新生儿窒息复苏时，应尽可能保留脐循环，在床边开始复苏，脐循环在产后短暂时间内可保持对新生儿的供氧，对于预防脑瘫的发生、争取抢救时间有着重要的意义。

第二节　新生儿脐带护理

【出生时无菌断脐方法】

一、目的

闭合脐带上血管，预防新生儿脐部感染，使新生儿脐带尽快愈合和脱落。

二、方法

（一）操作前准备

1. 环境准备　按产房要求设置，温、湿度适宜（温度24~26℃，相对湿度50%~60%），新生儿辐射保暖台预热。

2. 物品准备　止血钳、脐带剪、脐带布、纱布、棉签、胶圈、碘附、弯盘、无菌手套。

3. 操作者准备　着装规范，清洁双手，配戴口罩、帽子。

4. 新生儿准备　蘸干新生儿身上的羊水与血迹。

（二）操作方法

（1）胎儿娩出后迅速蘸干身上的羊水与血迹，注意保暖，初步断脐后评估新生儿Apgar评分、脐带长度、颜色、粗细。用碘附棉签消毒脐带根部周围，进行脐带结扎，结扎方法有双重棉线结扎法、气门芯法等。

1）双重棉线结扎法　在距离脐根部0.5cm处用无菌粗棉线结扎第一道，再在结扎线上1cm处结扎第二道，注意必须扎紧防止脐部出血，也应避免用力过猛造成脐带断裂。用纱布包住脐带，在第二道结扎线外0.5cm处剪断脐带，挤净残血，用碘附消毒脐带断面，待脐带断面干后，以无菌纱布覆盖，再用脐带布包扎。处理脐带时，新生儿要注意保暖。

2）气门芯法　取3mm长气门芯，系上手术用丝线，消毒备用。断脐后用已套上气门芯的血管钳，在距脐根部0.5cm处钳夹脐带，用纱布包住脐带，在钳夹远端0.5cm处剪去余下脐带，牵引气门芯上丝线套于钳夹部位下的脐带上，取下血管

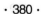**考点提示**

脐带结扎时，脐圈距离脐根部的距离。

钳，挤净残血，用碘附消毒脐带断面，以后处理同双重棉线结扎法。

（2）助产士托起新生儿面向产妇，特别注意告知产妇看清外生殖器以确认胎儿性别。

（3）擦净新生儿足底，在新生儿记录单上打足印及产妇手指印，新生儿手腕系明母亲姓名、住院号，新生儿性别、体重、出生时间的腕带，同时在被牌上记录相同信息，包裹好新生儿。

（4）护士整理用物，洗手，做好记录。

三、注意事项

（1）早产儿可视情况适当延迟断脐时间。

（2）若出现新生儿窒息，应立即断脐，脐带胎儿端可预留 5～10cm，以备进行抢救。

（3）消毒脐带断面时，消毒液不可接触新生儿皮肤，以免灼伤皮肤。

（4）严格无菌操作，操作台上器械远离新生儿。

知识链接

一次性脐带剪夹器

　　一次性脐带剪夹器用于顺产或剖宫产脐带剪断，取代传统的脐带结扎多步骤操作过程，现在欧美国家被广泛采用，同时也受到我国妇产科医院的青睐。灭菌处理的一次性脐带剪夹器操作简便、安全、可靠，避免了反复使用的器械因消毒不严造成的病原体污染，严密的机械夹闭，使脐带残端更牢靠。脐带断端的两侧被同时夹闭后自中间无血区同步切断，不存在溅血的危险，避免了医护人员被血液中可能携带的病原体感染的危险性。全部过程用时约一秒钟。

【出生后脐带护理方法】

一、目的

保持脐部清洁干燥，促使其自然脱落，保证新生儿健康。

二、方法

（一）操作前准备

1. 环境准备　环境整洁、光线明亮，温、湿度适宜（温度 24～26℃，相对湿度 50%～60%），关好门窗，防止空气对流。

2. 物品准备　75% 酒精、无菌纱布、医用棉签。

3. 操作者准备　着装规范，清洁双手，配戴口罩、帽子。

4. 新生儿准备　新生儿沐浴后或脐部有污染时。

（二）操作步骤

（1）护士打开包被，核对新生儿后取仰卧位，检查脐带有无红、肿、渗血、渗液、异常气味。有大便者先清洁臀部。

（2）暴露新生儿腹部（如新生儿沐浴后，用无菌干棉签蘸干脐轮周围的水分），一只手轻轻提起脐带结扎线，另一只手用 75% 酒精棉签，顺时针方向自内向外消毒脐带残端、脐轮及周围皮肤 2～3 次，消毒范围直径约 5cm（图 19-8），如需要可用脐纱贴包裹脐部。

（3）核对后包裹新生儿，必要时更衣、换尿布，将新生儿置于床上，取右侧卧位。

（4）护士整理用物，洗手，记录脐部情况。

三、注意事项

（1）脐部护理时，应注意保暖，观察脐带有无特殊气味及脓性分泌物，发现异常及时通知医生。

（2）脐带未脱落前，勿强行剥落，结扎线如有脱落应重新结扎，一般脐带 7~10 天自然干燥脱落（图 19-9）。

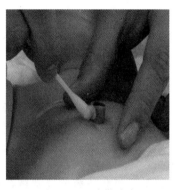 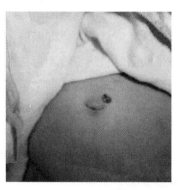

图 19-8　脐带消毒　　　　　图 19-9　脐带脱落

（3）如脐带脱落处有肉芽组织增生，可用 2.5% 硝酸银溶液烧灼，并用生理盐水棉签擦洗局部，使用硝酸银烧灼时应避免灼伤正常皮肤。

（4）每日除沐浴后常规脐带护理外，如因大、小便将脐带污染，应及时消毒。

知识链接

新生儿脐带自然干燥法

WHO 关于脐带护理的最新临床指导原则是"自然干燥法"，提倡在出生后严格无菌断脐，然后等待脐带自然干燥脱落。

自然干燥护理方法：脐带未脱落前清水清洁，用洁净毛巾处理好脐窝、脐带断面及周围皮肤，保持清洁干燥，不包扎，穿戴柔软宽大透气衣服以避免摩擦残端。比起传统的脐带护理，此操作更为简单方便，通过让脐带直接暴露加速水分蒸发，保持干燥。在护理效果上，应用自然干燥法，新生儿脐带脱落的时间明显缩短，感染概率也显著下降，推广应用价值高。

第三节　新生儿更换尿布

一、目的

保持新生儿臀部皮肤清洁、干燥、舒适，预防臀红（尿布疹），保持床单位整洁。

二、方法

（一）操作前准备

1. 环境准备　环境安静整洁、光线明亮，温、湿度适宜，关好门窗，防止空气对流。

2. 物品准备 尿布、新生儿用湿纸巾、小毛巾，必要时备水盆、温水和护臀膏。

3. 操作者准备 着装规范、清洁双手，了解新生儿身体状况。

（二）操作步骤

（1）护士携用物至床旁，核对后打开新生儿包被，解开被大、小便污染的尿布，暴露臀部，一只手握住新生儿的双足轻轻提起，另一只手用尿布上端两角洁净处轻试会阴及臀部，并以此盖住尿布污湿部分，清洁面向外垫于臀下，用湿纸巾擦拭会阴部及臀部（图19-10）。取下污湿尿布，将污湿部分卷折在内面，放入污物桶内。

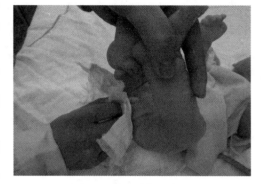

图 19-10 更换尿布

（2）必要时可用温水清洗臀部。方法：将新生儿抱起，一只手托住新生儿大腿根部及臀部，用同侧前臂及肘部护住新生儿腰背部，另一只手清洗臀部，清洁后用小毛巾将臀部蘸干。

（3）新生儿取仰卧位，护士握住新生儿的两脚踝并提起，使臀部略抬高，将清洁尿布上端垫于新生儿腰骶部，下端由两腿之间反折向上裹好，核对腕带与包被牌无误后，包裹新生儿置于婴儿床上，使其取右侧卧位。

（4）护士整理用物，洗手，做好大、小便观察及记录。

三、注意事项

（1）选择质地柔软、透气性好、吸水性强的浅色纯棉织品做尿布，或采用一次性尿布，以减少对新生儿臀部的刺激。

（2）操作时动作要轻柔、快捷，注意保暖，避免暴露新生儿上半身。

（3）尿布包裹松紧要适宜，包扎过紧会影响新生儿活动，包扎过松会使大便外溢，污染衣服和包被。脐带未脱落前，尿布上端不要超越脐部，以免脐部被粪便污染。

（4）新生儿排便稀薄、频次增多时，每次排便后，给予温水清洗擦干臀部，涂抹护臀霜预防臀红。

第四节 新生儿沐浴

一、目的

使新生儿皮肤清洁、舒适，预防皮肤感染，并协助皮肤排泄和散热，促进血液循环，加速新陈代谢，同时观察全身皮肤情况。

二、方法

（一）操作前准备

1. 环境准备 环境整洁、光线明亮，温、湿度适宜（温度 26~28℃，相对湿度 50%~60%），关好门窗，防止空气对流。

2. 物品准备 新生儿衣服、包被、浴巾、大毛巾、小毛巾、尿布、水温计、磅秤、浴盆、热水，护理盘内放置 75% 酒精、棉签、体温计、指甲刀、婴儿洗发（沐浴）露等护理用物。

3. 操作者准备 着装规范、修剪指甲、磨平指甲缘，摘掉饰物，清洁双手，了解新生儿身体状况及生产过程。

4. 新生儿准备 新生儿安静、不哭闹，在喂奶前（或后）1 小时进行，以防止呕吐或溢奶。

（二）操作步骤

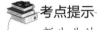

考点提示
　新生儿沐浴的室温和水温。

（1）操作台上按顺序备好浴巾、包被、衣服、尿布等用物。浴盆内备好热水（2/3 满），水温 38 ~ 40℃（备水时温度稍高 2 ~ 3℃）。

（2）护士将新生儿放于操作台上，核对腕带、被牌后打开包被，脱去衣服，除去尿布，查看全身皮肤、脐带情况，有大便者先清洁臀部，测量体重，记录后，用大毛巾包裹新生儿。

（3）护士用前臂内侧试水温适宜，用浸湿的小毛巾依次擦拭眼睛（由内眦向外眦）、面部、双耳，注意擦耳后皮肤皱褶处。

（4）抱起新生儿，以左前臂托住新生儿背部，腋下夹住新生儿臀部及下肢，手掌托住其头颈部，拇指和中指分别将双耳廓折向前方轻轻按住，堵住外耳道，以防流水进入耳内（图 19 - 11）。用洗发露清洗头部，待冲洗干净后，用小毛巾擦干。

（5）左手握住新生儿左肩及上臂腋窝处，使其头颈部枕于操作者的前臂上，右手握住新生儿左侧大腿根部，使其臀部位于操作者手掌之上，将新生儿轻轻放入水盆中（图 19 - 12）。

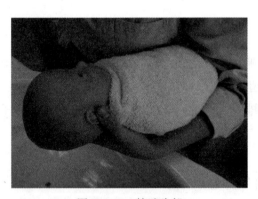

图 19 - 11　擦洗头部

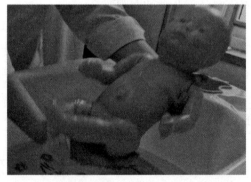

图 19 - 12　新生儿放入水盆

（6）松开右手，取小毛巾淋湿婴儿全身，抹沐浴液依次清洗颈部、胸腹部、腋下、上肢、腹股沟、下肢，边洗边冲净浴液，注意指（趾）缝及皮肤皱褶部位的清洁。在清洗过程中，操作者的左手始终将婴儿握牢，同时观察婴儿皮肤有无异常情况。

（7）右手从新生儿胸前握住其左肩及腋窝处，使新生儿呈前倾状，头颈部俯于操作者右手前臂上，头偏向一侧，左手抹沐浴液清洗新生儿后颈部、背部、会阴及臀部，边洗边冲净浴液。洗毕，将婴儿按照放入水盆中的方法抱出，迅速用浴巾包裹全身，揩干身体表面水分（图 19 - 13）。

（8）脐带未脱落者，用 75% 乙醇消毒脐部，用消毒干棉签吸净鼻孔及外耳道残留水渍。必要时臀部涂护臀霜或鞣酸软膏。

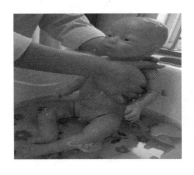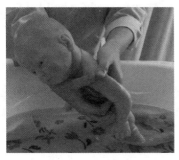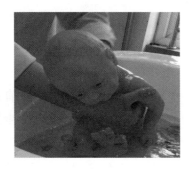

图 19-13　沐浴中翻身

（9）垫好尿布，核对新生儿腕带、被牌（如有字迹不清，须重新补写清楚），包裹新生儿，抱回婴儿床并与产妇腕带进行信息核对，无误后，告知产妇及家属新生儿情况及新生儿喂养和护理方法等。

（10）护士整理用物，洗手，做好记录。

三、注意事项

（1）动作要轻柔、快捷，尽量减少身体的暴露时间，注意保暖，皮肤有损伤的新生儿不宜沐浴。

（2）沐浴在新生儿喂奶前（或喂奶后）1小时进行，以防呕吐或溢乳。

（3）沐浴时勿使水进入耳、鼻、口、眼内，不可用力清洗婴儿头顶部的皮脂结痂，可先涂抹油剂，如液状石蜡、植物油等浸润，待痂皮软化后方可清洗。

（4）沐浴过程中注意观察婴儿全身情况，如皮肤、肢体活动、面色、呼吸等，如有异常停止操作，及时报告，妥善处理。

知识链接

新生儿油浴

新生儿出生后，如果胎脂较厚，可为其进行油浴。即将新生儿放在热辐保暖射台上，用无菌大棉块蘸取消毒后的植物油，将新生儿颈下、腋下、腹股沟、腘窝等处过多的胎脂和头部血迹擦拭干净，达到保护皮肤、预防感染、促进血液循环的目的。

新生儿油浴和水浴的区别如下。

	新生儿油浴	新生儿水浴
方法	在热辐射保暖台上，使用润肤油、消毒液状石蜡或植物油擦拭	在浴盆中，38~40℃温水中，使用沐浴露清洗
目的	擦净新生儿身上过多的胎脂、血迹，检查有无畸形与产伤	保持新生儿皮肤清洁、舒适，增强肌肤的抗菌能力
作用	油脂在身体表面形成一层保护膜，可有效地减少热量的散失，有利于新生儿保暖	帮助皮肤排泄和散热

第五节 新生儿抚触

一、目的

促进新生儿神经系统发育；刺激淋巴系统，增强机体免疫力；兴奋迷走神经，有利于食物的消化和吸收，促进新生儿的生长发育；减少新生儿哭闹，帮助其建立正常的睡眠节律；增进母、婴间的情感交流，满足新生儿情感需求。

二、方法

（一）操作前准备

1. 环境准备 环境整洁、温馨，温、湿度适宜（温度26~28℃，相对湿度50%~60%），关好门窗，防止空气对流，播放轻柔的音乐。

2. 物品准备 毛巾被、小毛巾、尿布、换洗的衣物、婴儿润肤油。

3. 护士准备 着装规范，修剪指甲、磨平指甲缘，摘掉手表及饰物，清洁双手。

4. 新生儿准备 新生儿安静、不哭闹，抚触在喂奶前（或后）1小时行，以防止呕吐或溢奶。

扫码"看一看"

（二）操作步骤

（1）操作者温暖双手，核对新生儿信息后打开包被，脱去衣服，除去尿布，将新生儿平放在毛巾被上，取仰卧位，注意保暖，用小毛巾遮盖。

（2）倒适量润滑油于掌心，双手涂匀后进行抚触，每个动作重复4~6次。

（3）头面部抚触

1）用两手拇指的指腹从新生儿前额中央沿眉骨向外推压至发际（图19-14）。

2）用两手拇指的指腹自下颌中央向外侧、上方滑动，止于耳前，形成微笑状。

3）一只手托起新生儿头部，另一只手的指腹自前额发际向上、后滑动（避开囟门），至后下发际，止于两耳后乳突处，轻轻按压，换手同法抚触另一侧。

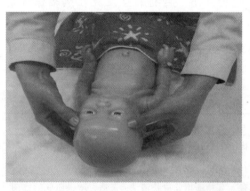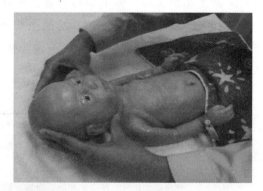

图19-14 头面部抚触

（4）胸部抚触 两手分别自胸部的外下方（两侧肋下缘）向对侧的外上方交叉推进，至两侧肩部，在胸部划一个大的交叉，避开新生儿的乳头。

（5）腹部抚触

1）两手交替，按顺时针方向自新生儿的右下腹经右上腹向左上腹、左下腹推进，注意避开脐部，做"ILU"一次。

2）自左上腹至左下腹，划出字母"I"。

3）自右上腹经左上腹滑向左下腹，划出字母"L"。

4）自右下腹经右上腹、左上腹滑向左下腹，划出字母"U"。

（6）四肢抚触

1）双手交替握住新生儿一侧上肢，从腋窝部边挤捏边滑向手腕部，然后双手挟持手臂，上下轻轻搓滚大肌肉群及关节。

2）双手拇指指腹交替从手掌面跟侧向手指方向推进，并提捏各手指关节。同法抚触另一侧上肢。

3）双手交替握住新生儿一侧下肢，从大腿根部边挤捏边滑向脚踝部，然后双手挟持下肢，上下轻轻搓滚大肌肉群及关节。

4）双手拇指指腹交替从脚掌面跟侧向脚趾方向推进，并提捏各脚趾关节。同法抚触另一侧下肢。

（7）背部抚触　新生儿呈俯卧位，头偏向一侧，操作者两手掌分别于脊柱两侧，自中间向边缘滑动，由背部上端逐渐下移至腰骶部，然后双手在两侧臀部分别向两侧画圆，做环形抚触，最后双手交替从头顶部沿脊椎垂直向下抚触至臀部。

（8）将新生儿包好尿布，穿好衣服，再次核对后裹好包被，送至母婴室，与母亲一起核对床号、姓名、住院号、新生儿性别等信息，放至婴儿床上。

（9）护士整理用物，洗手，记录新生儿皮肤情况及抚触时间。

三、注意事项

（1）选择合适的时间进行抚触，避免在饥饿或喂奶后1小时内进行，最好在新生儿沐浴后、午睡及晚上睡觉前进行。每天1～3次，每次10～15分钟。

（2）抚触前需温暖双手，抚触时力量要适中，避免过轻或过重，先轻轻抚触，随后逐渐增加力度，以便新生儿适应。

（3）抚触过程中注意观察新生儿反应，新生儿疲劳或烦躁时都不适宜抚触，如出现哭闹、肌张力增高、兴奋性增加、皮肤颜色改变，应暂停抚触。

（4）抚触中可播放轻柔的音乐，注意和新生儿有语言和情感上的交流。

> **知识拓展**
>
> ### 抚触的由来
>
> 抚触或按摩源于英语 Touch，古埃及、古印度、古希腊及古罗马都有用按摩的方法进行治疗和康复的历史记载。近代的按摩研究起源于1881年，柏林大学的研究人员发现，接受过按摩的肌肉会更快地从疲劳中恢复过来。1940年有人在临床中观察到：如果婴儿出生后数周经常得到母亲的抚触，能促进呼吸及循环功能，使婴儿浅而不完全的呼吸变得比较平稳，这也是最早的有关婴儿按摩的研究。1986年，美国迈阿密大学的研究人员对早产儿的研究发现：如对早产儿出生后连续十天进行按摩，那么体重增加幅度是没有接受按摩的婴儿的1.47倍，且睡眠节律好，反应也更灵敏。1991年世界上第一个抚触科研中心（TRI）成立，中心位于美国迈阿密大学医学院，有80多位医学、生物和社会学的专家在那里从事研究。

第六节 光照疗法

光照疗法（phototherapy）简称光疗，是降低血清非结合胆红素的一种简单、有效的方法。它通过一定波长的光线使新生儿血液中脂溶性的未结合胆红素转变为水溶性的异构体，易于从胆汁和尿液中排出体外，从而降低胆红素水平。包括蓝光（波长 425~475nm），绿光（波长 510~530nm）和白光（波长 550~600nm）。其中以波长 425~475nm 的蓝光最为有效，双面光优于单面光。光疗按照射时间可分为连续光疗和间断光疗。适用于多种原因引起的间接胆红素增高的新生儿。光疗的不良反应常见的有发热、腹泻、皮疹，偶见维生素 B_2 缺乏、贫血、低血钙、青铜症等。

一、目的

（1）降低血清中非结合胆红素的浓度。

（2）治疗新生儿高胆红素血症，防止核黄疸的发生。

二、方法

（一）操作前准备

1. 环境准备 环境安静整洁、光线明亮，光疗箱温、湿度适宜（冬季温度保持在 30℃，夏季温度保持在 28℃，相对湿度 55%~65%）。

2. 物品准备 光疗箱（光亮度以单面光 160W 为宜，光疗灯管和反射板清洁无尘），遮光眼罩（用不透光的布或纸制成）。

3. 操作者准备 着装规范，清洁双手，了解新生儿体重、日龄、胆红素检查结果等状况。

4. 新生儿准备 皮肤清洁、裸露，修剪指甲，更换尿布，戴眼罩，测试体温体重（图 19 – 15）。

（二）操作步骤

1. 光疗前准备 接通电源，检查线路及灯管亮度，检查各仪表是否正常，湿化器水槽内加水。

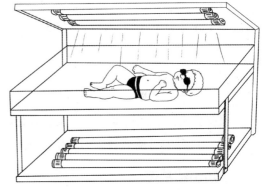

图 19 – 15 光疗箱

2. 入箱 入箱前为患儿进行皮肤清洁，禁忌在皮肤上涂粉和油类。患儿全身裸露，剪短指甲。光疗易对视网膜黄斑造成伤害，长时间强光疗可能增加男婴外生殖器鳞癌的风险，故光疗时应双眼佩戴遮光眼罩，用尿布遮盖会阴部。将患儿放入已预热好的光疗箱中，记录入箱时间及灯管开启时间。

3. 光疗 尽量使患儿身体广泛照射，皮肤均匀受光。用单面光疗箱每 2 小时为患儿翻身 1 次，交替更换体位。俯卧位照射时要有专人巡视，以免发生新生儿窒息。

4. 观察 观察患儿呼吸、精神反应、皮肤颜色和完整性、大小便情况，以及四肢张力有无变化和黄疸进展程度并记录。光疗时应每 2~4 小时测体温 1 次或根据病情、体温情况随时测量。根据体温调节箱温，维持患儿体温在 36~37℃，若光疗时体温超过 38.5℃或低于35℃，要停止光疗。

5. 出箱 遵医嘱停止光疗。出箱前先将患儿衣服预热，给患儿穿好，再切断电源，摘掉护眼罩，抱回病床，并记录出箱时间及灯管使用时间。

6. 结束后整理 光疗结束后，关闭电源开关，拔出电源插座，将湿化器水槽内的水倒尽，做好整机的清洁、消毒。

三、注意事项

（1）光疗过程中，患儿不显性失水增加，喂奶间注意喂水，保证水分及营养供给，准确记录出入量。若患儿出现烦躁、嗜睡、高热、皮疹、拒乳、呕吐、腹泻及脱水等症状，应及时与医师联系，妥善处理。

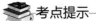
考点提示
　　蓝光疗法的目的、适应证及不良反应。

（2）光疗时随时观察患儿眼罩、会阴遮盖物有无脱落，注意皮肤有无破损，灯管与患儿皮肤距离33~50cm为宜。

（3）光疗超过24小时会造成体内维生素B_2缺乏，应注意补充维生素B_2。高结合胆红素血症患儿不宜进行光疗，易致青铜症。

（4）将光疗箱置于温、湿度变化较小，无阳光直射的地方。保持灯管及反射板清洁，蓝光灯管使用300小时后其能量输出逐渐减弱，因此灯管使用达到设备规定的时间时必须更换。

知识链接

核黄疸

　　核黄疸也叫"胆红素脑病"，是由于血中未结合胆红素增高，进入中枢神经系统，在大脑基底节、视丘下核、苍白球等部位引起病变，血清胆红素超过342 μmol/L 就有发生核黄疸的危险。主要表现为重度黄疸、肌张力过低或过高、嗜睡、拒奶、强直、角弓反张、惊厥等。本病多由于新生儿溶血病所致，黄疸、贫血程度严重者易并发胆红素脑病，治疗方法有光照疗法、换血疗法、药物治疗等，但效果欠佳，容易遗留智力低下、手足徐动、听觉障碍、抽搐等后遗症。

第七节　暖箱的使用

主要适用于早产儿、低出生体重儿及体温不稳定的新生儿。

一、目的

（1）为患儿创造一个温、湿度适宜的环境，使患儿保持体温稳定。

（2）有利于高危新生儿的成长发育。

（3）为低体温患儿进行复温，提高未成熟儿的存活率。

二、方法

（一）操作前准备

1. 环境准备 环境安静整洁，光线明亮，远离辐射热源。

2. 物品准备　暖箱（清洁消毒，性能完好，保证安全）（图 9 – 16）、浴巾、蒸馏水、温度计。

3. 操作者准备　着装规范，清洁双手，了解新生儿身体状况。

4. 新生儿准备　测量新生儿体温、体重。

（二）操作步骤

1. 入箱前准备

（1）暖箱擦拭消毒，接通电源，检查各仪表显示是否正常，水槽内加入适量的蒸馏水。

（2）接通电源，将暖箱调至所需温度预热。暖箱的温、湿度应根据患儿体重及出生日龄或遵医嘱而定（表19 – 3）。若患儿体温不升，箱温应设置为比患儿体温高1℃。

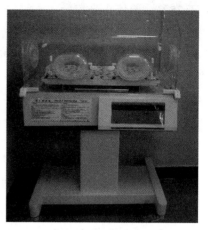

图 9 – 16　暖箱

表 19 – 3　不同出生体重早产儿暖箱温、湿度参数

出生体重（g）	温度（℃）				相对湿度
	35	34	33	32	
1000	出生 10 日内	10 日后	3 周后	5 周后	
1500		出生 10 日内	10 日后	4 周后	55% ~65%
2000		出生 2 日内	2 日后	3 周后	
2500			初生 2 日内	2 周后	

2. 入箱　暖箱达到预定温度后，核对患儿信息，检查手腕带，为患儿测体温、体重，穿好单衣，裹好尿布放置于暖箱内。除特殊疾病要求，一般将床头略抬高 15°~20°。若使用暖箱的肤控模式调节箱温，应将温度探头置于患儿腹部较平坦处，用胶布固定，设置肤温在 36.5℃。

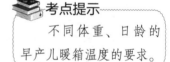

考点提示

不同体重、日龄的早产儿暖箱温度的要求。

3. 入箱后护理

（1）密切观察患儿面色、呼吸、心率、体温变化，定时测量体温，根据体温调节箱温，并做好记录，在患儿体温未升至正常之前应每 30~60 分钟监测 1 次，体温正常后可每 1~4 小时监测 1 次，注意保持体温在 36~37℃，并维持暖相内相对湿度。

（2）一切护理操作应尽量在箱内集中进行，如喂奶、换尿布、清洁皮肤、观察病情及检查等，可从边门或袖孔伸入手进行操作，并尽量减少开门次数和时间，以免箱内温度波动。

4. 出箱条件

（1）患儿体重达 2000g 或以上，体温正常，或患儿在暖箱内生活了 1 个月以上，体重虽然不到 2000g，但一般情况良好。

（2）在室温 24~26℃ 的情况下，患儿穿单衣在 32℃暖箱内能维持正常体温。

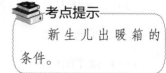

考点提示

新生儿出暖箱的条件。

5. 出箱　检查患儿全身情况，根据室温给患儿穿上适宜的衣物，加强对患儿体温、体重及吃奶等情况的观察。

三、注意事项

（1）暖箱不宜放置于太阳直射、靠近暖气、有对流风等地方，以免环境对暖箱产生影响。

（2）操作者熟练掌握暖箱性能，严格执行操作规程，定期检查，保证其无故障及绝对安全。观察使用效果，如暖箱发出报警信号，应及时查找原因，妥善处理。

（3）接触患儿前、后，必须洗手，防止交叉感染。

（4）注意保持患儿体温，使用肤控模式时应注意是否因探头脱落而造成患儿体温不升的假象，导致箱温调节失控。每2小时更换皮温探头放置部位，避免局部压疮。严禁骤然提高暖箱温度，以免患儿体温上升造成不良后果。

（5）保证暖箱的清洁，每日用消毒液擦拭暖箱，更换水槽中蒸馏水；每周更换暖箱1次并进行彻底消毒；机箱下面的空气净化垫每月清洗1次，如有破损，及时更换。婴儿出箱后，进行终末消毒。定期进行细菌学监测。

第八节 母乳喂养指导

一、目的

（1）解决母亲在母乳喂养中遇到的困难，促进母乳喂养成功。

（2）满足新生儿生长发育的需要。

二、方法

（一）操作前准备

1. 环境准备 环境整洁，光线明亮，温、湿度适宜（温度24～26℃，相对湿度50%～60%），有屏风遮挡。

2. 物品准备 脸盆、毛巾、热水、吸奶器、哺乳枕。

3. 操作者准备 衣帽整洁，清洁双手。

4. 新生儿准备 更换尿布，臀部护理。

（二）操作步骤

1. 指导母亲哺乳时采取舒适的体位

（1）母亲哺乳时的姿势

1）母亲采取坐位或卧位，全身肌肉放松，有益于乳汁排出，婴儿的身体与母亲身体相贴（胸贴胸、腹贴腹），婴儿面部朝向乳房，嘴和乳头处在同一水平位置，婴儿的头部和颈部略微伸展，与身体呈一直线（图19-17）。

2）指导母亲将手的拇指和其余四指分别放在乳房上、下方，呈"C"字形托起整个乳房喂哺。避免"剪刀式"夹托乳房（除非在射乳反射过强，乳汁流出过急，婴儿出现呛奶现象时），阻碍乳汁自乳腺管流出，影响婴儿将大部分乳晕含入口内，不利于吸吮动作充分挤压乳窦吸出乳汁（图19-18）。

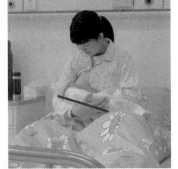

图19-17 哺乳的姿势

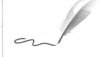

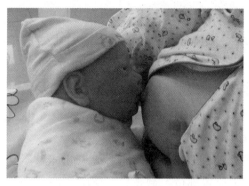

图19-18　"C"字形托起乳房

3）当母亲坐位哺乳时，椅子高度要合适，母亲应紧靠椅背促使背部和双肩处于放松姿势，用喂奶枕支托婴儿，在脚下放一脚凳使身体放松。剖宫产及双胎婴儿的母亲，为避免伤口受压疼痛，或双胎婴儿同时授乳，可采用坐位"环抱式"喂哺。

（2）婴儿正确的含接、吸吮姿势　母亲用乳头轻触婴儿口唇，诱发觅食反射，当婴儿口张大、舌向下的一瞬间，即将婴儿靠向母亲乳房，使其能大口地把乳晕也吸入口内，充分挤压乳窦，使乳汁排出。婴儿的嘴及下颌部紧贴乳房，下唇外翻，舌呈勺状环绕乳头，颌部肌肉缓慢有力、有节律地向后伸展运动，直至耳部，面颊鼓起呈圆形。婴儿慢而深的吸吮，有吞咽动作和声音，表示吸吮正确。如出现两面颊向内缩动作，说明婴儿含接姿势不正确。

（3）护士在指导母亲哺乳时，选择好自己和母亲都舒适、恰当的姿势，护士一只手的掌根部托住婴儿颈背部，四指支撑婴儿头部，另一手的四指和拇指分别放在产妇乳房上、下方，柔和地握住乳房，使婴儿口腔对着乳房移动，将乳头从婴儿上唇略向下唇引起觅食反射。当婴儿嘴张大、舌向下的一瞬间，柔和地将乳头引入婴儿口内（图19-19）。

（4）待哺乳完毕，指导母亲用示指轻压婴儿下颌取出乳头，挤出少许乳汁滴涂抹在乳头上，防止乳头皲裂（图19-20）。

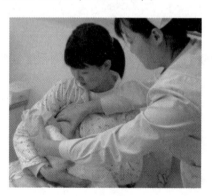

图19-19　衔接乳头的方法

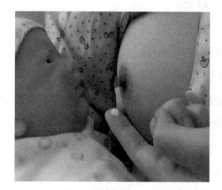

图19-20　防止乳头皲裂

（5）护士抱起婴儿轻拍其背部1~2分钟，排出胃内空气以防吐奶。将婴儿取右侧卧位放在床上。

2. 乳房护理

（1）评估双侧乳头有无凹陷，乳房是否有变硬、疼痛等早期炎症表现。

（2）清洁乳房，护士一手托起乳房，另一手用温水湿毛巾自乳头开始，由内向外擦洗整个乳房。

（3）哺乳前热敷乳房，以促使乳腺管畅通，先在乳房上涂少量润肤油，然后用热毛巾环绕包住乳房热敷，露出乳头。

（4）护士一只手置于乳房下托起乳房，另一只手自乳房根部向乳头方向，用手掌的大、小鱼际顺时针方向螺旋式按摩乳房，同时轻轻拍打、震动，消除乳房肿胀、硬结，促进乳汁通畅。用拇指、示指、中指自乳晕部向乳头方向挤压，加强泌乳反射。

3. 挤奶技术

挤奶有利于保持泌乳和减轻乳胀。护士操作前洗净双手，热敷、按摩乳房后，选择大口径的水杯或容器，将其靠近乳房，把拇指及示指放在母亲乳晕上方距乳头根部2cm处，二指相对，其他手指托住乳房，拇指和示指向胸壁方向轻轻挤压和放松，手指固定不滑动。注意不要压得太深，否则将引起乳腺导管阻塞，压力应作用在乳晕下方的乳窦上。用同样方法从不同方向挤压乳晕，使每一个乳窦的乳汁都被挤出。一侧乳房至少挤压3～5分钟，待乳汁减少后，可挤另一侧乳房，如此反复多次，每次挤奶持续20～30分钟，挤奶时要以乳房不感觉疼痛为宜。

4. 健康指导

（1）向母亲介绍母乳喂养的意义，帮助其树立信心。做到早接触、早吸吮、早开奶、按需哺乳。

（2）保证充足的睡眠，产妇与婴儿同步休息，坚持夜间哺乳。

（3）饮食要富于营养、清淡易消化，含有丰富的蛋白质、矿物质、维生素和纤维素，烹调以炖、煮为主，多喝汤类。

（4）建议产后6个月内纯母乳喂养，不必喂水和加奶粉。6个月后逐渐增加辅食。

三、注意事项

（1）哺乳时每次吸完一侧乳房再吸另一侧乳房，在下一次哺乳时先吸吮另一侧，做到有效吸吮。

（2）每次哺乳后挤出少许乳汁涂在乳头及乳晕处，防止乳头皲裂。

（3）若有乳房肿胀，应用吸奶器及时吸出乳汁。

（4）在哺乳过程中，母亲应注视新生儿，通过目光、语言和抚摸等方式和新生儿进行情感上的交流。

本章小结

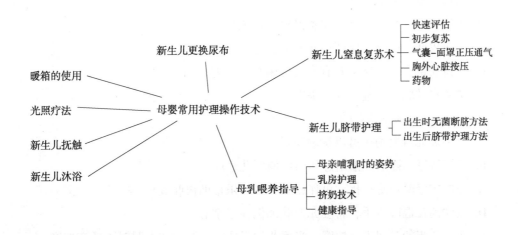

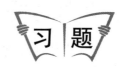

一、选择题

【A1/A2 型题】

1. 新生儿脐带护理，下列哪项是错误的
    A. 沐浴后用 75% 乙醇擦净脐带残端和脐轮处   B. 脐带 7~10 天脱落
    C. 有分泌物时涂 1% 龙胆紫   D. 脐带消毒范围直径约 5cm
    E. 脐部保持干燥清洁，防止发生脐炎

2. 新生儿沐浴中哪项是错误的
    A. 勿使水流入耳、鼻   B. 避免扑粉进入眼或吸入呼吸道
    C. 为防止哭闹喂奶后沐浴   D. 防止婴儿受凉、损伤
    E. 操作者不可离开婴儿

3. 新生儿沐浴时的水温应为
    A. 24~26℃   B. 18~20℃
    C. 30~35℃   D. 28~30℃
    E. 38~40℃

4. 新生儿皮肤及臀部护理，哪项是错误的
    A. 排便后温水清洁臀部皮肤   B. 衣服、被单清洁柔软
    C. 正常新生儿每日沐浴   D. 定时更换尿布
    E. 臀部涂抹鞣酸软膏

5. 蓝光箱的使用以下哪项不正确
    A. 戴护眼罩   B. 除尿布外全身裸露
    C. 箱温在 30~32℃   D. 湿度保持 55%~65%
    E. 灯管距患儿为 55~65cm，以免烫伤

6. 新生儿沐浴中下列哪项是错误的
    A. 密切观察小儿病情变化
    B. 操作中确保小儿安全，注意保暖，避免受凉
    C. 洗净皮肤皱褶处，保证小儿清洁舒适
    D. 保持脐部干燥，脐部若有发炎可用 95% 酒精消毒
    E. 勿使水及肥皂沫进入耳、眼内。

7. 抚触中下列哪项是错误的
    A. 如果婴儿有哭闹，可以抚触安慰
    B. 轻轻按摩，随后逐渐增加压力以便婴儿适应
    C. 确保按摩时不受打扰，可伴放柔和的音乐帮助彼此放松
    D. 按摩前需温暖双手，将婴儿润肤油倒在手掌心
    E. 选择适当的时间进行按摩，当婴儿觉得疲劳、饥渴或烦躁时不适宜按摩

8. 正常脐带中的静脉数

    A. 5 条   B. 4 条   C. 3 条   D. 2 条

    E. 1 条

9. 足月新生儿室内温度应保持在

    A. 20 ~ 22℃   B. 22 ~ 24℃

    C. 24 ~ 26℃   D. 26 ~ 28℃

    E. 28 ~ 30℃

10. 关于新生儿生理性黄疸，下列哪项是错误的

    A. 出生后 24 小时内出现   B. 7 ~ 10 天消退

    C. 由于新生儿酶系统发育不成熟   D. 不需要特殊处理

    E. 持久不退考虑为病理性

11. 患者，33 岁，自然分娩一女婴，出生后第 2 天，产妇发现新生儿轻度黄疸，关于正常黄疸出现的时间，你的解释应为出生后

    A. 2 ~ 3 天   B. 5 ~ 7 天

    C. 7 ~ 10 天   D. 8 ~ 12 天

    E. 10 ~ 15 天

12. 新生儿早期哺乳，要求在出生后

    A. 20 分钟内   B. 30 分钟内

    C. 45 分钟内   D. 60 分钟内

    E. 120 分钟内

13. 新生儿，女，出生第 4 日，出现臀红，有关护理新生儿臀红的措施错误的是

    A. 避免尿液或粪便长时间刺激   B. 便后用温水洗净臀部

    C. 尿布包裹松紧适宜   D. 垫塑料布防止床单潮湿

    E. 及时更换尿布

14. 病人，27 岁，孕 39^{+4} 周，于 2017 年 11 月 20 日上午 10 点 17 分顺产一男婴，对新生儿首要的处理是

    A. 氧气吸入   B. 结扎脐带

    C. 保暖   D. 清理呼吸道

    E. 呼吸兴奋剂

二、思考题

产妇孕 39^{+6} 周，因胎儿宫内窘迫行产钳助娩术，胎儿娩出后 1 分钟，助产士对其进行评估时发现呼吸弱而不规则，心率 70 次/分，全身皮肤青紫，四肢肌张力松弛，刺激咽喉无反应。

请问：

1. 该问新生儿 Apgar 评分是多少？

2. 应如何进行护理？

（马永辉）

参考答案

第一章

一、选择题

1. C　2. C　3. D　4. C　5. D　6. A　7. C　8. A　9. E　10. D　11. D　12. A　13. C　14. D　15. E　16. A　17. D　18. E

二、思考题

1. ①圆韧带：圆韧带呈圆索状，起于两侧子宫角的前下方，向前外侧伸展达两侧骨盆壁，再穿越腹股沟，终止于大阴唇前端，具有维持子宫前倾前屈位的作用。②阔韧带：阔韧带为子宫两侧达骨盆壁的翼形腹膜皱褶，分为前后两叶，其上缘内2/3包裹输卵管，外1/3自输卵管下方向外延伸至骨盆侧壁，形成骨盆漏斗韧带。子宫动脉、静脉和输尿管均从阔韧带基底部穿过。③主韧带：主韧带又称子宫颈横韧带，横行于宫颈与骨盆壁之间，为一对坚韧的平滑肌与结缔组织纤维束，起固定子宫颈作用。子宫血管及输尿管下段穿越此韧带。④子宫骶骨韧带：子宫骶骨韧带起自子宫颈侧后方，向两侧绕过直肠达第2、3骶椎前面的筋膜，其作用是间接保持子宫前倾前屈位。

2. 以耻骨联合上缘、两侧髂耻线及骶骨岬上缘的连线为界，将骨盆分成上、下两部分。分界线以上称假骨盆，又称大骨盆，分界线以下称真骨盆，又称小骨盆或骨产道，是胎儿娩出的通道。

第二章

一、选择题

1. C　2. C　3. C　4. A　5. B　6. B　7. C　8. C　9. B　10. D　11. A　12. B　13. B　14. A　15. A　16. B

二、思考题

1. 见本章表2-1。

2. 月经血呈暗红色，除血液外还有子宫内膜碎片、宫颈黏液及阴道上皮脱落细胞等。月经血不凝，若出血速度过快，也可形成血块。

月经期一般无特殊症状，部分女性可出现下腹及腰骶部不适、乳房胀痛、头痛、失眠、精神抑郁、易激动、恶心、呕吐、便秘和腹泻等一系列表现。一般不影响日常的生活和工作。

第三章

一、选择题

1. C　2. D　3. C　4. B　5. E　6. B　7. E　8. C　9. D　10. D　11. A　12. D　13. C　14. A　15. C　16. D　17. C　18. E

二、思考题

1. 胎盘是胎儿与母体间进行物质交换的重要器官，有气体交换、营养物质供应、排除胎儿代谢产物、防御功能、合成功能。

2. 28 周末：胎儿身长约 35cm，体重约 1000g。皮肤粉红色，皮下脂肪沉积不多，四肢活动好。瞳孔膜消失，眼睛半张开，有呼吸运动，但肺泡 Ⅱ 型细胞中表面活性物质含量低，此期出生者易患特发性呼吸窘迫综合征。

第四章

一、选择题

1. B   2. B   3. C   4. D   5. A   6. C   7. B   8. B   9. B   10. E   11. A   12. D   13. A   14. C   15. C   16. A   17. B   18. C   19. C   20. C

二、思考题

1. 孕 28 周。

2.（1）枕左前位。

（2）枕先露。

3. 健康指导：①休息时取左侧卧位，保证每天睡眠时间 8 – 9 小时；可以适量低强度运动，原则上可继续正常工作至产程发动。②均衡营养饮食，每周体重增加不能超过 500g；补充铁剂、钙等微量元素。③注意孕期有无异常情况出现，如头痛、眼花、水肿、阴道流血等，若出现上述异常，及时到医院就诊。④关注胎动的情况，进行胎动计数，每日计数 3 次，每次 1 小时。将 3 次测得的胎动数乘以 4，即等于 12 小时胎动数。12 小时胎动数应在 30 次以上，若小于 10 次/12 小时或每 2 小时小于 6 次，提示胎儿缺氧可能，应及时就诊。⑤妊娠最后 3 个月避免性生活。⑥定期进行产前检查。

第五章

一、选择题。

1. C   2. A   3. E   4. A   5. D   6. C   7. B   8. A   9. C   10. D   11. D   12. A   13. B   14. B   15. C   16. A   17. E

二、思考题

1. ①B 型超声检查测胎儿双顶径。

②胎心电子监护：无应激试验。

2. 无应激试验可以预测胎儿宫内储备能力。

（1）具体做法：在无宫缩、无外界负荷刺激下，对胎儿进行胎心率宫缩图的观察和记录。孕妇取坐位或侧卧位，一般监测 20 分钟，必要时监测 40 分钟。

（2）结果判断：①反应型：指监护时间内出现 2 次或以上的胎心加速。妊娠 32 周前，加速在基线水平上≥10 次/分、持续时间≥10 秒，已证明对胎儿正常宫内状态有足够的预测价值。②无反应型：指超过 40 分钟没有足够的胎心加速。应根据多重因素分析评估并复查监护，或采用宫缩应激试验或超声等方法对胎儿宫内状态进一步评估。

3. 减轻分娩不适的方法有：①拉梅兹分娩法，又称"精神预防法"。②③瑞德法。

（3）布莱德雷法（丈夫教练法）。

第六章

一、选择题

1. D   2. A   3. E   4. E   5. D   6. C   7. D   8. B   9. B   10. A   11. E   12. B   13. A   14. A   15. B   16. E   17. C   18. D

二、思考题

1. 影响分娩的因素主要有：产力、产道、胎儿及产妇的精神心理因素。

2. 子宫收缩力的特点包括：节律性、对称性、极性及缩复作用。

3. 胎盘剥离的征象有：①宫体变硬呈球形，宫底上升达脐上。②阴道口外露的脐带自行延长。③阴道少量出血。④在产妇耻骨联合上方轻压子宫下段，将宫体上推，外露的脐带不回缩。

第七章

一、选择题

1. B　2. D　3. B　4. E　5. D　6. A　7. C　8. B　9. D　10. C　11. B　12. A　13. C　14. A　15. A　16. D　17. A　18. C　19. D　20. E

二、思考题

1. ①会阴及会阴伤口的冲洗　用0.05%聚维酮碘液擦洗外阴，每日2～3次或用2‰苯扎溴铵（新洁而灭）冲洗或擦洗外阴。擦洗的原则为由上到下，从内到外，会阴切口单独擦洗，擦过肛门的棉球和镊子应弃之。大便后，用水清洗会阴，保持会阴部清洁。②会阴伤口的观察　会阴部有缝线者，应每日观察伤口周围有无渗血、血肿、红肿、硬结及分泌物，并嘱产妇向会阴伤口对侧卧。③会阴伤口异常的护理　会阴或会阴伤口水肿的病人，可以用50%硫酸镁湿热敷，产后24小时可用红外线照射外阴。会阴部小血肿者，24小时后可湿热敷或远红外线灯照射，大的血肿应配合医师切开处理。会阴伤口有硬结者用大黄、芒硝外敷或用95%乙醇湿热敷。会阴切口疼痛剧烈或产妇有肛门坠胀感应及时报告医生，以排除阴道壁及会阴部血肿。会阴伤口感染者，应提前拆线引流，并定时换药。

2. 婴儿频繁吸吮刺激是保持泌乳的关键，不断排空乳房是重要条件。产妇的信心、精神心理状态、营养、睡眠及健康状况是维持泌乳的必要条件。家庭和社会的支持、产妇及家人母乳喂养相关知识及技能（婴儿正确含接、有效吸吮）的掌握是维持泌乳的重要因素。具体措施如下。

（1）早接触、早吸吮　产后30min内即开始哺乳。

（2）按需哺乳　指根据婴儿需要，或母亲感到乳房充盈时，随时哺乳。哺乳不应限制次数和时间。夜间婴儿睡眠超过3h或奶胀时，可叫醒婴儿哺乳。

（3）正确的哺乳姿势与方法　①母亲及新生儿均应选择舒适体位，常采用坐位和侧卧位。②婴儿正确含接乳头产妇用另一手托起乳房，呈"C"字形，拇指在乳房上方，四指在乳房下，托起乳房，使新生儿含住乳头和大部分乳晕，并注意防止乳汁外溢及乳房堵住新生儿鼻孔。③两侧乳房轮流哺喂哺乳时应让新生儿吸空一侧乳房后，再吸另一侧乳房。每次哺乳结束后，可用吸乳器将剩余乳汁吸出，既利于下一次乳汁分泌，又可防止乳汁淤积诱发乳腺炎。④开展母婴交流哺乳时母亲应用温柔爱抚的目光注视婴儿的眼睛，建立和谐幸福的母子关系。⑤其他每次哺乳后，应将新生儿抱起轻拍背部1～2min，排出胃内空气，以防溢奶。母亲哺乳时应保持清醒，以防乳房挤压新生儿颜面部，导致新生儿窒息。

（4）乳房护理　①清洁乳房，禁用肥皂或酒精等，以防发生局部皮肤干燥、皲裂。②根据母亲乳房大小选择型号合适的胸罩。穿戴胸罩不仅可以防止乳房下垂，并减轻乳房膨胀带来的不适，此外，胸罩的支托可保证乳房血供及乳腺管通畅，有利于泌乳活动。③防止乳头损伤，哺乳结束时，可用示指轻压婴儿下颌，避免强行将乳头拉出造成疼痛及损伤。

第八章

一、选择题

1. E　2. B　3. A　4. B　5. B　6. A　7. E　8. C　9. A　10. C　11. B　12. B　13. A　14. C　15. D　16. E　17. D　18. D　19. B

二、思考题

1.（1）不全流产。

（2）疼痛、组织灌注改变。

（3）严密观察生命体征及阴道流血情况、建立静脉通道、告知医生、做好清宫术准备等。

2.（1）血常规分析、血型、B超、阴道后穹隆穿刺、抽血测hCG等。

（2）组织灌注不足、疼痛等。

（3）做好抢救休克的护理、严密观察生命体征及腹痛情况、建立静脉通道、告知医生、做好腹部手术准备等。

3.（1）妊娠期高血压疾病（重度子痫前期）。护理计划：①将病人置单人病室，绝对卧床，避免刺激，专人护理，集中操作。②遵医嘱控制血压，正确使用硫酸镁，每次用药前及用药期间均需检测膝反射、呼吸、尿量三项指标。③保持呼吸道通畅，病人禁食；昏迷者平卧，头偏向一侧，及时吸出分泌物及呕吐物，必要时用拉舌钳拉出舌头，防止舌根后坠，阻塞呼吸道。低流量吸氧。④防止损伤，病床边加床档，上开口器或（包有纱布）的压舌板（置于上下臼齿间），防止舌咬伤。⑤观察生命体征：每小时测血压1次，每4小时记录T、P、R各1次；留置导尿管，准确记录液体出入量。⑥观察抽搐情况：记录抽搐次数，持续和间歇时间以及昏迷时间；注意产兆，密切观察产程进展及胎心变化。

（2）解痉、镇静、降压、合理扩容和利尿、密切监测母儿状态、适时终止妊娠。解痉药物：首选硫酸镁，有预防子痫和控制子痫发作的作用。适时终止妊娠：经积极治疗24～48小时无明显好转时，考虑终止妊娠。

第九章

一、选择题

1. D　2. C　3. C　4. D　5. C　6. B　7. E　8. A　9. D　10. D　11. D　12. A　13. B　14. A

二、思考题

1.（1）前置胎盘。

（2）B型超声检查、凝血功能检查。

2. 终止妊娠，以剖宫产为宜。

3.（1）主要护理诊断/问题：①有受伤的危险；②潜在并发症：出血性休克、产后出血。

（2）护理措施：①立即安排孕妇去枕侧卧位，开放静脉通道，配血，做好输血准备。在抢救休克的同时，做好剖宫产术的术前准备，严密监测母儿生命体征并做好抢救准备工作。②胎儿娩出后，及早使用宫缩剂，以防止产后出血；严密观察产妇的生命体征及阴道出血情况。

第十章

一、选择题

1. C 2. E 3. D 4. D 5. E 6. C 7. D 8. B 9. D

二、思考题

1. B 型超声检查。

2. 目前主要的护理问题如下。

营养失调（低于机体需要量） 与双胎妊娠对营养需求量增加有关。

焦虑 与担心母儿安危、新生儿护理有关。

潜在并发症 早产、胎膜早破、难产、产后出血。

第十一章

一、选择题

1. A 2. D 3. E 4. E 5. E 6. D 7. C 8. B 9. A 10. B 11. D 12. A 13. D 14. B

二、思考题

1. 需要

2. 方法有：①经腹羊膜穿刺减压，对压迫症状严重，孕周小、胎肺不成熟者，可考虑经腹羊膜穿刺放液，以缓解症状，延长孕周。放羊水时应防止速度过快、量过多，一次放羊水量不超过 1500ml，放羊水后腹部放置沙袋或加腹带包扎以防血压骤降。腹腔穿刺放羊水注意无菌操作；②前列腺素合成酶抑制剂治疗，常用吲哚美辛，发现羊水量明显减少或动脉导管狭窄，立即停药。

第十二章

一、选择题

1. C 2. E 3. C 4. B 5. E 6. A 7. B 8. B 9. C 10. A 11. B 12. D 13. D 14. E 15. B 16. A 17. D 18. E 19. C 20. A

二、思考题

1. 具有下列情况之一的围产儿，称为高危儿。

①胎龄 <37 周或≥42 周；②出生体重 <2500 g 或≥4000 g；③小于胎龄儿或大于胎龄儿；④新生儿的兄弟姐妹有严重新生儿病史、新生儿期死亡或死胎；⑤新生儿窒息，脐动脉血气 pH <7.1，出生 5 分钟 Apgar 评分 <7 分；⑥产时感染；⑦高危孕妇所生的新生儿；⑧手术产儿；⑨双胎或多胎儿。

2. 包括①孕妇年龄。②婚姻状况。③产次。④过去分娩史。⑤妇科疾病。⑥内科疾病与营养包括全身性疾病、内分泌疾病。

第十三章

一、选择题

1. D 2. A 3. D 4. C 5. E 6. D 7. B 8. E 9. C 10. B 11. A 12. E 13. A 14. D 15. D 16. C

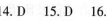

二、思考题

1. 妊娠 32～34 周、分娩期及产褥期最初 3 日内，是患有心脏病孕产妇最危险时期，护理时应严密监护，避免心力衰竭的发生。

2. 妊娠合并糖尿病对母儿的危害及其程度取决于糖尿病病情及血糖的控制水平。病情较重或血糖控制不良者，对母儿影响较大，母儿近、远期并发症较高。

（1）对孕妇的影响

①自然流产。②妊娠期并发症。③感染。④羊水过多。⑤糖尿病孕妇巨大儿发生率高，导致头盆不称、宫缩乏力增加，剖宫产率升高。巨大胎儿经阴道分娩使难产机会增加，产程延长易发生产后出血。

（2）对胎儿的影响

①巨大儿。②胎儿畸形。③早产。④胎儿生长受限（FGR）。

（3）对新生儿的影响

①新生儿呼吸窘迫综合征（NRDS）。（2）新生儿低血糖。（3）低钙血症、低镁血症、高胆红素血症、红细胞增多症等的发生率均较正常妊娠新生儿高。

第十四章

一、选择题

1. B 2. D 3. B 4. A 5. A 6. C 7. B 8. D 9. A 10. D 11. A 12. D 13. D 14. D 18. E 19. A 20. A

二、思考题

1. ①人工破膜。②缩宫素静脉滴注。③地西泮静脉推注。④其他方法如刺激乳头，针刺穴位如合谷、三阴交、关元等，有增强宫缩的效果。

2. ①先用 0.9% 生理盐水 500ml 静脉滴注，调节滴速为 4～5 滴/分钟。②然后加入缩宫素 2.5U，摇匀。③静脉滴注从 4～5 滴/分钟开始，根据宫缩强弱逐渐调整滴速。④每 15 分钟观察宫缩、胎心、血压及脉搏。⑤若子宫收缩不强，即每 15 分钟调整一次，每次增加 4～5 滴/分，使宫缩维持在持续 40～60 秒，间隔 2～3 分钟为宜。⑥滴速通常不超过 40 滴/分钟。⑦缩宫素静脉滴注过程中，应有专人严密观察宫缩、胎心、血压及脉搏变化，有效宫缩后观察宫口扩张及胎先露下降情况并及时记录。⑧若发现血压升高，应减慢滴注速度。若宫缩过强，持续 1 分钟以上或胎心率异常，应立即停止静脉滴注缩宫素。⑨缩宫素有抗利尿作用，增加水的重吸收，出现尿少，警惕水中毒的发生。

第十五章

一、选择题

1. A 2. D 3. C 4. B 5. C 6. A 7. E 8. A 9. C 10. E 11. D 12. C 13. D 14. B 15. B 16. C 17. D 18. A 19. D 20. A

二、思考题

1. 最初阶段的抢救原则是纠正缺氧、抗过敏、解除肺动脉高压、抗休克。

2. ①吸氧：取半卧位或头肩抬高卧位，保持呼吸道通畅，面罩加压给氧，氧流量调为 10L/min，必要时协助医师行气管插管或气管切开，正压给氧。②抗过敏：在改善缺氧的同时，立即给予大剂量地塞米松或氢化可的松静脉推注③缓解肺动脉高压：首选盐酸罂粟碱，

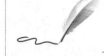

也可用阿托品、氨茶碱等解痉药物。④抗休克：给予低分子右旋糖酐，补充血容量，血容量已补足而血压仍不稳者，可用多巴胺、间羟胺静脉滴注。

第十六章

一、选择题

1. C 2. D 3. B 4. E 5. C 6. B 7. C 8. E 9. A 10. B 11. C 12. A 13. D 14. A 15. D 16. E

二、思考题

1.（1）生理性体重下降 新生儿生后2～4天，由于进水量少、不显性失水及大小便排出，可使体重较出生时下降6%～9%，一般不超过10%，多于生后10天左右恢复到出生时体重，属正常现象。早产儿体重下降幅度较正常足月儿大，恢复至出生时体重的时间长。

（2）生理性黄疸 生理性黄疸的发生是由其特殊的胆红素代谢特点造成的。足月新生儿一般出生后2～3天出现黄疸，程度较轻，起于面颈部，出生后4～天最明显，可延至躯干及四肢，于出生后7～10天逐渐消退，最迟不超过2周。主要由于胆红素产生相对过多、肝细胞摄取非结合胆红素的能力差、肝脏结合系统发育不成熟及肠－肝循环增加导致的胆红素代谢异常所致。

（3）"马牙"和"螳螂嘴" 位于口腔上颚中线和齿龈部位的黄白色、米粒大小的颗粒，俗称"马牙"，为上皮细胞堆积或黏液腺分泌物积留所致，数周后可自行消退。"螳螂嘴"为两侧颊部隆起的脂肪垫，有利于吸吮乳汁。两者均为新生儿正常生理现象，不可擦拭或挑破，以免感染。

（4）乳腺肿大 男婴或女婴，于生后数日内（多在生后4～7天）出现乳腺肿大，蚕豆或鸽蛋大小、不红、不痛，可有少量乳汁样分泌物，考虑来自母体雌激素中断所致，在生后2～3周内自行消退，无须治疗，切忌挤压以免感染。

（5）阴道流血（假月经） 部分女婴于生后5～7天，阴道有少量血样分泌物流出，俗称"假月经"，无全身症状，持续1～2天可自止。系来自母体雌激素中断所致，一般不必处理。

（6）新生儿红斑及粟粒疹 出生后1～2天，于头部、躯干及四肢皮肤出现的大小不等的多形红斑，俗称"新生儿红斑"；也可出现小米粒大小的黄白色皮疹，称为"新生儿粟粒疹"，系皮脂腺堆积形成，无须处理，切忌挤压以免感染。

2. 根据体温降低的程度不同，将低体温可分为轻症和重症。

（1）轻症 体温30～35℃，患儿意识正常，皮肤冷，血压升高，心率加快。

（2）重症 体温<30℃，患儿处于神志不清，甚至昏迷状态，四肢或全身冰冷，可出现呼吸暂停，心率减慢，也可出现心室纤颤而危及生命。

对于低体温的处理关键是复温。患儿产热状况不同，应用的复温方法也不同。

一般主张逐步复温，体温越低，复温越需谨慎。轻症患儿，产热良好，使用被动外复温技术复温，即将患儿放置于预热至30℃的暖箱或辐射台上，以每小时升高暖箱或辐射台温度1℃的速度复温，在6～12小时内恢复正常体温。重症低体温或产热衰竭的患儿，先以高于患儿体温1～2℃的暖箱或辐射台温度（不超过34℃）开始复温，每小时提高暖箱或辐射床温度1℃，在12～24小时内恢复正常体温。

第十七章

一、选择题

1. C　2. B　3. B　4. D　5. E　6. C　7. C　8. C　9. A　10. B　11. C

二、思考题

了解产妇在妊娠前及妊娠时是否有情绪低落，正确评估产妇的心理状况；尽可能让产妇说出心中的焦虑，正确进行情感的宣泄。使产妇保持良好的情绪，认识到产褥期生理变化对情绪的影响，让产妇有充分的思想准备。一旦情绪波动较大，尽量的自我克制，同时要善于调节，鼓励产妇听音乐、与周围的人聊天等。

第十八章

一、选择题

1. D　2. C　3. B　4. B　5. C　6. A　7. D　8. B　9. B　10. D　11. E　12. A　13. E　14. C　15. E　16. D　17. E　18. C　19. E　20. A

二、思考题

1. 可能出现了肩难产。

2. 处理方式有：呼唤其他医护人员寻求帮助；给予吸氧并安抚产妇；未行会阴切开者，给予会阴切开，增加操作空间；指导产妇屈大腿；手进入阴道采用 Rabin 操作法、Woods 旋转操作法或反向 Woods 旋转法转动胎肩；取后臂娩后肩；耻骨上加压；帮助产妇翻转身体呈四肢着床位等帮助胎儿娩出；必要时予以断锁骨或胎头复位后紧急剖宫产。

3. 产科人员日常做好模拟培训和团队演练，学会早期识别肩难产。有肩难产应急处理预案，并熟练掌握处理流程。接产前认真评估产妇情况，了解有无肩难产高危因素，做好可能发生肩难产的各项急救准备。

第十九章

一、选择题

1. C　2. C　3. E　4. D　5. E　6. D　7. A　8. E　9. B　10. A　11. A　12. B　13. D　14. D

二、思考题

1. 该新生儿 Apgar 评分应得：3 分。

2. 护理包括：①评估后立即初步复苏：保暖、置新生儿头轻度伸仰位（鼻吸气位）、擦干、触觉刺激呼吸；检测血氧饱和度。②新生儿心率 <100 次/分，或持续中心性青紫进行正压通气；监测血氧饱和度。③新生儿心率 <60 次/分，继续正压人工呼吸并开始胸外按压。④正压通气 30 秒后，新生儿心率仍低于 60 次/分，除继续正压通气加胸外按压外，并给予肾上腺素、扩容剂、纳洛酮等药物治疗。心率 >100 次/分，复苏成功，进入复苏后护理。新生儿继续监护体温，保持新生儿呼吸道通畅，注意观察面色、呼吸、心率，早期发现并发症，保持新生儿安静，减少刺激，应延迟哺乳。